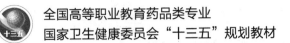

全国高等职业教育药品类专业
国家卫生健康委员会"十三五"规划教材

供药学、药物制剂技术、化学制药技术、中药制药技术、生物制药技术、
药品经营与管理、药品服务与管理专业用

中医药学概论

第3版

主　编　周少林　吴立明

副主编　曹桂萍　李智红　刘海洋

编　者　（以姓氏笔画为序）

王　菁　（北京卫生职业学院）　　　　　陈　轶　（大庆医学高等专科学校）

王智星　（江苏医药职业学院）　　　　　金晓艳　（昌吉职业技术学院）

刘海洋　（黑龙江中医药大学佳木斯学院）　周少林　（江苏医药职业学院）

刘想晴　（安徽中医药高等专科学校）　　段启龙　（山东医学高等专科学校）

李智红　（重庆三峡医药高等专科学校）　徐　婧　（湖北中医药高等专科学校）

吴立明　（南阳医学高等专科学校）　　　曹桂萍　（南京中医药大学附属盐城市中医院）

秘　书　王智星

人民卫生出版社

图书在版编目（CIP）数据

中医药学概论/周少林，吴立明主编.—3 版.—北京：人民卫生
出版社，2018

ISBN 978-7-117-26303-0

Ⅰ.①中… Ⅱ.①周…②吴… Ⅲ.①中国医药学-高等职业
教育-教材 Ⅳ.①R2

中国版本图书馆 CIP 数据核字（2018）第 100721 号

人卫智网	www.ipmph.com	医学教育、学术、考试、健康，
		购书智慧智能综合服务平台
人卫官网	www.pmph.com	人卫官方资讯发布平台

中医药学概论

第 3 版

主　　编：周少林　吴立明

出版发行：人民卫生出版社（中继线 010-59780011）

地　　址：北京市朝阳区潘家园南里 19 号

邮　　编：100021

E - mail：pmph @ pmph.com

购书热线：010-59787592　010-59787584　010-65264830

印　　刷：中农印务有限公司

经　　销：新华书店

开　　本：850×1168　1/16　　印张：26

字　　数：612 千字

版　　次：2009 年 1 月第 1 版　　2018 年 8 月第 3 版
　　　　　2024 年 10 月第 3 版第 15 次印刷（总第 35 次印刷）

标准书号：ISBN 978-7-117-26303-0

定　　价：66.00 元

打击盗版举报电话：010-59787491　E-mail：WQ @ pmph.com

（凡属印装质量问题请与本社市场营销中心联系退换）

全国高等职业教育药品类专业国家卫生健康委员会
"十三五"规划教材出版说明

《国务院关于加快发展现代职业教育的决定》《高等职业教育创新发展行动计划(2015－2018年)》《教育部关于深化职业教育教学改革全面提高人才培养质量的若干意见》等一系列重要指导性文件相继出台,明确了职业教育的战略地位、发展方向。为全面贯彻国家教育方针,将现代职教发展理念融入教材建设全过程,人民卫生出版社组建了全国食品药品职业教育教材建设指导委员会。在该指导委员会的直接指导下,经过广泛调研论证,人民卫生出版社启动了全国高等职业教育药品类专业第三轮规划教材的修订出版工作。

本套规划教材首版于 2009 年,于 2013 年修订出版了第二轮规划教材,其中部分教材入选了"十二五"职业教育国家规划教材。本轮规划教材主要依据教育部颁布的《普通高等学校高等职业教育(专科)专业目录(2015 年)》及 2017 年增补专业,调整充实了教材品种,涵盖了药品类相关专业的主要课程。全套教材为国家卫生健康委员会"十三五"规划教材,是"十三五"时期人卫社重点教材建设项目。本轮教材继续秉承"五个对接"的职教理念,结合国内药学类专业高等职业教育教学发展趋势,科学合理推进规划教材体系改革,同步进行了数字资源建设,着力打造本领域首套融合教材。

本套教材重点突出如下特点:

1. 适应发展需求,体现高职特色 本套教材定位于高等职业教育药品类专业,教材的顶层设计既考虑行业创新驱动发展对技术技能型人才的需要,又充分考虑职业人才的全面发展和技术技能型人才的成长规律;既集合了我国职业教育快速发展的实践经验,又充分体现了现代高等职业教育的发展理念,突出高等职业教育特色。

2. 完善课程标准,兼顾接续培养 本套教材根据各专业对应从业岗位的任职标准优化课程标准,避免重要知识点的遗漏和不必要的交叉重复,以保证教学内容的设计与职业标准精准对接,学校的人才培养与企业的岗位需求精准对接。同时,本套教材顺应接续培养的需要,适当考虑建立各课程的衔接体系,以保证高等职业教育对口招收中职学生的需要和高职学生对口升学至应用型本科专业学习的衔接。

3. 推进产学结合,实现一体化教学 本套教材的内容编排以技能培养为目标,以技术应用为主线,使学生在逐步了解岗位工作实践,掌握工作技能的过程中获取相应的知识。为此,在编写队伍组建上,特别邀请了一大批具有丰富实践经验的行业专家参加编写工作,与从全国高职院校中遴选出的优秀师资共同合作,确保教材内容贴近一线工作岗位实际,促使一体化教学成为现实。

4. 注重素养教育,打造工匠精神 在全国"劳动光荣、技能宝贵"的氛围逐渐形成,"工匠精神"在各行各业广为倡导的形势下,医药卫生行业的从业人员更要有崇高的道德和职业素养。教材更加强调要充分体现对学生职业素养的培养,在适当的环节,特别是案例中要体现出药品从业人员的行为准则和道德规范,以及精益求精的工作态度。

5. 培养创新意识,提高创业能力 为有效地开展大学生创新创业教育,促进学生全面发展和全面成才,本套教材特别注意将创新创业教育融入专业课程中,帮助学生培养创新思维,提高创新能力、实践能力和解决复杂问题的能力,引导学生独立思考、客观判断,以积极的、锲而不舍的精神寻求解决问题的方案。

6. 对接岗位实际,确保课证融通 按照课程标准与职业标准融通,课程评价方式与职业技能鉴定方式融通,学历教育管理与职业资格管理融通的现代职业教育发展趋势,本套教材中的专业课程,充分考虑学生考取相关职业资格证书的需要,其内容和实训项目的选取尽量涵盖相关的考试内容,使其成为一本既是学历教育的教科书,又是职业岗位证书的培训教材,实现"双证书"培养。

7. 营造真实场景,活化教学模式 本套教材在继承保持人卫版职业教育教材栏目式编写模式的基础上,进行了进一步系统优化。例如,增加了"导学情景",借助真实工作情景开启知识内容的学习;"复习导图"以思维导图的模式,为学生梳理本章的知识脉络,帮助学生构建知识框架。进而提高教材的可读性,体现教材的职业教育属性,做到学以致用。

8. 全面"纸数"融合,促进多媒体共享 为了适应新的教学模式的需要,本套教材同步建设以纸质教材内容为核心的多样化的数字教学资源,从广度、深度上拓展纸质教材内容。通过在纸质教材中增加二维码的方式"无缝隙"地链接视频、动画、图片、PPT、音频、文档等富媒体资源,丰富纸质教材的表现形式,补充拓展性的知识内容,为多元化的人才培养提供更多的信息知识支撑。

本套教材的编写过程中,全体编者以高度负责、严谨认真的态度为教材的编写工作付出了诸多心血,各参编院校对编写工作的顺利开展给予了大力支持,从而使本套教材得以高质量如期出版,在此对有关单位和各位专家表示诚挚的感谢!教材出版后,各位教师、学生在使用过程中,如发现问题请反馈给我们(renweiyaoxue@ 163. com),以便及时更正和修订完善。

人民卫生出版社

2018 年 3 月

全国高等职业教育药品类专业国家卫生健康委员会
"十三五"规划教材
教材目录

序号	教材名称	主编	适用专业
1	人体解剖生理学(第3版)	贺 伟 吴金英	药学类、药品制造类、食品药品管理类、食品工业类
2	基础化学(第3版)	傅春华 黄月君	药学类、药品制造类、食品药品管理类、食品工业类
3	无机化学(第3版)	牛秀明 林 珍	药学类、药品制造类、食品药品管理类、食品工业类
4	分析化学(第3版)	李维斌 陈哲洪	药学类、药品制造类、食品药品管理类、医学技术类、生物技术类
5	仪器分析	任玉红 闫冬良	药学类、药品制造类、食品药品管理类、食品工业类
6	有机化学(第3版) *	刘 斌 卫月琴	药学类、药品制造类、食品药品管理类、食品工业类
7	生物化学(第3版)	李清秀	药学类、药品制造类、食品药品管理类、食品工业类
8	微生物与免疫学 *	凌庆枝 魏仲香	药学类、药品制造类、食品药品管理类、食品工业类
9	药事管理与法规(第3版)	万仁甫	药学类、药品经营与管理、中药学、药品生产技术、药品质量与安全、食品药品监督管理
10	公共关系基础(第3版)	秦东华 惠 春	药学类、药品制造类、食品药品管理类、食品工业类
11	医药数理统计(第3版)	侯丽英	药学、药物制剂技术、化学制药技术、中药制药技术、生物制药技术、药品经营与管理、药品服务与管理
12	药学英语	林速容 赵 旦	药学、药物制剂技术、化学制药技术、中药制药技术、生物制药技术、药品经营与管理、药品服务与管理
13	医药应用文写作(第3版)	张月亮	药学、药物制剂技术、化学制药技术、中药制药技术、生物制药技术、药品经营与管理、药品服务与管理

序号	教材名称	主编	适用专业
14	医药信息检索(第3版)	陈 燕 李现红	药学、药物制剂技术、化学制药技术、中药制药技术、生物制药技术、药品经营与管理、药品服务与管理
15	药理学(第3版)	罗跃娥 樊一桥	药学、药物制剂技术、化学制药技术、中药制药技术、生物制药技术、药品经营与管理、药品服务与管理
16	药物化学(第3版)	葛淑兰 张彦文	药学、药品经营与管理、药品服务与管理、药物制剂技术、化学制药技术
17	药剂学(第3版)*	李忠文	药学、药品经营与管理、药品服务与管理、药品质量与安全
18	药物分析(第3版)	孙 莹 刘 燕	药学、药品质量与安全、药品经营与管理、药品生产技术
19	天然药物学(第3版)	沈 力 张 辛	药学、药物制剂技术、化学制药技术、生物制药技术、药品经营与管理
20	天然药物化学(第3版)	吴剑峰	药学、药物制剂技术、化学制药技术、生物制药技术、中药制药技术
21	医院药学概要(第3版)	张明淑 于 倩	药学、药品经营与管理、药品服务与管理
22	中医药学概论(第3版)	周少林 吴立明	药学、药物制剂技术、化学制药技术、中药制药技术、生物制药技术、药品经营与管理、药品服务与管理
23	药品营销心理学(第3版)	丛 媛	药学、药品经营与管理
24	基础会计(第3版)	周凤莲	药品经营与管理、药品服务与管理
25	临床医学概要(第3版)*	曾 华	药学、药品经营与管理
26	药品市场营销学(第3版)*	张 丽	药学、药品经营与管理、中药学、药物制剂技术、化学制药技术、生物制药技术、中药制药技术、药品服务与管理
27	临床药物治疗学(第3版)*	曹 红	药学、药品经营与管理、药品服务与管理
28	医药企业管理	戴 宇 徐茂红	药品经营与管理、药学、药品服务与管理
29	药品储存与养护(第3版)	徐世义 宫淑秋	药品经营与管理、药学、中药学、药品生产技术
30	药品经营管理法律实务(第3版)*	李朝霞	药品经营与管理、药品服务与管理
31	医学基础(第3版)	孙志军 李宏伟	药学、药物制剂技术、生物制药技术、化学制药技术、中药制药技术
32	药学服务实务(第2版)	秦红兵 陈俊荣	药学、中药学、药品经营与管理、药品服务与管理

序号	教材名称	主编		适用专业
33	药品生产质量管理（第3版）*	李 洪		药物制剂技术、化学制药技术、中药制药技术、生物制药技术、药品生产技术
34	安全生产知识（第3版）	张之东		药物制剂技术、化学制药技术、中药制药技术、生物制药技术、药学
35	实用药物学基础（第3版）	丁 丰	张 庆	药学、药物制剂技术、生物制药技术、化学制药技术
36	药物制剂技术（第3版）*	张健泓		药学、药物制剂技术、药品生产技术
	药物制剂综合实训教程	胡 英	张健泓	药学、药物制剂技术、化学制药技术、生物制药技术
37	药物检测技术（第3版）	甄会贤		药品质量与安全、药物制剂技术、化学制药技术、药学
38	药物制剂设备（第3版）	王 泽		药品生产技术、药物制剂技术、制药设备应用技术、中药生产与加工
39	药物制剂辅料与包装材料（第3版）*	张亚红		药物制剂技术、化学制药技术、中药制药技术、生物制药技术、药学
40	化工制图（第3版）	孙安荣		化学制药技术、生物制药技术、中药制药技术、药物制剂技术、药品生产技术、食品加工技术、化工生物技术、制药设备应用技术、医疗设备应用技术
41	药物分离与纯化技术（第3版）	马 娟		化学制药技术、药学、生物制药技术
42	药品生物检定技术（第2版）	杨元娟		药学、生物制药技术、药物制剂技术、药品质量与安全、药品生物技术
43	生物药物检测技术（第2版）	兰作平		生物制药技术、药品质量与安全
44	生物制药设备（第3版）*	罗合春	贺 峰	生物制药技术
45	中医基本理论（第3版）*	叶玉枝		中药制药技术、中药学、中药生产与加工、中医养生保健、中医康复技术
46	实用中药（第3版）	马维平	徐智斌	中药制药技术、中药学、中药生产与加工
47	方剂与中成药（第3版）	李建民	马 波	中药制药技术、中药学、药品生产技术、药品经营与管理、药品服务与管理
48	中药鉴定技术（第3版）*	李炳生	易东阳	中药制药技术、药品经营与管理、中药学、中草药栽培技术、中药生产与加工、药品质量与安全、药学
49	药用植物识别技术	宋新丽	彭学著	中药制药技术、中药学、中草药栽培技术、中药生产与加工

序号	教材名称	主编		适用专业
50	中药药理学(第3版)	袁先雄		药学、中药学、药品生产技术、药品经营与管理、药品服务与管理
51	中药化学实用技术(第3版) *	杨 红	郭素华	中药制药技术、中药学、中草药栽培技术、中药生产与加工
52	中药炮制技术(第3版)	张中社	龙全江	中药制药技术、中药学、中药生产与加工
53	中药制药设备(第3版)	魏增余		中药制药技术、中药学、药品生产技术、制药设备应用技术
54	中药制剂技术(第3版)	汪小根	刘德军	中药制药技术、中药学、中药生产与加工、药品质量与安全
55	中药制剂检测技术(第3版)	田友清	张钦德	中药制药技术、中药学、药学、药品生产技术、药品质量与安全
56	药品生产技术	李丽娟		药品生产技术、化学制药技术、生物制药技术、药品质量与安全
57	中药生产与加工	庄义修	付绍智	药学、药品生产技术、药品质量与安全、中药学、中药生产与加工

说明:* 为"十二五"职业教育国家规划教材。全套教材均配有数字资源。

全国食品药品职业教育教材建设指导委员会
成员名单

主 任 委 员：姚文兵　中国药科大学

副主任委员：刘　斌　天津职业大学　　　　　　马　波　安徽中医药高等专科学校

　　　　　　冯连贵　重庆医药高等专科学校　　袁　龙　江苏省徐州医药高等职业学校

　　　　　　张彦文　天津医学高等专科学校　　缪立德　长江职业学院

　　　　　　陶书中　江苏食品药品职业技术学院　张伟群　安庆医药高等专科学校

　　　　　　许莉勇　浙江医药高等专科学校　　罗晓清　苏州卫生职业技术学院

　　　　　　昝雪峰　楚雄医药高等专科学校　　葛淑兰　山东医学高等专科学校

　　　　　　陈国忠　江苏医药职业学院　　　　孙勇民　天津现代职业技术学院

委　　　　员（以姓氏笔画为序）：

　　　　　　于文国　河北化工医药职业技术学院　杨元娟　重庆医药高等专科学校

　　　　　　王　宁　江苏医药职业学院　　　　杨先振　楚雄医药高等专科学校

　　　　　　王玮瑛　黑龙江护理高等专科学校　邹浩军　无锡卫生高等职业技术学院

　　　　　　王明军　厦门医学高等专科学校　　张　庆　济南护理职业学院

　　　　　　王峥业　江苏省徐州医药高等职业学校　张　建　天津生物工程职业技术学院

　　　　　　王瑞兰　广东食品药品职业学院　　张　铎　河北化工医药职业技术学院

　　　　　　牛红云　黑龙江农垦职业学院　　　张志琴　楚雄医药高等专科学校

　　　　　　毛小明　安庆医药高等专科学校　　张佳佳　浙江医药高等专科学校

　　　　　　边　江　中国医学装备协会康复医学装　张健泓　广东食品药品职业学院

　　　　　　　　　　备技术专业委员会　　　　张海涛　辽宁农业职业技术学院

　　　　　　师邱毅　浙江医药高等专科学校　　陈芳梅　广西卫生职业技术学院

　　　　　　吕　平　天津职业大学　　　　　　陈海洋　湖南环境生物职业技术学院

　　　　　　朱照静　重庆医药高等专科学校　　罗兴洪　先声药业集团

　　　　　　刘　燕　肇庆医学高等专科学校　　罗跃娥　天津医学高等专科学校

　　　　　　刘玉兵　黑龙江农业经济职业学院　郗枝花　安徽医学高等专科学校

　　　　　　刘德军　江苏省连云港中医药高等职业　金浩宇　广东食品药品职业学院

　　　　　　　　　　技术学校　　　　　　　　周双林　浙江医药高等专科学校

　　　　　　孙　莹　长春医学高等专科学校　　郝晶晶　北京卫生职业学院

　　　　　　严　振　广东省药品监督管理局　　胡雪琴　重庆医药高等专科学校

　　　　　　李　霞　天津职业大学　　　　　　段如春　楚雄医药高等专科学校

　　　　　　李群力　金华职业技术学院　　　　袁加程　江苏食品药品职业技术学院

莫国民　上海健康医学院

晨　阳　江苏医药职业学院

顾立众　江苏食品药品职业技术学院

葛　虹　广东食品药品职业学院

倪　峰　福建卫生职业技术学院

蒋长顺　安徽医学高等专科学校

徐一新　上海健康医学院

景维斌　江苏省徐州医药高等职业学校

黄丽萍　安徽中医药高等专科学校

潘志恒　天津现代职业技术学院

黄美娥　湖南食品药品职业学院

前　言

　　中医药学概论是全国高等职业教育药学、药物制剂技术、化学制药技术、中药制药技术、生物制药技术、药品经营与管理、药品服务与管理专业的一门重要专业必修课程,同样也是一门应用型课程。其内容丰富,涉及面广,实用性强,直接为将来的药学工作实践服务。课程包括中医基础、中医诊断、中药学、方剂学和中成药学等基本理论、基本知识和基本技能。

　　《中医药学概论》第2版已经使用5年,从各个学校用书反馈情况来看,教材在使用过程中反映一直很好。为了更好地适应新时期的高等职业教育,实现"以就业为导向,以能力为本位,以发展技能为核心"的职业教育理念,突出高等职业教育的特点,全体参编人员认真研讨,反复斟酌,集思广益,对上版教材作了以下修订:

　　1. 修订课程标准和编写大纲　根据工作岗位的需求,对课程标准和编写大纲作了修订。坚持教学内容与相关执业资格证书对接,突出常用中药与中成药的实用性,中药与中成药均较上版教材有所增加,内容与《中华人民共和国药典》2015年版一部保持一致,使之更加贴近临床需求。

　　2. 增加中医体质和养生的内容　将最新的体质分类和不同体质特征展示给大家,同时将中华中医药学会的中医体质分类与判定自测表附于教材之后,方便学生进行体质测试,同时学会根据不同体质制定养生保健方案,选择中药或中成药,真正做到学以致用。

　　3. 教材模块新增案例分析　通过工作实践的真实案例,进一步丰富教材的实用性,案例使教学内容变得更加具体、更加实际、更加接地气,不纸上谈兵,充分体现教材的职业性。通过案例引出知识点,知识点讲解时又能以案例做实证,理论与实践紧密结合。

　　4. 富媒体资源为本教材增添色彩　富媒体资源的内容与纸质教材内容相互融合,相互补充,紧密联系。书内设二维码,学生可以通过手机直接上网学习,除了有PPT的内容,还有教学图片、同步练习、扫一扫知答案等,可以多途径、多渠道学习,从而激发学生的学习积极性,提高学生的学习兴趣。

　　教材编写实行主编负责制,采用分工编写、主编统审、集体定稿的编写模式。第一章绪论、第九章养生与防治由江苏医药职业学院周少林编写;第二章阴阳五行、第五章体质由湖北中医药高等专科学校徐婧编写;第三章藏象由黑龙江中医药大学佳木斯学院刘海洋编写;第四章气血津液、第六章病因病机由重庆三峡医药高等专科学校李智红编写;第七章诊法、第八章辨证由大庆医学高等专科学校陈轶编写;第十章中药基础知识由南京中医药大学附属盐城市中医院曹桂萍编写;第十一章常用中药由曹桂萍(第1~3节)、山东医学高等专科学校段启龙(第4~8节)、北京卫生职业学院王菁(第9~13节)、昌吉职业技术学院金晓艳(第14~18节)编写;第十二章方剂基础知识由南阳医学高等专科学校吴立明编写;第十三章常用中成药由吴立明(第1~6节)、安徽中医药高等专科学校刘想晴（第7~14节）、江苏医药职业学院王智星（第15~21节）编写。全书由周少林、吴立明统稿并修改。

教材编写过程中，得到了各位编者单位的大力支持，书中参考并引用了国内中医药学类教材的内容及部分学者的研究成果，在此谨致谢忱。

本教材是全体参编人员共同努力的结果，但由于水平有限，时间仓促，疏漏错误在所难免，恳请各院校师生和广大读者提出批评和建议，以便修订完善。

编者

2018 年 3 月

目　录

第一章

绪 论

导学情景 ∨

情景描述：

李时珍（1518—1593），字东璧，号濒湖，晚年自号濒湖山人，湖北蕲州（今湖北省蕲春县）人。出生于世医之家，23岁时随父学医，刻苦钻研医理，不仅医术精湛，且医德高尚，因而声誉卓著。他用了27年时间，博览群书，摘录资料，走访各地，亲自验证药材，虚心向药农、铃医、樵夫、猎人、渔民求教，并结合自己的临床经验，穷尽毕生精力著成《本草纲目》这部划时代的巨著。李时珍一生著述颇丰，还著有《奇经八脉考》《濒湖脉学》《五脏图论》等十种著作。他是中国古代伟大的医学家、药物学家，享有"药圣"之誉。

学前导语：

李时珍是中医药学家的杰出代表之一。中医药从中原大地先人们的辛勤劳作中起源，春秋秦汉中华文化繁盛时奠基，两汉隋唐的纷乱动荡中成长，宋元时期获得突破性飞跃，明清则达到高峰。从神农尝百草、伏羲制九针的传说开始，到历史上无数名医经典的涌现，无不令我们感受到中医药起源的亘古、神奇和中医药发展的辉煌、壮阔。今天我们将带领同学们一起邀游于中医药学知识的海洋，共同领略中医药学的博大精深。

中医药学有数千年的悠久历史，是中华民族长期同疾病作斗争的经验总结，是中国优秀传统文化的重要组成部分。中医药学具有独特的理论体系、丰富的医疗实践经验，它既古老又充满生机，千百年来一直有效地指导着临床实践，为中华民族的繁衍昌盛，为世界医学的发展和全人类的健康事业做出了卓越的贡献。中医药的认识和使用是以中医理论为基础，具有独特的理论体系和应用形式，充分反映了中华民族历史、文化、自然资源等方面的特点。在科学突飞猛进的今天，中医药学仍以其独特完整的理论体系和卓越不凡的治疗效果，表现出越来越旺盛的生命力。因此，继承和发扬中医药学是我们义不容辞的神圣职责。

第一节 中医药学发展简史

我们的祖先在生活、劳动及适应自然环境的斗争中，自发形成了疗伤治病的原始医学知识，经过历代医家不懈的共同努力，使中医药学得到不断地丰富和发展，逐步形成了以中国古代哲学的精气学说和阴阳五行学说为思维模式，以整体观念为指导思想，以脏腑经络和精气血津液的生理病理为核心,以辨证论治为诊疗特点的独特的医学理论体系。

一、中医药学的起源

中医药起源于人类生存的需要,自从有了人类,就有了疾病和伤痛,就需要医药知识和技能来疗伤治病,从而有了中医药学。所以说中医药学是伴随着人类一起诞生的。

在原始社会人与自然的斗争中,医药学有了最初的萌芽。古人由于没有经验,不能辨别植物是否有毒,往往会误食一些有毒的植物,引起腹泻、呕吐、昏迷,甚至导致死亡。经过长期的实践,人类逐渐掌握了一些植物的形态和性能,初步形成了植物有毒无毒的概念,并在观察动物疗伤及大量实践的基础上,渐渐积累了某种植物对特定疾病治疗作用的经验。"神农尝百草"的传说生动而形象地概括了药物知识萌芽的实践过程。

从远古时期到秦朝建立,人们通过生产、生活和医疗实践逐步发现、认识和使用药物,从感性的经验过渡到理性的认识,从最初的口耳相传到形成文字记载,是中药的起源阶段,也是中药学的萌芽时期。药物的发现与寻找食物有关,饮食方式的改进,如火的应用、烹调术的进步、酒与醋的发现,催生了早期药物加工、应用技术,出现炮炙、配伍和汤剂、酒剂等。随着狩猎、渔业及采矿业的发展,古人逐步了解到了某些动物的脂肪、血液、内脏、骨骼、甲壳及某些矿物等的食用价值和治疗作用,从而积累了一些动物及矿物药的知识。中国民间流传的"药食同源"的说法,正是对植物药、动物药起源的真实写照。

古人通过对自然界动物习性的观察及自身对疾病的体验,发现了某些植物的叶、茎对伤口的特殊治疗作用,积累了药物外敷的经验;并在无意识用手抚摸、压迫受伤部位时,起到了散瘀消肿、减轻疼痛的作用;或用一些尖硬物体,如石头、荆棘等刺激身体的某些疼痛部位或刺破身体的病变部位,出现了意想不到的疼痛减轻现象;用冷或热的物体对身体局部进行冷、热刺激,从而减轻某些疾病的症状等,并对这些反复多次出现的情形进行总结,由此产生了按摩、针刺及艾灸等外治的方法。

以上都说明中医药学起源于原始社会,是劳动人民在长期生产、生活实践中逐步积累和创造的,是实践的产物。

二、中医药学理论的确立

中医药学历经数千年,通过无数医家的努力,得以不断发展,逐渐形成其独具特色的理论体系。

在奴隶社会,人们由原始社会对自然和祖先的崇拜,变为对神的尊崇。到了春秋时期,随着社会政治的巨变,人们对天命及鬼神的信念有所动摇。与此同时,产生了一些具有朴素的唯物主义和辩证法思想的因素,这就是阴阳八卦和五行的思想。随着经济社会及科学文化的发展,这一时期的医药卫生也有了很大变化,在长期与疾病斗争中,人们积累了较多的医药卫生知识。同时,由于原始宗教的影响,在相当长时间里,中国医学被宗教思想束缚,医学发展受到了阻碍。到了奴隶社会后期,在科学文化发展的影响下,在朴素的唯物主义和辩证法思想影响下,逐渐摆脱了宗教对医学的禁锢,使医学走上了独立发展的道路,为医学理论的形成做了准备。

中国最早的文字商代甲骨文已有了疾病和医药卫生的记载。殷墟出土的甲骨文就有 20 多种疾病名。周代开始有了医学最早的分科,将医学分为四科,即食医(营养医)、疾医(内科)、疡医(外科)、兽医。且建立了一套医政组织和医疗考核制度,并开展除虫、灭鼠、改善环境卫生等防病调护活动。在长期的生活实践中,人们还逐渐认识到居住环境、饮食卫生与某些疾病有着密切的关系。春秋时期秦国医生医和提出了阴、阳、风、雨、晦、明六气致病的观点,认为"阴淫寒疾,阳淫热疾,风淫末疾,雨淫腹疾,明淫心疾",把"四时不正、六气太过"看作致病的重要原因,这是后世形成的风、寒、暑、湿、燥、火"六淫病源"说的基础。同时,医和还强调了情欲不节是致病的内在因素,这便是内伤七情致病因素的基础。

一些重要的医学名词术语也已散见于当时的各种文献当中,如《管子》《论语》《国语》中,分别有关于精、气、神与气血的论述。认为一切有形的物质,都是由无形的气变化而来的,人也是由气生成的。人的生成是由于"天出其精,地出其形,合此以为人"。人的形成是男女精气相互结合而成为水样流体,经10个月长成出生。精是气的精粹,气和精是构成万物的精微物质。人的四肢九窍及内脏活动,都是以精气为渊源,有了这种精微之气,人体才能维持正常的生理功能。此外,认为世上万物的生成变化都是神作用的结果。神作用于人体,表现在外的是易观察到的韵、色、形、态,同时包括人的思维活动。人们还认识到人的机体是由气血来决定少、壮、衰、老。这些医学概念为后世医学理论的形成打下了基础。

战国至秦汉时期是我国中医学的隆盛时期,涌现了许多名医和名著,《黄帝内经》《伤寒杂病论》等相继问世,为中医理论的确立奠定了坚实的基础。

《史记·扁鹊仓公列传》载神医扁鹊重视病情观察,提出了"切脉、望色、写形、言病之所在",为中医独创的诊断技术——四诊和后世的辨证论治提供了理论依据。扁鹊为虢太子治病,除以针刺、汤药,还用热敷等综合治疗手段,故起到"起死回生"之效。

我国医学史上现存最早的医学理论专著《黄帝内经》问世,成为中医药学发展的基础和理论源泉,标志着中医药学理论的确立。《黄帝内经》分为《素问》和《灵枢》两部分,各有9卷,81篇,合计18卷,162篇。该书以当时先进的哲学思想为指导,对春秋战国以前的医疗成就和治疗经验进行了总结,对人体组织结构、生理病理以及疾病的诊断、治疗、预防、养生等问题作了全面地阐述。其中包括中医学的最基本的藏象、经络的理论;"天人合一"的整体观念;在疾病的发生方面,强调"正气"的主导作用;在疾病的防治上,倡导"治未病"的思想;在养生方面首创"保精、养气、御神"的观点;在解剖学方面,提出食管与肠的比例为1∶35,这与现代测量的1∶37非常接近。心主血脉的理论,认为血液在脉管中"流行不止,环周不休",这种认识比英国哈维在1628年发现血液循环早一千多年,大大超越了当时的世界先进水平。

《难经》是继《黄帝内经》之后的又一部医学经典著作。据传为秦越人所著,共设八十一个疑难问题,它一方面继承和发扬了《黄帝内经》在脏腑、经络、疾病、针灸等方面的精髓,另一方面又以崭新的视角论述了脉诊和奇经的理论,它提出的命门、三焦等新的观点,进一步完善了中医理论,促进了中医学的发展,备受后世医家的推崇。该书提出的"独取寸口"的诊脉方法,至今仍运用于中医临床,有"脉学之父"之美誉。

《神农本草经》是我国现存最早的药物学专著。成书于东汉末期,为神农氏所著。全书共收载药物 365 种。书中提出中药最早的分类法,根据药物的养生、治病、有无毒性等特点,将药物分为上、中、下三品;并提出了中药的性味理论,即寒、热、温、凉四气和辛、甘、酸、苦、咸五味,为中药理论的确立奠定了基础。书中所载黄连治痢、常山截疟、麻黄平喘、水银疗疥疮等,都行之有效,属于世界药物学史上最早的记载。

知识链接

神农尝百草

神农,传说是中国农业和医药的发明者,中华民族始祖——炎帝,因其以农为本,故号神农。传说他发明了农业工具,教会人民耕种;又创立市场,教人民进行贸易,因而是农业和商业之祖。在医药学方面,他遍尝百草,并为此献出了生命,成为当之无愧的医药之神。

《淮南子》记载,神农为了寻找能治病的药物,遍尝各种植物,他经常误服有毒植物,曾"一日而遇七十毒"。民间传说,幸好神农天生为"水晶肚",肚子是全透明的,能看到肠胃和吃进去的东西,神农便是通过此来观察服食植物后的反应,他发现了茶叶可以解毒(神农又被尊为"茶叶之神"),所以不怕中毒。后来因为误服"断肠草",无法解毒而身亡。但他发现的药物知识流传广泛,造福于后人。

《伤寒杂病论》是我国现存最早的一部辨证论治专著。为东汉末年医家张仲景(后世誉之为"医圣")所著。张仲景"勤求古训,博采众方",通过总结吸纳前人及同时期医家的医疗经验,并结合自己的临床实践而著成。该书包括《伤寒论》和《金匮要略》两部。《伤寒论》载方 113 首,《金匮要略》载方 262 首,除去重复的方,两书实载方剂 269 首,使用药物达 214 种。在剂型研制、组方用药及其加减上都有独到见解,并且疗效显著,享有"经方"之称。张仲景在《内经》《难经》等理论指导下,创造性地融理法方药于一体,确定了辨证论治的理论体系,以六经论伤寒、以脏腑论杂病,将伤寒的各种证候,与六经所属脏腑的病变紧密结合起来进行分析;对杂病的诊治,则根据脏腑病机理论进行证候分类,指导辨证论治。将中医基础理论与临床实践紧密结合起来,为我国临证医学的形成和发展奠定了坚实的基础,开创了辨证论治的先河。书中所载方药,疗效卓著,目前仍被广泛地应用于临床实践。该书对医学发展影响很大,被誉为"证治准绳""方书之祖"。

同时期的名医华佗,首创麻沸散,进行全身麻醉,施行外科手术,是世界医学史上是最早的记载。华佗被誉为"外科鼻祖"。华佗精通内、外、妇、儿各科,提倡锻炼身体,增强体质,模仿虎、鹿、熊、猿、鸟五种禽兽的动作姿态创编了"五禽戏",奠定了我国体育保健的基础,开创了体育运动疗法的先河。

名医董奉医术高超,医德高尚。他为人治病精益求精,从不收钱财,只要求病人病愈后在他居住的庐山脚下种植杏树,数年后杏树成林,他又将收获的杏子换成粮食接济贫民,这就是杏林春暖典故的由来。

张仲景、华佗、董奉,同是东汉末年建安(汉献帝年号)时期的名医,并称为"建安三神医"。

总之,历经先秦、秦、汉时期,中医药学无论在人体结构、生理、病理、诊法、辨证、治则、治法等基础理论方面,还是中药在临床的运用等各个领域都有丰富的经验和知识积累,四大经典著作《黄帝内经》《难经》《伤寒杂病论》《神农本草经》的问世,意味着中医药学基本理论的确立和完整理论体系的形成。

三、中医药学理论体系的发展

随着时代的不断进步,中医药理论不断丰富,治疗技术日益提高,临床各科逐渐形成,中医药理论体系也进一步成熟和发展。

晋隋唐时期,中医药理论更加系统化,临床医学各科日趋分化渐至成熟。西晋时期王叔和的《脉经》是我国现存最早的脉学专著。该书集汉以前脉学之大成,对脉学的形成和发展有极大的推动作用,至17世纪《脉经》被译成多种文字,先后流传至欧洲不同国家,对世界医学的发展也有一定的影响。皇甫谧的《针灸甲乙经》是我国现存第一部针灸学专著,此书为后世的针灸学发展奠定了基础。

此阶段最有影响力的药物学专著首推陶弘景的《本草经集注》。他对《神农本草经》进行校勘整理和注释,并增补了名医用药经验。全书7卷,载药730种,较《神农本草经》药物品种增加了一倍。雷敩所撰《雷公炮炙论》是我国现存最早的一部炮制类专著。全书分上、中、下三卷,载药300种,涉及药物的炮炙经验和方法。

隋代巢元方等编著的《诸病源候论》,是我国现存第一部病因病机证候学专著。全书共列疾病证候1739论,书中包括内科、外科、妇科、儿科、眼科等多科疾病,内容丰富多彩。唐代政府于659年颁行了由苏敬等人主持编撰的《新修本草》(又名《唐本草》)。这是中国古代由政府颁行的第一部药典,也是世界上最早的国家药典。该书共54卷,包括本草、药图、图经三部分,载药850种,在国外影响较大。它比欧洲纽伦堡政府1542年颁行的《纽伦堡药典》早883年。713年,日本官方就以此书的传抄本规定为学医的必读课本。

唐代医家孙思邈集毕生之精力,著成《备急千金要方》《千金翼方》,有药王之誉。《备急千金要方》分为30卷,合方论5300首;《千金翼方》亦30卷,载方2571首。两书对临床各科、针灸、食疗、预防、养生等均有论述。尤其在营养缺乏性疾病防治方面,成就突出。如认为瘿病(指甲状腺肿类疾病)是因人们久居山区,长期饮用一种不好的水所致,劝告人们不要久居这些地方;对夜盲病人,采用动物肝脏治疗等。

王焘著成《外台秘要》,全书共40卷,1104门(据今核实为1048门),载方6000余首,内容包括临床各科、各家方书所载方药,尚有来自于民间的单方、验方、名方,书中记载了消渴病人尿甜等,为后世提供了宝贵经验,是唐代又一部规模巨大的综合性医籍,可谓集唐以前方书之大成。

《肘后备急方》,原名《肘后救卒方》,为东晋葛洪所著。书名翻译过来即:"袖珍急救手册"。古代人的衣袖很宽大,通常在袖子里靠近肘部的地方缝有小口袋,用来装随身物品。此书篇幅精练,可供人们放入肘后的口袋随身携带,以备遇到急症之时查阅,故得名。书中总结和创新了许多有科学价值的内外治法,增加了推拿、捏脊、蜡疗、灸法等外治法,载方101首。被后世誉为"简便廉验"的方书和实用的"急救手册"。

宋金元时期,中医学术氛围浓厚,新理论、新方药层出不穷,使中医药学的发展进入一个蓬勃发展时期。宋元时期是中药学发展的全盛时期,政府对本草的修订十分重视,先后编撰了《开宝本草》《嘉祐本草》《图经本草》等专著。宋代本草学的代表作当推唐慎微的《经史证类备急本草》(简称《证类本草》),全书33卷,载药1558种,在《嘉祐本草》《图经本草》的基础上,新增药物476种,附方3000余首。本书对药物学的基本理论及各种药物的名称、药效、主治、产地、采收、炮制等均有详细的描述,并于各药之后附列方剂加以印证。宋以前许多本草资料后来已经亡佚,多赖此书的引用得以保存下来。《证类本草》代表了宋代药物学的最高成就。

在方剂学方面,北宋有官颁的三大方书:《太平圣惠方》,载方16834首。《太平惠民和剂局方》,虽载方788首,但却是一部成药典范,由裴宗元、陈师文校定。《圣济总录》,系北宋末年政府组织医家广泛收集历代方书及民间方药而编成,共200卷,载方近20000首,前代方书几乎全被囊括。除了官修方书外,宋代医家还有个人方书,如严用和的《济生方》,许叔微的《类证普济本事方》,陈无择的《三因极一病证方论》等,均有重要的临床价值。陈无择的《三因极一病证方论》,提出了著名的三因学说,标志着中医病因学日臻成熟。钱乙的《小儿药证直诀》,系统论述了小儿的生理病理特点,提出了以五脏为纲的儿科辨证方法。陈自明的《妇人大全良方》系统总结了妇科的诊疗经验和理论,对妇科的发展影响较大。王惟一著《铜人腧穴针灸图经》,并铸成两具针灸铜人,为针灸教学提供了方便。宋慈的《洗冤集录》,是世界上第一部法医学专著,先后被译为荷、法、日、朝、英、俄等多种文字,流传国外。

金元时代,中医学涌现了许多各具特色的医学流派,其中最具代表性的金元四大家(表1-1)即:刘完素为代表的"寒凉派",倡"火热论",认为"六气皆从火化""五志过极皆能生火",治疗擅用寒凉药,强调降火;张子和为代表的"攻下派",倡"攻邪论",认为疾病皆由邪气侵犯,"邪去则正安",治疗注重祛邪,故主张"汗、吐、下法";李东垣为代表的"补土派",倡"脾胃论",认为"内伤脾胃,百病由生",治疗重视补益脾胃;朱丹溪为代表的"滋阴派",倡"相火论",认为人体相火易妄动耗伤阴液而致病,基本病理变化为"阳常有余,阴常不足",所以治疗主张补养阴液以平相火。金元四大学派,各有发明及独创之处,从不同角度丰富和发展了中医药学理论,对后世产生极其深远的影响。

表1-1 金元四大家

医家	朝代	籍贯	派别	代表作	学术思想
刘完素(号河间)	金	河北河间	寒凉派	《素问玄机原病式》《素问病机气宜保命集》	提出"六气皆从火化",善于运用寒凉药物治病
张从正(字子和)	金	河南睢县	攻下派	《儒门事亲》	提出"病由邪生",善于用汗、吐、下法祛邪
李杲(号东垣)	金	河北正定	补土派	《内外伤辨惑论》《脾胃论》	提出"脾胃论",善于调理脾胃补养元气
朱震亨(号丹溪)	元	浙江义乌	养阴派	《格致余论》《局方发挥》《丹溪心法》	提出"相火论",善于用滋阴降火治病

明清时期,中医药学理论体系更趋完善,藏象理论更加充实,临床各科辨证进一步提高,尤其是温病学迅速发展。明代赵献可提出了"命门学说",强调命门之火在人体的重要作用。张景岳的《景岳全书》在阴阳学说及藏象学说等方面的学术观点对后世医学发展产生较大影响。李中梓在总结前人对脏腑认识的基础上,明确提出了"肾为先天之本,脾为后天之本"。这些思想对中医药学的发展都有促进作用。明初朱橚等人编著的《普济方》是我国现存最大的一部方书,全书 168 卷,2175 类,载方 61739 首。可以说是集 15 世纪以前方书之大成,促进了后世方剂学的发展。

明代医药学家李时珍亲自上山采药,广泛到各地调查,认清了许多药用植物的生长形态,并对某些动物药进行解剖或追踪观察,对药用矿物进行比较和炼制,参考文献 800 余种,历时 27 年之久,写成了划时代的巨著《本草纲目》,是中国医药学史上的一座里程碑。该书收载药物 1892 种,载方 11096 首,绘图 1109 幅,纠正了古版本药物书中上千处错误,并将药物进行了科学分类。综合了 16 世纪以前的植物学、动物学、矿物和冶金等多学科知识,先后译成十多种文字传至国外,李时珍被誉为药圣,是世界公认的伟大科学家。

温病学在此阶段已逐渐成为一门独立学科,标志着中医传染病学的发展。明代吴又可的《温疫论》,提出了"戾气"学说,是 17 世纪在传染病病因学上的卓越创见,对温病学说的创立产生了相当的影响,书中对瘟疫的传染途径、证候、治疗等做了详尽的论述。清代叶天士在总结前人学术成就及临床实践的基础上,创立了"卫气营血辨证"。吴鞠通进一步总结并发展了温病学说,著《温病条辨》,创立了三焦辨证。薛生白和王孟英都为温病学作出了贡献,他们分别著《湿热条辨》和《温热经纬》,使温病学形成了完整的理论体系。叶天士、吴鞠通、薛生白、王孟英被后世誉为温病四大家(表 1-2)。清代医家王清任根据尸体解剖和临床经验写成《医林改错》,改正了古代医书在人体解剖方面的一些错误,强调了解剖知识对医生的重要性,并发展了瘀血致病理论与治疗方法。

表 1-2 温病四大家

医家	籍贯	代表作	主要成就
叶桂(字天士)	江苏吴县	《温热论》	提出温病的"卫气营血"辨证理论体系
薛雪(字生白)	江苏吴县	《湿热条辨》	提出对湿温病的治疗纲领
吴瑭(字鞠通)	江苏淮阴	《温病条辨》	提出温病的"三焦辨证"理论体系
王孟英(字士雄)	浙江钱塘	《温热经纬》	集温病学说之大成,重视"伏气"温病

近百年来,随着西医在中国广泛地传播,形成中医、西医、中西医结合并存的局面。一些医家逐渐认识到中西医各有所长,因此试图把两种学术加以汇通,逐渐形成了中西医汇通学派。其代表人物及其著作是:唐宗海之《中西汇通医书五种》;朱沛文之《华洋脏腑图像合纂》;张锡纯之《医学衷中参西录》等。从 1954 年起,先后影印、重刊或校点评注了《神农本草经》《新修本草》《证类本草》《本草纲目》等数十种重要的古代本草专著。能反映当代本草成就的药学代表著作包括《中华人民共和国药典》《中药志》《全国中草药汇编》《中药大辞典》等。

1956 年之后,全国各地相继成立了中医药院校,各种不同版本的中医统编教材相继问世,使中医理论体系得以不断完善与提高,达到了系统化和规范化。在应用现代科学方法研究中医药方面,如经络与脏腑实质研究;针刺麻醉的研究;中药治疗慢性肾衰竭;针灸促进中风后遗症的康复;中药提高肿瘤病人生活质量、延长存活期,减少放、化疗副作用;中药治疗白血病也取得可喜疗效;小夹板固定治疗骨折;针灸纠正胎位、中药治疗艾滋病等均取得了令世人瞩目的成就。运用现代手段研究中药也取得标志性成果,如抗疟良药青蒿素的发明,为全世界人民带来了福音,是中国女科学家屠呦呦在中国本土进行的科学研究,也是中国科学家首次获诺贝尔科学奖。

案例分析

案例

2015 年 10 月 5 日,中国女科学家屠呦呦因"有关疟疾新疗法的发现",获得了诺贝尔生理学或医学奖。 2016 年 1 月 9 日,屠呦呦获得 2016 年度国家最高科学技术奖。 这是中国医学界迄今为止获得的最高奖项,也是中医药成果获得的最高奖项。

分析

疟疾威胁人的生命长达数千年。 1967 年,中国政府启动全国范围的 523 工程抗击疟疾。 屠呦呦带领疟疾研究团队,开始了抗疟药物的研究。 在极为艰苦的科研条件下,屠呦呦团队从《肘后备急方》等中医文献中获取灵感,经过艰苦卓绝的努力和数百次实验和无数次失败后,终于在 1972 年 11 月 8 日,研制成功了抗疟神药——青蒿素,开创了疟疾治疗的新方法,为人类的生命健康作出巨大贡献。 诺贝尔生理学或医学奖评委让·安德森如此评价:"屠呦呦既有中医学知识,也了解药理学和化学,她将东西方医学相结合,达到了一加一大于二的效果,屠呦呦的发明是这种结合的完美体现"。

2003 年,传染性非典型肺炎(简称"非典"或 SARS),在世界范围内流行,我国更是重灾区,对于这类原因未明、无确切有效治疗手段的疾病,中医辨证论治更显示其优越性,北京、广州等地使用中西医结合治疗,使我国"非典"的病死率全世界最低,后遗症最少,得到世界卫生组织高度评价。中医药在"非典"救治中发挥了不可低估的作用。

2017 年 7 月 1 日,我国首部《中华人民共和国中医药法》(简称《中医药法》)正式实施。《中医药法》涵盖了中医药服务、中医药保护与发展、中医药人才培养、中医药科学研究、中医药传承与文化传播以及保障措施、法律责任等多个方面,并就建立健全中医药管理体系、保护中医药知识产权,并对社会力量举办中医医疗机构、中药材质量全程监管等做出明确规定。

《中医药法》作为第一部全面、系统体现中医药特点的综合性法律,将党和国家关于发展中医药的方针政策用法律的形式固定下来,将人民群众对于中医药的期盼和要求用法律的形式体现出来,对于中医药行业发展具有里程碑意义。

中医药学研究已成为世界性研究课题,受到国际医学界的关注,中医药已经广泛应用于不同的国家和不同的民族,可以预见中医药学必将得到进一步发扬光大。这门古老传统的医学,正日益展现其广阔的应用前景。

点滴积累 ∨ ·····

1. **中医药学的起源** 自从有了中国人，就有了中医药卫生活动，中医药学来源于生产实践、生活实践及与疾病作斗争的实践，是中国人民自己发明创造的医学。

2. **四大经典** 夏商周至秦汉是中医理论体系形成时期，"四大经典"即《内经》《难经》《神农本草经》《伤寒杂病论》的问世，意味着中医理论体系的形成。

3. **金元四大家** 宋金元是中医学有突破性飞跃阶段，医学分科更细，涌现出不同医学流派，最有代表性的是"金元四大家"，分别是"寒凉派"刘完素；"攻下派"张从正；"补土派"李东垣；"养阴派"朱丹溪。 从不同角度丰富和发展了中医学理论体系。

4. **温病四大家** 明末吴又可著《温疫论》，阐述温疫病的病因和致病途径，提出疫病的病因为"戾气"，从口鼻而入，是病因学的一大进步，为温病学的形成奠定了基础。 清代温病学成为一门独立的学科，"温病四大家"即叶天士、吴鞠通、薛生白、王孟英，对中医传染病学的发展作出了重大贡献。

第二节 中医学的基本特点

中医学有其独特的理论体系，最基本的特点是：整体观念和辨证论治。整体观念是中医学理论的指导思想，辨证论治是中医学治疗疾病的基本原则。

一、整体观念

整体即完整性和统一性。中医学非常重视人体自身的完整性、统一性及人与外界环境的相互联系。中医学认为人体本身是一个有机整体，脏腑之间，脏腑与体表组织器官之间，结构上相互联系，生理上相互协调，病理上相互影响，是一个不可分割的整体。同时还认识到"天人合一""形神合一"，人与自然和社会共存，时刻受到自然环境和社会环境的影响，人在适应环境和改造环境的过程中，维持着自身正常的生命活动。这种人体自身的完整性和内外环境的统一性的思想，称为整体观念。这一思想贯穿于中医学的生理、病理、诊断、辨证、养生、防治等各个方面。

（一）人是一个有机整体

人体是由若干脏腑、组织、器官所组成，均有不同结构和功能，但不是孤立的，而是相互为用相互制约的，它们结构上相互联系，生理上相互协作，病理上相互影响，诊断上察外知内，治疗上整体调治。

结构上：人体以五脏为中心，配合六腑，通过经络系统的"内属于脏腑，外络于肢节"联结作用，把形体官窍、四肢百骸等全身组织器官有机联系起来，构成一个以五脏为中心的表里相联、上下沟通、协调共济、井然有序的统一整体，它们相互联系，不可分割，任何局部都是整体的一个组成部分。机体通过精、气、血、津液的作用，共同完成人的生命活动。

生理上：脏腑、组织器官虽然有着各自不同的生理功能，而这些生理功能都是整体机制活动的组成部分，正是由于各脏腑器官发挥着各自的功能活动，才有了人体正常的生理活动。脏腑、组织器官必须相互协作和彼此制约,方能维持人体生理平衡。所以脏腑与脏腑之间,脏腑与五体及五官九窍之间的密切联系、相互协调和制约,是进行人体正常生命活动的前提,各脏腑之间既相辅相成又相互制约,共同维持了人体正常的功能活动。

病理上:脏腑病变可以通过经络反映于体表,体表有病也可通过经络影响脏腑,脏腑之间的病变也可以通过经络相互传变。如肝脏有病,既可以反映到它所联系的目和筋,以及和它相表里的胆,也可以影响到脾胃和肾。任何局部的病变都可能引起整体的病理反应,整体功能的失调也可以反映于局部,这就是注重整体联系的病理观。

诊断上:中医学运用"有诸内者,必形诸外"的司外揣内、以表知里的思维方法,通过五官、五体、舌脉等外在变化来把握内在疾病的变化规律。如舌通过经络直接或间接与脏腑相通,所以察舌可以测知内脏功能的变化。通过观察病人外在的表现来了解和判断内脏病变,从而做出正确诊断,这就是察外知内,是中医诊断疾病的重要手段。

治疗上:从整体出发,着眼于调节整体功能的失常,从脏腑之间及脏腑与组织器官之间的联系入手,进行综合治疗,而不仅限于病变的局部。对于局部的病变,不是头疼医头、脚疼医脚,而是主张整体调治。如"肝开窍于目",肝和目的关系密切,故临床治疗眼睛疾病多从治肝着手,常常收到满意疗效。牙龈肿痛、出血,通过清泻胃火而治愈,也是因为足阳明胃的经脉循行于齿龈。这些都是注重整体联系的治疗方法。

(二)人与自然界的统一性

"天人合一",人是整个物质世界的一部分,人类生活于自然界,自然界存在着人类赖以生存的必要条件。同时,自然界的变化又可直接或间接地影响人体,机体则相应地产生生理性反应。自然界的变化过于剧烈,超越人体所能适应的范围,便会产生病理性变化。

1. 季节气候对人体的影响 一年四时气候的变化规律为春温、夏热、长夏湿、秋燥、冬寒。人体生理上适应性变化就会有春生、夏长、长夏化、秋收、冬藏。春夏季节,阳气发泄则人体多汗少尿,秋冬季节阳气收敛,则可见少汗多尿。气候变化,脉象亦随之发生变化。如春夏脉多浮大;秋冬脉多沉小。

2. 昼夜晨昏对人体的影响 一日之内随着昼夜晨昏的变化,人体的阴阳气血也会进行相应的调节。早晨阳气初生,中午阳气隆盛,人的精力旺盛而投入工作;到夜晚则阳气内敛,是休息睡眠的时候。由于阳气在白昼偏盛且趋于表,夜间偏衰而趋于里,故疾病在一日内也会呈现"旦慧、昼安、夕加、夜甚"的规律。

3. 地区方域对人体的影响 人类外在的生存环境直接影响人体生理功能,地区方域的气候、水土、人文、风俗在一定程度上会影响人体。如江南多湿热,人体腠理多疏松;北方多燥寒,人体腠理多致密。易地居住跨度太大、自然环境突然改变等,均可引起人体不适。如女孩子易地而居,容易导致月经不调等。

综上所述,人所适应的自然界包含有时间和空间的要素,加上人与人适应自然环境的能力不同,所以用整体观念来指导治疗、确定治则,即体现为因时、因地、因人制宜。

（三）人与社会环境的统一性

人生活于社会,是社会的组成部分,人能够影响社会,而社会的变化对人也会产生影响,故社会因素必然对人的生理病理产生影响。其中最明显的是社会的进步与落后、社会的治与乱以及人的社会地位的变动。

社会不断进步,经济繁荣昌盛,人们的生活蒸蒸日上,食品衣物供给丰厚,居住环境优雅、舒适,空气清新,这些有利于人类的健康,加上人类对卫生、预防、保健知识的了解逐渐增多,开始重视防病治病和养生保健,因此人类的寿命随着社会的进步而逐渐延长。但另一方面,促进社会进步的大工业生产带来水、土、大气的污染,噪音和过度紧张的生活节奏直接威胁着人类的健康,给人们带来了新的疾病。

社会的治与乱对人体的健康影响很大。社会安定和谐,人们生活规律,抵抗力强,不容易生病。相反,社会动乱无安全感,生活不安宁,抵抗力下降,各种疾病容易发生和流行。历史上由于战争、灾荒,人们流离失所,背井离乡,饥饱无常,导致瘟疫流行,死亡率增高常常难以避免。

个人社会地位的转变,势必带来物质生活及精神心理的一系列变化。现代社会竞争激烈,伴随而来的就业、升迁、贫富、人际关系等问题无时无刻不在困扰着人们,给人们带来更多的精神压力,如不能正确面对和处理,则会影响健康导致疾病的发生。

总之,中医学把人体看成一个以五脏为中心的整体,同时认为人和自然界以及社会也是一个不可分割的整体,这种整体观念贯穿中医学所有领域,成为中医理论体系的一大特点。

二、辨证论治

辨证论治是中医认识和治疗疾病的基本原则,是中医对疾病的一种特殊的研究和处理方法。中医学认识疾病和治疗疾病的过程,就是辨证论治的过程。

（一）辨证论治的概念

所谓辨证,是将望、闻、问、切四诊所收集的资料、症状和体征,通过分析、综合,辨清疾病的原因、性质、部位以及邪正之间的关系,最终概括、判断为某种性质的证。所谓论治,是根据辨证的结果,确立相应的治疗原则和方法。辨证和论治,是诊治疾病过程中不可分割的两个部分,是理论和实践相结合的体现。辨证是确定治疗的前提和依据,论治是治疗疾病的手段和方法,也是检验辨证是否正确的方式。辨证论治,有效指导了临床理、法、方、药的具体运用。

（二）症、证、病的概念及其关系

辨证论治涉及症、证、病的内容,只有正确理解症、证、病的含义才能深刻理解辨证论治的实质及临床意义。

症,即症状和体征的总称。症状是主观感觉到的不适或病态改变,如头痛、咳嗽、发热、呕吐等。体征是病人的客观表现,是医生在检查病人时得出的异常征象,如舌苔黄腻、脉象弦数等。症状和体征是疾病过程中个别表面现象,不能反映疾病的本质。

证,即证候。既不是疾病的全过程,也不是疾病的某一项临床表现。所谓证,是指在疾病发展过程中,对某一阶段的病因、病位、病性和邪正关系所作的病理性概括。它包括病的原因(如风寒、风热、瘀血、痰饮等)、病的部位(如表、里、某脏、某腑、某条经络等)、病的性质(如寒、热等)和邪正关系(如虚、实等),反映了疾病发展过程中,该阶段病理变化的全面情况。

病,即疾病。是指有特定病因、发病形式、病机、发展规律和转归的一种完整的过程。如感冒、痢疾、麻疹、哮喘和中风等。具体表现由有若干证候所组成,不同病理阶段的证候都有不同的症状和体征。

症、证、病三者既有联系,又有区别。症是疾病过程中个别的、孤立的现象,证所揭示的是疾病某一阶段的病理状态,病所反映的是疾病病理的全过程。症状和体征是疾病和证候的基本要素,是单一的临床表现。有内在联系的症状和体征组合在一起即构成证候,反映疾病某一阶段的病理本质,而各阶段的证候叠加起来,便是疾病病理的全过程。

(三) 辨证与辨病的关系

中医临床分析病证时,认识到辨病是探求病变全过程的发展规律,辨证是辨别疾病过程中某一阶段的病理状态。中医历来强调辨证,也不忽视辨病。辨病抓住疾病的基本矛盾,而辨证抓住当前疾病的主要矛盾。例如感冒,临床有风热表证和风寒表证两种常见证候,只有将证候辨别清楚,抓住当前的主要矛盾,才能确定辛凉解表或辛温解表的治疗方法,才能治愈感冒。

辨证论治作为中医临床诊治疾病的基本特点,能辨证地看待病和证的关系。既看到一种病可以包括几种不同的证,又看到不同的病在发展过程中可以出现同一证候,因此在临床论治时,可采取"同病异治"或"异病同治"的方法。(见第九章　养生与防治)

由此可见,中医治病侧重点不在于病的异同,而在于证的区别。相同的证反映着相同性质的矛盾,可用相同的方法治疗,不同的证反映着不同性质的矛盾,可用不同的方法治疗。即所谓"证同治亦同,证异治亦异"。这种针对疾病发展过程中不同性质的矛盾用不同方法去解决的思想,正是辨证论治的精髓所在。

▶▶ **课堂活动**

中医学的基本特点有哪些? 整体观念包括哪些内容? 辨证与论治之间的关系如何?

课堂活动 扫一扫,知答案

点滴积累 ∨

1. 中医学基本特点包括整体观念和辨证论治。

2. 整体观念就是完整性、统一性,包括人是一个有机的整体,人与自然的统一性和人与社会的统一性。

3. 辨证论治是中医认识疾病和治疗疾病的基本原则和手段,明确"症""证""病"的含义和相互关系,方能理解中医辨证论治的精髓。

复习导图

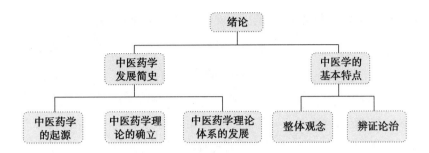

目标检测

一、选择题

（一）单项选择题

1.《本草纲目》的作者是（ ）

    A. 李时珍   B. 华佗   C. 张仲景

    D. 神农   E. 扁鹊

2. 主张"内伤脾胃，百病由生"观点的医家是（ ）

    A. 张仲景   B. 刘完素   C. 朱丹溪

    D. 李杲   E. 张子和

3. 哪位医家开创了辨证论治的先河（ ）

    A. 孙思邈   B. 张仲景   C. 扁鹊

    D. 华佗   E. 李时珍

4. 被后世医家称为"药圣"的是（ ）

    A. 孙思邈   B. 张仲景   C. 华佗

    D. 扁鹊   E. 李时珍

5. 中医药理论体系的确立是（ ）

    A. 战国—三国时期   B. 魏晋—五代时期   C. 远古时期

    D. 宋金元时期   E. 夏—春秋时期

6. 我国第一部由政府颁发的药典是（ ）

    A.《神农本草经》   B.《本草经集注》   C.《新修本草》

    D.《本草纲目》   E.《证类本草》

7. 我国第一部法医学专著《洗冤集录》的成书年代（ ）

    A. 隋朝   B. 魏晋   C. 唐朝

    D. 宋朝   E. 明清

8. 中医学"证"的概念是（ ）

    A. 疾病的症状与体征   B. 对疾病症状与体征的调查过程

C. 对疾病症状与体征的分析过程   D. 疾病发展过程中某一阶段的病理概括

E. 阴阳失调的具体表现

9. 我国医学史上被誉为"简便廉验"的方书和实用的"急救手册"是( )

     A.《千金要方》   B.《千金翼方》   C.《伤寒论》

     D.《难经》   E.《肘后备急方》

10. 中医学的基本特点是( )

     A. 整体观念,辨证论治   B. 人与天地相应   C. 治病必求于本

     D. 阴阳五行   E. 四诊八纲

11. 某男,35岁。身材匀称,面色红润,出现"春夏脉多浮大,秋冬脉多沉小",说明了( )

     A. 饮食调养对人体的影响   B. 生活起居对人体的影响

     C. 四时气候对人体的影响   D. 地区方域对人体的影响

     E. 昼夜晨昏对人体的影响

12. 某女,55岁。患病后,一天中呈现出"旦慧、昼安、夕加、夜甚"说明( )

     A. 人与社会是一个整体   B. 人与外在环境是一个整体

     C. 昼夜晨昏对人体的影响   D. 季节气候对人体的影响

     E. 地区方域对人体的影响

13. 某男,76岁。体弱多病,有咳喘史20年。咳喘无力,全身疲惫乏力,少气懒言,自汗出,略有活动,诸症更甚。舌质淡,脉细弱。医生用补肺益气治之,此治法属于( )

     A. 寒者热之   B. 热者寒之   C. 虚则补之

     D. 阳病治阴   E. 阴病治阳

14. 某女,25岁。近日来因工作繁忙,且与客户发生口角,出现头胀痛,眼睛红肿热痛,情绪急躁,失眠多梦,舌红苔黄,脉弦数。用清泄肝火方法治之,体现了( )

     A. 同病异治   B. 异病同治   C. 对症治疗

     D. 扶正祛邪   E. 整体观念

15. 某男,26岁。高热不退,面红目赤,口渴喜冷饮,舌红苔黄,脉数。医生采用清热泻火方法治之,此治法属于( )

     A. 寒者热之   B. 热者寒之   C. 虚则补之

     D. 阳病治阴   E. 阴病治阳

(二)多项选择题

1. 金元四大家是指( )

     A. 李东垣   B. 叶天士   C. 张子和

     D. 刘完素   E. 朱丹溪

2. 整体观念的内涵包括( )

     A. 人与社会是一个整体   B. 人与自然界是一个整体

     C. 人体自身的完整性和统一性   D. 治病要对症治疗

E. 养生须重视运动锻炼和饮食调理

3. 下列属于"病"的是(　　)

A. 中风　　　　　　　B. 舌质紫暗　　　　　　C. 消渴

D. 脉细数　　　　　　E. 水肿

4. 下列属于"证"的是(　　)

A. 水肿　　　　　　　B. 心血亏虚　　　　　　C. 膀胱湿热

D. 脉沉迟　　　　　　E. 恶心呕吐

5. 下列属于"症"的是(　　)

A. 腹胀腹泻　　　　　B. 少气懒言　　　　　　C. 肝阳上亢

D. 嗳腐吞酸　　　　　E. 舌淡苔白

二、简答题

1. 简述中医学四大经典的成书年代和主要学术成就。

2. 何谓"整体观念"？简述其内容。

3. 何谓"症""证""病"？三者之间的关系如何？

三、实例分析题

1. 曹某,女,15岁,中学生。放学途中,因贪食冷饮,吃了雪糕,外加冰镇饮料,回家后感觉胃中不适,脘腹胀闷疼痛,泛恶欲吐,口淡不渴,不思饮食,头身困重,大便溏泻。舌体胖苔白腻,脉濡缓。医生诊为寒湿困脾之泄泻。

要求:请分析案例中的病名、证候和症状。

2. 杨某,男,81岁。身材细而长,弱不禁风,每因饭后胃中胀满下坠不适,医生诊断其胃下垂。仇某,女,56岁。长期慢性腹泻,常年素食,略有荤食即泻下不止,肛门下坠,形体消瘦,面白无华,医生诊断为久泻之脱肛。医生为两患者同时采用补中益气升提之法治疗。

要求:请分析医生为何为两患者制定相同的治法,体现了中医学何治则？

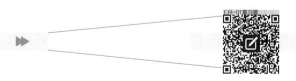

（周少林）

第二章

阴阳五行

ER-02章PPT

导学情景

情景描述：

中医学理论体系形成于战国至秦汉时期，在这"诸子蜂起，百家争鸣"的时代，古代哲学思想得到迅猛发展，代表当时文化进步和科技发展的阴阳五行学说，不仅盛行于天文、地理、气象、历法、农业、军事、政治等各个自然和社会科学领域，而且也渗透到医学领域，对中医学的形成与发展产生了极为深刻的影响。

阴阳学说和五行学说的基本观点和方法被引入中医学领域，与中医学自身固有的理论和经验相融合，以阐释人体的生理功能及病理变化，来指导临床的诊断和治疗，成为中医学理论体系的重要组成部分。

学前导语：

阴阳五行等哲学思想，是中国古代关于世界的本原及其发展、变化的世界观和方法论，引进医学领域后，形成了中医学不同于西方医学的思维方式。

阴阳学说是研究事物阴阳属性及其运动变化规律，并用以阐释宇宙万物的发生、发展和变化的古代哲学思想。阴阳的概念起源很早，《易经》云："一阴一阳谓之道"，最早提到了阴阳理论，认为阴和阳这两个对立统一的方面，贯穿于一切事物之中，是一切事物运动和发展变化的根源及规律。后被引用到医学范畴，将阴阳学说与医学结合起来，来解释人体生理功能、病理变化及人与自然的关系，从而形成了中医学的阴阳学说。阴阳学说是中医学的理论观和方法论，是中医学理论体系的重要组成部分。

五行学说是以木、火、土、金、水五种物质的特性及其"相生"和"相克"规律认识世界和探求宇宙规律的一种世界观和方法论。五行学说认为世界是由木、火、土、金、水这五种基本物质构成的。宇宙间一切事物都可以用五行的特性进行推演、络绎、归类。五行之间的"相生""相克"规律是宇宙间各种事物普遍联系的基本法则。故《类经·运气·五行统论》云："盖造化之机不可无生，亦不可无制，无生则发育无由，无制则亢而为害。生克循环，运行不息，而天之道，斯无穷矣"。五行学说贯穿于中医学的各个方面，用以说明人体的生理病理，并指导临床的诊断和治疗，成为中医学理论体系的重要组成部分。

第一节　阴阳学说

阴阳学说是中国古代朴素的对立统一理论，是用以认识世界和解释世界的一种世界观和方法论。

一、阴阳的概念

阴阳是对自然界中相互关联着的事物和现象对立双方属性的概括。它既可以代表相互关联的两个相互对立的事物和现象,又可以代表同一事物内部存在的相互对立的两个方面。

阴阳代表着相互对立又相互关联的事物属性。一般来说,凡是运动的,向外的、在外的、上升的、在上的、温热的、明亮的、兴奋的都属于阳。相反,凡是静止的、向内的、在内的、下降的、在下的、寒凉的、晦暗的、抑制的都属于阴。将阴阳的属性引入医学领域,即将对人体具有推动、温煦、兴奋作用的物质和功能,统属于阳;对人体具有凝聚、滋润、抑制作用的物质和功能,统属于阴(表 2-1)。就人体的功能与物质而言,功能为阳,物质属阴。气为阳,血为阴。男为阳,女为阴。

表 2-1 事物和现象的阴阳属性归类

属性	空间	时间	温度	湿度	季节	重量	亮度	事物运动		
阳	上、外、天	白昼	温、热	干燥	春、夏	轻	明亮	升	动	兴奋
阴	下、内、地	黑夜	寒、凉	湿润	秋、冬	重	晦暗	降	静	抑制

事物的阴阳属性不是绝对的,而是相对的。这种相对性,可以体现在两个方面,一是相互转化性:阴和阳在一定条件下可以发生转化,阴可以转化为阳,阳也可以转化为阴。如寒极生热,热极生寒。二是无限可分性:世间任何相互关联又相互对立的事物或现象,都可以用阴阳属性来划分,而任何一种事物或现象的内部又可以分为相互对立的两个方面,即阴阳之中还有阴阳,阴阳有无限的可分性。故《素问·阴阳离合论》云:"阴阳者,数之可十,推之可百,数之可千,推之可万,万之大,不可胜数,然其要一也"。以昼夜为例,白昼属阳,黑夜属阴;而上午又属阳中之阳,下午属阳中之阴;前半夜属阴中之阴,后半夜属阴中之阳。

知识链接

中国地名与阴阳

在地理上有"山南水北为阳,山北水南为阴"之说,这与中国地处北半球而太阳始终处于南面有关,且河流较多为东西走向,故古代许多临近山水的地名常用"阴""阳"二字。更重要的是,在山南水北,阳光充足,用水便利,生活方便,寒风较弱,所以古代选阳地建设城邑很普遍,在我国100多个县级以上含有"阴""阳"二字的地名中,大多以"阳"命名,仅有10多个以"阴"命名。如华阴在华山之北,山阴在会稽山之北,江阴为长江之北,淮阴在淮河之北等。以"阳"命名者,其中以居水北命名最多,如沈阳为沈水之北,襄阳在襄水之北,汉阳在汉水之北等;居山之南命名的,如衡阳在南岳衡山之南,揭阳在岭山之南等;同时在山南水北的风水宝地,如咸阳在九嵕山之南、渭水之北,洛阳北负邙山、南归洛水。

二、阴阳学说的基本内容

（一）阴阳对立制约

阴阳对立制约，是指属性相反的阴阳双方在一个统一体中的相互制约、相互斗争。

对立即相反，如上与下、天与地、动与静、出与入、升与降、昼与夜、明与暗、热与寒等；制约指属性相反的阴阳，共处于一个统一体中，存在着相互制约的动态联系。如热与寒：热必然制约着寒，寒也必然制约着热。正常情况下，阴阳对立制约在总体水平上，维持着相对的动态平衡，因而促进了事物的发生、发展和变化。

人体的阴阳也是在对立斗争中取得统一，维持着动态平衡状态，即"阴平阳秘"。如心位居于上，其性类火，属于阳；肾位居于下，其性类水，属于阴；心火必须下降于肾，才能使肾水不寒；肾水亦必须上济于心，才能使心火不亢。这种"水火既济""心肾相交"的两脏间的动态平衡，是人体内阴阳对立制约的结果。

（二）阴阳互根互用

阴阳互根是指阴阳具有互相依存，互为根本的关系。即阴和阳任何一方都不能脱离另一方而单独存在，每一方都以相对的另一方的存在作为自己存在的前提和条件。如上为阳，下为阴。没有上也就无所谓下，没有下也就无所谓上。中医学把阴阳的这种相互依存的关系，称之为阴阳互根。

阴阳互用是指阴阳双方不断地互相资生、促进和助长对方。如气与血，气属阳，主动；血属阴，主静。血能循经而行，周流全身，有赖气的资生和推动；气依附于血，才不致脱逸，并依赖于血的濡养，才能发挥其生理功能。两者相互依存，相互为用。

（三）阴阳交感互藏

阴阳交感，是指阴阳二气在运动中相互感应而交合的过程。阴阳交感的内在动力是阴阳互藏，即阴中有阳，阳中有阴；阴中有阳故能在阳的鼓动下而上升，阳中有阴故能在阴的牵制下而下降。阴阳交感是在阴阳二气运动的过程中进行的，阴阳二气的运动是永恒的，当二者在运动过程中相遇而处于和谐状态时，就会发生交感作用，交感是宇宙万物赖以生成和变化的根源。

阴阳互藏，是指相互对立的阴阳双方都包含着另一方，即阴中涵阳，阳中涵阴，阴中有阳，阳中有阴（图 2-1）。如《类经·运气类》云："天本阳也，然阳中有阴；地本阴也，然阴中有阳，此阴阳互藏之道"。事物或现象的阴阳属性是相对的，是依据其所涵属阴与属阳成分的比例大小而决定的。阴中涵阳，是指属阴的事物或现象也涵有属阳的成分，但该事物或现象的整体属性仍为阴；阳中涵阴，是指属阳的事物或现象也涵有属阴的成分，但该事物或现象的整体属性仍为阳。

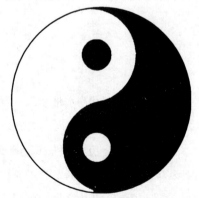

图 2-1 阴阳互藏示意图

本图所示：大圆圈表示太极。其中黑色部分表示阴，阴从右降；白色部分表示阳，阳从左升。黑色部分中的小白圆圈为阴中之阳；白色部分中的小黑圆圈为阳中之阴，即所谓阴中有阳，阳中有阴。

（四）阴阳消长平衡

消，即减少。长，即增加。阴阳消长是指一事物中所含阴阳的量和阴与阳之间的比例不是一成不变的，而是不断地消长变化着。阴阳消长稳定在一定范围内称为平衡。

如：一日之内，早上阳长阴消，日中阳最旺，黄昏阴长阳消，夜半阴最盛；人与自然相应，日间阳多阴少，兴奋而体温偏高，夜间阴多阳少，抑制而体温偏低。可见自然界与人身之阴阳，无时无刻不在消长变化之中，但是，只要这种消长稳定在一定范围之内，没有超越一定的限度，皆可认为处于平衡状态。如果消长过度，则平衡被破坏，在自然界则形成灾害，如过寒、过热、水灾、旱灾之类；在人体则引起病变，如寒证、热证、虚证、实证等。

（五）阴阳相互转化

阴阳转化，是指某一事物的总体属性在一定条件下，可以向其相反的方向转化，即属阳的事物可以转化为属阴的事物，属阴的事物可以转化为属阳的事物。

阴阳的相互转化，既可以表现为渐变形式，如一年四季寒暑交替；也可以表现为突变的形式，如炎热夏季，突然雷电暴雨，气温骤降；急性热病高热，突然体温下降，四肢厥冷等。

阴阳转化是阴阳运动的又一基本形式。阴阳双方的消长运动发展到一定阶段，事物内部阴与阳的比例出现了颠倒，则该事物的属性即发生转化，所以说转化是消长的结果，阴阳的消长是事物的量变过程，而阴阳的转化则属事物由量变到质变的过程。而这个转变，是有条件的，一般都产生于事物发展变化的"物极"阶段，故有"物极必反"之说。在中医学中，一般将这一条件称为"极"或"重"，如"寒极生热，热极生寒""重阴必阳，重阳必阴"。

三、阴阳学说在中医学中的应用

阴阳学说贯穿在中医学理论体系的各个方面，用来说明人体的组织结构、生理功能、病理变化，并指导着临床诊断与防治。

（一）说明人体的组织结构

人体是一个有机整体，其内部充满着阴阳的对立统一。《素问·宝名全形论》云："人生有形，不离阴阳"，人体的组织结构，都可以划分为阴阳对立的两个方面。《素问·金匮真言论》云："夫言人之阴阳，则外为阳，内为阴。言人身之阴阳，则背为阳，腹为阴。言人身之脏腑中阴阳，则脏者为阴，腑者为阳。肝心脾肺肾五脏皆为阴，胆胃大肠小肠膀胱三焦六腑皆为阳"。

▶▶ **课堂活动**

同学们两两结对，分别指出人体各部位的阴阳属性。

课堂活动　扫一扫，知答案

（二）说明人体的生理功能

人体正常的生命活动，是阴阳保持协调平衡的结果。如升降出入是人体气机运动的基本形式。阳主升，阴主降；阳主出，阴主入。物质属阴，功能属阳。凡是组织结构和精、气、血、津液等物质基础属阴；生理功能活动属阳。

（三）说明人体的病理变化

疾病的发生与发展，关系到人体的正气和邪气两个方面。正气，指人体的功能活动及其对病邪的抵抗能力，对外界环境的适应能力和对损伤组织的修复能力等。邪气，指各种致病因素。正气分阴阳，包括阴气与阳气；邪气也有阴邪与阳邪之分。疾病的过程，即邪正斗争的过程，其结果是引起机体的阴阳偏胜（盛）或偏衰。

1. 阴阳偏胜（盛）　阴阳偏胜，即指阴邪或阳邪偏盛，属于阴或阳任何一方高于正常水平的病理状态。

（1）阳胜则热，阳胜则阴病：如温热之邪侵犯人体，可出现高热，烦躁，面赤，脉数等"阳胜则热"的热证。由于阳能制约阴，故在阳胜时必然要消耗和制约机体的阴，使阴液减少，而出现滋养不足、干燥的表现。即所谓"阳胜则阴病"。

（2）阴胜则寒，阴胜则阳病：如寒邪直中体内，可出现面白形寒，脘腹冷痛，泻下清稀，舌质淡苔白，脉沉迟或沉紧等"阴胜则寒"的寒证。由于阴能制约阳，故在阴胜时必然会损耗和制约机体的阳气，导致其虚衰，故说"阴胜则阳病"。

《素问·通评虚实论》云："邪气盛则实"。故，阴阳偏盛（胜）所形成的病证是实证。阳邪偏盛则导致实热证，阴邪偏盛则导致实寒证。

2. 阴阳偏衰　阴阳偏衰即阴虚、阳虚，属于阴或阳任何一方低于正常水平的病理状态。

（1）阳虚则寒：阳虚是泛指人体阳气虚衰，推动和温煦等能力明显下降。出现面色苍白，畏寒肢冷，神疲蜷卧，自汗，脉微等虚寒证。

（2）阴虚则热：阴虚是指体内的阴液亏少，濡润和滋养作用等明显不足，出现潮热，盗汗，五心烦热，口干舌燥，脉细数等虚热证。

《素问·通评虚实论》云："精气夺则虚"。故，阴阳偏衰所导致的病证是虚证，阴虚则出现虚热证，阳虚则产生虚寒证。

（3）阴阳互损：阴阳任何一方虚损到一定程度时，导致另一方的不足。阳虚至一定程度时，因不能化生阴液，而同时出现阴虚的现象，称"阳损及阴"。阴虚至一定程度时，因不能资生阳气，而同时出现阳虚的现象，称"阴损及阳"。"阳损及阴"和"阴损及阳"，最终导致"阴阳两虚"。

案例分析

案例

患者，男，15岁。发热2日，症见壮热，烦躁，舌红苔黄，脉数，第2日出现口干舌燥，大便干燥，此病理变化如何解释？

分析

患者壮热，烦躁，舌红苔黄，脉数，此为热病初期"阳胜则热"的实热证表现，疾病发展，阳热耗伤阴液，即"阳胜则阴病"，阴津不能上承于口舌，下滋于肠道，则出现口干舌燥，大便干燥等症状。

（四）用于疾病的诊断

疾病发生、发展和变化的根本是由于阴阳失调表现的阴阳偏胜偏衰，所以临床诊断疾病时，首先要分清阴阳，做到执简驭繁，抓住疾病的本质。故《素问·阴阳应象大论》云："善诊者，察色按脉，先别阴阳"。

（五）用于疾病的防治

调理阴阳，使之保持或恢复相对平衡，是防治疾病的基本原则，也是阴阳学说用于疾病防治的主要内容。

阴阳学说用于指导疾病的治疗，其基本特点就是把握阴阳失调的状况，用药物、针灸等治疗方法调整其阴阳的偏胜偏衰，以恢复阴阳的相对平衡。调整阴阳，补其不足，损其有余，恢复阴阳的平衡协调是治疗疾病的根本原则。

（六）分析和归纳药物性能的阴阳属性

药物的性能，一般来说，主要靠它的性味和升降浮沉来决定。这些也可用阴阳来归纳说明。药性，又称四气（寒、热、温、凉），其中寒、凉属阴，温、热属阳。五味［酸、苦、甘、辛、咸（淡）］中的辛、甘、淡味属阳，酸、苦、咸味属阴。升降浮沉，其中的升、浮属阳，沉、降属阴。

点滴积累　∨ ┈┈

1. 阴阳属性分类　一般来说，凡是运动的，向外的、在外的、上升的、在上的、温热的、明亮的、兴奋的都属于阳。　相反，凡是静止的、向内的、在内的、下降的、在下的、寒凉的、晦暗的、抑制的都属于阴。

2. 阴阳学说的基本内容　①阴阳对立制约；②阴阳互根互用；③阴阳交感与互藏；④阴阳消长平衡；⑤阴阳相互转化。

3. 阴阳失调的类型

（1）阴阳偏胜：①阳胜则热，阳胜则阴病；②阴胜则寒，阴胜则阳病。

（2）阴阳偏衰：①阳虚则寒；②阴虚则热。

（3）阴阳互损。

第二节　五行学说

五行学说是以木、火、土、金、水五种物质的特性及其"相生"和"相克"的规律来认识世界和探求宇宙规律的一种世界观和方法论。

一、五行的概念

（一）五行的概念

"五"是指木、火、土、金、水五种物质；"行"即运动变化、运动不息之义。五行，即是木、火、土、金、水五种物质的运动变化。

（二）五行的特性

五行的特性是古人在长期的生活和生产实践中,对木、火、土、金、水五种物质的自然现象和性质反复观察,积累了大量朴素的认识,进行抽象总结而逐渐形成的理性概念。《尚书·洪范》云:"水曰润下,火曰炎上,木曰曲直,金曰从革,土爰稼穑"是对五行特性的高度概括。五行的特性,虽然来自木、火、土、金、水五种基本物质,但实际上已超越了这五种具体物质的本身,而具有更为广泛、更为抽象的含义。

1. **木的特性**　"木曰曲直","曲直"的特性是形容树枝曲直地向上、向外伸长舒展的生发姿态。引申为凡具有生长、升发、条达等性质或作用的事物,均归属于木。

2. **火的特性**　"火曰炎上","炎上"是指火具有温热、上升的特性。炎上的特性,来自物质燃烧时出现的火光、热气向上蒸腾的现象。引申为具有温热、光明、向上等性质或作用的事物,均归属于火。

3. **土的特性**　"土爰稼穑"。"稼穑"泛指人类种植和收获谷物的农业活动,引申为生化、承载、受纳等性质或作用的事物,均归属于土。

4. **金的特性**　"金曰从革"。"从革"是说明金是通过变革而产生的。金的质地沉重,且常制成武器用于杀戮。引申为凡具有沉降、肃杀、收敛等性质或作用的事物,都归属于金。

5. **水的特性**　"水曰润下"。"润下"是指水滋润下行的特点。引申为凡具有寒凉、滋润、闭藏等性质或作用的事物,皆归属于水。

二、五行学说的基本内容

（一）事物属性的五行归类

古代医家根据五行的抽象属性,运用"取象比类"和"推演络绎"的方法,把自然界的事物和现象以及人体脏腑组织的生理、病理现象作了广泛的联系,分别归属于木、火、土、金、水五行之中,借以阐述人体脏腑组织之间的复杂联系以及与自然界外在环境之间的相互关系(表 2-2)。

（二）五行的相生、相克

1. **五行相生**　生,即资生、助长、促进之意。五行相生,是指木、火、土、金、水之间存在着有序的依次递相资生、助长和促进的关系。

表 2-2　事物属性的五行归类

自然界							五行	人体							
五音	五味	五色	五化	五气	五方	五季		五脏	五腑	五官	五体	五志	五华	五液	五脉
角	酸	青	生	风	东	春	木	肝	胆	目	筋	怒	爪	泪	弦
徵	苦	赤	长	暑	南	夏	火	心	小肠	舌	脉	喜	面	汗	洪
宫	甘	黄	化	湿	中	长夏	土	脾	胃	口	肉	思	唇	涎	缓
商	辛	白	收	燥	西	秋	金	肺	大肠	鼻	皮	悲	毛	涕	浮
羽	咸	黑	藏	寒	北	冬	水	肾	膀胱	耳	骨	恐	发	唾	沉

五行相生的次序是：木生火，火生土，土生金，金生水，水生木。依次相生，如环无端。

在五行相生的关系中，任何一行都具有"生我"和"我生"两个方面的关系。"生我"者为母，"我生"者为子。如以木行为例："生我"者为水，水为木之母，木为水之子，同时木又生火，为火之母，火为木之子。水与木、木与火之间的关系称为母子关系。

2. 五行相克 克，有克制、抑制、制约之意。五行相克，是指木、火、土、金、水之间存在着有序的间次递相克制、制约的关系。

五行相克的次序是：木克土，土克水，水克火，火克金，金克木。这种相互制约的关系也是往复无穷的。

在五行相克的关系中，任何一行都具有"克我"和"我克"两个方面的关系。"克我"者为"所不胜"；"我克"者为"所胜"。仍以木行为例：由于木克土，故"我克"者为土，土为木之"所胜"；由于金克木，故"克我"者为金，金为木之"所不胜"（图2-2）。

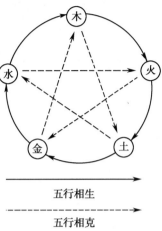

五行相生 ⟶

五行相克 ⇢

图2-2　五行相生相克示意图

知识链接

五行相克规律释析

清·黄元御《四圣心源》："其相生相克，皆以气而不以质也，成质则不能生克矣。相克者，制其太过也。木性发散敛之以金气，则木不过散；火性升炎，伏之以水气，则火不过炎；土性濡湿，疏之以木气，则土不过湿；金气收敛，温之以火气，则金不过收；水性降润，掺之以土气，则水不过润。皆气化自然之妙也"。

（三）五行的相乘、相侮和母子相及

五行的相乘和相侮，是五行之间的相克关系发生异常，破坏了五行间的协调平衡而引起的一系列反常现象。母子相及则是五行之间的相生关系发生异常产生的现象。在中医学中，常以相乘、相侮及母子相及阐述疾病的某些病理现象。

1. 五行相乘 五行相乘，是指五行中某一行对其所胜一行的过度克制。五行相乘的次序与相克相同。引起五行之间相乘的原因，有"太过"和"不及"两个方面。

"太过"所致的相乘，是指五行中某一行过于亢盛，对其所胜一行进行超过正常限度的克制。正常情况下，木克土，如木气过于亢盛，对土克制太过，土本无不足，但亦难以承受木的过度克制，导致土的不足。这种"相乘"现象，称为"木旺乘土"。

"不及"所致的相乘，是指五行中某一行过于虚弱，难以承受其所不胜一行的正常限度的克制。正常情况下木能制约土，若土气过于不足，木虽然处于正常水平，土仍难以承受木的克制，因而导致木克土的力量相对增强，使土更显不足。这种"相乘"现象，称为"土虚木乘"。

2. 五行相侮 五行相侮，是指五行中某一行对其所不胜一行的反向克制，即反克，又称"反侮"。

五行相侮的次序是:木侮金,金侮火,火侮水,水侮土,土侮木。引起五行之间相侮的原因,也有"太过"和"不及"两个方面。

"太过"所致的相侮,是指五行中的某一行过于强盛,使原来克制它的一行不仅不能来克制它,反而受到它的反向克制。如木气过于亢盛,其所不胜一行金不仅不能来克木,反而被木所欺侮,出现"木反侮金"的逆向克制现象。这种现象,称为"木侮金"。

"不及"所致的相侮,是指五行中某一行过于虚弱,不仅不能制约其所胜的一行,反而受到其所胜的一行的"反克"。如正常情况下,金克木,木克土,但当木过度虚弱时,则不仅金来乘木,而且土也会因木过于衰弱而"反克"之,这种现象,称为"土侮木"。

▶▶ **课堂活动**

某女,38岁。胸胁灼痛,急躁易怒,每遇情绪激动则咳嗽发作,甚则咳血。请用五行乘侮理论来解释此病患的证候特点。

课堂活动 扫一扫,知答案

3. 五行母子相及 所谓"及",即连累的意思。母子相及包括母病及子和子病及母两类,皆属于五行之间相生异常的病理变化。

(1)母病及子:指五行中作为母的一行异常,必然影响到作为子的一行,结果母子皆异常。例如:水生木,水为木之母,木为水之子。若水不足,无力生木,则木干枯,结果水竭木枯,母子俱衰。

(2)子病及母:指五行中作为子的一行异常,会影响到作为母的一行,结果母子皆异常。例如:木生火,木为母,火为子。若火太旺,势必耗木过多,而导致木之不足。而木不足,生火无力,火势亦衰。结果子耗母太过,母子皆不足。

三、五行学说在中医学中的应用

在中医学中,主要是以五行的特性来说明人体脏腑、经络等组织器官的五行属性和生理功能;以五行的生克制化关系来分析脏腑、经络在生理上的相互联系;以五行的乘侮和母子相及来阐释脏腑之间在病理上的相互影响。

(一)说明五脏的生理功能

五行学说将人体的五脏分别归属于五行,以五行的特性来说明五脏的生理功能。

木性曲直,枝叶条达,具有升发、舒畅、条达的特性。肝脏喜条达而恶抑郁,有疏通气血、调畅情志的功能,故以肝属木。火有温热上炎的特性,心阳具有温煦之功,故以心属火。土性敦厚,有生化万物的特性,脾主运化水谷、化生精微以营养脏腑形体,为气血生化之源,故以脾属土。金性清肃、收敛,肺具有清肃之性,以肃降为顺,故以肺属金。水具有滋润、下行、闭藏的特性,肾有藏精、主水的功能,故以肾属水。

五行学说不但用以说明五脏的生理功能,还以五脏为中心推演络绎整个人体的各种组织结构与功能,同时又将自然界的五方、五时、五气、五色、五味等与人体的五脏、五(六)腑、五体、五官、五志、五脉等联系起来,将人体内外环境联结成一个整体,体现了天人相应的整体观念。

（二）说明五脏病变的相互影响

五行学说还可以说明在病理情况下脏腑间的相互影响。在相生关系的传变,包括母病及子和子病及母两个方面;在相克关系的传变,包括相乘和相侮两个方面。

（三）用于疾病的诊断

人体是一个有机整体,内脏有病可以反映到体表,即"有诸内者,必形诸外",《灵枢·本藏》云:"视其外应,以知其内脏,则知所病矣"。五行学说用于疾病的诊断,主要是以事物五行的归属来分析四诊资料,指导临床诊断。

如面见青色,喜食酸味,脉见弦象,可以诊断为肝病;面见赤色,口味苦,脉洪数者,可诊断为心火亢盛;脾虚病人,面见青色,为木来乘土;心脏病人,面见黑色,为水来乘火等。

（四）用于疾病的治疗

五行学说用于疾病的治疗主要表现为,根据药物的色、味,按五行归属确定其作用于何脏腑;按五行的生克乘侮规律,控制疾病的传变,确定其治疗大法。

1. 指导脏腑用药　不同的药物,有不同的颜色与气味。以颜色分,有青、赤、黄、白、黑五色,以气味辨,有酸、苦、甘、辛、咸五味。药物的色味按五行归类,与相应的五脏相关。

2. 控制疾病的传变　一脏受病,波及他脏,谓之传变。这是疾病过程中常见的现象,因此,在治疗时,除对所病本脏进行治疗外,还应考虑到与其有关的脏腑。根据五行的生克乘侮规律,来调整其太过与不及,以控制其进一步传变,从而使其恢复正常的功能活动。《难经·七十七难》云:"见肝之病,则知肝当传之与脾,故先实其脾气"。

3. 确定治则和治法

（1）根据五行相生规律确定治则和治法

1）确定治则:临床上运用相生规律来治疗疾病,其基本治疗原则是《难经》所云:"虚则补其母,实则泻其子"。

2）确定治法:滋水涵木法、益火补土法、培土生金法、金水相生法。

滋水涵木法,是指滋肾阴以养肝阴,治疗肝肾阴虚证的治法。

益火补土法,一是指温心阳以暖脾土的治法,治疗心脾阳虚的治法;二是指温肾阳以补脾阳,治疗脾肾阳虚的治法。

培土生金法,是指通过健脾补气以补益肺气,治疗肺脾气虚证的方法。

金水相生法,是指通过补肺阴以滋肾阴或滋肾阴以补肺阴,治疗肺肾阴虚的治法。

（2）根据五行相克规律确定治则和治法

1）确定治则:引起五脏相克规律异常出现相乘相侮等病理变化的原因,不外乎"太过"和"不及"两个方面。因而治疗上须采用抑强和扶弱的治则。

2）确定治法:抑木扶土法、培土制水法、佐金平木法、泻南补北法。

抑木扶土法,是指用疏肝与健脾相结合以治疗肝郁脾虚证的治法。

培土制水法,是指运脾阳或者温肾健脾利水治疗水湿停聚为病的治法。

佐金平木法,是指清肃肺气,以制肝木,治疗肝火犯肺证的治法。

泻南补北法,是指泻心火与补肾水相结合治疗肾水下虚,心火上亢的心肾不交证的治法。

五行学说在治疗上的应用是比较广泛的,不仅适用于药物治疗,而且指导着针灸治疗和精神疗法。

点滴积累 ∨

1. 五行的特性　"木曰曲直""火曰炎上""土爰稼穑""金曰从革""水曰润下"。
2. 五行生克的次序　五行相生的次序是:木生火,火生土,土生金,金生水,水生木;五行相克的次序是:木克土,土克水,水克火,火克金,金克木。
3. 根据五行相生相克确定的治则与治法　①根据相生规律确立的治则为虚则补其母,实则泻其子;治法有滋水涵木法、益火补土法、培土生金法、金水相生法。②根据相克规律确立的治则为抑强和扶弱;治法有抑木扶土法、培土制水法、佐金平木法、泻南补北法。

复习导图

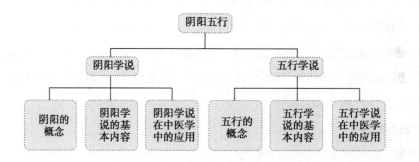

目标检测

一、选择题

（一）单项选择题

1. 中医理论中阴阳的概念是(　　)

    A. 代表相互对立的两种事物

    B. 代表相互关联的两种事物

    C. 中国古代哲学的一对范畴

    D. 对事物矛盾双方的概括

    E. 自然界相互对立又相互关联事物

2. 属于阴中之阳的时间段是(　　)

    A. 上午　　　　　　　　　B. 前半夜　　　　　　　　C. 下午

    D. 后半夜　　　　　　　　E. 晚上

3. 在医学领域中,下列何项功能属阴(　　)

    A. 推动　　　　　　　　　B. 温煦　　　　　　　　　C. 滋润

D. 兴奋　　　　　　　　　　E. 亢进

4. 阴阳偏胜形成的是(　　　)

　　A. 实证　　　　　　　　B. 里证　　　　　　　　C. 热证

　　D. 寒证　　　　　　　　E. 表证

5. 五行之"木"的特性是(　　　)

　　A. 曲直　　　　　　　　B. 炎上　　　　　　　　C. 稼穑

　　D. 从革　　　　　　　　E. 润下

6. 下列何项归属五行之"土"(　　　)

　　A. 目　　　　　　　　　B. 舌　　　　　　　　　C. 口

　　D. 鼻　　　　　　　　　E. 耳

7. 下列属于母子关系的是(　　　)

　　A. 木和土　　　　　　　B. 土和金　　　　　　　C. 金和木

　　D. 水和火　　　　　　　E. 土和水

8. 肝火犯肺,属于(　　　)

　　A. 火克金　　　　　　　B. 火乘金　　　　　　　C. 火侮金

　　D. 木侮金　　　　　　　E. 木克金

9. 阴阳属性之征兆是(　　　)

　　A. 上下　　　　　　　　B. 动静　　　　　　　　C. 晦明

　　D. 寒热　　　　　　　　E. 水火

10. "阴阳离决,精气乃绝"是指(　　　)

　　A. 阴阳对立制约关系的失常　　　　　B. 阴阳依存互根关系的破坏

　　C. 阴阳对立消长关系的紊乱　　　　　D. 阴阳消长平衡关系的失调

　　E. 阴阳相互转化关系的失常

11. 患者,男,45岁。面见青色,喜食酸味,脉见弦象,可以诊断为(　　　)

　　A. 心病　　　　　　　　B. 肝病　　　　　　　　C. 脾病

　　D. 肺病　　　　　　　　E. 肾病

12. 患者,女,18岁。先见高热气粗,面红目赤,后突然面白肢冷,脉微欲绝,属于(　　　)

　　A. 重阳必阴　　　　　　B. 重阴必阳　　　　　　C. 阴阳两虚

　　D. 阳消阴长　　　　　　E. 阳损及阴

13. 患者,女,58岁。先有阴虚内热的症状,后出现畏寒肢冷,大便溏泄等,证属(　　　)

　　A. 阴损及阳　　　　　　B. 阳损及阴　　　　　　C. 阴盛阳病

　　D. 阳盛格阴　　　　　　E. 阴阳亡失

14. 患者,男,22岁。壮热,烦躁,便干,舌红苔黄,脉数,其中哪一项属阳盛伤阴的症状
　　(　　　)

　　A. 壮热　　　　　　　　B. 烦躁　　　　　　　　C. 脉数

D. 苔黄　　　　　　　　　　E. 便干

15. 患者,男,76岁。自60岁退休时起出现头晕、健忘、腰酸膝软,近一年来,头晕头痛加剧,耳鸣耳聋,腰酸膝软,头重脚轻,急躁易怒,失眠多梦,目赤胀痛。血压:184/116mmHg。辨证为:(肾)阴虚(肝)阳亢,运用五行学说制定治法为(　　　)

A. 培土生金法　　　　　　　　B. 滋水涵木法

C. 泻南补北法　　　　　　　　D. 佐金平木法

E. 培土制水法

（二）多项选择题

1. 阴阳学说的基本内容有(　　　)

A. 阴阳相互转化　　　　　　　B. 阴阳对立制约

C. 阴阳互根互用　　　　　　　D. 阴阳消长平衡

E. 阴阳失调

2. 阴阳的对立制约,可体现于(　　　)

A. 四季的变化　　　　　　　　B. 昼夜的变化

C. 动极者,镇之以静　　　　　D. 阴胜则阳病

E. 阳胜则阴病

3. 下列归属于土行的有(　　　)

A. 口　　　　　　　B. 舌　　　　　　　C. 甘

D. 脾　　　　　　　E. 风

4. 属于阳的药味有(　　　)

A. 辛　　　　　　　B. 甘　　　　　　　C. 苦

D. 酸　　　　　　　E. 咸

5. 属五行相生关系的有(　　　)

A. 土与木　　　　　　B. 木与火　　　　　C. 土与金

D. 金与水　　　　　　E. 火与土

二、简答题

1. 何谓阴阳、五行？

2. 阴阳学说的基本内容有哪些？

3. 简述五行生、克、乘、侮的规律。

三、实例分析题

1. 叶某,男,60岁。面色黧黑,黑眼圈重,腰膝酸冷,形寒肢冷,尤以下肢为甚,神疲乏力,五更泄泻,夜尿频多,舌淡苔白,脉沉细无力,两尺尤甚。

试运用阴阳学说理论来分析本案患者为阴证、阳证？

2. 黄某,女,40岁。间断咳嗽两年,西医诊断为肺结核,坚持抗结核治疗,现咳嗽痰少,口燥

咽干,咳嗽剧烈时可出现遗尿,伴腰膝酸软,盗汗,形体消瘦,舌红少苔,脉细数。辨证为:肺肾阴虚证。

患者初期病位在肺,后期病位涉及肾。试分析此病变规律,并运用五行学说确立治法。

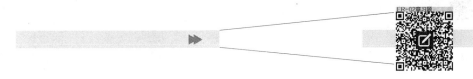

（徐　婧）

第三章

藏　象

ER-03夢PPT

导学情景 ∨

情景描述：

某重点中学林老师，女，34 岁。 心悸失眠 5 年，近 1 个月来诸症加重，同时伴有多梦、眩晕、健忘，饮食减少，腹胀便溏，倦怠乏力，面色萎黄，月经量少色淡，舌质淡，脉细弱，严重影响工作和休息。 根据中医的藏象理论，上述皆为心、脾两脏的病理表现，故诊断为"心脾气血两虚"，处以"归脾汤"加减。 经治疗，林老师症状明显改善。

学前导语：

案例中，多梦、眩晕、健忘为心之象，腹胀便溏、饮食减少为脾之故。 凡病必有其象可辨，脏腑、经络及精气神的运动变化皆可体现于外象。 这种以"象"测"藏"、以表知里的认知模式，是以藏象学说为理论基础，充分体现了人体脏腑生理、病理的整体观。 本章我们将带领同学们探微中医"藏象"之奥秘。

　　"藏象"一词首见于《素问·六节藏象论》。藏，是指隐藏于体内的脏器；象，一指脏腑的解剖形态，二指反映于外的脏腑生理功能和病理现象。"象"是"藏"的外在反映，"藏"是"象"的内在本质。所谓藏象即藏于体内的脏器反映于外的生理功能和病理现象，近代又写作"脏象"。

　　藏象学说是研究脏腑形体官窍的形态结构、生理活动规律及其相互关系的学说。研究内容包括五脏、六腑、奇恒之腑以及五官九窍、五体等组织器官和气血津液、经络等功能及其相互关系。五脏，即心、肺、脾、肝、肾；六腑，即胆、胃、小肠、大肠、膀胱、三焦；奇恒之腑，即脑、髓、骨、脉、胆、女子胞；五官，即耳、目、口、鼻、咽喉；九窍，即眼、耳、鼻、口、前阴、后阴等九个孔穴；五体，即皮、肉、筋、骨、脉等组织结构。

　　藏象学说的基本特点是在阴阳五行思想的指导下的以五脏为中心的整体观。主要体现在：一是以脏腑分阴阳，一阴一阳互为表里；二是五脏与形体诸窍联结成一个整体；三是五脏的生理活动与人的精神情志密切相关。

　　藏象学说的形成，主要源于以下四个方面：一是古代的解剖知识；二是长期对人体生理、病理现象的观察；三是反复的医疗实践；四是古代哲学思想的渗透。古代的解剖学知识是其形态学基础，人们通过解剖认识脏腑功能，通过整体性观察赋予内脏某些复杂功能。藏象学说中的一个脏腑的生理功能，可能包含着西医几个脏器的生理功能；而西医一个脏器的生理功能，也分散在藏象学说的几个脏腑的生理功能之中。如肾不但是解剖学中的器官，更是具有藏精、主水、主纳气、主骨生髓等生理功能。肾与膀胱相表里。肾、膀胱、骨、齿、髓、脑、发、耳、二阴构成了一个肾系统。肾有病则可能出现生长发育迟缓,性功能减退,早衰,骨软,失眠健忘,二便失禁等病理变化。因此,藏象学说中的脏腑,具有解剖、生理、病理学的综合含义。

第一节　五脏

五脏是心、肝、脾、肺、肾的合称。五脏为实体性器官,其生理特性为"藏而不泻""满而不实"。五脏的共同生理功能是贮藏和化生精气,同时又各有专司,且与形体官窍有着特殊的联系。五脏之间相互配合、相互依存,共同完成人体的生命活动。本节主要阐述五脏的生理功能、生理特性以及与形体、官窍等的关系。

知识链接

藏象十二官

《素问·灵兰秘典论》云:"心者,君主之官也,神明出焉。 肺者,相傅之官,治节出焉。 肝者,将军之官,谋虑出焉。 胆者,中正之官,决断出焉。 膻中者,臣使之官,喜乐出焉。 脾胃者,仓廪之官,五味出焉。 大肠者,传道之官,变化出焉。 小肠者,受盛之官,化物出焉。 肾者,作强之官,伎巧出焉。 三焦者,决渎之官,水道出焉。 膀胱者,州都之官,津液藏焉,气化则能出矣"。

一、心

心位于胸腔之内,两肺之间,膈膜之上,外有心包卫护。心为五脏之首,主要生理功能是主血脉和主神志。心在体合脉,开窍于舌,其华在面,在志为喜,在液为汗,与小肠相为表里,与四时之夏相通应。心的生理特性是心为五脏六腑之大主和心为阳脏。

（一）心的主要生理功能

1. 心主血脉 是指心具有推动血液在脉管中运行,以营养全身的功能。人体的组织器官皆有赖于血液的濡养,才能维持正常的生理功能。心主血脉包括主血和主脉两个方面。血即血液。脉即脉管,又称经脉,脉为血之府,是容纳和运行血液的通道。血液能正常运行,主要依赖于心气充沛、血液充盈和脉道通利。三者齐备,才能维持正常的心力、心率和心律,使血液在脉管内正常运行,周流不息,营养全身,维持全身各脏腑的生理功能。心是血液运行的动力,心气推动血液循行,脉管搏动。心气旺盛,气血运行通畅,则面色红润光泽,脉象和缓有力;心气不足,血流不畅或血脉空虚,则面色无华,脉搏细弱无力。

2. 心主神志 即心主神明,又称心藏神,是指心具有主宰人体生理功能和精神、意识、思维、情志活动的作用。心神正常,则人体各部分的功能互相协调,全身安泰;心神不明,则人体各部分功能紊乱,疾病丛生。心亦是精神活动的主宰,《灵枢·邪客》云:"心者,五脏六腑之大主也,精神之所舍也"。心主神志功能的正常发挥,主要依赖心血、心阴对心神的营养与滋润作用。血是神的物质基础,神是血的功能体现。血的正常运行和充盈是心主神志的重要条件。同时,心神又必须得到心血的濡养才能发挥主神志的功能。心血充盈,则精神振奋,神志清晰,思维敏捷,反应灵敏;心血不足则精神恍惚,反应迟钝,失眠健忘。

知识链接

心 包 络

简称心包,亦名膻中,是心脏外面的包膜。在藏象学说中,心包络乃心之外围,具有保护心脏的作用,故当外邪侵犯心脏时,首先使心包络受病,故心包络有"代君受邪"之功。如外感热病中出现神昏、谵语等症状,称为"热入心包"或"蒙蔽心包"。所以心包的功能、病变与心脏一致。

(二)心的系统联系

1. 心与小肠　心与小肠以经络相互络属,构成表里关系,生理上相互协调,病理上相互影响。如心有火热可下移于小肠,引起尿少短赤,疼痛不利等症;反之,如小肠有热,亦可循经上攻于心,可见心烦,舌赤,口舌生疮等症。

2. 在体合脉,其华在面　在体合脉,是指全身血脉统属于心,由心主司;其华在面,是指心的生理功能可由面部的色泽变化显露。华,有光泽、光彩之意,头面部血脉丰富,心的光彩体现在面部。心血充盈则面色红润有光泽;心血亏虚则面色苍白无华;心火亢盛则面色红赤;心阳暴脱,则面色苍白晦暗。

3. 开窍于舌　心气通于舌,舌为心之苗。心的气血充足则舌体红润,柔软灵活,语言流利,味觉灵敏;心阳不足则舌质淡白胖嫩;心阴不足则舌质绛红瘦瘪;心火上炎则口糜舌烂。

4. 在志为喜　志即情志,喜即喜悦。喜是人体对外界刺激产生的良性反应,喜乐愉悦多对心神有利,过喜或心血不足可致精神涣散。

5. 在液为汗　汗为心之液。汗为津液蒸腾气化所得,津液是血液的组成部分,心主血脉,故有"血汗同源"之说。心气虚则自汗;心阴虚则盗汗;心阳暴脱则大汗出如珠;而汗出过多,又可见心悸怔忡,神疲乏力。

6. 与夏气相通应　心气通于夏。心主阳气,是为阳脏。患心疾者,其病情往往缓于夏季,故夏季适合心脏疾患的疗养。

(三)心的生理特性

1. 心为五脏六腑之大主　心主血脉,司神志,统领各脏腑的功能活动。心的生理功能正常,则神志安定,血脉流畅,脏腑协调;心的生理功能紊乱,则心神不安,血脉不畅,脏腑失调。

2. 心为阳脏而主阳气　心居于上,五行属火,为阳中之太阳,故为阳脏,亦称"火脏"。心之阳气温通血脉,推动血液运行,既维持人体的生命活动,又对全身有温煦作用。

二、肺

肺位于胸腔之内,横居膈上,左右各一,上连于喉,通窍于鼻。肺的主要生理功能有主气,司呼吸,主宣肃,主通调水道,朝百脉而主治节。肺与大肠相表里,在体合皮,其华在毛,开窍于鼻,在志为悲(忧),在液为涕,肺与四时之秋相通应。肺的生理特性是肺为华盖、肺为娇脏。

(一)肺的主要生理功能

1. **主气、司呼吸** 肺主气是指人身之气皆由肺所主。《素问·五脏生成篇》云:"诸气者,皆属于肺"。司呼吸即掌管呼吸。肺主气是肺主呼吸之气和肺主一身之气的总称。

(1)主呼吸之气:肺具有主持人体呼吸的作用,是人体与外界进行气体交换的场所。肺不断地吸清呼浊,吐故纳新,保证了人体新陈代谢的正常进行。肺功能正常,则气道通畅,呼吸均匀;若病邪客肺,则会导致咳嗽,气喘。

(2)主一身之气:是指肺有主司一身之气的生成和运行的作用。肺主一身之气的生成,体现在宗气的生成方面。宗气是由肺吸入的自然界清气与脾运化的水谷精气结合而成。肺的呼吸功能,直接影响宗气的生成,也影响全身之气的生成。肺主一身之气的运行,体现在对全身气机的调节方面。所谓气机是指气的升、降、出、入运动。肺有节律的一呼一吸,带动全身之气的运行,肺的呼吸和缓有度,则各脏腑经络之气通畅协调;若肺功能失常,则出现少气懒言,声低气怯等症。

2. **主宣发肃降** 肺气宣发是指肺气向上升宣和向外周布散的作用。肺气宣发的生理作用主要体现在三个方面:一是呼出体内之浊气;二是向上向体表输布水谷精微和津液;三是宣发卫气,调节腠理之开合,将代谢后的津液化为汗液排出体外。肺气肃降是指肺气的向下向体内清肃通降的作用。肺气肃降的生理作用也体现在三个方面:一是吸入自然界之清气;二是向下向体内输布水谷精微和津液;三是保持呼吸道的洁净。肺的宣发与肃降,在生理上是相互制约、相互协调,在病理上相互影响。宣肃正常,则呼吸调匀,水谷精微输布全身;宣肃失调,则见胸闷,鼻塞,咳喘,咯痰等。

3. **通调水道** 通即疏通,调即调节,水道即水液运行和排泄的通道。通调水道是指通过肺气的宣发和肃降来疏通和调节体内水液输布和排泄的作用。由于肺为华盖,位居最高,参与了人体的水液代谢,故有"肺主行水""肺为水之上源"之说。通过肺的宣发,水液向上向外输布,同时将一部分机体代谢后的水液,通过呼吸、皮肤、汗孔蒸发而排出体外;通过肺的肃降,将水液向下、向内输送,代谢后的水液下降于肾,经肾的蒸腾气化形成尿液排出体外。肺的宣肃功能失常,则水道不利,表现为小便不利,尿少,水肿,痰饮等。

4. **朝百脉、主治节** 肺朝百脉,是指全身的血液通过百脉会聚于肺,通过肺的呼吸,进行清浊之气的交换,然后将富有清气的血液通过百脉输布至全身。肺气调节全身气机,气行则血行,协助心推动血液循环。若肺气虚衰,则可致血行障碍,出现胸闷,心悸,唇舌青紫等。

治节,即治理、调节的意思。肺主治节是指肺对全身之气血津液的治理、调节作用。肺主治节的作用,主要体现在四个方面:一是肺司呼吸,治理调节呼吸运动;二是肺主一身之气,调节气的升降出入运动;三是肺朝百脉,辅佐心脏推动和调节血的运行;四是肺主通调水道,治理调节人体水液输布和排泄。

(二)肺的系统联系

1. **肺与大肠** 肺与大肠以经络相互络属,构成表里关系,生理上相互协调,病理上相互影响。肺气不降,津液不能下达,则大便干燥秘结;大肠实热,腑气不通,则出现胸满,咳喘等症。

2. 在体合皮,其华在毛 肺合皮毛,包括皮肤、汗腺、毫毛等组织。皮毛能宣散肺气,调节呼吸,固护卫气。肺功能正常,则皮肤致密,毫毛光泽;若肺气不足,则可见卫外不固、皮毛枯槁。

3. 开窍于鼻,上系于喉 鼻与喉相通连于肺,是呼吸的门户,肺气通于鼻,外邪侵袭,多从鼻喉而入,所以称"鼻为肺之窍"。肺气正常,鼻窍通畅,嗅觉灵敏,声音洪亮。肺失宣降则鼻塞流涕,嗅觉失灵,喉痒声哑。

4. 在志为悲(忧) 悲和忧同属肺之志。不同的是悲从外来,忧自内生。过度悲忧可致精神萎靡,意志消沉,呼吸气短;肺气虚又易产生悲忧。

5. 在液为涕 涕为肺之液,正常情况下润泽鼻窍不外流。肺气和则鼻窍通畅而干润适中,若肺寒则鼻流清涕,肺热则鼻流浊涕,肺燥则鼻干燥。

6. 与秋气相通应 肺气通于秋。肺喜清润,肺金之气应秋而旺,制约和收敛功能强盛。故秋季治肺,应顺其敛降之性。秋季常见肺燥之证,易见干咳无痰,口鼻干燥,皮肤干裂。

（三）肺的生理特性

1. 肺为华盖 肺位于胸腔,居诸脏最上,有保护诸脏、抵御外邪的作用,故称"华盖",通过咽喉、口鼻与外界相通。肺的生理功能常受外界环境的影响,如六淫之邪侵犯人体,先入肺而出现肺卫失宣,肺窍不利等病变。

2. 肺为娇脏 娇脏即娇嫩之脏。肺脏清虚娇嫩,吸之则满,呼之则虚,其位最高,邪必先伤;肺叶娇嫩,不耐邪侵,外感六淫之邪从皮毛、口鼻而入,皆易犯肺而致病。他脏之病变,亦常累及于肺而发生咳嗽,气喘等。

案例分析

案例

张某,男,73 岁。主诉咳嗽、咯痰 20 余年,气喘 2 年,加重 1 周。症见咳嗽气短而喘,痰多稀白,食欲不振,腹胀便溏,面浮足肿,舌淡苔白,脉细弱。

分析

肺气不足导致咳嗽气短而喘,痰多稀白;脾气亏虚导致食欲不振,腹胀便溏,面浮足肿。其病位在脾、肺两脏。肺气有赖脾运化的水谷精微以充养,脾运化的水谷精微需肺气的宣降布散全身。脾气不足,则肺失滋养;肺气亏虚,则脾失健运,终致脾肺两虚。

三、脾

脾位于中焦,膈膜之下。脾的主要生理功能是主运化和主统血。脾在体合肉、主四肢,开窍于口,其华在唇,在志为思,在液为涎,脾与胃相表里。脾与长夏相通应。脾的生理特性是脾气主升和喜燥恶湿。

（一）脾的主要生理功能

1. 主运化 是指脾具有把饮食物转化为水谷精微和津液,并将其吸收、转输到全身各脏腑的生理功能。运即转运、输送;化即消化、吸收。脾的运化功能包括运化水谷和运化水液两个方面。

(1)运化水谷:是指脾对饮食物的消化吸收作用。水谷泛指各种饮食物。饮食物的消化在胃和小肠进行,须依赖脾的运化功能。脾运化水谷的过程分三个阶段:一是消化,胃初步腐熟消化的食物,经小肠泌别清浊,通过脾的磨谷消食作用,转化为水谷精微;二是吸收,即帮助胃肠道吸收水谷精微;三是转运输布,通过脾的"散精"作用,将水谷精微上输,通过肺而布散全身。脾脏具有消化饮食,化生、吸收和转输水谷精微的生理功能,而水谷精微又是维持人体生命活动所需营养物质的主要来源,也是生成气血的主要物质基础,故有"脾为后天之本""脾为气血生化之源"之说。若脾失健运,可出现食欲不振,腹胀便溏,倦怠消瘦。

(2)运化水液:是指脾有吸收、输布水液,防止水液在体内停滞的作用,又作运化水湿。人体摄入的水液需经脾的吸收和转化以布散全身,而发挥滋养、濡润作用;并将各组织器官利用后的多余水液,转输至肺和肾,通过肺的宣降与肾的气化,变成汗和尿排出体外,维持水液代谢的平衡。若脾失健运,水液就会潴留于体内,产生痰饮、泄泻、水肿等。

2. 主统血 是指脾气有统摄、控制血液在脉管中运行而不溢出脉外的作用。统即统摄、控制之意。脾气统摄血液是通过气的固摄作用实现。脾气健旺,则气血充盈,气旺能摄血,血液则不致溢出脉外;脾气弱,则气血亏虚,固摄功能减弱,可致崩漏、便血等出血症,临床称其为"脾不统血"。

(二)脾的系统联系

1. 脾与胃 脾与胃以经络相互络属,构成表里关系,生理上相互协调,病理上相互影响。胃主受纳,脾主运化,"脾为胃行其津液",共同完成饮食物的消化吸收及其精微的输布;脾主升清,胃主降浊,使精微得以输布,糟粕得以下行;脾恶湿喜燥,胃喜润恶燥,燥湿相济,阴阳相合。若脾为湿困,则见食少、恶心、呕吐;若饮食失节,则见腹胀、泄泻等症。

2. 在体合肉,主四肢 肉即肌肉。脾运化水谷精微,营养肌肉和四肢。脾气健运,肌肉发达丰满,四肢强劲有力;脾失健运,肌肉瘦削,四肢乏力。

3. 开窍于口,其华在唇 开窍于口是指人的食欲口味与运化功能密切相关。其华在唇是指口唇的色泽能反映脾脏功能的盛衰。脾气通于口,脾气健运则食而知味,口唇红润光泽;脾失健运则口淡无味,口唇淡白无泽。

4. 在志为思 思即思虑、思考。脾气健运则多思善思;思虑过度则气滞气结,可见不思饮食、脘腹胀闷、倦怠乏力等症。

5. 在液为涎 涎为口津,乃脾所化生,为脾之液,有濡润口腔、帮助消化的作用。在脾胃功能正常时不溢于口外。当脾胃不和,可见口涎自出等症。

6. 与长夏之气相通应 脾气通于长夏。脾病好发于长夏。湿之太过,则可困脾,脾虚又易生湿,则可致肢体困重、纳呆、腹胀、腹泻等症。

(三)脾的生理特性

1. 脾以升为健 脾主升清,清即指水谷精微。脾气的升表现在两方面:一是吸收并输布水谷精微以滋养全身;二是升举内脏,维持内脏位置的相对恒定。脾气得升,则运化健旺;脾气不升,清气下陷,则见泄泻,内脏下垂。

2. 脾喜燥恶湿　脾为"太阴湿土之脏",湿最易伤脾,脾病最易生湿。脾气健旺,则无痰饮水湿停聚;脾气虚衰,则痰饮水湿内生,而湿邪过胜又最易困脾,故有"脾主湿而恶湿"之说。

四、肝

肝位于腹腔,横膈之下,右胁下而稍偏右。肝的主要生理功能是主疏泄和主藏血。肝与胆相表里,在体合筋,开窍于目,其华在爪,在志为怒,在液为泪。肝与四时之春气相通应。肝的生理特性是肝"体阴而用阳""喜条达而恶抑郁"。

(一)肝的主要生理功能

1. 主疏泄　是指肝对于全身的气机、血液、津液、水道等具有疏通、宣泄、畅达、升发的功能。疏,即疏通;泄,即发泄、升发。主要表现在:

(1)调畅气血:肝主疏泄直接影响气机的调畅和气血的运行。疏泄正常,则气机调畅,脏腑器官的活动正常协调;疏泄失常,则气滞血瘀,可见闷闷不乐,胸胁胀痛,癥瘕结块等;疏泄太过,则气血上冲,而致急躁易怒,失眠头痛,面红目赤,咯血呕血等。

(2)调节情志:疏泄正常,则气机调畅,情志舒畅。疏泄不及则肝气郁结,精神抑郁,甚则沉默痴呆,悲伤啼哭等;肝疏泄太过,则急躁易怒,头胀头痛,失眠多梦等。可见肝调节情志主要是郁和怒。

(3)促进消化:体现在两个方面:一是促进脾胃气机的升降。疏泄正常,则脾升胃降,保证饮食物的消化吸收。肝失疏泄,可使脾胃升降失常。脾气不升,则胁肋胀痛,肠鸣腹泻;胃气不降,则嗳气,呃逆,脘腹胀痛。二是分泌和排泄胆汁:肝的疏泄功能可以促进胆汁分泌与排泄,以助消化。若肝失疏泄,则胆汁排泄障碍,导致胁痛,口苦,纳呆,甚则黄疸。

(4)调理冲任:冲脉为血海,其血量依靠肝的疏泄调节;任脉为阴脉之海,与肝经相通。肝的疏泄功能正常,任脉通利,冲脉充盈,月经应时,精气溢泻,孕育正常;肝失疏泄,冲任失调,气血不和,则月经周期紊乱,痛经,闭经,不孕,男子排精不畅等。

2. 主藏血　是指肝具有贮藏血液、调节血量的功能。血液生化于脾,藏受于肝。肝藏血的意义有二:一是濡养自身,制约肝之阳气升腾,维持肝的疏泄功能,防止血随气逆而出血;二是调节血量,如人体剧烈活动或情绪激动时,脏腑组织的血液需求增加,可由肝血向外周输布;当人体安静休息睡眠时,机体所需血量减少,血液便归藏于肝脏。故云:"人卧血归于肝脏,人动血运于诸经"。所以肝被称为"血海"。肝藏血功能失常可以表现为藏血不足,血液亏虚则两目干涩,肢体麻木,月经量少;藏血失职,血液妄行则吐血,衄血,崩漏等。

(二)肝的系统联系

1. 肝与胆　肝与胆以经络相互络属,构成表里关系,生理上相互协调,病理上相互影响。肝疏泄异常,则影响胆汁的分泌与排泄;胆汁排泄不畅,亦会影响肝的疏泄。肝胆病常同时出现,如肝胆火旺、肝胆湿热等。

2. 在体合筋,其华在爪　筋即筋膜,包括肌腱和韧带,附着于骨而聚于关节,连接关节、肌肉;爪即指甲和趾甲,是筋的延续,故称"爪为筋之余"。二者均依赖于肝血的濡养。肝血充盈则筋力强健,关节灵活,爪甲坚韧红润;肝血不足则肢体麻木,屈伸不利,爪甲薄软枯萎。

3. 开窍于目 肝的经脉上系于目,肝血濡养,目才能视。肝阴不足则两目干涩;肝血不足则视物模糊或夜盲;肝阳上亢则头晕目眩;肝风内动则两目斜视。

4. 在志为怒 怒为肝之志,与肝的疏泄升发功能关系密切。肝气抑郁则郁怒恚恨,愤懑难伸;肝气暴张则激动亢奋,暴怒盛怒,甚则呕血薄厥。

5. 在液为泪 泪为肝之液,有濡养、滋润和保护目窍的作用。泪分泌适中,濡润眼睛而不外流。肝血不足则两目干涩;肝经风热则目眵增多,迎风流泪。

6. 与春气相通应 肝气通于春。春季为一年之始,阳气始生,肝气亦应之而旺。肝阳偏亢之人于春季易出现眩晕、烦躁、昏厥等。故春季养生,必须顺应春气的生发和肝气的条达之性。

（三）肝的生理特性

1. 肝体阴而用阳 肝为刚脏,为将军之官,其用为阳;肝属藏血之脏,血又属阴,故肝体属阴。肝之用阳其义有二:一是肝性喜条达,主升主动,故肝之功用属阳;二是肝之病变常为肝气有余,易化火生风,亦为阳。肝火上炎、肝阳上亢、肝风内动,可见目赤肿痛,眩晕,筋脉拘急,震颤抽搐诸症。

2. 肝喜条达而恶抑郁 肝喜条达,是指肝性属木,喜舒展顺畅而行疏泄之功;肝恶抑郁,是因肝喜条达,诸般抑郁皆可阻遏肝气,使之不舒而失疏泄条达。肝气宜保持柔和舒畅,升发条达的特性,才能维持其正常的生理功能。肝气郁结,则表现为情志抑郁,胸胁胀痛;肝气亢逆,则表现为情绪亢奋,急躁易怒,面红耳赤等。

知识链接

"女子以肝为先天"

"女子以肝为先天"首见于叶天士的《临证指南医案》。肝主藏血,有"血海"之誉。女子以血为用,其月经、孕育、分娩、哺乳均靠血的濡养。肝主疏泄,具有贮藏血液,调节血量的功能,维持女子正常功能的气血必须依赖于肝的疏畅条达。肝的功能失常则可引起女子月经病、妊娠病、带下病、产后病、妇科杂病等多种妇科疾病,肝与女子的生理功能息息相关,故"女子以肝为先天"。

五、肾

肾位于腰部,脊柱之两侧,左右各一,故有"腰者,肾之府也"。肾的主要生理功能是主藏精,主水,主纳气。肾与膀胱相表里,主骨、生髓、充脑,开窍于耳和二阴,其华在发,在志为恐,在液为唾。肾与四时之冬气相通应。肾的生理特性是肾主闭藏和肾为水火之脏。

（一）肾的主要生理功能

1. 主藏精 是指肾具有贮存、闭藏精气的功能。精即精华、精微,是构成人体、推动生命活动和生殖繁衍的基本物质。肾所藏之精,有广狭两义:广义的精泛指一切精微物质,如人出生以后从饮食物中获取,由脾胃化生的水谷之精,灌溉五脏六腑,又称"水谷之精""五脏六腑之精";狭义的精是指先天之精,即禀受于父母,与生俱来的构成胚胎的原始物质,为生身之本,又称为"生殖之精",故"肾为先天之本"。先天之精和后天之精虽然来源不同,但却同归于肾,二者相互依存,相互为用,先天之精为后天之精准备了物质基础,后天之精不断供养先天之精。先天之精赖后天之精的不断培育和充养,才能日渐充盈,充分发挥其生理效应;后天之精又赖先天之精的活力资助,方能源源不断地摄入和化生。即"先天生后天,后天养先天"。肾藏精,精能化气,所化之气即为肾气,肾气通过三焦,布散全身。其主要生理功能表现在以下两方面:

(1)促进人体的生长发育、生殖繁衍:人从幼年开始,由于肾中精气逐渐充盛,所以有"齿更发长"的变化。青春时期,肾中精气进一步充盛,产生一种促进性功能成熟的物质,称为"天癸"。由于"天癸"的产生,男子开始排泄精液,女子有了月经来潮,从而具备了生殖能力。进入中年,肾中精气渐弱,"天癸"变少,性功能和生殖能力减退直到消失,形体不再壮实。老年之后,"天癸"耗竭,性功能丧失,形体衰老。故《素问·上古天真论》云:"女子七岁,肾气盛,齿更发长;二七而天癸至,任脉通,太冲脉盛,月事以时下,故有子;三七肾气平均,故真牙生而长极;四七筋骨坚,发长极,身体盛壮;五七阳明脉衰,面始焦,发始堕;六七三阳脉衰于上,面皆焦,发始白;七七任脉虚,太冲脉衰少,天癸竭,地道不通,故形坏而无子也。丈夫八岁,肾气实,发长齿更;二八肾气盛,天癸至,精气溢泻,阴阳和,故能有子;三八肾气平均,筋骨劲强,故真牙生而长极;四八筋骨隆盛,肌肉满壮;五八肾气衰,发堕齿槁;六八阳气衰竭于上,面焦,发鬓斑白;七八肝气衰,筋不能动,天癸竭,精少,肾脏衰,形体皆极;八八,则齿发去"。由此可见,人的整个生命活动的生、长、壮、老、已的全过程,都与肾中精气密切相关。当肾精不足时,小儿会出现发育迟缓;青年人则见生殖器官发育不良、性成熟迟缓;中年人可见性功能减退,或出现早衰;老年人则加速衰老。

(2)调节脏腑的生理功能:肾藏精,精化气,肾中的精气可以化生肾阴和肾阳。肾阴肾阳,为人体一身阴阳之根本。肾中阴阳犹如水火一样内寄于肾,故称其为"水火之宅""水火之脏"。肾阴是人体一身阴精的根本,具有促进机体的滋润、宁静、成形和制约阳热的作用,又称元阴、真阴、真水;肾阳是人体一身阳气的根本,具有促进机体的温煦、运动、兴奋和化气的作用,又称元阳、真阳、真火。肾阴和肾阳相互依存,相互制约,平衡协调,共同维持人体正常生理活动。肾阴肾阳平衡,则全身阴阳平衡。肾阳不足,则见面色苍白,畏寒肢冷,精神萎靡,生殖功能减退等症;肾阴不足,阴不抑阳,肾阳偏亢,则见五心烦热,口舌干燥,阳事易兴,遗精早泄等。

2. 主水　是指肾脏有主持和调节全身水液代谢的作用,故肾又有"水脏"之称。肾主水的功能主要是通过肾的气化作用实现。正常情况下,水液代谢是通过胃的受纳,脾的运化和转输,肺的宣发和肃降,肾的蒸腾气化,以三焦为通道,输送全身,发挥滋养和濡润作用,经过代谢后的水液主要化为汗液、尿液排出体外。肾的蒸腾气化能使肺、脾、胃、膀胱等脏腑在水液代谢中发挥各自的生理作用。被脏腑组织利用后的水液(清中之浊者)从三焦下行而归于肾,经肾的气化作用分为清浊两部分。清者,再通过三焦上升,归于肺而布散于周身;浊者变成尿液,下输膀胱,从尿道排出体外,如此循环往复,以维持人体水液代谢的平衡。

肾的气化正常,则开阖有度,水液代谢正常。肾主水功能失调,气化失职,开阖失度,就会引起水液代谢障碍。气化失常,关门不利,阖多开少,则见尿少,水肿等症;若开多阖少,可见尿多、尿频、遗尿等症。

3. **主纳气** 是指肾具有摄纳肺吸入之清气,保持吸气深度的作用。纳,有受纳、摄纳之意。人体由肺吸入自然界清气,必须下归于肾,依赖于肾气的摄纳才能维持正常的呼吸的功能。肺吸入之气,通过肃降作用下达于肾,接受肾气的摄纳潜藏,才能保持呼吸运动的平稳和深沉。故有"肺为气之主,肾为气之根"和"肺主呼气,肾主纳气"之说。肾气充足,摄纳正常,则呼吸调匀;肾气不足,摄纳无权,则呼吸表浅,动则气喘,呼多吸少,称为"肾不纳气"。

(二)肾的系统联系

1. **肾与膀胱** 肾与膀胱以经络相互络属,构成表里关系,生理上相互协调,病理上相互影响。膀胱的贮尿和排尿功能,依赖于肾的气化。肾气不足,膀胱开合失度,则见小便不利,遗尿,尿频。

2. **在体合骨,生髓充脑** 肾藏精,精生髓,髓有骨髓、脊髓、脑髓。髓居骨中,滋养骨骼,齿为骨之余,骨的生长发育,齿的坚固与否均与肾精密切相关。肾精充足,骨髓生化有源,骨骼得以滋养,才能坚固有力,牙齿不易脱落,故"齿为骨之余"。肾精不足,骨髓生化乏源,骨骼无以滋养,则见小儿囟门迟闭,骨软无力,出牙迟缓以及老年人骨质脆弱,牙齿松动易脱。脊髓通于上脑,脑为髓所汇,故有"脑为髓之海"之说。肾精充足,髓海得养,则精力充沛,思维敏捷;若肾精不足,髓海空虚,则神疲倦怠,反应迟钝。

3. **开窍于耳及二阴** 耳司听觉,左右各一,肾精不足,则听力下降,耳鸣耳聋;二阴指前阴(尿道和外生殖器)、后阴(肛门)。前阴主排尿、生殖;后阴主排泄粪便。肾中精气不足,则会导致肠液枯涸而便秘,或影响生殖功能,出现阳痿,早泄,遗精,不孕不育等。

4. **其华在发** 发的生长发育,赖血以养,故称"发为血之余"。肾藏精,精化血,血养发,发为肾之外候,发的生长与脱落、润泽与枯槁,均与肾中精气有关。精血旺盛,则毛发致密,乌黑润泽;精血不足,则须发早白,枯槁易脱。

5. **在志为恐** 恐为肾之志,恐即惊恐、畏惧之意。惊源于外因,己不自知;恐源于内心,自知而胆怯。惊则气乱,恐则气下。惊恐过度则伤肾气,可致遗精,早泄,二便失禁。

6. **在液为唾** 唾,为口津,是唾液中较稠厚的部分,有润泽口腔,滋润食物及滋养肾精的功能。唾为肾精所化,咽而不吐,可滋养肾精;肾亏则唾少;多唾久唾,则耗伤肾精。

7. **与冬气相通应** 肾气通于冬。冬时自然界静谧封藏,阳虚多在冬季发病,应养护避寒;冬季养生、作息、饮食要潜藏阳气、积蓄阴精。

(三)肾的生理特性

1. **肾主闭藏** 是指肾有潜藏、封藏、闭藏之生理特性,犹如动物蛰藏冬眠。藏,潜藏、封藏之意。精藏于肾,气纳于肾,妇女月经来潮,胎儿孕育,二便排泄,均为肾主闭藏特性的体现。肾中精气越充盈则人体的生机越旺盛,因此肾脏只宜闭藏不宜耗泄,故有"肾无实不可泻"之说。若肾闭藏失职,就会出现遗精滑泄,遗尿,崩漏,滑胎等症。

2. **肾为水火之脏** 水火即真阴真阳,根源于肾,为一身阴阳之本。肾中阴阳亏损可累及五脏,五脏所伤亦"穷必及肾"。

知识链接

命　门

命门一词，首见于《黄帝内经》，指眼睛。《素问·根结》云："命门者，目也"。《难经》首次将命门作为内脏提出，云："肾两者，非皆肾也。 其左者为肾，右者为命门。 命门者，诸神精之所舍，元气之所系也……"就命门的生理功能，主要有以下几种说法：一是命门为原气之所系，是生命的原动力；二是命门藏精舍神，与生殖密切相关；三是命门为人体阳气的根本；四是命门为水火之宅等。 概括起来，命门是强调肾阴肾阳重要性的一种称谓，一般认为命门之火即指肾阳，命门之水即指肾阴，肾阳是一身阳气的根本，肾阴是一身阴精的根本。

点滴积累 ∨

1. 五脏的生理特点　贮藏和化生精、气、血、津液，故为"藏而不泻"。
2. 五脏的主要生理功能　心主血脉和心主神志；肺主气司呼吸，主宣发肃降，主通调水道，朝百脉主治节；脾主运化和统血；肝主疏泄和藏血；肾藏精，主水，主纳气。
3. "肾为先天之本""脾为后天之本"　肾藏精，包含禀受于父母的先天之精，是人的生身之本；脾为气血生化之源，为后天生存提供物质基础。

第二节　六腑

六腑，即胆、胃、小肠、大肠、膀胱、三焦的总称。六腑多为中空有腔器官，"传化物而不藏"是对六腑生理功能的概括。饮食物入口，历经食道入胃，经胃腐熟，下传于小肠，小肠泌别清浊，清者上输，布散全身，浊者下降，糟粕下移大肠，形成粪便，排出体外，多余的水液，经三焦注入肾与膀胱，生成尿液，排出体外。六腑是互相连接的，每一个腑都必须保持"泻而不藏""实而不满"特性，及时排空其内容物，才能维持功能协调。本节主要介绍六腑的生理功能及生理特性。

知识链接

"六腑以通为补"

"补"，不是用补益药调补脏腑，而是恢复六腑之"通"和"降"的功能。 这是因为六腑的生理特点宜通不宜滞。 六腑的病变，多表现为传化不通，经过通降治疗，使六腑通畅，恢复生理状态，就是对六腑最好的补，疾病自然能愈。

一、胆

胆居六腑之首，又隶属于奇恒之腑。胆与肝直接相连，附于肝之短叶间，位于右胁下。胆是中空的囊性器官,内藏胆汁。胆汁是精汁,色黄味苦,有助消化的作用,所以胆有"中精之腑""清净之腑""中清之腑"之称。胆的主要生理功能是贮藏、排泄胆汁和主决断。胆的生理特性是胆气主升。

（一）胆的主要生理功能

1. 贮存和排泄胆汁　胆汁由肝之精气所化生,贮存于胆,泄于小肠,以促进饮食物的消化。肝的疏泄功能直接控制和调节胆汁的排泄。肝失疏泄,胆汁郁结,气机不利,则见胸胁胀满,食欲不振,腹泻便溏等;若肝升发太过,肝气上逆或肝火上炎时,可引起胆汁上逆,出现口苦,呕吐苦水;胆汁外溢于皮肤,则见黄疸。

2. 主决断　是指胆在精神意识思维活动中,具有判断事物、做出决定的能力。胆主决断的功能对于防御和消除精神刺激,维持和控制气血运行,协调脏腑关系起着重要作用。若胆气强壮,则能镇静应变,判断准确;若胆气虚弱,则易惊善恐,遇事多疑。

（二）胆的生理特性

胆气主升　是指胆气在人体气机升降出入中有向上升动和向外宣泄的作用。《素问·六节藏象论》云:"胆气升,则十一脏腑之气皆升,故取决于胆"。胆合肝属木,通于春季,春升物长。人与天地相参,胆气升发,肝气条达,脏腑之气机则调畅。可见,胆可助肝疏泄,以调畅脏腑气机。

知识链接

"凡十一脏,取决于胆也"

"凡十一脏,取决于胆也"出自《素问·六节藏象论》,主流之见为胆气与春气相应论。李东垣在《脾胃论·脾胃虚实传变论》谓:"胆者,少阳春之气,春气生则万化安,故胆气春生,余脏从之"。李中梓在《内经知要》云:"五脏六腑,其为十一脏,何以皆取决于胆乎? 胆为奇恒之腑,通全体之阴阳,况胆为春升之令,万物之生长化收藏,皆于此托初禀命也"。张志聪《黄帝内经素问集注·卷二》说:"五脏六腑,共为十一脏。胆主甲子,为五运六气之首,胆气升,则十一脏腑之气皆升。故取决于胆也,所谓求其至也,皆归始春"。

二、胃

胃,又称胃脘,位于中焦,居膈下,为上、中、下三部,分别称为上脘、中脘、下脘。上脘包括贲门,中脘即胃体,下脘包括幽门。其主要生理功能是主受纳、腐熟水谷。胃的生理特性是主通降、喜润恶燥。

（一）胃的主要生理功能

1. 受纳水谷　是指接受和容纳水谷。饮食入口,经过食道,全纳于胃,故称胃为"太仓""水谷之海"。机体精、气、血、津液的化生,依赖于饮食中的营养成分,故胃又有"水谷气血之海"之称。胃主受纳是腐熟功能的基础。受纳功能减退,则见出现纳呆,厌食,胃脘胀闷等。

2. 腐熟水谷　是指饮食物经过胃的初步消化形成食糜的过程。胃把所受纳的水谷进行腐熟,变成食糜,下传小肠,通过进一步消化吸收,其精微物质经脾的运化营养全身。腐熟水谷功能失常,食滞胃脘,则见胃脘胀痛,嗳腐吞酸等。

(二) 胃的生理特性

1. **主通降**　是指胃气宜保持通畅下降的运动趋势,以促进食糜下行和排泄糟粕。胃主通降,以降为和。胃气下降,胃中食糜下行至小肠,小肠中的食物残渣下传至大肠,大肠传化糟粕外出。脾胃之气升降协调,则饮食物得以正常消化吸收和排泄。胃保持了通降,才能不断接受和容纳饮食物。若胃失和降,则见食欲下降,腹胀腹痛,大便秘结;胃气上逆,则见恶心呕吐,呃逆嗳气等。

2. **胃喜润恶燥**　胃具有喜于滋润而恶于燥烈的特性。胃属阳明,五行居土,属燥,赖水以济燥,故喜润恶燥。意义在于:一是胃气通降必赖于胃阴的濡养,二是与脾之喜燥恶湿,阴阳互济,保证脾升胃降的动态平衡。治疗胃病时,须密切注意护养胃阴,不可妄施化燥伤阴之品。需要使用苦寒清泻之剂,应当中病即止,切勿过量。

知识链接

人以胃气为本

　　"胃气"是对脾胃受纳、腐熟和运化饮食水谷等机能的概括。历代医家都非常重视"胃气"。《灵枢·五味篇》云:"五脏六腑皆禀气于胃"。《素问·平人气象论》云:"人无胃气曰逆,逆者死";《脾胃论》强调:"人以胃气为本"。可见,胃气在人体中的重要性,胃气强则五脏俱盛,胃气弱则五脏俱衰。人体气血津液的化生,都源于胃受纳的水谷,谷气充盛,则一身之气充盛,五脏之气自然得以充实。而胃气的盛衰直接影响胃受纳、腐熟水谷的功能。胃气关系着人体生命活动和脏腑的功能状况,气血的盈亏盛衰,疾病的转归预后等,无不与胃气有关。历代医家诊病,不离四诊八纲,尤以察胃气为要,且非常重视保护胃气,故"有胃气则生,无胃气则死"。

三、小肠

小肠位于腹中,上接幽门与胃相通,下与大肠相连。小肠的主要生理功能是主受盛化物和泌别清浊。小肠的生理特性是升清降浊。

(一) 小肠的主要生理功能

1. **受盛化物**　受盛,即接受或以器盛放的意思;化物,即消化食物。受盛化物,是指小肠具有接受胃传下来的食糜,盛放其中,停留一段时间以利进一步消化,使饮食水谷彻底消化为精微物质和食物残渣,以利精微吸收和残渣下排。若小肠受盛化物功能失常,则可见腹胀、腹泻等。

2. **泌别清浊**　泌,即分泌;别,即分别;清,即水谷精微;浊,即食物之残渣糟粕和多余水液。泌别清浊是指小肠能够使精微、糟粕和水液各行其道的功能。将食物中的精微和津液上输供人体所需,将食物的残渣下输大肠,将多余的水液通过肾的气化渗入膀胱。如泌别清浊功能正常,则精微上输,二便正常;若小肠清浊不分,则可出现消化吸收障碍、小便短少、便溏泄泻。因小肠与人体水液代谢有关,故有"小肠主液"之说。

(二) 小肠的生理特性

升清降浊　小肠化物而泌别清浊,将水谷化为精微和糟粕,精微赖脾的升清输布全身,糟粕靠小肠通降下传大肠。升降有权,分清别浊,小肠则能受盛化物;升降紊乱,清浊不分,则表现为腹胀、呕吐、泄泻等。

四、大肠

大肠居于下腹中,上于阑口处接小肠,下接肛门。大肠的主要生理功能是传化糟粕和主津。大肠的生理特性是通降为用。

(一) 大肠的主要生理功能

1. 传化糟粕 传化,即传导变化。传化糟粕,是指大肠接受小肠泌别清浊后下输的食物残渣,再吸收其中多余水分,将糟粕变化为粪便,经肛门排出体外。大肠的传导功能失常,可表现为便溏,泄泻,便脓血,大便秘结等症。大肠的传导作用亦与肾的气化功能有关。肾阴不足,可导致肠液枯涸而便秘;肾阳虚损,可导致阳虚便秘或阳虚泄泻;肾封藏失司,可见久泻滑脱。故有"肾主二便"之说。

2. 主津 "大肠主津",大肠在传导由小肠下注的饮食残渣过程中,会将其中多余的水分重新吸收。如大肠虚寒,无力吸收水分,可出现肠鸣、腹痛、泄泻;大肠有热,消烁水分,肠道失润,则大便秘结不通。

(二) 大肠的生理特性

通降为用 六腑以通为用,尤以大肠为最。大肠将小肠的饮食残渣下移并形成粪便而排出体外,始终处于"实而不满""泻而不藏"的状态,故大肠以降为顺,以通为用。若通降失司,则出现腹痛,腹胀,便秘等。

五、膀胱

膀胱位于小腹中央,为贮尿器官,上有输尿管与肾相通,下有尿道与前阴相连。膀胱的主要生理功能是贮存和排尿。膀胱的生理特性是肾主膀胱开合。

(一) 膀胱的主要生理功能

1. 贮存尿液 尿液为津液所化。人体代谢的多余的津液,经肾的气化作用生成尿液,下输于膀胱贮存。肾气充足,则膀胱开合有度;肾气不足,固摄无力,则见遗尿、尿失禁等症。

2. 排泄尿液 尿液贮存于膀胱,经肾和膀胱的气化作用,及时排出体外。若膀胱功能失调,则见尿频、尿急、遗尿等。

(二) 膀胱的生理特性

肾主膀胱开合 开,即排尿;合,即贮尿。膀胱的开合功能是维持膀胱正常贮尿与排尿的基本保证。肾合膀胱,开窍于二阴。津液之所以贮于膀胱而不漏泄,有赖肾气的固摄功能;津液能及时排出体外,有赖肾的气化功能。若肾的气化功能失常,则膀胱开合失权。开多合少,则遗尿,失禁等;合多开少,则小便不利,癃闭等。

六、三焦

三焦是上焦、中焦、下焦的合称。三焦的概念有二;一是指六腑之一,即脏腑之间和脏腑内部的间隙互相沟通所形成的通道。在这一通道中运行着元气和津液。故气的升降出入，津液的输布与排泄，都有赖于三焦的通畅；二是指单纯的人体部位划分的概念，膈以上为上焦，膈以下脐以上为中焦，脐以下为下焦。上焦包括心肺，中焦包括脾胃和肝胆，下焦包括肾、大小肠、膀胱、女子胞等。由于肝肾同源，生理和病理上关系密切，常将肝肾一并划归下焦。所以三焦列为一腑，主要是根据脏腑生理、病理联系及所处部位特点建立起来的独特的系统概念。三焦的主要生理功能有主持诸气，运行水液。三焦的生理特性是上焦如雾，中焦如沤，下焦如渎。

（一）三焦的主要生理功能

作为六腑之一的三焦，主要生理功能是主持诸气和运行水液。

1. 主持诸气　《难经·三十八难》云："所以腑有六者，谓三焦也，有原气之别焉，主持诸气"。人体诸气包括脏腑之气、元气、宗气、营气和卫气。元气根于肾，是人体最根本的气，是生命活动的原动力，通过三焦而运行于全身。元气越充沛，生命力越旺盛，脏腑功能越强大。宗气以三焦为通路而下行归肾以资助元气，脏腑之气的升降运行亦是以三焦为通路。"三焦通，则内外左右上下皆通"。

2. 运行水液　《素问·灵兰秘典论》云："三焦者，决渎之官，水道出焉"。意为三焦具有疏通水道，运行水液的功能。全身水液代谢主要由肺、脾、肾三脏协同完成，但必须以三焦为通道，水液才能正常升降出入，三焦的水道通利，水液才能正常代谢。若三焦水道不利，则可见水湿内停。

（二）三焦的生理特性

作为部位概念的三焦，各有其功能特性：

1. 上焦如雾　是指上焦主气的升发和宣散，即宣发卫气，敷布精微以营养全身。雾，就是形容轻清水谷精微弥漫的状态。主要是指心肺输布气血的作用。

2. 中焦如沤　是指脾胃运化水谷，化生气血的作用。沤，就是形容水谷腐熟成为食糜的状态。主要是指中焦脾胃的消化、吸收、运化水谷精微，化生气血的功能。

3. 下焦如渎　是指肾、膀胱、大小肠等脏腑主分别清浊，排泄废物的作用。渎，是水道、沟渠，形容水浊不断向下、向外排泄的状态。主要是指肾与膀胱的泌尿和肠道的排便作用。排泄尿液和糟粕，有如水浊不断向下疏通和向外排泄。

点滴积累 ▽

1. 六腑的生理特点　传化物而不藏，故为"泻而不藏"，六腑以通为用。
2. 六腑的主要生理功能　胆，贮藏和排泄胆汁、主决断；胃，主受纳和腐熟水谷，"以降为和，以降为顺"；小肠，受盛化物和泌别清浊，主液；大肠，传化糟粕和主津；膀胱，贮存尿液和排泄尿液；三焦，主持诸气和运行水液；上焦如雾，中焦如沤，下焦如渎。

第三节　奇恒之腑

奇恒之腑包括脑、髓、骨、脉、胆及女子胞，形态上多属中空有腔而与腑相似，在功能上则"藏精气而不泻"而与脏相类，既区别于腑又不同于脏，似腑而非腑，似脏而非脏，故称"奇恒之腑"。其中髓、骨、脉、胆的主要功能已另有论述,故此处仅介绍脑与女子胞。

一、脑

脑位于颅腔之内,与脊髓相通,由髓汇集而成,故《灵枢·海论》云:"脑为髓之海",脑的主要生理功能是主神明,即主司人的精神意识思维和感觉。脑的生理特性是:脑为清灵之脏和脑喜静而恶躁。

(一)脑的主要生理功能

1. 脑主精神意识思维活动 人的精神意识思维及情志活动,与脑密切相关。脑的功能正常,则精神饱满,意识清楚,思维敏捷,情志正常。若脑有病变,则可出现精神萎靡,意识不清,思维迟钝,情志异常。中医学没有归于脑或脑经的药物,临床多从心肾论治。

2. 脑主感觉 脑主感觉的功能正常,则视物精明,听力聪颖,嗅觉灵敏,感觉正常;若大脑感觉功能失常,则视物不明,听觉失聪,嗅觉不灵,感觉迟钝;如髓海不充,可见头晕,目眩,耳鸣,甚至痴呆。

(二)脑的生理特性

1. 脑为清灵之脏 一方面脑为诸阳之首,位高气清,真气所聚之处,不容邪犯,如若清阳不升,浊阴不降,则可致头痛头重,甚至神识昏蒙;另一方面,诸髓皆属脑,髓为精所化。其质至清至纯,荣脑养骨,卓泽全身。

2. 脑喜静而恶躁 脑藏元神,以清静明通为贵,躁动扰乱则元神失安,意志散乱。

二、女子胞

女子胞位于小腹中,在膀胱之后,直肠之前,下口接阴道,又称胞宫,即子宫、子脏。是女子发生月经和孕育胎儿的器官。女子胞的主要生理功能是主持月经和孕育胎儿。

1. 主持月经 女子胞是女性生殖功能发育成熟后产生月经的主要器官。女子到了 14 岁左右,肾中精气旺盛,天癸至,任脉通,太冲脉盛,女子胞发育成熟,月经来潮。到 49 岁左右,肾中精气渐衰,天癸渐绝,冲任二脉的气血也逐渐衰少,月经紊乱,终至绝经。所以女子胞主持月经的功能与肾、天癸、冲任二脉关系密切并受其制约和调节。

2. 孕育胎儿 月经正常来潮后,女子胞就具备了生殖和养育胎儿的能力;受孕以后,胎儿在母体子宫中发育,女子胞就聚集气血以养胎,成为保护胎元和孕育胎儿的主要器官。

点滴积累 ∨

1. 奇恒之腑 包括脑、髓、骨、脉、胆及女子胞,形态上多属中空有腔而与腑相似,在功能上则"藏精气而不泻"而与脏相类,既区别于腑又不同于脏,似脏而非脏,似腑而非腑,故称"奇恒之腑"。

2. 脑 主精神意识思维活动和感觉。

3. 女子胞 主持月经和孕育胎儿。

第四节　脏腑之间的关系

人体以五脏为中心,以精气血津液为物质基础,通过经络的联络和沟通,将脏与脏、脏与腑、腑与腑、脏与奇恒之腑之间紧密联系成为一个有机的整体。脏腑之间的密切联系,除了形态结构上的关系外,主要表现在生理功能上的相互资生、相互促进、相互依存、相互制约、相互协调,以维持脏腑功能之间的协调平衡,保障生命活动的有序发展。脏腑之间的关系主要包括:脏与脏之间的关系、脏与腑之间的关系、腑与腑之间的关系。

一、脏与脏之间的关系

心、肝、脾、肺、肾五脏虽有各自的生理功能,但五脏之间又存在着密不可分的联系。古人在理论上多以五行的生克乘侮来进行阐述。但是,经过历代医家的观察和研究,脏与脏之间的关系,早已超越了五行生克乘侮的范围,本节主要阐述五脏之间在生理功能上的联系。

(一) 心与肺

心与肺之间的生理关系,主要表现为气与血的关系,即气和血相互依存、相互为用的关系。心主血脉,上朝于肺;肺主宗气,贯通心脉。血的运行虽为心所主,但必须依靠肺气的推动;宗气要贯通心脉,又必须有血液的运载。肺主宣发肃降、朝百脉,助心行血,肺气宣降正常是血液正常循行的必要条件,且只有血液正常循行,才能保证肺司呼吸功能的正常进行。连接心肺的中心环节是积于胸中的宗气,宗气具有贯通心脉可司呼吸的生理功能,从而强化了血液循行和呼吸之间的协调平衡。"气为血之帅,血为气之母",心与肺相互配合,气与血的相互依存,相互为用,保证了气血正常运行,维持了人体各脏腑组织器官的功能活动。在病理上,心肺之间也常相互影响,肺气虚或肺失宣肃,则心血运行失常、心血瘀阻,出现胸闷疼痛,唇舌青紫等症;心气虚或心阳不振,血脉瘀阻,亦会影响肺的宣肃,出现咳嗽,气喘,胸闷等。

(二) 心与脾

心与脾之间的生理关系,主要表现在血液的生成和运行方面。心主血,脾统血,脾为气血生化之源,而脾气的运化功能又依赖心血的滋养和心阳的温煦。脾气健运则化生血液的功能旺盛,心血自能充盈,心有所主。血行脉中而不溢出脉外,既赖心气的推动,又需脾气的统摄。心脾配合,维持正常血运。心阳温运脾土,心主神志,调节脾的运化,有利气血生成,心与脾在血液生成方面相辅相成。在病理上,思虑过度,暗耗心血,影响脾的运化功能;脾气虚弱,运化失职,则气血化生无源,可致血虚而心无所主;脾不统血,血液妄行,亦可致心血不足;心血亏虚,无以滋养于脾,可致脾气不足。最终均可导致心脾两虚,出现心悸失眠,腹胀便溏,食少肢倦,面色无华等。

(三) 心与肝

心与肝之间的生理关系,主要表现在血液和精神情志方面。心行血,肝藏血。人体的血液贮存于肝,赖心气推动运行于全身。心之行血功能正常,则血运正常,肝有所藏,心有所主;若肝不藏血,则心无所主,血液运行势必失常;肝的疏泄正常,血液运行通畅,有助于心血运行;而心血充足,肝血亦旺,肝得阴血濡养,方能保持疏泄正常。心主神志,肝主疏泄,人的精神、意识、思维活动,虽由心所主,但与肝的疏泄功能亦密切相关。只有在肝的疏泄功能正常,气机调畅的情况下,气血平和,心情舒畅,精神情志活动才能正常。血液是神志活动的物质基础,心肝均赖其滋养,故心与肝共同调节精神情志活动。在病理上,若心血虚可引起肝血虚,肝血虚可引起心血虚,最终形成心肝血虚,可见心悸失眠,眩晕,两目干涩,肢体麻木等。心火可引动肝火,肝火亦可引发心火,最终形成心肝火旺,可见心烦失眠,哭笑无常,面红目赤,急躁易怒等。

(四)心与肾

心与肾之间的生理关系,主要表现在水火既济、精血互化、精神互用三个方面。心居于上,主火属阳;肾居于下,主水属阴。心火必须下降于肾,助肾阳以温肾水,使肾水不寒;肾水必须上济于心,助心阴以抑心阳,使心阳不亢。这种关系,称为"水火既济""心肾相交"。心主血,肾藏精,精血之间相互资生,相互转化。心藏神,肾藏精,精能化神,神能摄精。在病理上,肾阴不足,不能上滋心阴以制心阳,则会心阳独亢,可见心悸失眠,多梦健忘,耳鸣腰酸;心阳不振,心火不能下温肾水,肾虚寒凝,此为"心肾不交,水火失济",可见心悸怔忡,心烦失眠,腰膝酸冷;肾水上凌于心,称为"水气凌心",可见水肿,惊悸;心之阴虚下及肾阴,可致口舌生疮,口干少津,五心烦热。

(五)肺与脾

肺与脾之间的生理关系,主要表现为气的生成和津液的输布代谢两个方面。机体气的生成,主要依赖于肺的呼吸功能和脾的运化功能。肺吸入的自然清气和脾运化的水谷精气,是组成气的主要物质,两者结合生成宗气。肺的呼吸功能和脾的运化功能是否健旺,与气的盛衰密切相关。肺气有赖脾运化的水谷精微以充养,脾运化的水谷精微需肺气的宣降布散全身。肺主通调水道,脾主运化水液,两者分工合作,共同维持水液代谢。肺的宣发肃降、通调水道,有助于脾的运化水液,从而防止内湿的产生;脾转输津液于肺,是肺通调水道的前提,也为肺的生理活动提供了必要的营养,二者相互为用。在病理上,脾气不足,则肺失滋养,亦会影响及脾,最终导致脾肺气虚,可见纳呆腹胀,大便溏泻,咳嗽气喘,容易感冒;脾失健运,水湿停滞,聚湿成痰,阻滞于肺,则成痰饮,影响肺的宣发肃降,出现咳喘痰多等。故有"脾为生痰之源,肺为贮痰之器"的说法。

(六)肺与肝

肺与肝之间的生理关系,主要表现在气机升降和气血运行方面。肺主降而肝主升,二者相互协调,是调畅全身气机的是一个重要环节。肝藏血,调节全身血液;肺主气,调节全身之气。气血运行,虽以心为动力,亦有赖于肝和肺的协助。在病理上,肝火犯肺,肝气升发太过,或肺气肃降不及,气火上逆,均可致胸胁疼痛,咳喘上气,甚则咯血。五行学说称之为"木火刑金"。

(七)肺与肾

肺与肾之间的生理关系,主要表现在呼吸、水液代谢和阴液相互滋生方面。肺司呼吸,肾主纳气,肺的呼吸深度需要肾的纳气来维持,肾气充盛,吸入之气才能经肺之肃降下纳于肾,故有"肺为气之主,肾为气之根"之说。肾主水,肺为水之上源,肺的宣发肃降和通调水道,有赖于肾阳的推动作用;肾主水的功能,亦赖于肺的宣发肃降和通调水道。肾阳气化,升清降浊,两者相互配合,共同维持水液代谢的协调平衡。肺属金,肾属水,金能生水,肺阴充足,输精于肾,使肾阴充盛;水能润金,肾阴充足,循经上润于肺,保证肺气清宁,宣降正常。肺肾两脏的阴液相互滋生在病理上常见肺肾同病,肾气虚衰,摄纳无权,或肺气久虚,久病及肾,肾不纳气,可见呼多吸少,动则气喘;肺失宣降,通调失职,必累及于肾,肾的气化失司,关门不利,可见尿少,水肿;肾失气化,必影响肺气肃降,可见喘促,咳逆不得平卧。肾阴虚亏不能滋养肺阴,可见干咳少痰,痰中带血,潮热盗汗,腰膝酸软。

(八)肝与脾

肝与脾之间的生理关系,主要表现在疏泄与运化的相互为用,藏血与统血的相互协调方面。肝藏血而主疏泄,脾统血、主运化。肝主疏泄功能正常,调畅气机,则脾气健运,气血生化有源;脾气健旺,气血化生有源,肝体得以滋养,有利肝主疏泄。肝贮藏血液,调节血量,脾主运化,统摄血液,相互配合,使得生血有源,统血有权,肝有所藏,藏泄有度,维持血液的正常运行,在病理上,肝失疏泄,无以助脾之升散,引起肝脾不调或肝胃不和,出现胁胀太息,食少纳呆,腹胀便溏等;脾失健运,或脾不统血,失血过多,可致肝血不足而形成肝脾两虚。

(九)脾与肾

脾与肾之间的生理关系,主要表现在先天和后天相互促进及水液代谢方面。肾为先天之本,脾为后天之本。脾主运化,化生水谷精微,有赖肾阳的推动温煦;肾藏精,肾中精气有水谷精微的培育和补养,才能不断充盈和成熟。脾与肾之间存在着"先天温养后天,后天滋养先天"关系。肾主水液,肾阳气化,升清降浊;脾主运化,为水液代谢枢纽,需肾阳温煦蒸腾气化;肾主水,又赖脾气的制约,两者协调配合,维持水液代谢的正常进行。因此,二者在生理上相互资助、相互促进,在病理上相互影响、互为因果。肾阳不足,导致脾阳亏虚,可见腹部冷痛,下利清谷等症;若脾阳久虚,损及肾阳,导致脾肾阳虚,可见腰膝冷痛,形寒肢冷,纳呆便溏,甚或五更泄泻;脾虚不运或肾虚不化,均可导致水液代谢障碍,可见小便不利,水肿。

(十)肝与肾

肝与肾之间的生理关系,主要表现在精血阴液相互滋生转化及藏泄互用两个方面。肝藏血,肾藏精,精血相互资生转化。肝血有赖肾中精气的气化,肾中精气的充盛亦有赖于肝血的滋养。精能生血,血能化精,精与血都化源于脾胃运化的水谷精微,故有"精血同源""肝肾同源"的说法。五行中肝属木,肾属水,"水能涵木"指的是肾阴能滋养肝阴,制约肝阳,使肝阳不亢。肝主疏泄,肾主封藏,相互为用,相反相成,其协调作用表现在女子经孕和男子排精方面。在病理上,肝肾常相互影响,同盛同衰。肾阴亏损,可致肝阴不足,阴不抑阳而导致肝阳上亢,称为"水不涵木";肝阴不足,亦可致肾阴亏损,肝肾阴虚,可见眩晕,健忘,耳鸣,腰膝酸软。若阴不制阳,则可出现头痛失眠,急躁易怒等。

▶▶ **课堂活动**

如何理解心肾相交?

ER-3-1

课堂活动 扫一扫,知答案

二、脏与腑之间的关系

脏与腑的关系,实际上就是阴阳表里的关系。脏属阴,腑属阳,阴主里,阳主表,一脏一腑,一阴一阳,一里一表,相互配合,并有经脉相互络属,从而构成了心与小肠、肺与大肠、脾与胃、肝与胆、肾与膀胱的密切关系。

（一）心与小肠

心的经脉属心而络小肠，小肠的经脉属小肠而络心，二者通过经脉的络属而构成表里关系。生理上，心火下行温煦小肠，有助小肠的化物功能。小肠泌别清浊，经脾转输，精微归心。病理上，心火炽盛，向下移于小肠，引起小便短赤涩痛；反之，小肠有热，循经上炎于心，引起心烦舌红，口舌生疮等。

（二）肺与大肠

肺与大肠亦是通过经脉的络属而构成表里关系。生理上，肺气肃降有利于大肠传导功能的发挥；而大肠传导正常，亦有利于肺气肃降。病理上，大肠实热，腑气不通，可影响肺气宣降，可见胸满，咳喘；肺失肃降，津不下达，可见肠燥便秘；肺气虚弱，可见大便艰涩而不下，称其为"气虚便秘"；气虚不能固摄，清浊混杂而下，可见大便溏泄。

（三）脾与胃

脾与胃通过经脉相互络属构成表里关系。生理上，胃主受纳，脾主运化。脾气主升，水谷精微得以上输；胃气主降，水谷糟粕得以下行。脾喜燥恶湿而胃喜润恶燥。脾与胃纳运协调，升降相因，燥湿相济，共同完成饮食物的消化、吸收、传输和散精。病理上，脾失健运，清气不升，可致胃失和降，出现恶心呕吐，食少，脘腹胀满；反之，若饮食失节，食滞胃脘，胃失和降，可致脾不升清，出现腹胀，泄泻。

（四）肝与胆

胆附于肝，肝与胆通过经脉相互络属构成表里关系。生理上，胆汁来源于肝气之余，胆汁排泄依赖肝气疏泄的调节。病理上，肝失疏泄，则胆汁分泌和排泄异常，可出现胁肋胀痛，纳呆呕吐，或见黄疸。反之，胆汁排泄不畅，亦会影响肝的疏泄功能。肝病常影响于胆，胆病也常波及于肝，终则肝胆同病。如肝胆火旺、肝胆湿热等。此外，肝主谋虑，胆主决断，从情志过程来看，谋虑后必须决断，而决断又以谋虑为前提，两者亦是密切相关的。

（五）肾与膀胱

肾与膀胱通过经脉相互络属构成表里关系。生理上，肾主水液代谢，膀胱主贮尿排尿。膀胱的贮尿和排尿功能有赖于肾阳的气化功能。病理上，肾气充足，固摄有权，膀胱开合有度，则贮尿正常、排泄顺畅。肾气不足，气化失常，固摄无权，膀胱开合失度，可见尿频，遗尿，尿失禁。

三、腑与腑之间的关系

六腑，以"传化物"为其生理特点，六腑之间的相互关系，主要体现在饮食物的消化、吸收和排泄过程中的相互联系和密切配合。

饮食入胃，经胃的腐熟和初步消化，下传于小肠，胆排泄胆汁进入小肠以助消化，通过小肠的进一步消化，泌别清浊，清者为水谷精微和津液，经脾的运化和转输，以营养全身；浊者为多余的水液和食物的残渣，水液经肾的气化，一部分渗入膀胱，形成尿液，再经肾和膀胱的气化，排出体外，食物的残渣下传大肠，经大肠吸收水液并向下传导，形成粪便，排出体外。饮食物的消化、吸收和排泄过程中，还依赖肝胆的疏泄以助食物消化；三焦不仅仅是元气和津液运行的通道，三焦的气化推动元气及津液的正常运行。由于六腑传化水谷,需要不断受纳、消化、传导和排泄,虚实更替,宜通宜降而不宜滞,故有"六腑以通为用""六腑以通为补"之说。应当指出,六腑虽以通为用,但亦有太过不及之异,故需认真进行辨证分析。

六腑之间在病理上亦是相互影响的,胃有实热,消灼津液,则可致大肠传导不利,大便秘结不通;大肠燥结,便秘不行,亦可影响胃的和降,而使胃气上逆,出现恶心呕吐;肝失疏泄,胆火炽盛,常可犯胃,胃失和降,出现呕吐苦水;脾胃湿热,熏蒸肝胆,使胆汁外溢,浸渍肌肤,出现黄疸。

点滴积累 ✓

1. 心与肺　心与肺之间的生理关系主要表现为气与血的关系,"气为血之帅,血为气之母"。

2. 心与肾　心与肾之间的关系体现在水火既济。心火须下降温肾水,使肾水不寒;肾水须上升济心阴,使心火不亢。这种阴阳协调的关系称为"心肾相交"。

3. 肺与脾　肺与脾之间的生理关系主要表现为气的生成和津液的输布代谢两个方面,若脾失健运,水湿内停,上犯于肺,则见咳喘,故称"脾为生痰之源,肺为贮痰之器"。

4. 肺与肾　人体呼吸功能是肺和肾两脏所主,故"肺为气之主,肾为气之根"。

5. 脾与肾　"脾为后天之本""肾为先天之本",脾与肾之间的生理关系,可概括为"先天温养后天,后天滋养先天"。

6. 脾和胃　脾主运化,胃主受纳;脾主升清,胃主降浊;脾喜燥恶湿,胃喜润恶燥。脾与胃纳运协调,升降相因,燥湿相济,共同完成饮食物的消化吸收。故称"脾胃为后天之本"。

7. 肝肾同源　肝藏血,肾藏精,精能生血,血能化精,精与血都化源于脾胃运化的水谷精微,故有"精血同源""肝肾同源"的说法。

复习导图

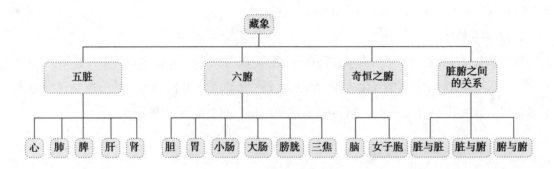

目标检测

一、选择题

（一）单项选择题

1. "五脏六腑之大主"是指（　　）

A. 心　　　　　　　　　B. 肺　　　　　　　　　C. 肝

D. 肾　　　　　　　　　E. 脾

2. 有"喜燥恶湿"生理特性的是( )

    A. 脾   B. 胃   C. 肠

    D. 胆   E. 肝

3. 血液运行于脉中不致溢出脉外,是何脏所主( )

    A. 肝   B. 心   C. 脾

    D. 肾   E. 肺

4. 肾为气之根与肾的哪项功能有关( )

    A. 藏精   B. 主水   C. 主纳气

    D. 主生长发育   E. 主生殖繁衍

5. 五脏中被称为"刚脏"的是( )

    A. 脾   B. 肺   C. 肝

    D. 心   E. 肾

6. 下列何项具有化生和贮藏精气的生理功能( )

    A. 六腑   B. 五脏   C. 五体

    D. 脑   E. 女子胞

7. 维持人体内脏位置的相对恒定,主要是下列哪项的作用( )

    A. 肝气   B. 脾气   C. 肺气

    D. 肾气   E. 心气

8. "水之上源"是指( )

    A. 肾   B. 心   C. 脾

    D. 肺   E. 肝

9. "血海"是指( )

    A. 肝   B. 心   C. 脾

    D. 肺   E. 肾

10. 胆汁是何种物质所化生的( )

    A. 阳气蒸化,津液所化   B. 肝血所化   C. 肝之余气所化

    D. 肾中精气所化   E. 水谷精微所化

11. 下列既属于六腑又属于奇恒之腑的是( )

    A. 脑   B. 脉   C. 胆

    D. 胃   E. 女子胞

12. 五脏共同的生理特点是( )

    A. 传化物   B. 实而不满   C. 藏而不泻

    D. 泻而不藏   E. 腐熟水谷

13. 心藏神的主要物质基础是( )

    A. 气   B. 精   C. 津液

D. 血　　　　　　　　　　　E. 宗气

14. 与防止出血密切相关的两脏是(　　)

A. 心与脾　　　　　　　　B. 肝与肾　　　　　　　　C. 肝与脾

D. 心与肾　　　　　　　　E. 心与肝

15. "生痰之源"是指(　　)

A. 胃　　　　　　　　　　B. 脾　　　　　　　　　　C. 小肠

D. 肺　　　　　　　　　　E. 肾

16. 患者,男,46岁。腹胀便溏3月余,不思饮食,近来伴心悸、失眠、多梦。舌淡,脉细弱无力。
辨证属于(　　)

A. 心血不足　　　　　　　B. 脾气虚弱　　　　　　　C. 脾阳不足

D. 心脾两虚　　　　　　　E. 脾肺气虚

17. 患者,女,45岁。孤僻少言,不喜与人接触,近月余又见胁肋胀满,精神抑郁,腹胀,纳呆,便
溏肠鸣矢气。辨证属于(　　)

A. 肝阳上亢　　　　　　　B. 心脾两虚　　　　　　　C. 肝血不足

D. 肝脾不调　　　　　　　E. 脾胃不和

18. 患者,男,52岁。平素体虚,形瘦神疲,常自汗出,近年呼吸困难,动则气喘,呼多吸少,气不
得续。辨证属于(　　)

A. 心气不足　　　　　　　B. 脾失健运　　　　　　　C. 胃失肃降

D. 肾不纳气　　　　　　　E. 肝阴不足

19. 患者,女,37岁。症见腹胀冷痛,下利清谷,五更泄泻,水肿。辨证属于(　　)

A. 脾胃虚寒　　　　　　　B. 脾肾阳虚　　　　　　　C. 肝脾不调

D. 脾气虚　　　　　　　　E. 肾阳虚

20. 患者,女,28岁。症见爪甲软薄,枯而色夭,多因(　　)

A. 肝血不足　　　　　　　B. 心血不足　　　　　　　C. 脾气虚弱

D. 肺气虚弱　　　　　　　E. 肾气虚弱

(二)多项选择题

1. 肝主疏泄的生理功能表现在(　　)

A. 调畅气机　　　　　　　B. 促进脾胃运化　　　　　C. 调节情志

D. 促进血液运行　　　　　E. 调理冲任二脉

2. 下列属于奇恒之腑的是(　　)

A. 脑　　　　　　　　　　B. 脉　　　　　　　　　　C. 骨

D. 女子胞　　　　　　　　E. 胆

3. 肝对血的作用表现在哪几方面(　　)

A. 化生血液　　　　　　　B. 贮藏血液　　　　　　　C. 防止出血

D. 促进血行　　　　　　　E. 调节血量

4. 观察肾中精气盛衰的外在标志有(　　)

 A. 齿　　　　　　　　B. 骨　　　　　　　　C. 面

 D. 发　　　　　　　　E. 舌

5. 小肠的生理功能有(　　)

 A. 泌别清浊　　　　　B. 传化糟粕　　　　　C. 受纳腐熟

 D. 受盛化物　　　　　E. 排泄水液

二、简答题

1. 何谓肝主疏泄？其生理作用表现在哪些方面？

2. 为什么心为五脏六腑之大主？

3. 何谓肺主宣发肃降？其生理作用各体现在哪些方面？

4. 何谓肾藏精？肾精的作用有哪些？为什么说肾为先天之本？

5. 何谓"六腑以通为用"？

三、实例分析题

1. 李某,男,34 岁。反复心悸 1 年余,1 年前"感冒"后出现心悸,至今未愈。现症心悸气短,劳累则加重。伴神疲乏力,纳呆便溏,健忘。面色无华,唇色暗淡,舌苔白,脉结代而弱。

 请运用藏象学说的理论说明病在何脏腑？属于虚证还是实证？

2. 杨某,女,26 岁。新婚蜜月中,突然感觉小腹部胀闷,尿频,尿急,尿道灼热疼痛,尿黄赤短少。舌红苔黄腻,脉数。

 请运用藏象学说的理论说明病在何脏腑？属于虚证还是实证？寒证还是热证？

（刘海洋）

第四章

气血津液

FR-04章PPT

导学情景 ∨

情景描述：

据传，清代某年，慈禧太后做寿，因贪食佳肴而病倒，慈禧命御医每日给予"独参汤"进补，开始疗效尚可，继而不效，反而头胀、胸闷、食欲不佳，还常发怒，流鼻血，众多御医束手无策，即张榜招贤。 有位走方郎中悟出太后发病的机制，用三钱莱菔子，研细后加点面粉，用茶水拌后搓成三粒药丸，用棉帕一包呈上去了，并美其名为"小罗汉丸"。 太后服下一丸，止住鼻血；二丸下去，除了闷胀；三丸服下，病证全无。 慈禧大喜，即赐给郎中一个红顶子（红顶子是清代官衔的标志），此为当时盛传"三钱莱菔子，换个红顶子"的故事。慈禧病在气，但不是气虚而是气滞，一字之差矣。

学前导语：

气血津液是脏腑正常生理活动的产物，又是人体生命活动的物质基础。 气血津液一旦发生病变，不仅影响脏腑的功能，亦影响人体的生命活动。 反之，脏腑发生病变，必然也会影响气血津液的变化。 本章我们将带领同学们逐一探讨气血津液的生成、功能及与脏腑的关系。

气、血、津液是构成和维持人体生命活动的基本物质。气是不断运动的、具有很强活力的精微物质；血是循行于脉管内的富有营养的红色液体；津液是人体一切正常水液的总称。气，具有推动、温煦、气化等作用，属于阳；血和津液都为液态物质，具有濡养、滋润等作用，属于阴。机体的脏腑、经络等组织，必须获得气、血、津液的充养，才能发挥其功能；而气、血、津液的生成与代谢，又有赖于脏腑、经络等组织器官的正常生理活动。故而在生理和病理方面，气、血、津液和脏腑、经络等组织器官之间存在着互为因果的密切关系。

气血津液学说是研究人体气血津液的生成、输布及其生理功能的学说。它从整体观念的角度来研究人体和维持人体生命活动的基本物质，揭示了人体脏腑、经络等组织器官生理活动和病理变化的物质基础。

第一节 气

一、气的概念

气是人体内活力很强的运行不息的构成人体和维持人体生命活动的极精微的物质。气的运行不息,推动和调控人体的新陈代谢,维系着人体的生命进程,气的运动停止,生命也就终止。中医学所说的"气",可概括为两个方面:一是指构成人体和维持人体生命活动的精微物质,如呼吸之气、水谷之气等;二是指脏腑组织的生理功能,如经络之气、脏腑之气等。两者是相互联系的,前者是后者的物质基础,后者是前者的功能表现。

二、气的生成

气主要来源于三个方面:一是先天之精气,来源于父母生殖之精,是构成胚胎的原始物质;二是水谷之精气,源于水谷,经脾胃的运化而生成;三是自然界清气,由肺吸入。此三者结合起来,便构成了人体之气。

由此可知,气的生成除与先天禀赋、后天饮食营养,以及自然环境等状况有关外,均与肾、脾胃、肺等脏腑的生理功能密切相关。

1. 肾为生气之根 肾藏精,其主要成分是先天之精,受后天之精的不断充养。先天之精化生先天之气,是人体气的根本。因此,精充则气足,精耗则气衰。

2. 脾胃为生气之源 胃主受纳、腐熟,脾主运化、升清,将饮食水谷化为气、血、津液,而血和津液皆可化为气,统称水谷之气,布于全身及脏腑,成为人体之气的主要来源。《灵枢·五味》云:"故谷不入,半日则气衰,一日则气少矣"。

3. 肺为生气之主 肺主气,司呼吸。通过吸清呼浊,进行气体交换,保证气的生成和代谢;同时,吸入之清气与脾胃化生的水谷之气相合,聚于胸中而生成宗气,宗气上息道司呼吸,贯心脉行气血,下丹田资元气。肺不主气,则清气吸入减少,宗气生成不足,终致一身之气衰少。

肺、脾、肾等脏生理功能密切配合,相互协调,则人体之气的生成来源不断。

三、气的功能

气对于人体来说具有十分重要的生理作用。《难经·八难》有:"气者,人之根本也"。《类经·摄生类》有:"人之有生,全赖此气"。

1. 推动作用 指气具有激发和推动作用。人体的生长发育与生殖,各脏腑、经络等组织器官的生理活动,血液的生成和运行,津液的生成、输布和排泄等均有赖于气的激发及推动作用。若气的推动作用减弱,可影响人体的生长、发育,也可使脏腑、经络等组织器官的生理活动减退,出现血液和津液的生成不足,运行迟缓,输布、排泄障碍等病理变化。

2. 温煦作用 《难经·二十二难》云:"气主煦之",指气对机体具有熏蒸、温暖的作用。气属阳,是人体热量的来源。人体正常体温的维持,各脏腑、经络等组织器官的生理活动,血和津液在周身的正常环流等,都有赖于气的温煦作用。若阳气不足,温煦作用减退,常表现为体温偏低,畏寒肢冷,四肢不温,脏腑功能衰退,血和津液运行迟缓等寒象。

3. 防御作用 指气既能护卫肌表,防御外邪入侵;也能与入侵的病邪作斗争,驱邪外出的功能。《素问遗篇·刺法论》云:"正气存内,邪不可干"。故气的防御功能正常时,邪气不易侵入;或虽有外邪侵入,也不易发病;即使发病,也易于痊愈。若气的防御功能减弱,则人体抗病能力下降,外邪易于侵入而发病或患病后难以痊愈。所以气的防御功能与疾病的发生、发展及预后都有着密切的关系。

4. 固摄作用　指气对体内精、血、津液等液态物质具有统摄和控制,防止其无故流失的作用。如固摄血液,可使血行脉中而不溢于脉外;固摄汗液、尿液、唾液、胃液、肠液等,控制其分泌与排泄量,以防无故流失;固摄精液,使之不妄泄损耗;固护内脏以维持正常位置,不致下移。若气的固摄作用减弱,则可导致体内液态物质大量流失,或脏器的下垂,可见各种出血证,自汗,小便失禁,滑精,早泄,或胃、肾、子宫下垂、脱肛等。

气的固摄作用与推动作用相反相成,相互协调,调节和控制着体内液态物质的正常运行、分泌和排泄。

5. 气化作用　指通过气的运动而产生的各种变化。具体是指气能促使精、气、血、津液各自的新陈代谢及其相互转化。如饮食物转化为水谷精微,然后再化生成气、血、津液;津液经代谢,转化为汗液和尿液而排出体外;食物残渣转化为粪便排出体外等,都是气化作用的具体体现。

6. 营养作用　指由脾胃运化饮食物而化生的水谷精气对脏腑、经络等组织器官的营养作用。如气中的营气,是水谷精微中的精专部分,营气流注全身,发挥其营养作用。若营气不足,则脏腑组织器官失养,从而出现功能活动减退之病证。

案例分析

案例

李某,女,37岁,自幼多病,平素易感冒,近半年来汗出较多,恶风,遇劳则甚,伴面色少华,体倦乏力,声低气怯,舌淡,苔薄白,脉弱。

分析

本证属于气虚证,气虚不能防御外邪。素体薄弱,肺气不足,肌表疏松,表虚不固,腠理开泄而致汗出较多,恶风,易感冒;劳则气耗,故遇劳则甚;气虚则形体失养,故面色少华,体倦乏力,声低气怯;舌淡,脉弱为气虚之象。

四、气的运动

人体之气是不断运动着的活力很强的极细微物质,流行全身,推动和激发人体的各种生理活动。气的运动称为"气机",升、降、出、入是气运动的四种基本形式。升是指气自下而上的运动;降是指气自上而下的运动;出是指气由内向外的运动;入是指气由外向内的运动。气的升、降、出、入运动,是人体生命活动的根本。

气的升、降、出、入运动,推动和激发着人体的各种生理活动,具体体现在脏腑、经络等组织的功能活动之中。如肺气之宣与降,呼吸之出与入,脾胃之气的升与降等。总体来看,人体气机升降出入是协调平衡的,这是保证生命活动正常进行的重要环节。气的运行畅通无阻,气的升降出入协调平衡,以保证气运动正常进行,称为"气机调畅"。

气的运行受阻,升降出入运动障碍时称为"气机失调"。气的运行不畅或在局部发生阻滞不通时,称作"气滞";气的上升太过或下降不及时,称作"气逆";气的上升不及或下降太过时,称作"气陷";气不能内守而外逸时,称作"气脱";气不能外达而郁闭于内时,称作"气闭"。气的升降出入一旦停止,也就意味着生命活动的终止。所以中医学的治疗当中,强调调理气机,其意义也在于此。

五、气的分类

人体之气,由于其生成、分布、功能特点的不同,因而有不同的名称。可划分为元气、宗气、营气、卫气。

(一) 元气

元气又称"原气""真气",是人体最根本、最重要的气,是人体生命活动的原动力。

1. 生成 元气根于肾,由先天之精所化生,赖后天之精来充养。故元气的盛衰,与先天禀赋及后天的调养,尤其是肾、脾胃的功能密切相关。

2. 分布 元气发于肾,以三焦为通道循行于全身,内而五脏六腑,外而肌肤腠理,无处不到。

3. 主要功能 元气有推动人体生长发育和生殖,激发推动各脏腑、经络等组织器官生理功能的作用,所以说元气是人体生命活动力的源泉,是维持生命活动的最基本物质。若先天禀赋不足,或后天失养,或久病耗损,均可导致元气虚衰,致使人体生长发育迟缓,各脏腑、经络等组织功能低下,从而产生种种病变。

(二) 宗气

1. 生成 宗气是以肺吸入的自然界清气与脾胃运化的水谷精气为主要组成部分,相互结合而成。因此,宗气的盛衰与肺、脾胃的功能密切相关。

2. 分布 宗气积于胸中,贯注心肺之脉,在胸中积聚之处称为"气海",又称"膻中"。上出于肺,循行咽喉而走息道;下蓄丹田,经气街穴注足阳明胃经而下行至足。

3. 主要功能 宗气的主要功能表现在两个方面:一是走息道而司呼吸。宗气具有促进肺呼吸运动的作用,故呼吸强弱、语言、声音,均与宗气盛衰有关。二是贯心脉而行气血。宗气能协助心气推动血液循环,故气血的运行,心搏的强弱、节律,皆与宗气盈亏有关。

(三) 营气

营气是行于脉中且富有营养作用之气,又称为"荣气"。营与血同行脉中,可分而不可离,故常"营血"并称。营气与卫气相对而言,属于阴,故又称为"营阴"。

1. 生成 营气主要来自于脾胃运化的水谷精气,由水谷精微中的精专部分所化生。《素问·痹论》云:"荣者,水谷之精气也"。

2. 分布 营气分布于血脉之中,成为血液的组成部分而循脉上下,营运于全身。

3. 主要功能 营气的主要功能有两个方面:一是营养全身,是脏腑、经络等生理活动所必需的营养物质。二是化生血液,是血液的组成部分。

(四) 卫气

卫气是行于脉外且具有保卫作用的气。卫气与营气相对而言,属于阳,故又称为"卫阳"。

1. **生成**　卫气主要是由脾胃运化的水谷精气中的慓疾滑利部分化生,《素问·痹论》云:"卫者,水谷之悍气也"。

2. **分布**　卫气为"慓疾滑利之气",即活动力特别强,流动迅速。卫气不受脉管约束,运行于脉外,外而肌肤腠理,内而脏腑筋骨,遍及全身。

3. **主要功能**　卫气的主要功能有三个方面:一是护卫肌表,防御外邪的入侵。二是温养脏腑、肌肉、皮毛等。三是控制调节腠理的开合,汗液的排泄及维持体温的相对恒定。

营气和卫气,都以水谷精气为其主要的生成来源。营行于脉中,卫行于脉外;营主内守而属于阴,卫主外卫而属于阳,二者之间必须协调,才能维持正常的腠理开阖、调节体温和防御外邪的能力(表4-1)。

表4-1　元气、宗气、营气、卫气的比较

类别	组成	分布	功能
元气	先天之精化生,赖后天之精充养	肾中	推动人体生殖与生长发育;激发推动各脏腑经络的生理功能
宗气	水谷精气和自然界清气结合而成	胸中	走息道以行呼吸;贯心脉以行气血
营气	水谷精气中"精纯柔和"部分所化生	脉中	营养全身;化生血液
卫气	水谷精气中"慓疾滑利"部分所化生	脉外	护卫肌表,防止外邪入侵;温养脏腑,润泽皮毛;调控腠理,维持人体正常体温

点滴积累 ∨

1. 气的概念　气,是极其细微且非常渺小、活力很强、不断运动变化着的精微物质,是构成人体和维持人体生命活动的基本物质。

2. 气的生成　气来源于先天之精气、水谷之精气和自然界之清气。气的生成与肾、脾胃、肺的功能密切相关。

3. 气的运行　气的运动称作"气机"。人体的气处于不断的运动中,它运行于全身各脏腑经络等组织中无处不到,时刻推动和激发着人体的各种生命活动。气的运动形式为升、降、出、入四种基本形式。

4. 气的功能　气有六大功能:推动作用、防御作用、温煦作用、固摄作用、气化作用、营养作用。

5. 气的分类　气分为元气、宗气、营气、卫气四类,因其来源和分布的部位不同,其功能亦有不同。

第二节　血

一、血的概念

血是循行于脉中而富有营养的红色液态物质。是构成人体和维持人体生命活动的基本物质之一。血必须在脉中正常运行,才能发挥其生理功能。如果血在脉中运行受阻,或溢出脉外成为"离经之血",则不仅丧失其生理功能,而且可成为致病因素。血液运行全身,发挥营养滋润作用,任何部位失去血液的供养,都会影响其正常的生理功能,造成生理功能紊乱及组织损伤,重者危及生命。

二、血的生成

1. 水谷精微化血 血液主要由营气和津液组成。脾胃为后天气血生化之源,营气和津液,均来源于脾胃对饮食物的运化而生成的水谷精气。通过肺、心的气化功能,营气和津液,化生为赤色的血液。

2. 肾精化血 肾藏精,精生髓,精髓是化生血液的基本物质之一。精血互化,血有余时可转化为肾精,血不足时肾精又可转化为血,所以中医学认为,肾精也是血的来源之一,故后世有"精血同源"之说。

三、血的功能

1. 营养和滋润全身 血液含有人体所需的各种营养成分,通过气的推动,循着血脉运行于全身,人体各脏腑组织器官都依赖于血液的营养和滋润,以维持正常的生理功能。血液充盈则面色红润、肌肉丰满壮实、皮肤和毛发滋润华泽、感觉和运动灵活自如。若血的生成不足或持久过度耗损,营养滋润作用减弱,可引起全身或局部血虚的病理变化,出现头晕眼花、面色不华或萎黄、毛发干枯、肌肤干燥、肢体或肢端麻木等临床表现。

2. 神志活动的物质基础 血液是人体精神活动的主要物质基础。《灵枢·营卫生会》云:"血者,神气也"。人的精力充沛,神志清晰,感觉灵敏,运动自如,都有赖于血气的充盈,血脉的调和与流利。所以,无论何种原因引起的血虚、血热或血液运行失常,都可以出现神疲健忘,失眠多梦,甚或精神恍惚、谵语、昏迷等神志失常的表现。

四、血的运行

血液的正常循行,与心、肺、肝、脾等脏腑的功能密切相关。心主血脉,心脏、脉管和血液构成了一个相对独立的系统,心气推动血液在脉中运行全身。肺朝百脉,主治节,辅助心脏主管全身血脉。肺气宣发与肃降,调节全身的气机,随着气的升降而推动血液运行至全身。尤其是宗气贯心脉而行血气的功能,更突出了肺气在血行中的推动和促进作用。肝主疏泄,调畅气机,是保证血行通畅的一个重要环节。肝有贮藏血液和调节血量的功能,可以根据人体各个部位的生理需要,在肝气疏泄功能的协调下,调节脉道中循环的血量,维持血液循环及流量的平衡,同时,肝藏血的功能也可以防止血溢脉外,避免出血的发生。脾主统血,脾气健旺则能控摄血液在脉中运行,防止血溢脉外。

由此可见,心气推动、肺朝百脉、肝气疏泄是推动和促进血液运行的重要因素。脾气统摄及肝气藏血是固摄控制血液运行的重要因素。而心、肝、脾、肺等脏生理功能的相互协调与密切配合,共同保证了血液的正常运行。其中任何一脏的生理功能失调。都可以引起血行失常的病变。例如，心气不足，血运无力，可以形成血瘀；肺气不足，宣降失司也可以导致血瘀；脾气虚弱，统摄无力，可以发生多种出血病证；肝失疏泄，肝气上逆可致出血，抑郁不畅可致瘀血等。

点滴积累 ∨

1. 血的概念　血是循行于脉中而富有营养的红色液态物质。
2. 血的生成　血液的化生与多个脏腑相关，尤其是脾胃的运化功能。
3. 血的功能　具有营养和滋润功能，是神志活动的物质基础。
4. 血的运行　与心、肺、肝、脾等脏腑的功能密切相关，心气的推动、肺气的宣发肃降、肝气的疏泄是推动和促进血液运行的重要因素。

第三节　津液

一、津液的概念

津液，是人体内一切正常水液的总称，包括各脏腑组织器官内的液体及其正常的分泌物，如胃液、肠液及汗、涕、泪等。津液也是构成和维持人体生命活动的基本物质之一。

津与液同属于水液，同源于饮食水谷，均有赖于脾胃而生成。但二者在性状、分布位置及其功能等方面又有所不同：性质较清稀，流动性大，布散于体表皮肤、肌肉和孔窍，并渗入血脉，起滋润作用的称为津；质地较稠厚，流动性小，灌注于骨节、脏腑、脑髓等组织，起濡养作用的称为液。津与液之间，可以互相补充，相互转化，在病变过程中又可相互影响，一般不严格区分，故通常是津液并称。

案例分析

案例

王某，男，26岁。主诉：发热、呕吐、腹泻2天。前日起发热、呕吐、腹泻，经服"葛根芩连汤"加减2剂后未再呕吐，腹泻次数略减。但仍发热，腹泻约3小时1次，水样便，便如蛋汤。腹隐痛，口渴欲饮。查体：嘴唇干燥，面色略赤，眼眶凹陷，皮肤干燥而松弛。舌红少津，脉细弱。

分析

本证属于津液不足证。患者先有发热吐泻伤津病史，随后出现口渴唇干、眼眶凹陷、皮肤干燥、舌红少津等伤津脱液的临床表现。其病机为外感暑湿，伤及胃肠，吐泻太过、伤津，津液亏损。

二、津液的生成、输布与排泄

津液的生成、输布和排泄涉及多个脏腑的生理功能，是多个脏腑相互协调配合的结果。《素问·经脉别论》对此作了简要的概括:"饮入于胃,游溢精气,上精于脾,脾气散精,上归于肺,通调水道,下输膀胱,水精四布,五经并行"。

（一）津液的生成

津液的生成主要是通过胃对饮食水谷的"受纳腐熟"和小肠的"泌别清浊",大肠吸收部分水液,其清者经脾运化,即为津液,散精于肺而布散全身。

（二）津液的输布

津液的输布主要通过脾、肺、肾、肝和三焦等脏腑生理功能的协调作用而完成的。其过程是:

1. **脾气散精**　脾主运化水谷精微,通过其转输作用,一方面将津液上输于肺,由肺宣发肃降,使津液输布于全身,灌溉脏腑、形体和诸窍;另一方面直接向四周布散至全身。

2. **肺主行水**　肺通调水道,为水之上源。肺接受从脾转输来的津液后,通过宣发作用,将津液向上向外宣发至人体上部和形体肌表;通过肃降作用,把津液向下向内输布至人体下部、肾和膀胱等。

3. **肾主水**　肾对津液输布起着主宰作用。首先肾中精气的蒸腾气化作用,是脾的散精,胃的"游溢精气",肺的通调水道,以及小肠的"分清泌浊"等作用的动力;此外由肺下输至肾的水液,经肾的气化作用后,清者蒸腾,经三焦上输于肺而布散于全身,浊者化为尿液注入膀胱。

4. **肝主疏泄**　肝主疏泄,调畅气机,气行则水行,推动津液的输布环流。

5. **三焦决渎**　三焦为"决渎之官",是津液在体内输布的通道。

（三）津液的排泄

通过肺将宣发至皮毛的津液,经阳气蒸腾气化而成汗液排出体外;肺在呼气中时带走部分的水液;通过肾的蒸腾气化,将代谢后的津液化为尿液,下注于膀胱而排出体外;此外,粪便经大肠排出时,带走一些残余水分。

总之,津液的生成、输布与排泄,是一个复杂的生理过程,是许多脏器相互协调配合的结果,其中以肺、脾、肾三脏尤为重要。脏腑功能的失调,尤其是肺、脾、肾的功能失调,均可影响津液的生成、输布和排泄,形成伤津、脱液等津液不足,水湿、痰饮等津液环流障碍的病变。

三、津液的功能

1. **滋润、濡养作用**　津液广泛存在于形体所有脏腑、官窍等组织器官之内和组织器官之间,含有丰富的营养物质,能润泽皮毛,滋养脏腑,润滑孔窍,滑利关节,充养骨髓、脊髓和脑髓。

2. **化生血液**　津液经孙络渗入血脉之中,成为血液的组成部分之一,并有调节血液浓度的作用。

3. **调节人体的阴阳平衡**　津液代谢随人体体内生理状况和外界环境的变化而变化,如气候炎热或体内发热时,津液化为汗液向外排泄以散热,天气寒冷或体温低下时,津液因腠理闭塞而不外泄,从而可以调节阴阳之间的动态平衡,维持人体体温的相对恒定。

4. **排泄代谢产物**　津液在其自身代谢过程中,通过汗液和尿液的排出,将人体各处代谢的废物,不断地排出体外。

点滴积累 ∨

1. 津液的概念　津液是人体内一切正常水液的总称。
2. 津液的生成、输布与排泄　是许多脏器相互协调配合的结果，其中以肺、脾、肾三脏尤为重要。
3. 津液的功能　滋润、濡养作用，化生血液，调节人体的阴阳平衡，排泄代谢产物。

第四节　气血津液之间的关系

气、血、津液均是构成人体和维持人体生命活动的基本物质，气、血、津液之间也存在着极为密切的关系。

一、气与血的关系

气是血液生成和运行的动力；血是气的物质基础和载体。"气为血之帅""血为气之母"，气属阳，血属阴，二者相互依存，相互滋生，相互影响。气为血之帅，是指气对血的作用，即气能生血、气能行血、气能摄血；血为气之母，则是指血对气的作用，即血能养气和血能载气。

（一）气为血之帅

1. **气能生血**　指气的运动变化是血液生成的动力。气旺则血充，气虚则血少，所以治疗血虚时，常配补气药，使气旺血生。

2. **气能行血**　指气对血液运行起着推动的作用。气滞不能行血则致瘀血内阻，所以治疗瘀血时，常配行气药，使气行则血行。

3. **气能摄血**　指气有统摄血液循行于脉管之中而不溢于脉外的作用。气不摄血则致出血，所以治疗气不摄血之出血时，常用补气摄血之法，方能达到止血的目的。

（二）血为气之母

1. **血能养气**　指血不断地为气的生成和功能活动提供物质基础，使气得到不断营养的作用，故血虚气亦虚。

2. **血能载气**　即血是气的载体。气必须依附于血中而达全身，如血不载气，则气飘浮不定，无所归附，故大出血时，可形成气随血脱之候。

▶▶ **课堂活动**

为什么临床上治疗血虚、血瘀疾患，常配伍补气、行气药？

课堂活动 扫一扫，知答案

二、气与津液的关系

气属阳，津液属阴，气与津液的关系，和气与血的关系相似，其表现为：

1. **气能生津**　指气是津液生成的动力。气推动和激发脾胃的功能，使中焦旺盛，运化正常，则津液充足,故气旺则津充,气弱则津亏。

2. 气能行津 指气是津液输布、排泄的动力,即《血证论》所云:"气行水亦行"。如气滞则致津液停滞,可形成水湿,痰饮,水肿等。

3. 气能摄津 是指气固摄着津液的排泄。体内的津液在气的固摄作用下维持着一定的量,如气不摄津可见多汗、多尿、遗尿等。

4. 津能载气 指气以津液为载体。气必须依附于津液而存在,故津液的丢失可致气的耗损。如暑病伤津耗液,不仅口渴喜饮,且见少气懒言,肢倦乏力等气虚表现;大吐、大泻使津液大量丢失,则气随之而外脱,形成气随津脱之危候,故《金匮要略心典》云:"吐下之余,定无完气"。

5. 津能生气 津液在输布过程中受到各脏腑阳气的蒸腾温化,可以化生气,以敷布于各脏腑组织器官,促进人体正常的生理功能。因此,津液亏虚不足时,也会引起气的衰少。

三、血与津液的关系

血与津液都是液体物质,都来源于脾胃运化的水谷精微,均有滋润和濡养作用。血和津液的关系是相互渗透、相互转化的关系,行于脉中的血液,渗于脉外便化为津液;津液不断地渗入脉中,成为血液的成分,故称"津血同源"。

知识链接

"夺血者无汗""夺汗者无血"

汗是津液的转化物,血是津液化赤的红色液体物质,血和汗均来源于脾胃运化之水谷精微。 夺血,疾病或外伤引起严重的气血亏损或失血,为夺血;治疗中破血、放血也是夺血。 夺汗,疾病的大汗出,或治疗的发汗,均为夺汗。 失血过多不能用发汗的方法治疗,发汗过多也不能用耗血的方法治疗。 因为,失血时再用汗法,可使血液更加耗伤;大汗出时津液丢失严重,若用耗血方法则津液更加耗伤。 血与汗在生理上相互依附、相互转化,在病理上相互影响,失血过多,可损伤津液,津液大亏,也可导致血液不足。 故有**"汗血同源"**之说。

病理情况下,津血之间可相互影响,导致津血互损,故《灵枢·营卫生会篇》云:"夺血者无汗""夺汗者无血"。若失血过多时,脉外津液渗入脉中以补充血容量的不足,而致脉外的津液不足,可见口渴、尿少、皮肤干燥等,此为耗血伤津。若大汗、大吐、大泻等导致脉外津液不足时,不仅不能进入脉内以补充化生血液,脉内的津液反而渗出脉外,以缓解津液的亏耗,因此,可以导致血虚、血液浓稠、运行不畅等,此为津枯血燥。

点滴积累 〬

1. 气与血的关系 气为血之帅,血为气之母。

2. 气与津液的关系 气能生津、行津和摄津,津能载气、生气。

3. 血与津液的关系 津血同源。

复习导图

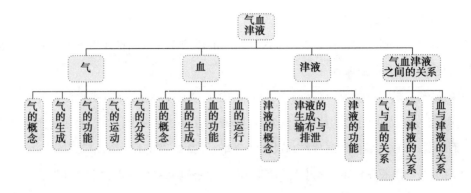

目标检测

一、选择题

（一）单项选择题

1. 水谷精微与清气相结合生成（　　）

　　A. 卫气　　　　　　　　B. 营气　　　　　　　　C. 宗气

　　D. 真气　　　　　　　　E. 中气

2. 联结心搏动和肺呼吸的中心环节是（　　）

　　A. 经气　　　　　　　　B. 气血　　　　　　　　C. 宗气

　　D. 营气　　　　　　　　E. 卫气

3. 气机升降之枢纽是（　　）

　　A. 肝脾　　　　　　　　B. 肝肾　　　　　　　　C. 肺肾

　　D. 心肾　　　　　　　　E. 脾胃

4. 对人体生长发育具有促进作用的气是（　　）

　　A. 元气　　　　　　　　B. 宗气　　　　　　　　C. 营气

　　D. 卫气　　　　　　　　E. 脏腑之气

5. 积于胸中，上出喉咙，下注气街的气是（　　）

　　A. 心气　　　　　　　　B. 肺气　　　　　　　　C. 元气

　　D. 宗气　　　　　　　　E. 卫气

6. 具有营养全身和化生血液作用的气是（　　）

　　A. 元气　　　　　　　　B. 营气　　　　　　　　C. 宗气

　　D. 卫气　　　　　　　　E. 谷气

7. 血液的生成与下列哪个脏腑的关系最为密切（　　）

　　A. 肺　　　　　　　　　B. 脾　　　　　　　　　C. 胆

　　D. 肝　　　　　　　　　E. 肾

8. 下列**不属于**津液的是（　　）

A. 胃液　　　　　　　　　B. 肠液　　　　　　　　　C. 涕液

D. 泪液　　　　　　　　　E. 血液

9. 与水液代谢关系最密切的脏是(　　　)

A. 心、肺、脾　　　　　　B. 心、肝、肾　　　　　　C. 心、肝、脾

D. 肝、脾、肾　　　　　　E. 肺、脾、肾

10. 中医治疗血虚证时,常配伍补气药,其根据是(　　　)

A. 气能生血　　　　　　　B. 血能生气　　　　　　　C. 血能载气

D. 气能行血　　　　　　　E. 气能摄血

11. 患者,男,38 岁。肝病日久,两胁胀满疼痛,并见舌质瘀斑、瘀点。其病证属于(　　　)

A. 气滞血瘀　　　　　　　B. 气不摄血　　　　　　　C. 气随血脱

D. 气血两虚　　　　　　　E. 气血失和

12. 患者,女,75 岁。体虚久病,纳食减少,疲乏无力,面色苍白,唇舌色淡,脉细弱而无力。其病证属于(　　　)

A. 津亏　　　　　　　　　B. 血虚　　　　　　　　　C. 气虚

D. 气血两虚　　　　　　　E. 气滞血瘀

13. 患者,女,23 岁。周期性经前期乳房、小腹胀痛 1 年。近 2 年来每于经前 7 天左右右乳房、小腹胀痛,拒按,月经量少,经血暗淡;伴心烦易怒,口苦。经行后诸症遂减。舌质暗,苔薄白,脉弦。其病证属于(　　　)

A. 气滞　　　　　　　　　B. 气郁　　　　　　　　　C. 气虚

D. 气闭　　　　　　　　　E. 气逆

14. 患者,女,49 岁。久病痨热,见心烦,消瘦,口干鼻燥,皮肤干燥,舌红少津,少苔,脉细数。多为(　　　)

A. 津亏血瘀　　　　　　　B. 气随津脱　　　　　　　C. 津枯血燥

D. 血瘀水停　　　　　　　E. 阳盛则热

15. 患者,女,30 岁。产后大出血,继则冷汗淋漓,甚则晕厥。其病证是(　　　)

A. 气滞血瘀　　　　　　　B. 气不摄血　　　　　　　C. 气随血脱

D. 气血两虚　　　　　　　E. 气血失和

(二) 多项选择题

1. 下列何项是气生成的原材料(　　　)

A. 先天精气　　　　　　　B. 肾气　　　　　　　　　C. 脏腑之气

D. 自然界清气　　　　　　E. 水谷精气

2. 气可以分成哪些类(　　　)

A. 元气　　　　　　　　　B. 宗气　　　　　　　　　C. 营气

D. 卫气　　　　　　　　　E. 正气

3. 血液的运行与哪些内脏有关(　　　)

A. 心   B. 肺   C. 脾

D. 肝   E. 肾

4. 哪些属于津液的范畴(　　)

A. 汗   B. 涕   C. 泪

D. 唾   E. 胃液

5. 气对于血的作用有哪些(　　)

A. 化生血液   B. 推动血行   C. 固摄血液

D. 血能化气   E. 血能载气

二、简答题

1. 宗气是怎样生成的？简述宗气的生理功能。

2. 血的生成和功能有哪些？

三、实例分析题

1. 患者，男，56 岁。因情急恼怒而突发头痛而胀，继则昏厥仆倒。呕血，不省人事。肢体强痉，舌红苔黄，脉弦。该患者属于何种病证？

2. 患者，男，68 岁。大便秘结 10 余年，5~6 天 1 次。前医诊为习惯性便秘，曾屡服果导片、三黄片、番泻叶等通便泻下药物，可暂时收效，停药则便秘如故。患者平素情志不畅，夜多不寐，便秘后失眠更甚。诊见：大便 5 天未解，腹胀，时隐痛，欲便不能，口苦口干，五心烦热，少寐，舌质淡红、苔少无津，脉弦细数。该患者属于何种病证？

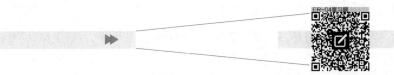

（李智红）

第五章

体 质

导学情景 ∨

情景描述：

《黄帝内经》有对体质形成、分类以及体质与病机、诊断、治疗、预防关系的详细论述，如《灵枢·论痛》云："筋骨之强弱，肌肉之坚脆，皮肤之厚薄，腠理之疏密，各不同……肠胃之厚薄坚脆亦不等……"。 后世医家又进一步丰富和发展了《黄帝内经》的体质学说内容，并十分重视其在养生、预防及辨证论治等医疗实践中的应用，正如清代医家叶天士所云："平素体质不可不论"。 因此，重视对体质的研究，有助于分析疾病发生、发展和演变的规律，对提高疾病的预防、诊断和治疗水平具有重要意义。

学前导语：

体质是一个既古老又年轻的医学命题，重视人的体质及其差异性研究是中医学的特色之一。 因为体质的可变性、可调性，决定了体质在疾病的预防、治疗、养生、保健诸方面发挥着重要作用。

中医学历来非常重视对人体体质的研究，从古到今，历经数年，体质学说不断完善，自成体系，正有效地应用于临床各科。中医体质的研究，不仅有助于从整体上把握个体的生命特征，还有助于分析疾病的发生、发展和变化规律，对疾病的防治及养生保健等均有重要意义。

第一节　体质的概述

中医体质学，是以中医学理论为指导，研究人体体质的概念、形成、特征、类型、差异规律，及其对疾病发生、发展、演变过程的影响，并以此指导疾病预防、诊断、治疗以及养生康复的一门学科。

一、体质的含义

体，指身体、形体、个体；质，指素质、质量、性质。体质，有身体素质、形体质量、个体特质等多种含义。

在中医体质学中，体质是指人体在先天禀赋和后天获得的基础上所形成的形态结构、生理功能和心理状态三方面综合的、相对稳定的固有特质，是人类在生长发育过程中所形成的与环境相适应的人体个性特征。

体质表现为结构、功能、代谢以及对外界刺激反应等各方面的个体差异性,对某些病因和疾病的易感性,以及疾病传变转归中的某些倾向性。它具有个体差异性、群体趋同性、相对稳定性和动态可变性等特点。这些体质特点或隐或现地体现于健康与疾病过程中。

二、体质的要素

人体正常的生命活动是形与神协调统一的结果,"形神合一"是中医学最基本的生命观,由此就决定了中医学的体质应包括形与神两方面的内容。一定的形态结构必然产生出相应的生理功能和心理特征,而良好的生理功能和心理特征是正常形态结构的反映,两者相互依存、相互影响,在体质的固有特征中综合地体现出来。可见,体质由形态结构、生理功能和心理状态三个方面的差异性构成。

(一) 形态结构的差异性

人体虽然具有相同的脏腑组织结构,但每个人在形态结构上往往又存在着一定的差异,这种差异性是个体体质特征的重要组成部分,正如《灵枢·本藏》所云:"五藏者,固有小大、高下、坚脆、端正、偏倾者,六腑亦有小大、长短、厚薄、结直、缓急"。人体的形态结构主要包括外部形态结构和内部形态结构两方面的内容。内部形态结构是体质的内在基础,外部形态结构是体质的外在表现,相对而言,外部形态结构(即体表形态)最为直观,故备受古今中外体质研究者重视。因此,在人体的内部形态结构完好、协调的基础上,人的体质特征首先通过个体的身体外形特征(即体表形态)体现出来,而身体外形特征主要表现为体型、体格等方面的差异。

体型,是指身体外观形态上的特征,是衡量体质的重要指标。中医观察体型,主要观察形体之肥瘦长短,皮肉之厚薄坚松,肤色之黑白苍嫩等各方面的差异。其中尤以肥瘦最具代表性。

体格,是指反映人体生长发育水平、营养状况和锻炼程度的状态。一般通过观察和测量身体各部分的大小、形状、匀称程度以及体重、胸围、肩宽、骨盆宽度和皮肤与皮下软组织情况来判断,是反映体质的标志之一。

(二) 生理功能的差异性

人体的生理功能和形态结构密切相关,是内部形态结构完整、协调的反映,具体说是脏腑经络及精气血津液功能协调的体现。因此,人体生理功能的差异,可反映脏腑机能和精气血津液的盛衰,可体现人体消化、呼吸、血液循环、生长发育、生殖、感觉运动、精神意识思维以及机体的抗病能力、新陈代谢、自我调节能力等各方面功能的强弱。具体表现在心率、心律、面色、唇色、脉象、舌象、呼吸状况、语声高低、食欲、口味、体温、寒热的喜恶、二便情况、性机能、生殖功能、女子月经情况、形体的动态及活动能力、睡眠状况、视听觉、触嗅觉、耐痛的程度、皮肤肌肉的弹性、毛发的多少和光泽等方面的不同。因此,通过观察上述内容可以了解不同个体脏腑经络及精气血津液生理功能的盛衰强弱,从而得知其体质状况。

(三) 心理特征的差异性

心理是指客观事物在大脑中的反映,是感觉、知觉、情感、记忆、思维、性格、能力等的总称,属于中医学神的范畴。不同个体的心理特征有一定的差异性,主要表现为人格、性格、气质、态度、智慧等方面。中医学认为形与神是统一的,某种特定的形态结构往往表现为某种相应的心理倾向。如《灵枢·阴阳二十五人》称具有"圆面,大头,美肩背,大腹,美股胫,小手足,多肉,上下对称"等形态特征的土形人,多具有"安心,好利人,不喜权势,善附人"等心理特征。脏腑精气血津液是产生神的物质基础,不同脏腑的功能活动,总是表现出特定的情感、情绪和认知活动,如《素问·阴阳应象大论》云:"人有五藏化五气,以生喜怒悲忧恐"。因此,个体脏腑经络以及气血津液功能活动不同,所表现的情志活动也有差异,如有人善喜,有人善悲,有人勇敢,有人胆怯等。可见,一定的形态结构与生理机能,是心理特征产生的基础,使个体表现出相应的心理特征,而心理特征又影响着形态结构与生理机能,并表现出相应的行为特征。

▶▶ **课堂活动**

课堂活动 扫一扫,知答案

　　1952 年 6 月 10 日,毛泽东同志为中华全国体育总会成立大会题写了"发展体育运动,增强人民体质"12 个大字。请同学们分析一下,积极参加体育锻炼主要增强的是体质的哪些方面? 若要拥有一个全面健康的体质,还有哪些方面需要完善?

三、体质的生理学基础

　　体质是对个体身心特性的概括,是在个体遗传的基础上,在内外环境的影响下,在生长发育的过程中形成的个性特征。它通过人体形态结构、生理机能和心理状态上的差异性表现出来。人体以五脏为中心,通过经络系统,把六腑、五官、九窍、四肢百骸等全身组织器官联络成一个有机整体,以精气血津液为物质基础,完成系统的机能活动。因此,体质实质上是通过组织器官表现出来的脏腑精气阴阳之偏颇和机能活动之差异,是人体生理活动综合状况的反映。体质禀受于先天,长养于后天,因而体质的形成、发展和变化受到机体内外环境多种因素的共同影响。

　　人体脏腑、经络、形体、官窍通过经络的联络,以五脏为中心构成五大生理系统;五脏系统以精气血津液为物质基础,发挥机能活动,调节着体内外环境的协调平衡。故脏腑经络及精气血津液是体质形成的生理学基础。

(一)体质与脏腑经络的关系

　　脏腑经络的盛衰偏颇决定体质的差异。脏腑是构成人体,维持正常生命活动的中心,人体的各项生理活动均离不开脏腑,所以,个体体质的差异必然以脏腑为中心,反映出构成身体诸要素的某些或全部素质特征。脏腑的形态和机能特点是构成并决定体质差异的最根本的因素。在个体先天遗传与后天环境因素相互作用下,不同个体常表现出某一藏象系统的相对优势或劣势化的倾向。《景岳全书·传忠录》在"藏象别论"中,明确阐述了五脏机能强弱与体质的关系,指出"若其同中之不同者,则脏气各有强弱,禀赋各有阴阳。脏有强弱则神志有辨也,颜色有辨也,声音有辨也,性情有辨也,筋骨有辨也,饮食有辨也,劳逸有辨也,精血有辨也,刚柔有辨也……此固人人之有不同也"。可见,脏腑形态和机能活动的差异是产生不同体质的重要基础。

　　经络内属于脏腑,外络于肢节,是人体气血运行的道路。体质不仅取决于内脏机能活动的强弱,还有赖于各脏腑机能活动的协调,经络正是这种联系沟通以协调脏腑机能的结构基础。脏居于内,形见于外。体质主要通过外部形态特征表现出来,不同的个体,脏腑精气阴阳的盛衰及经络气血的多少不同,表现于外的形体也就有了差异性。

（二）体质与精气血津液的关系

精气血津液是决定体质特征的重要物质基础,其中精的盈亏优劣是体质差异的根本。由于人体脏腑在胚胎发育过程中,禀受于父母的先天之精就已经分藏于各脏腑,影响着各脏腑形体官窍的发育,出生之后,后天水谷之精又不断输入脏腑之中,与已有先天之精结合,充养形体,故肾脏和其他每一脏腑都藏有先天之精和后天之精。每一个体又因先天禀赋和后天环境因素的综合作用而有精的盈亏优劣的差异,使不同个体常表现出某一脏腑机能的相对优势或劣势化趋向。因此,精的盈亏优劣是导致个体体质差异的根本因素。精的不足便可形成脾虚质、肾虚质、肺虚质等体质类型,老年体质的共性即为精的虚亏。

气由先后天之精化生,并与吸入的自然界清气相融合而成,具有推动、温煦、防御、固摄、气化、营养等作用,是推动和调节各脏腑机能活动的动力来源。气的盛衰直接影响着脏腑生理特性的偏颇和形体特征的差异,从而形成了不同的体质类型,如气虚质、气郁质、阴虚质、阳虚质等。

血和津液均来源于脾胃所化生的水谷之精。血流于脉中,内养脏腑,外养形体,化神载气,对体质的强弱起重要作用;津液分布全身,无处不到,濡养脏腑,化生血液,也是影响体质的重要因素。个体血与津液的盈亏及其运行输布的差异,也形成了不同的体质类型,如血虚质、血瘀质、痰湿质等。

精气血津液均为人体生命活动的基本物质,同源于水谷之精,因而气血互生,津血互化,精血同源。机体某一方面的物质偏衰,还会出现气血两虚、气滞血瘀、血虚精亏、津亏血瘀等复杂的体质类型。所以精与血之多少,气与津之盈耗,都影响着体质,成为构成并决定体质差异的物质基础。

总之,脏腑、经络的结构变化和机能盛衰,以及精气血津液的盈亏,都是决定人体体质的重要因素。体质实际上就是脏腑经络、形体官窍固有素质的总体体现,是因脏腑经络、精气血津液的盛衰偏颇而形成的个体特征。研究体质,实质上就是从差异性方面研究藏象。

四、体质的生理特点

体质禀受于先天,得养于后天,体质的生理特点是先后天因素共同作用的结果。先天禀赋决定着个体体质的特异性和相对稳定性,而各种后天因素又使人体体质具有动态可变性。改变后天的种种因素,可以在一定程度上改善体质,因此体质具有可调性。在相同或类似的时空条件下,人群的遗传背景和后天生存环境也是大致相同的,这就使得群类的体质具有趋同性。

（一）体质的遗传性

遗传是亲代将其特征传给子代的一种现象。父母双方的生殖之精是生命个体形成的基础,遗传因素是决定体质形成和发展的根本原因,人的外部形态、脏腑功能、精神情志等个性特点均形成于胎儿时期。禀受于父母的先天之精,对个体体质的影响是巨大的,人体的体型、相貌、肤色、禀性、脏腑经络的功能状态、气血津液的盛衰,以及与之相应的病理变化等,都在某种程度上受到遗传因素的控制。由遗传背景所决定的体质差异是维持个体体质特征相对稳定的重要条件。

（二）体质的稳定性

一般情况下，个体体质一旦形成，在一定的时间内不易发生太大的改变，所以体质具有相对的稳定性。体质的稳定性与遗传因素相关，年龄、性别等因素也可影响体质的稳定性。然而，由于环境、精神、营养、锻炼、疾病等后天因素参与并影响体质的形成与发展，从而使得体质具有的是相对的稳定性。

体质的相对稳定性包括两方面的含义：一是指体质的遗传性使个体体质具有相对的稳定性，这种遗传的体质特征在生命过程中不会轻易改变；二是指个体体质虽会随其发育的不同阶段而不断演变，但在某个年龄段，如幼年时期、青年时期、中年时期、老年时期等，个体的体质状态是相对稳定的，不会发生骤然的改变，从而使各个不同的生命阶段呈现出不同的体质特点。

（三）体质的可变性

体质的稳定性是相对的，而不是一成不变的，这就意味着体质具有动态可变性。后天的生活环境、营养状况、饮食习惯、精神因素、年龄变化、疾病损害、针药治疗等，都会引起机体体质的改变，有时甚至可起到决定性作用。但是，体质的可变性是有一定范围和限度的，不是任意变化的。

（四）体质的多样性

体质的形成与先后天多种因素有关，遗传因素的多样性和后天诸多因素的复杂性，决定了人类体质的多样性，即使是同一个体，在不同的生命阶段其体质特点也是动态可变的。所以体质具有明显的个体差异性，呈现出多样性特征。人类体质多样性是中医体质学研究的核心内容，因人制宜的养生保健和辨证论治思想正是基于这种特异性及差异性。

（五）体质的趋同性

同一种族或聚居在同一地域的人，因为生存环境和生活习惯大致相同，遗传背景和生存环境具有一致性，从而使特定人群的体质呈现类似的特征，这就是群类趋同性。俗语"一方水土养一方人"正体现了体质的这一特点，又如《素问·异法方宜论》云："故东方之域，天地之所始生也，鱼盐之地，海滨傍水。其民食鱼而嗜盐……鱼者使人热中，盐者胜血，故其民皆黑色腠理，其病皆为痈疡"。体质的趋同性会导致某一人群对某些病邪的易感性及其所产生的病理过程的倾向性。

知识链接

一方水土养一方人

"一方"，指的是某一块地域；"水土"，指的是自然环境，即地理环境，包括水土性质、气候特点等；"一方人"，则是长期生活在这一地域的人。"一方水土养一方人"，这是一句俗语，比喻一定的环境造就一定类型的人才。生长生活在同一个地区的人，水土环境和人文环境相同，人的体格、性格、生活方式、思想观念和人文历史也就类似，此即体质的趋同性。如新疆人多长睫毛大眼睛，性格开朗，能歌善舞。而不同地域上的人，由于环境的不同、生存方式不同、地理气候不同，导致体格特征不同、思想观念不同、人文历史不同、为人处世不同，文化性格特征也不同，此即体质的多样性。如"西南人群体""东北人群体"。

（六）体质的可调性

体质既是相对稳定的,又是动态可变的,这就使得体质的可调性成为可能。在生理情况下,针对各种体质及早采取适当的干预措施,纠正或改善某些体质的偏颇,以减少体质对疾病的易感性,防病于未然。在病理情况下,可针对各种不同的体质类型,将辨证论治与中医体质学相结合,则可获得更为全面、有效的治疗效果。

适宜的药食是调整和改善体质的重要方法之一,合理运用药食的四气五味、升降浮沉等性能,可以有效地纠正某些体质的偏颇。另外,针对不同的体质类型,对其进行相应的生活指导,通过建立良好的行为方式和生活习惯使体质在潜移默化中得以改善。

点滴积累 ∨

1. 体质的含义　体质是指人体在先天禀赋和后天获得的基础上所形成的形态结构、生理功能和心理状态三方面综合的、相对稳定的固有特质,是人类在生长、发育过程中所形成的与自然、社会环境相适应的人体个性特征。

2. 体质的要素　①形态结构的差异性;②生理功能的差异性;③心理特征的差异性。

3. 体质的生理学基础　①体质与脏腑经络的关系:脏腑经络的盛衰偏颇决定体质的差异;②体质与精气血津液的关系:精气血津液是决定体质特征的重要物质基础,其中精的盈亏优劣是体质差异的根本。

4. 体质的生理特点　①体质的遗传性;②体质的稳定性;③体质的可变性;④体质的多样性;⑤体质的趋同性;⑥体质的可调性。

第二节　体质的形成

体质禀赋于先天,得养于后天。因此,体质是个体在遗传的基础上,在内外环境的影响下,在生长发育的过程中形成的。归纳起来主要有以下几个方面:

一、先天因素

先天,又称先天禀赋,是指子代出生之前在母体内所禀受的一切。早在《灵枢·天年》中指出:"人之始生……以母为基,以父为楯……"先天禀赋,包括种族、家庭遗传、婚育、种子,以及养胎、护胎、胎教等。先天禀赋是体质形成的基础,是人体体质强弱的前提条件,父母生殖之精气的盈亏盛衰,常决定着子代禀赋的强弱,从而影响着子代的体质,表现出子代体质的差异,诸如身体强弱、肥瘦、刚柔、高矮、肤色,乃至先天性生理缺陷和遗传性疾病等。《论衡·气寿》云:"禀气渥则其体强,体强则命长;气薄则体弱,体弱则命短,命短则多病短寿"。由于父母形质精血的强弱盛衰的不同,造成了子代禀赋的不同,从而表现出体质的差异。可见,在体质形成过程中,先天因素起着关键性的作用,从而确定了体质的"基调"。

二、后天因素

后天,是指人从出生到死亡之前的生命历程。后天因素包括饮食、劳逸、锻炼、婚育、精神情志、疾病用药等,都可以影响人的体质类型的形成和变化。

(一) 饮食营养

人以水谷为本,饮食营养是决定体质强弱的重要因素。合理的膳食结构,科学的饮食习惯,对维护和增强体质十分有益。反之,长期营养不良或营养不当,以及偏食偏嗜某些食物,均会影响个体体质的变化。如饮食摄入量不足,就会影响精气血津液的化生,而使体质虚弱;饮食偏嗜,使体内某些营养物质缺乏或过剩,可引起人体脏气偏衰或偏盛,形成有偏颇趋向的体质,甚则成为导致某些疾病的原因。如嗜食肥甘可助湿生痰,形成痰湿体质;嗜食辛辣则易化火灼津,形成阴虚火旺体质;过食生冷寒凉会损伤脾胃,产生脾胃阳虚体质;饮食无度,久则损伤脾胃,可形成形盛气虚体质。因此,饮食习惯和营养状况对体质有明显的影响。

知识链接

体质的四时食养

春季阳气初升,万物复苏,升发顺达。春宜升补,即顺应阳气升发之性,食宜清轻,宣透阳气,但注意升而不散,温而不热,不宜过用辛热升散之品;夏季阳气隆盛,气候炎热,万物繁茂。夏宜清补,食宜清热解暑,清淡芳香,不可食用味厚发热之物;长夏为夏秋之交,天热下降,地湿上蒸,为一年之中湿气最盛的季节。长夏内通脾气,脾为阴土,喜燥恶湿,湿盛于外,困阻脾阳,运化无力,宜用淡补,即用淡渗利湿之品以助脾气之健运,防止湿困中焦,最忌滋腻碍脾之品;秋季阳气收敛,阴气滋长,食宜平性药食,不宜用大寒大热之品,同时气候干燥,宜食用濡润食物以保阴津;冬季天寒地冻,阳气深藏,阴气大盛,万物潜藏,精气涵养,冬宜温补,宜用温热助阳之品,以扶阳散寒。

(二) 劳动安逸

劳动,包括体力和脑力劳动;安逸,指休闲、放松的行为状态。适度的劳作,可使筋骨强壮,气血通利,脏腑调和,机能旺盛;适当休息,有助于消除疲劳,恢复体力和脑力,维持人体正常的机能活动。劳逸结合,有利于人体的身心健康,形成良好的体质。但是,过度的劳累,易损伤筋骨,消耗气血,致脏腑精气不足,机能减退,形成虚性体质,如《素问·举痛论》所云:"劳则气耗"。《素问·宣明五气》所云:"久坐伤肉,久立伤骨,久行伤筋"。反之,过度安逸,长期养尊处优,四体不勤,则可使气血运行不畅,筋肉松弛,脾胃功能减退,形成痰瘀体质或虚性体质,如《灵枢·根结》所云:"王公大人,血食之君,身体柔脆,肌肉软弱"。因此,劳逸也是影响体质的重要因素之一。

(三) 体育锻炼

"流水不腐,户枢不蠹""生命在于运动",体育锻炼是增强体质的法宝。现代体育运动为人们提供了极大的健身空间,古人创造的五禽戏、太极拳、武术、气功等依然是人们常选的强身健体的好方法。体育锻炼可以改善血液循环，促进新陈代谢，疏通经络气血，增强肌肉力量，提高抗病能力。因此，应大力倡导"发展体育运动，增强人民体质"。但是，体育锻炼也要根据自身的年龄、性别、体质状况，因人而异，适可有度，若劳累过度，反有损于脏腑气血，形成虚性体质。

（四）婚姻生育

房事是正常的生理活动之一，它既是人类繁衍后代的需要，也是维持自身生理、心理平衡的需要。长期禁戒房事，身心欲望得不到满足，心情久郁，可致气血不畅，形成气郁体质。反之，若性生活不节，房事过度，则会大伤肾精肾气，损耗肾阴肾阳，形成虚性体质，出现早衰。如《素问·上古天真论》所云："……醉以入房，以欲竭其精，以耗散其真，不知持满，不时御神，务快其心……故半百而衰也"。

怀孕产子是妇女特有的生理活动，因而是形成妇女体质特点的因素之一。怀孕、分娩、哺乳，都需要消耗母体的气血阴阳，胎产次数越多，则母体受到的耗损则越大，故多产之人，往往气血衰少，体质不佳，年老后必见肾亏早衰。

（五）精神情志

情志，泛指喜、怒、忧、思、悲、恐、惊等心理活动，是人体对客观外界事物刺激所作出的不同反应。情志活动的产生有赖于内在脏腑的功能活动，并以精气血津液为物质基础。因此，情志的变化，往往可以通过影响脏腑的功能活动和精气血津液的生成、输布与运行而影响人的体质。若情志和调，则气血调畅，脏腑功能协调，体质强壮。反之，若长期遭受强烈的精神刺激，超越了人体自身的调节机能和承受范围，则可致脏腑功能紊乱而影响体质。如常见的气郁质多因长期抑郁不解所致；气郁化火，灼伤阴血，又能导致阳热体质或阴虚体质；气滞不畅还可形成血瘀质。情志的变化可导致体质改变，特定的体质往往易罹患某些疾病。如郁怒不解，情绪急躁的"木火质"，易患眩晕、中风等病证；忧愁日久，郁闷寡欢的"肝郁质"，易诱发癌症。因此保持良好的心情和精神状态，对人的体质十分有益。

案例分析

案例

一项调查发现，81.2%的癌症病人在患病前曾遭受过负面生活事件的打击，如配偶死亡、夫妻不和、生活规律重大改变、工作学习压力大、子女管教困难、夫妻两地分居等。京、沪等大城市的一项398例胃癌配对调查发现，各地都有一个共同点，即胃癌患者都有经常生闷气的情况。

分析

流行病学调查表明癌症好发于一些受到挫折后，长期处于精神压抑、焦虑、沮丧、苦闷、恐惧、悲哀等不良情绪中的人群。中医学认为情志不遂致病，或直接损及脏腑，或导致气血失调，可引起多种病证的发生。其中，现代人群最易抑郁恼怒，常致肝失疏泄，气滞血瘀，从而易病发癥瘕、癌症。现代研究表明，精神心理因素并不能直接致癌，但它却往往以一种慢性的持续性的刺激来影响和降低机体的免疫力，提高癌症的发生率。与此相反，研究发现乐观的精神、良好的情绪、积极的心理状态，能增强大脑皮层的功能和整个神经的张力，使免疫系统像忠于职守的哨兵，时刻监测人体的各个部位，一旦发现癌变苗头，便迅速聚集"各路人马"围歼。

（六）疾病与药物

疾病往往也是导致体质改变的一个重要因素,疾病发生后,由于邪正斗争,人体内的气血阴阳必然会损耗。一般情况下,机体将在病愈之后逐渐地自我修复,不会影响体质。然而,某些重病、久病以及慢性消耗性疾病和营养障碍性疾病,对体质的影响非常明显。如肺痨病人,多为"阴虚质";慢性肝炎久病不愈者,多为"湿热质"。此外,感染特殊邪气而患特定疾病之后,可使病人终身不再患此疾患,如患麻疹之后可获得终生免疫。

药物有寒热温凉之分、酸苦甘辛咸之别,用之得当,可补偏救弊,调理脏腑阴阳气血之盛衰。但若长期偏用某些性味的药物,或不根据个体的体质而滥服补益之药,可使人体脏腑气血阴阳发生盛衰变化,从而改变人体体质,如用药过于温燥,则易伤阴津,形成阴虚内热体质;用药过于苦寒,则易伤阳气,形成阳虚内寒体质。大多数现代化学药物都具有副作用或毒性,滥用或久用更易导致脏腑气血的损害,引起体质状况的下降。

三、环境因素

环境包括自然环境和社会环境,体质的形成和变化与环境因素密切相关。

（一）自然环境

自然环境通常指地理环境。不同的地理环境,其水土性质、气候特点以及人们的生活习俗也有所不同,而这些因素常常影响着人的体质,最终导致人的体质出现地区性的差异。如不同国家的人有不同的体质特点,同一国家不同地区的人也存在着明显的体质差异。一般而言,恶劣的气候环境培养了人的健壮的体魄和强悍的气质,舒适的气候环境则造就了人的娇弱的体质和温顺的性格。我国南方多湿热,北方多寒燥,东部沿海为湿润的海洋性气候,西部内地为干燥的大陆性气候。因此,西北方人,形体多壮实,腠理偏致密;东南方人,体质多瘦弱,腠理偏疏松。《素问·异法方宜论》中早就详细地论述了东西南北中不同地域的人所表现出的体质差异,如东方"其民皆黑色腠理,其病皆为痈疡";西方"其民华食而脂肥,故邪不能伤其形体,其病生于内"等。

人类在生产、生活过程中产生的有害物质,如化学及放射性物质、噪声、废气、废水、废渣等环境污染物,可导致环境质量的下降。环境污染物通过致敏作用、致癌作用和致病作用危害人类的健康,人类的体质状态由于环境污染而日益下降。大自然是人类赖以生存的环境,中医学崇尚天人合一、顺应自然的医学观,人类应牢固树立人与自然和谐相应的观念,主动积极地保护自然环境,减少环境的污染,这样才能更好地适应自然,保持健康体质。

（二）社会环境

人类群居生活于社会当中,社会环境同样也会对人体体质的形成与发展产生直接影响。如社会动荡、战乱频繁或自然灾害等,人们流离失所,社会动荡不安,人们在生活上必然受到重大影响,易于导致饮食失节、劳役过度、情志失调等,从而形成脾胃虚弱、元气内伤的体质特征。如金元战乱之际,民不聊生,脾胃病大量发生,李东垣就是在这种社会环境的背景下写成了不朽著作《脾胃论》。相反,随着经济水平的提高、生活条件的改善,人们的饮食多为高脂肪、高蛋白,出行有车辆,天热有空调,上楼有电梯,一方面极大地改善了人们的生存条件,另一方面也对人们的体质形成、疾病发生产生了一定影响。如饮食摄入热量过多,又缺少运动,致使大量肥胖者出现,造成了痰湿、湿热体质类型的人群明显增多。

随着现代社会迅速发展,社会竞争也日益加剧,人们为改变和维持既定社会地位,不可避免地参与各种竞争。社会生活的剧变、信息流量的膨胀、效率意识的增长、人际关系的复杂、物质利益的分化等,导致人们精神紧张、情绪躁动、焦虑不安、心灵疲惫。长期强烈的精神刺激,可造成机体阴阳气血失调,形成气郁或阳亢型体质。

在以上诸多的因素中,先天因素在造就体质的个体化倾向中起着关键性作用,它使得每一个个体体质的基本特征不同于他人。饮食、劳逸、情志和疾病等因素对体质的影响是一个缓慢、持续的渐进性过程,且因人而异,有明显的个体化倾向。正因为这样,成年以后,每个人表现出特有的体质特征,而与其他人有所不同。气候、地理、社会环境等因素,主要参与塑造的是一个"小群体"的体质类型,如"西南人群体""东北人群体"。

点滴积累 ∨

影响体质形成的因素

（1）先天因素：在体质形成过程中，先天因素起着关键性的作用，从而确定了体质的"基调"。

（2）后天因素：①饮食营养；②劳动安逸；③体育锻炼；④婚姻生育；⑤精神情志；⑥疾病与药物。

（3）环境因素：①自然环境；②社会环境。

第三节　体质的分类

中医学体质分类的方法,主要是根据中医学的基本理论来确定人群中不同个体的体质类型。2009 年 4 月 9 日中华中医药学会颁发了《中医体质分类与判断标准》,该标准将体质分为平和质（A 型）、气虚质（B 型）、阳虚质（C 型）、阴虚质（D 型）、痰湿质（E 型）、湿热质（F 型）、血瘀质（G 型）、气郁质（H 型）、特禀质（I 型）九个类型。

一、平和质（A 型）

1. **总体特征**　阴阳气血调和,以体态适中、面色红润、精力充沛等为主要特征。

2. **形体特征**　体形匀称健壮。

3. **常见表现**　面色、肤色润泽,头发稠密有光泽,目光有神,鼻色明润,嗅觉通利,唇色红润,不易疲劳,精力充沛,耐受寒热,睡眠良好,胃纳佳,二便正常,舌色淡红,苔薄白,脉和缓有力。

4. **心理特征**　性格随和开朗。

5. **发病倾向**　平素患病较少。

6. **对外界环境适应能力**　对自然环境和社会环境适应能力较强。

二、气虚质（Ｂ型）

1. **总体特征**　元气不足,以疲乏、气短、自汗等气虚表现为主要特征。

2. **形体特征**　肌肉松软不实。

3. **常见表现**　平素语音低弱,气短懒言,容易疲乏,精神不振,易出汗,舌淡红,舌边有齿痕,脉弱。

4. **心理特征**　性格内向,不喜冒险。

5. **发病倾向**　易患感冒、内脏下垂等病;病后康复缓慢。

6. **对外界环境适应能力**　不耐受风、寒、暑、湿邪。

三、阳虚质（Ｃ型）

1. **总体特征**　阳气不足,以畏寒怕冷、手足不温等虚寒表现为主要特征。

2. **形体特征**　肌肉松软不实。

3. **常见表现**　平素畏冷,手足不温,喜热饮食,精神不振,舌淡胖嫩,脉沉迟。

4. **心理特征**　性格多沉静、内向。

5. **发病倾向**　易患痰饮、肿胀、泄泻等病;感邪易从寒化。

6. **对外界环境适应能力**　耐夏不耐冬;易感风、寒、湿邪。

四、阴虚质（Ｄ型）

1. **总体特征**　阴液亏少,以口燥咽干、手足心热等虚热表现为主要特征。

2. **形体特征**　体形偏瘦。

3. **常见表现**　手足心热,口燥咽干,鼻微干,喜冷饮,大便干燥,舌红少津,脉细数。

4. **心理特征**　性情急躁,外向好动,活泼。

5. **发病倾向**　易患虚劳、失精、不寐等病;感邪易从热化。

6. **对外界环境适应能力**　耐冬不耐夏;不耐受暑、热、燥邪。

五、痰湿质（Ｅ型）

1. **总体特征**　痰湿凝聚,以形体肥胖、腹部肥满、口黏苔腻等痰湿表现为主要特征。

2. **形体特征**　体形肥胖,腹部肥满松软。

3. **常见表现**　面部皮肤油脂较多,多汗且黏,胸闷,痰多,口黏腻或甜,喜食肥甘厚味,苔腻,脉滑。

4. **心理特征**　性格偏温和、稳重,多善于忍耐。

5. **发病倾向**　易患消渴、脑卒中、胸痹等病。

6. **对外界环境适应能力**　对梅雨季节及湿重环境适应能力差。

六、湿热质（F型）

1. **总体特征** 湿热内蕴，以面垢油光、口苦、苔黄腻等湿热表现为主要特征。

2. **形体特征** 形体中等或偏瘦。

3. **常见表现** 面垢油光，易生痤疮，口苦口干，身重困倦，大便黏滞不畅或燥结，小便短黄，男性易阴囊潮湿，女性易带下增多，舌质偏红，苔黄腻，脉滑数。

4. **心理特征** 容易心烦急躁。

5. **发病倾向** 易患疮疖、黄疸、热淋等病。

6. **对外界环境适应能力** 对夏末秋初湿热气候，湿重或气温偏高环境较难适应。

七、血瘀质（G型）

1. **总体特征** 血行不畅，以肤色晦黯、舌质紫黯等血瘀表现为主要特征。

2. **形体特征** 胖瘦均见。

3. **常见表现** 肤色晦黯，色素沉着，容易出现瘀斑，口唇黯淡，舌黯或有瘀点，舌下络脉紫黯或增粗，脉涩。

4. **心理特征** 易烦，健忘。

5. **发病倾向** 易患癥瘕及痛证、血证等。

6. **对外界环境适应能力** 不耐受寒邪。

八、气郁质（H型）

1. **总体特征** 气机郁滞，以神情抑郁、忧虑脆弱等气郁表现为主要特征。

2. **形体特征** 形体瘦者为多。

3. **常见表现** 神情抑郁，情感脆弱，烦闷不乐，舌淡红，苔薄白，脉弦。

4. **心理特征** 性格内向不稳定、敏感多虑。

5. **发病倾向** 易患脏躁、梅核气、百合病及郁证等。

6. **对外界环境适应能力** 对精神刺激适应能力较差，不适应阴雨天气。

九、特禀质（I型）

1. **总体特征** 先天失常，以生理缺陷、过敏反应等为主要特征。

2. **形体特征** 过敏体质者一般无特殊；先天禀赋异常者或有畸形，或有生理缺陷。

3. **常见表现** 过敏体质者常见哮喘、风团、咽痒、鼻塞、喷嚏等；患遗传性疾病者有垂直遗传、先天性、家族性特征；患胎传性疾病者具有母体影响胎儿个体生长发育及相关疾病特征。

4. **心理特征** 随禀质不同情况各异。

5. **发病倾向** 过敏体质者易患哮喘、荨麻疹、花粉症及药物过敏等；遗传性疾病如血友病、先天愚型等；胎传性疾病如五迟（立迟、行迟、发迟、齿迟和语迟）、五软（头软、项软、手足软、肌肉软、口软）、解颅、胎惊等。

6. 对外界环境适应能力　适应能力差,如过敏体质者对易致过敏季节适应能力差,易引发宿疾。

▶ 课堂活动

根据中华中医药学会《中医体质分类与判断标准》的 9 种体质类型特征,分析自己倾向于哪种体质。

课堂活动 扫一扫,知答案

点滴积累 ∨

1. 体质的分类　平和质（A 型）、气虚质（B 型）、阳虚质（C 型）、阴虚质（D 型）、痰湿质（E 型）、湿热质（F 型）、血瘀质（G 型）、气郁质（H 型）、特禀质（I 型）。

2. 各类体质的不同特征　主要从总体特征、形体特征、常见表现、心理特征、发病倾向以及对外界环境适应能力等方面体现。

第四节　体质学说的应用

由于体质的特异性、多样性和可变性,形成了个体对疾病的易感倾向、病变性质,及其对治疗的反应等方面的明显差异。因此,中医学强调“因人制宜”,并把体质学说同病因学、病机学、诊断学、治疗学和养生学等密切地结合起来,以指导临床医疗实践。

一、体病相关性

（一）体质与病因

不同的体质,由于阴阳寒热的偏盛偏衰,因而对各种致病因素的反应性、亲和性不同,即决定了对某些致病因素有着特殊易感性。如阳虚质易感寒邪而患寒病;阴虚质易感热邪而患热病。肥人多痰湿,善病中风;瘦人多火,易得痨嗽。《鳀溪医论选》云:“人之生也,体质各有所偏,偏于阴虚,脏腑燥热,易感温病,易受燥气;偏于阳虚,脏腑寒湿,易感寒邪,易患湿证”。

（二）体质与发病

正气不足是发生疾病的内在根据,邪气入侵是疾病发生的外在条件。疾病发生与否,主要取决于正气的盛衰,而体质正是正气盛衰偏颇的反映。一般而言,体质强壮者,正气旺盛,抗病力强,邪气难以侵入致病;体质虚弱者,正气虚弱,抵抗力差,邪气易于乘虚侵入而发病。人体受邪后,由于体质不同,发病情况也不尽相同,或即时而发,或伏而后发,或时而复发。不仅外感病的发病如此,内伤杂病的发病亦与体质密切相关,如《素问·经脉别论》云:“勇者气行则已,怯者则着而为病”。说明感受某些情志刺激后是否发病,不仅与刺激的种类和强度有关,更重要的是与机体体质有关。遗传性疾病、先天性疾病及过敏性疾病的发生,也都与个体体质密切相关。

（三）体质与病机

体质影响着疾病的发展变化,即影响着病机。病人因体质不同,即使感受相同的病邪,却往往发生不同的病理变化。如同为感受风寒之邪,阳热体质者多从阳化热,而阴寒体质者则易从阴化寒。又如同感湿邪,阳盛之体易从阳化热而成湿热证,阳虚之体易从阴化寒而成寒湿证。病情的寒热虚实随从体质而变化,称之为"从化"。从化的一般规律是:素体阴虚阳亢者,受邪后多从热化;素体阳虚阴盛者,受邪后多从寒化;素体津亏血耗者,受邪后多从燥化;气虚湿盛者,受邪后多从湿化。另外,体质还决定疾病的传变,体质强壮、正气旺盛者,即使患病也不易传变;体质虚弱、正气亏虚者,不仅易于感邪,且病情多变。

二、体质可调性

体质具有可调性,取决于体质既具有稳定性又具有可变性,通过干预调整其偏颇,从而实现体质可调性。

合理运用适宜的药食调摄、心理调摄、体育锻炼等可以有效地纠正某些体质的偏颇。如在饮食调养方面,体质偏阳者,饮食宜凉而忌热;体质偏阴者,饮食宜温而忌寒;形体肥胖者,食宜清淡而忌肥甘;阴虚火旺者,食宜凉润而忌辛热。在精神调摄方面,气郁质之人,应注意情志的调节,消除其不良情绪。在体育锻炼方面,也要因人而异,不同体质的人,应根据自身的体力和爱好,选择适宜的锻炼方法和强度。通过这些个体化的干预措施,使得体质调整到一个相对平和健康的状态。

三、体质与辨证的关系

体质是形成"证"的重要生理基础,所以体质常常决定临床证候类型。同一致病因素或同一种疾病,由于病人体质各异,其临床证候类型则有阴阳表里寒热虚实之别,如同样感受寒邪,因病人体质的不同和所感风寒之邪的偏重,有人表现为太阳中风证,有人表现为太阳伤寒证。因此说,同病异证的决定因素,不在于病因而在于体质。另一方面,异病同证亦与体质有关,即使不同的病因或不同的疾病,由于病人的体质有着共同点,常常会出现相同或类似的临床证型。如咳嗽和失眠都可以表现为阴虚火旺证,水肿和泄泻均可表现为脾肾阳虚证。因此说明同病异证和异病同证,主要是以体质差异为生理基础的。体质是证候形成的内在根据。

四、体质与治未病

中医学将预防称之为"治未病",就是采取一定的措施,防止疾病的发生与发展,是中医养生学的重要内容。

中医学的养生方法很多,善养生者,无论选择何种调摄方法,都应兼顾个体的体质特点。未病者,针对各种不同体质及早采取适当的干预措施,纠正或改善偏颇,以减少体质对疾病的易感性,防病于未然。已病者,针对各种不同体质的"从化"规律,提早采取措施,从而截断扭转疾病的病理进程。

点滴积累 ∨

1. 体病相关性　不同体质类型对病因有不同的易感性,感邪后是否发病亦跟体质相关,发病后的病理变化依据不同的体质而发生"从化"。

2. 体质可调性　体质既具有稳定性又具有可变性,通过干预调整其偏颇,从而实现体质可调性。

3. 体质与辨证　体质是证候形成的内在根据,不同的体质特点决定临床证候类型。

4. 体质与治未病　治未病,应针对不同的体质特点展开个体化干预措施。

复习导图

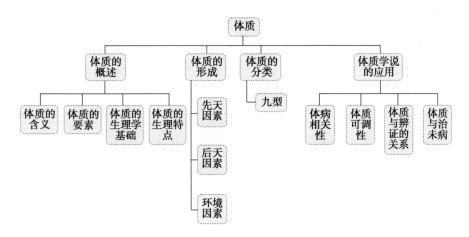

目标检测

一、选择题

（一）单项选择题

1. 先天禀赋决定着体质的相对（　　）

　　A. 可变性　　　　　　　　B. 连续性　　　　　　　　C. 复杂性

　　D. 普遍性　　　　　　　　E. 稳定性

2. 嗜食肥甘厚味,易形成（　　）

　　A. 火旺体质　　　　　　　B. 痰湿体质　　　　　　　C. 心气虚体质

　　D. 脾气虚体质　　　　　　E. 肝郁体质

3. 具有亢奋、偏热、多动等特征的体质为（　　）

　　A. 平和质　　　　　　　　B. 偏阴质　　　　　　　　C. 偏阳质

　　D. 肝郁质　　　　　　　　E. 阳虚质

4. 具有抑制、偏寒、多静等特征的体质为（　　）

　　A. 平和质　　　　　　　　B. 偏阴质　　　　　　　　C. 偏阳质

　　D. 阴虚质　　　　　　　　E. 气虚质

5. 气虚湿盛体质,受邪后多从（　　）

A. 寒化 　　　　　B. 热化 　　　　　C. 燥化

D. 湿化 　　　　　E. 火化

6. 素体阴虚阳亢者,受邪后多从(　　)

A. 寒化 　　　　　B. 热化 　　　　　C. 燥化

D. 湿化 　　　　　E. 传化

7. 后天各种因素使体质具有(　　)

A. 可变性 　　　　　B. 连续性 　　　　　C. 复杂性

D. 普遍性 　　　　　E. 稳定性

8. 体质理论源于经典著作(　　)

A.《伤寒杂病论》 　　　　B.《妇人良方》 　　　　C.《景岳全书》

D.《黄帝内经》 　　　　E.《千金要方》

9. 多食生冷寒凉,易形成(　　)

A. 火旺体质 　　　　B. 痰湿体质 　　　　C. 心气虚体质

D. 阳虚体质 　　　　E. 肝郁体质

10. 观察和测量身体各部件的大小、形状、匀称程度,以及体重、胸围、肩宽、骨盆宽度和皮肤与
皮下软组织情况可判断(　　)

A. 性征 　　　　　B. 体姿 　　　　　C. 体型

D. 体格 　　　　　E. 体表形态

11. 患者,男,30岁。身体强壮,胖瘦适中,饮食无偏嗜,二便通调,面色红润,性格开朗随和,精
力充沛,举动灵活,睡眠良好。属于(　　)

A. 偏阳质 　　　　B. 偏阴质 　　　　C. 平和质

D. 阳亢质 　　　　E. 痰湿质

12. 患者,女,23岁。形体偏瘦,两颧潮红,口干咽燥,喜饮水,大便干燥,怕热不怕冷。属于
(　　)

A. 阴虚质 　　　　B. 阳虚质 　　　　C. 气虚质

D. 气郁质 　　　　E. 特禀质

13. 患者,男,37岁。形体偏胖,面部油腻,口苦有异味,小便短赤,大便不爽,阴囊潮湿。属于
(　　)

A. 痰湿质 　　　　B. 湿热质 　　　　C. 血瘀质

D. 阴虚质 　　　　E. 气郁质

(二)多项选择题

1. 体质的构成包括(　　)

A. 对某些病因的易感性 　　B. 发病的倾向性 　　C. 形态结构的差异性

D. 生理功能的差异性 　　E. 心理特征的差异性

2. 体格反映了人体的(　　)

A. 生长发育水平　　　　B. 营养状况　　　　C. 锻炼程度

D. 体姿　　　　E. 性征

3. 体质的特点有(　　)

A. 普遍性　　　　B. 全面性　　　　C. 稳定性

D. 可变性　　　　E. 连续性

4. 偏阳质者(　　)

A. 耐寒　　　　　　　　B. 耐热

C. 易感风、暑、热邪　　　　D. 易感寒湿之邪

E. 发病后多表现为热证、实证

5. 偏阴质者(　　)

A. 耐寒　　　　　　　　B. 耐热

C. 易感风、暑、热邪　　　　D. 易感寒湿之邪

E. 发病后多表现为寒证、虚证

二、简答题

1. 体质的生理特点有哪些?

2. 体质的形成因素有哪些? 为什么说后天因素在体质形成过程中有着重大影响?

3. 体质与疾病的发生、发展及演变有什么联系?

三、实例分析题

1. 王某,女,30 岁。每逢季节变化、温度突变,鼻塞,流涕,打喷嚏,咽喉不适,甚至咳喘,每次食海鲜后,皮肤瘙痒难忍,抓后留下划痕。舌淡,苔白,脉弱。

判断患者属于何种体质类型? 此种体质人群有何发病倾向?

2. 张某,男,22 岁。平素不爱讲话,讲话声音低弱,容易疲乏,稍有活动就出汗,劳累后容易心慌、头晕,经常在天气突变的时候感冒。舌淡红,边有齿痕,苔薄白,脉缓。经中医师看诊后,坚持服用四君子丸加玉屏风散三个月,出汗、疲乏、头晕等症状大有缓解。平素注意避风寒,调寒温,清淡营养饮食,调节劳逸。坚持一年后,很少感冒,出汗正常,头晕、心慌等症也很少出现。

判断患者属于何种体质类型? 为何用药和改善生活起居后,患者的体质会发生改变?

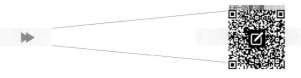

（徐　婧）

第六章
病因病机

导学情景 ∨

情景描述：

　　府吏倪寻和李延两人都患头痛发热，一同去请华佗诊治。经过仔细诊查，华佗给两位病人开出两个不同的处方，给倪寻开的是泻药，而给李延开的是解表发散药。倪寻和李延都在想两人的症状相同，开的药方却不同，是不是华佗搞错了？于是向华佗请教。华佗解释道：倪寻的病是由于饮食过多引起的，病在内部，当服泻药，积滞泻则病会好；李延的病是受凉感冒引起，病在外部，当吃解表药，风寒之邪随汗而去，头痛便除。两人回家各自服药，病愈。

学前导语：

　　中医强调辨证论治，病证虽同，但引起疾病的病因不同，病机有异，故治疗方法也不相同。后来，人们常用"对症下药"这个成语比喻针对不同情况，采取不同方法处理问题。中医学内容博大精深，本章我们将带领同学们从病因病机探讨，学习疾病的辨证论治。

　　病因，指引起疾病的原因，包括外感病因（六淫和疠气）、内伤病因（七情内伤、饮食失宜、劳逸过度）、病理产物性病因（痰饮、瘀血）以及其他病因（外伤、诸虫）等。病因学说，就是研究各种致病因素的性质、致病特点及其临床表现的系统理论。

　　疾病的发生，亦即发病，是由致病因素所引起的一种复杂而有一定表现形式的病理过程。发病学是研究疾病发生发展及转归的普遍规律和机制的科学。研究发病原理，对于养生防病等具有十分重要的意义。

　　病机，即疾病发生、发展与变化的机理，它揭示了疾病发生、发展与演变过程中的本质特点及其基本规律。研究病机，是认识疾病本质的关键，也是进行正确诊断和治疗的前提。病机学说，即是研究和探讨疾病发生、发展、变化和结局的基本规律的学说。

第一节　病因

　　病因，即破坏人体阴阳相对平衡状态而引起疾病的原因。导致疾病发生的原因多种多样，根据现代对病因的分类方法，结合致病因素与发病途径，可将病因分为外感病因、内伤病因、病理产物性病因，以及其他病因四大类。外感致病因素是指来源于自然界，多从肌表、口鼻侵入人体的病邪，包括六淫、疠气。内伤病因是指因人的情志或行为不循常度,直接伤及脏腑而发病的原因,内伤病因包括七情、饮食失宜、劳逸过度等。在疾病过程中形成的病理产物也可以成为引起其他疾病的致病因素。痰饮和瘀血就是人体受某种致病因素作用后在疾病过程中所形成的病理产物。其他病因包括外伤、诸虫、药邪、医过、先天因素等。

一切疾病的发生,都是某种致病因素影响和作用于人体的结果,由于病因的性质和致病特点不同,以及机体对致病因素的反应各异,所以表现出来的症状和体征也不尽相同。中医认识病因,以病证的临床表现为依据,通过综合分析疾病的症状、体征来推求病因,为治疗用药提供依据。这种方法称之为"辨证求因""审因论治"。

一、六淫

六淫,即风、寒、暑、湿、燥、火六种外感病邪的统称。风、寒、暑、湿、燥、火,在正常情况下,称为"六气",是自然界六种不同的气候变化。"六气"是万物赖以生长的条件,对于人体是无害的。当自然界气候变化异常,如六气发生太过或不及,非其时而有其气(如春天应温而反寒,秋天应凉而反热等),以及气候变化过于急骤(暴冷、暴热等),或人体的正气不足,抵抗力下降时,六气才能成为致病因素,侵犯人体而产生疾病。这伤人致病的六气,便称为"六淫",又称为"六邪"。

(一) 六淫致病的共同特点

六淫致病,一般具有下列共同的特点:

1. **外感性** 六淫邪气多从肌表、口鼻侵犯人体而发病,故有"外感六淫"之称。六淫所致疾病,又称为外感病。

2. **季节性** 六淫致病常有明显的季节性,如春季多风病,夏季多暑病,长夏多湿病,秋季多燥病,冬季多寒病等。故六淫致病又称为"时令病"。

3. **地区性** 六淫致病常与居住地区和环境密切相关。如西北高原地区多寒病、燥病,东南沿海地区多湿病、温病;久居潮湿环境多湿病,高温环境作业者易患火热燥病。

4. **相兼性** 六淫邪气既可单独侵袭人体致病,亦可两种以上兼夹同时侵犯人体而致病,如风寒感冒、风热感冒、风寒湿痹等。

5. **转化性** 六淫致病在一定条件下,其证候可发生转化。如寒邪入里可以化热;热邪不解可以伤阴化燥等。

▶▶ 课堂活动

为什么称六淫致病为"时令病"?举例说明。

课堂活动 扫一扫,知答案

(二) 六淫的性质和致病特点

1. **风** 风为春季的主气,但当其太过、不及时,四季均可使人患病,惟春季为多。风邪为外感病证的先导,寒、湿、燥、暑、热等外邪,多依附于风而入侵人体。因而《素问·骨空论》云:"风者,百病之始也"。

风邪的性质及致病特点:

（1）风为阳邪，其性开泄，易袭阳位：风邪具有轻扬、向上、升发、向外的特性，故属于阳邪。其性开泄是指风邪侵犯人体易使腠理疏泄而开张。风邪侵袭，常伤及人体的头面、肌表等属于阳的部位，而出现发热、恶风、汗出、头痛、流涕、脉浮等症状。故《素问·太阴阳明论》云："伤于风者，上先受之"。

（2）风性善行而数变："善行"，是指风邪致病具有病位游移，行无定处的特性。如风寒湿三气杂至引起的痹证，若见游走性关节疼痛，痛无定处，便属于风气偏盛的表现。"数变"，是指风邪致病具有变化无常和发病迅速的特性。如风疹有皮肤瘙痒，发无定处，此起彼伏的特点。

（3）风性主动："动"是指动摇不定。风邪致病具有使人体产生动摇不定症状的特点。临床常见眩晕、震颤、抽搐、肢体麻木、颈项强直、口眼㖞斜、半身不遂等症状，皆属于"风胜则动"（《素问·阴阳应象大论》）的表现。

（4）风为百病之长："长"，始、首之意。风邪是外邪致病的先导，六淫中其他病邪多依附于风邪而侵犯人体，如风寒、风热、风湿等。因风邪为外感疾病的主要致病因素，又多与其他邪气相合而致病，故称风为百病之长，六淫之首。

2. **寒** 寒为冬季主气，故冬季多寒病，但亦可见于其他季节气温骤降之时。此外，淋雨涉水、贪凉饮冷或汗出当风，亦常为感受寒邪之重要原因。寒邪致病根据其侵犯的部位深浅不同而有伤寒、中寒之别：寒邪伤于肌表，阻遏卫阳，称为"伤寒"；寒邪直中于里，伤及脏腑阳气，则为"中寒"。

寒邪的性质和致病特点：

（1）寒为阴邪，易伤阳气：寒为阴气盛的表现，其性属阴，故寒为阴邪。阴寒偏盛，则阳气不足以驱除阴寒之邪，反为阴寒所遏伤，即"阴盛则阳病"（《素问·阴阳应象大论》）。如：寒邪袭表，卫阳被遏，就会见到恶寒；寒邪直中太阴，损伤脾阳，则见脘腹冷痛、呕吐、腹泻等症。

（2）寒性凝滞，主痛："凝滞"即凝结、阻滞不通之义。寒邪侵犯人体，阳气受损，往往会使经脉气血凝结，阻滞不通，不通则痛，从而出现各种疼痛的症状。例如：寒邪袭表之太阳伤寒证，可见头项强痛、骨节疼痛；寒邪直中胃脘，可见脘腹冷痛等。

（3）寒性收引："收引"，即收缩牵引之义。寒邪侵袭人体，可使气机收敛，皮肤、肌腠、筋脉收缩挛急。如寒邪侵袭肌表，毛窍腠理闭塞，卫阳被郁不得宣泄，可见恶寒发热，无汗；寒邪客于经络关节，经脉拘急收引，则可使肢体屈伸不利，拘挛作痛；寒入厥阴肝脉，可见少腹拘急不仁。

案例分析

案例

王某，男，30岁。剧烈运动之后汗出当风，次日出现鼻塞声重，喷嚏，流清涕，恶寒，发热不明显，无汗，咳嗽痰白质稀，舌苔薄白，脉浮紧。

分析

本案属外感风寒。患者剧烈运动之后汗出当风，感受风寒邪气，寒为阴邪，易伤阳气，卫阳受损，肌表失去温煦，故恶寒；寒性凝滞收引，故无汗；寒邪袭肺，肺失宣降，不能布津，故见咳嗽痰白质稀；舌苔薄白，脉浮紧，为外感风寒之证。

3. 暑 暑为夏季的主气,乃火热所化,暑邪致病具有明显的季节性,主要发生于夏至以后,立秋之前。故《素问·热论》云:"先夏至日者为病温,后夏至日者为病暑"。暑邪致病,起病缓,病情轻者为"伤暑";起病急,病情重者为"中暑"。暑邪纯属外感,无"内暑"之说。

暑邪的性质和致病特点:

(1)暑为阳邪,其性炎热:暑为夏季火热之气所化,火热属阳,故暑属阳邪。暑邪伤人多出现一派明显的阳热症状,如高热、面赤、心烦、脉洪大等。暑热上炎,又易扰动心神,常见心烦闷乱不宁,甚至神志昏迷等症。

(2)暑性升散,易伤津耗气:"升"是指向上;"散"是指向外。暑为阳邪,主升主散,故暑邪侵犯人体,多直入气分,可致腠理开泄而多汗。汗出过多,则易伤津液,津液亏损,即可出现口渴喜饮,尿赤短少等症。在汗出的同时,往往气随津泄而致气虚,故伤于暑者还可见气短乏力之象。

(3)暑多夹湿:暑季气候炎热,且常多雨而潮湿,热蒸湿动,故暑邪常兼夹湿邪侵犯人体。其临床特点,除发热、烦渴等暑热症状外,常兼见四肢困倦,胸闷呕恶,大便溏泄不爽等湿阻症状。

案例分析

案例

叶某,女,19岁。发热1周,伴头痛,口渴汗多。患者于8月9日开始发热,每于午后升高,自测体温达39.9℃,虽有汗出,但热不退,已有六、七天。刻诊:口渴喜饮,心烦头痛,夜间难入睡,纳减,神倦。面色淡白,小便短赤,大便干结,两天1次,咽红,舌红,苔少薄黄而干,脉细数,重按无力。

分析

患者于夏季发病,以持续发热,汗出,口渴,神倦为主要表现,符合伤暑证。暑为阳邪,易耗气伤津,故证见高热心烦、口渴喜饮、神疲而面色淡白;暑热上炎致头痛;暑热迫津外泄而汗多;小便短赤,大便干结是里有热,体温晨低日晡升高,是由于津液耗损,阴分已伤,舌红、苔少薄黄而干,脉细数重按无力,是暑伤气阴征象。

4. 湿 湿为长夏主气。长夏乃夏秋之交,阳热尚盛,雨水较多,氤氲熏蒸,水气上腾,潮湿充斥,为一年之中湿气最盛的季节,故湿邪为病长夏居多。但其他季节雨雪多亦可现潮湿气候。此外,涉水淋雨,居处潮湿,水中作业等,亦常为感受湿邪的重要原因。

湿邪的性质及致病特点:

(1)湿为阴邪,易阻遏气机,损伤阳气:湿性重浊而类水,故为阴邪。湿邪侵犯人体,留滞于脏腑经络,最易阻遏气机,常出现胸闷脘痞,大便不爽,小便短涩等症。"阴胜则阳病",故湿邪入侵,常易损伤人体阳气。脾为阴土,主运化水湿,性喜燥恶湿,故湿邪留滞,常先困脾,而使脾阳不振,运化失权,水湿内停,发为腹泻,水肿,腹水等。

(2)湿性重浊:"重",即沉重或重着之意。是指感受湿邪而发病,其临床表现具有沉重、重着的特点。如湿邪袭表,可见周身困重,四肢倦怠,头重如裹。湿邪留滞经络关节,可见关节疼痛重着。

"浊",即秽浊,多指分泌物及排泄物秽浊不清而言。湿邪致病可出现各种秽浊症状,如面垢眵多,小便浑浊,大便溏泻,下痢黏液脓血,湿疹浸淫流水,妇女白带过多等。

(3)湿性黏滞:"黏"是指黏腻;"滞"是指停滞。湿性黏腻停滞,主要表现在两个方面:一是症状的黏滞性。如湿滞大肠,腑气不利,大便黏滞不爽;湿滞膀胱,气化不利,小便涩滞不畅,以及舌苔黏腻等。二是病程的缠绵性,如湿疹、湿痹、湿温等病,均有反复发作,或时起时伏,病程较长,缠绵难愈的特点。

(4)湿性趋下,易袭阴位:湿性类水,水性下行,故湿邪有下趋的特性。湿邪致病具有易伤人体下部的特点。如水肿多以下肢较明显;淋浊、带下、泄痢等病证,多由湿邪下注所致。故《素问·太阴阳明论》云:"伤于湿者,下先受之"。

5. 燥　燥为秋季主气。秋季气候干燥,此时燥邪最易从口鼻皮毛而入,侵犯肺卫而产生外燥病证。燥邪为病,因相兼的寒热邪气不一,可分为温燥和凉燥。初秋尚有夏热之余气,多为温燥;深秋有近冬之寒气,多为凉燥。其他季节若久晴不雨,气候干燥也可发病。

燥邪的性质及致病特点:

(1)燥性干涩,易伤津液:燥邪其性干燥,故外感燥邪最易耗伤人体的津液,造成阴津亏虚的证候,可见口鼻干燥,咽干口渴,皮肤干涩,毛发不荣,大便干结等症。

(2)燥易伤肺:肺为娇脏,喜润而恶燥,肺开窍于鼻,外合皮毛,而燥邪伤人,常自口鼻而入,故燥邪最易伤肺。燥邪犯肺,宣降失司,肺阴受损,从而出现干咳少痰,痰黏难咯,喘息胸痛,甚则痰中带血等症。

6. 火(热)　火邪与热邪的本质都是阳盛,故往往火热并称。热为火之渐,火为热之极,两者只是程度上的不同。

火(热)邪的性质和致病特点:

(1)火(热)为阳邪,其性炎上:"炎"是指炎热,火热伤人,常见阳气偏亢之实热症状,如高热、恶热等。"上"是指向上,一指火热之症容易反映于头面官窍,发生头痛,目赤,鼻衄,耳鸣,牙痛,咽肿,唇口糜烂等;二指火热之邪容易上扰心神,出现心烦,失眠等。

(2)火(热)易伤津耗气:火热之邪,最易迫津外泄,消灼阴液,使人体阴津耗伤,故火邪致病,除有热象外,往往伴有口渴喜饮,咽干舌燥,小便短赤,大便秘结等津伤液耗之症。同时,热邪迫津外泄,往往气随津泄,气津两伤,因此临床上还可见体倦乏力少气等气虚的症状。

(3)火(热)易生风动血:"生风"是指肝风内动。火热亢盛耗伤肝经津血,不能正常濡养筋脉,筋失所养而致肝风内动,又称"热极生风",出现四肢抽搐、颈项强直、角弓反张等。"动血"是指出血。火热亢盛,灼伤血络,迫血妄行,导致咳血,吐血,尿血,便血,妇女月经过多,崩漏等各种出血证。

(4)火(热)易扰心神:心在五行中属火,火热性躁动,与心相应,故火热之邪入营血,易影响心神,轻者心神不宁而心烦失眠;重者可出现狂躁不安,神昏谵语等症。

(5)火(热)易致肿疡:火热之邪入于血分,可聚于局部,腐蚀血肉发为痈肿疮疡。如咽喉肿痛,口舌生疮及疖、疔、丹毒等。临床辨证,以疮疡红肿热痛,甚至化脓溃烂为特征。

二、疠气

（一）疠气的基本概念

疠气，是一类具有强烈传染性的致病因素，又称"疫气""异气""戾气""毒气""乖戾之气""疫毒"等。因疠气引起的疾病则称为"疫病""瘟病"或"瘟疫病"。疠气是外来的致病因素，不同于六淫之气，是六淫邪气以外的一种异气。疠气的传播途径，前人认识到主要是通过空气传染，多从口鼻侵入人体致病。此外，疠气也可随饮食、接触、蚊虫叮咬及其他途径侵入人体而致病。

疠气致病的种类很多，如大头瘟、蛤蟆瘟、疫痢、白喉、烂喉丹痧、天花、霍乱，以及近几年流行的传染性非典型性肺炎、禽流感等，均属于中医学疠气所致瘟疫的范畴。疠气多在气候反常、环境卫生恶劣、社会动荡、预防隔离失当的情况下形成和流行。

（二）疠气的致病特点

1. **传染性强，易于流行** 疠气可通过空气、食物、接触等途径在人群中传播，故具有强烈的传染性和流行性。

2. **发病急骤，病情危重** 一般来说，六淫致病比内伤杂病发病急，而疠气发病则比六淫发病更急，且来势凶猛、病情危笃。故《诸病源候论·卷十》云："人感乖戾之气而生病，则病气转相染易，乃至灭门"。

3. **一气一病，症状相似** 疠气所致疾病种类很多，一种疠气具有导致相应的一种疫病的特异性。故当某一种疠气流行时，其临床症状基本相似。此外，疠气有特异的亲和力，某种疠气会专门侵犯某脏腑经络或某一部位发病。例如蛤蟆瘟，无论患者是男是女，一般都表现为耳下腮部发肿。

（三）影响疠气发生与流行的因素

1. **气候因素** 自然气候严重或持久的反常变化，如久旱酷热、水涝、湿雾瘴气等，均可助长疠气滋生传播而导致疫疠的流行。

2. **环境污染和饮食不洁** 环境卫生不良，如水源、空气污染易滋生疠气，食物污染、饮食不当也易引起疫疠的发生与流行。

3. **预防因素** 预防隔离是防止疫疠发生、控制其流行蔓延的有效措施。预防隔离工作不力，会导致疫疠的发生与流行。

4. **社会因素** 社会因素对疠气的发生与疫疠的流行也有一定的影响。若战乱不停，社会动荡不安，国家贫穷落后，人们工作环境恶劣，则疫病不断发生和流行。若国家安定，且注意卫生防疫工作，采取一系列积极有效的防疫和治疗措施，疫病即能得到有效的预防和控制。

三、七情

（一）七情的概念

七情是指人的喜、怒、忧、思、悲、恐、惊七种情志变化。在正常情况下，七情是人体对外界客观事物和现象作出的不同情志反映。若将七情分属于五脏，则可以喜、怒、思、悲、恐为代表，分属于心、肝、脾、肺、肾，称为五志。七情一般不会使人发病，只有突然、强烈或长期、持久的情志刺激，超过人体本身的生理活动调节范围，引起脏腑气血功能紊乱，才会导致疾病的发生。七情致病与六淫、疠气不同,是直接影响相关内脏而发病,病由内生,因而又称内伤七情。

《素问·阴阳应象大论》云:"人有五脏化五气,以生喜怒悲忧恐"。脏腑气血的变动会影响情志的变化;反之,强烈的精神刺激、情绪波动,亦会导致脏腑气血失调而发生疾病。

(二)七情的致病特点

1. **与精神刺激有关** 七情致病不以人体正气盛衰,抗病能力为前提,而是以情志反应的强度和持续时间为前提,故本病常在长期或突然强烈的情志刺激后发病。病人通常有明显的精神刺激病史。而且,在整个病程中,情绪的改变,可使病情发生明显的变化。

2. **直接伤及内脏** 由于五脏与情志活动有相对应的密切关系,故不同的情志刺激,可损伤相应的脏腑,即"怒伤肝""喜伤心""思伤脾""忧伤肺""恐伤肾"。人体是一个有机的整体,心脏是人体生命活动的主宰,既主宰人的生理活动,也主宰人的心理活动,包括情志活动。所以,七情刺激均可损及心脏,心神受损又常影响波及其他脏腑而发病。此外,肝藏血,主疏泄调畅情志;脾为气血生化之源,气机升降之枢纽,故临床上情志所伤的病证,以心、肝、脾三脏多见。如伤肝可见精神抑郁,烦躁易怒,头晕目眩,两胁胀痛,嗳气太息,或咽中梗塞,或妇女月经不调,乳房胀痛结块;伤心可见心悸怔忡,失眠多梦,心神不宁,或精神恍惚,哭笑无常,或狂躁妄动,精神错乱;伤脾可见饮食不振,脘腹痞满等。

3. **影响脏腑气机** 七情致病常常影响脏腑气机,导致气血运行紊乱。

喜则气缓,包括缓和紧张情绪和心气涣散两个方面。在正常情况下,喜能缓和精神紧张,使营卫通利,心情舒畅。但暴喜过度,又可使心气涣散,神不守舍,出现精神不集中,甚则失神狂乱。

怒则气上,是指过度愤怒可使肝气疏泄太过,而致肝气上逆,血随气逆,并走于上。临床常见肝气上逆症状有:头胀头痛,面红目赤,或呕血,甚则昏厥卒倒。

忧则气郁,是指过度悲忧伤肺,可致肺失宣降,气机郁滞,出现胸满咳嗽,声低息微,精神不振等。

思则气结,是指思虑过度,可使脾气郁结,以致脾不健运,出现纳呆,脘腹胀满,腹泻等症。

悲则气消,是指过度悲伤,可耗伤肺气,出现胸闷气短,意志消沉,情绪低落等症。

恐则气下,是指恐惧过度,可使肾气不固,气泄以下,临床上可见尿频溲多,或二便失禁,遗精等症。《灵枢·本神》云:"恐惧而不解则伤精,精伤则骨痠痿厥,精时自下"。

惊则气乱,是指突然受惊,损伤心气,导致心气紊乱,心无所倚,神无所归,虑无所定,临床出现心悸,惊慌失措,失眠等症。

知识链接

中医解读"范进中举"

屡试不第的范进在50多岁时得中举人,喜极而疯,一边拍手,口里高叫"中了,中了",一跤跌在池塘里,挣扎起来,两手黄泥,一身湿淋淋的,披头散发,鞋也丢了一只,仍不停地拍掌,高喊"中了! 中了!"在家人悲伤和邻里的惋惜声中,一个报喜官差出主意,找一个他平素最惧怕的人抽他一记耳光,并对他说他不曾中,就能治好他的疯病。 于是人们找来范进最怕的老丈人胡屠户,他壮着胆子打了"文曲星"一个嘴巴,还真的让女婿清醒过来。 范进由于喜出望外而疯,乐极生悲。 为什么一定要让一个他平素惧怕的人来打他耳光呢? 从五行相克关系分析,恐胜喜,也就是肾水克心火。 此乃情志相胜法也。

4. 影响病情变化　在许多疾病的演变过程中,若患者受七情刺激而引起较剧烈的情志波动,往往会使病情加重,或急剧恶化。如素有肝阳上亢的病人,若遇事恼怒,肝阳暴涨,血气上逆,便会突然出现眩晕欲仆,甚至昏厥不省人事,半身不遂,口眼㖞斜等而发为中风病。反之,乐观豁达,积极向疾病作斗争,可使五脏安和,气机调畅,病情往往可减轻,甚至痊愈。所以,正确的调摄精神情志,不仅可以祛病康体,对于摄生、延缓衰老也有十分重要的意义。

▶▶ 课堂活动

课堂活动 扫一扫,知答案

1. 七情致病如何影响脏腑气机?

2. 根据五行理论,情志相胜法的具体内容有哪些?

四、饮食、劳逸

(一) 饮食失宜

饮食是人体摄取营养,维持生命活动的必要条件,但是饥饱失常,饮食不洁,或饮食偏嗜,又常为导致疾病发生的原因。饮食物靠脾胃消化,故饮食失宜主要损伤脾胃,导致脾胃升降失常,或食积,或聚湿、生痰、化热,或累及其他脏腑而变生它病。饮食内伤,一般包括以下三个方面。

1. 饥饱失常　所谓饥饱失常,一方面是指饮食量明显低于或超过本人的适度饮食量,即过饥与过饱;另一方面指进食的餐数及时间无定时,称为食无定时。

(1)过饥:饮食水谷摄入量不足,气血生化乏源,气血得不到足够的补充,日久则气血衰少而为病,临床上常可出现面色无华,心悸气短,全身乏力等症状。同时还可因正气虚弱,抵抗力降低而继发其他病证。

(2)过饱:暴饮暴食,饮食摄入过量,超过脾胃受纳运化与六腑传化的能力,可导致饮食停滞,脾胃损伤,升降失司,出现脘腹胀满,嗳腐吞酸,厌食,恶心呕吐,大便溏泻等症。小儿由于脾胃功能较弱,又加之食量不知自控,故常易发生食伤脾胃的病证。食积日久还可郁而化热,或聚湿生痰。小儿食积日久可酿成疳积,出现面黄肌瘦,脘腹胀满,手足心热,心烦易哭等症,还可继发其他病变。另外,经常饮食过量,可导致脾胃损伤消化不良或营养过剩,常易影响肠道气血流通,使筋脉郁滞,引起痢疾或痔疮;或阻滞心脉,导致心痹。而在疾病初愈阶段,由于脾胃尚虚,饮食过量或进食不易消化的食物,常可引起疾病复发,称为"食复"。

(3)食无定时:食无定时,主要是影响脾胃气机升降以及六腑传化虚实更替的正常秩序,久则气机逆乱,纳运失常,脾胃功能失调。

2. 饮食不洁　饮食不洁是指食用了不清洁、不卫生,或陈腐变质,或有毒的食物。饮食不清洁、不卫生可引起多种胃肠道疾病,出现腹痛、吐泻、痢疾等症;或引起寄生虫病,如蛔虫、绦虫等,出现腹痛,嗜食异物,面黄肌瘦等症。若进食腐败变质、有毒食物,可导致食物中毒,常出现剧烈腹痛,吐泻,重者可出现昏迷或死亡。

3. 饮食偏嗜　饮食偏嗜是指偏食、专食某种性味的食物。饮食品种多样化,才能满足人体对各种营养成分的需要。若饮食过寒过热,或五味偏嗜,均可导致阴阳失调,或营养缺乏而发病。

(1)五味偏嗜:饮食的五味是指食物的酸、苦、甘、辛、咸五种性味。五味与五脏,各有其亲和性。《素问·至真要大论》云:"夫五味入胃,各归其所喜,故酸先入肝,苦先入心,甘先入脾,辛先入肺,咸先入肾"。如果长期嗜好某种食物就会造成与之相应的内脏机能偏盛,久之则可损伤其他脏腑,破坏五脏的平衡协调,导致疾病的发生。如多食肥甘厚味,易生痰化热,发生眩晕,胸痹,昏厥,痈疡等病证;嗜好饮酒,或恣食辛辣,不仅可以损伤脾胃之阴液,而且饮酒过量,能致中毒昏迷;缺乏某些必要的营养可致瘿瘤,夜盲,佝偻病等。

(2)寒热偏嗜:饮食偏寒偏热,可引起脏腑阴阳盛衰变化而导致疾病的发生。若过食生冷寒凉之品,可损伤脾胃阳气,从而内生寒湿,发生腹痛腹泻等症;若偏嗜辛温燥热之品,则可导致胃肠积热,出现口渴,口臭,便秘或酿成痔疮等症。

(二)劳逸过度

正常的劳动有助于气血流通,增强体质;必要的休息可以消除疲劳,恢复体力和脑力。二者均有利于维持人体正常的生理活动,是保证人体健康的要素。但长时间的过度劳累或过度安逸,则会成为致病因素而使人发病。

1. 过劳　过劳,包括劳力过度、劳神过度和房劳过度三个方面。

(1)劳力过度:指长期体力劳作,易积劳成疾。一者会出现《素问·举痛论》所云:"劳则气耗"的病理表现,临床可见少气懒言,体倦神疲,喘息汗出等症;二者会导致形体损伤,即劳伤筋骨。

(2)劳神过度:是指思虑太过,劳伤心脾而言。脾在志为思,心主血脉、藏神,思虑太过则可暗耗心血,损伤脾气,临床上可见心悸,健忘失眠,多梦及纳呆,腹胀,便溏等症。

(3)房劳过度:是指性生活不节,房事过度而言。肾藏精,主封藏,如房事过频则耗伤肾精,临床上可见腰膝酸软,眩晕耳鸣,精神萎靡,性机能减退,或遗精,早泄,阳痿等症。

2. 过逸　过逸即过度安逸,包括体力过逸和脑力过逸两个方面。人体每天需要适当的活动,气血才能流畅,阳气才得以振奋。过逸可使脾胃之气呆滞,运化功能减弱。从而出现食少乏力,精神不振,筋骨弱脆,或臃肿虚胖,动则心悸,气短,自汗等,还可继发眩晕,中风,胸痹等疾病。所以,中医又有"久卧伤气""久坐伤肉"之说。

五、痰饮、瘀血

在疾病过程中形成的病理产物,也能成为引起其他疾病的病理因素,这类引发新病证的病因,称为病理产物性病因,也称"继发性病因""内生有形实邪"。常见的病理产物性病因有痰饮、瘀血等。

(一)痰饮

1. 痰饮的概念　痰和饮都是水液代谢障碍所形成的病理产物。痰饮源于内生水湿,当属阴邪。一般认为,湿聚为水,水停成饮,饮凝成痰。就其形质而言,稠浊者为痰,清稀者为饮,清澈澄明者为水,而湿乃是水气弥散于人体组织中的一种状态,其形质不如痰、饮、水明显。

痰又有"有形之痰"和"无形之痰"之别。视之可见、闻之有声、触之可及的为有形之痰,如咯吐出来的痰液,触之可及的瘰疬、痰核等;视之不见、闻之无声、触之难及,只见其征象,不见其形的为无形之痰,如临床上可通过其表现的证候来确定的停滞在脏腑经络等组织中未被排出的痰液。

饮即水液停留于人体局部者,因其所停留的部位及症状不同而有"痰饮""悬饮""溢饮""支饮"等不同名称。由于痰饮均为津液在体内停滞而成,因而许多情况下,痰与饮并不能截然分开,故常常统称为痰饮。

2. 痰饮的形成 痰饮多由外感六淫,饮食或七情内伤等,使脏腑气化功能失常,水液代谢障碍,以致水津停滞而成。湿聚成饮,饮凝成痰。人体津液代谢与肺、脾、肾及三焦的功能关系密切,肺主通调水道,脾主运化水液,肾主水,三焦为水液运行之通道。故凡肺、脾、肾、三焦功能失调,皆可致津液停滞而形成痰饮。

3. 痰饮的致病特点 痰饮形成后,饮多留积于肠胃、胸胁及肌肤,而痰则随气升降流行,内而脏腑,外至筋骨皮肉,形成多种病证。其致病特点有以下几个方面:

(1)阻滞气机、气血运行:水湿痰饮为有形的病理产物,一旦形成既可阻滞气机,影响脏腑气机的升降;又可以流注经络,阻碍气血的运行。如痰饮停留于肺,使肺失宣肃,可出现胸闷气喘,咳嗽咯痰等;痰饮停胃,胃失和降,则见恶心呕吐;痰迷心窍可见胸闷心悸,或呆或癫;痰饮流注经络,易使经络阻滞,气血运行不畅,出现肢体麻木,屈伸不利,甚至半身不遂;痰饮结聚于局部,则形成痰核、瘰疬,或阴疽、流注等。

知识链接

瘰疬、痰核、疽、流注

瘰疬:是指发生于颈部、下颌部的淋巴结结核。 小者为瘰,大者为疬,以其形状累累如珠故名。

痰核:是指发生在颈项、下颌及四肢等部位的结块,不红不肿,不硬不痛,常以单个出现皮下,以其肿硬如核大,故名痰核。

疽: 为发于肌肉筋骨间之疮肿。 其漫肿平塌,皮色不变,不热少痛者为"阴疽"。

流注:指毒邪流走不定而发生于较深部组织的一种化脓性疾病。

---

(2)影响水液代谢:痰饮本为水液代谢失常的病理产物,其一旦形成,便成为致病因素反过来作用于机体,进一步影响肺、脾、肾的水液代谢功能。如寒饮阻肺,可致宣降失常,水道不通;痰湿困脾,可致水湿不运;饮停于下,影响肾阳的功能,可致蒸化无力。从而影响人体水液的输布和排泄,使水液进一步停聚于体内,导致水液代谢障碍更为严重。

(3)易于蒙蔽神明:痰浊上扰,蒙蔽清阳,则会出现头昏目眩,精神不振,痰迷心窍,或痰火扰心、心神被蒙,则可导致胸闷心悸,神昏谵妄,或引起癫狂痫等疾病。

(4)致病广泛多端:痰饮可随气机升降,内而五脏六腑,外而四肢百骸、肌肤腠理,无所不至而致病。由于其致病面广,发病部位不一,且又易于兼邪致病,因而在临床上形成的病证繁多,症状表现十分复杂,故有"百病多由痰作祟"之说。如痰饮停滞于体内,其病变的发展,可以伤阳化寒,可以郁而化火,也易与其他邪气相合,形成风痰、热痰、寒痰、痰瘀互结等多种病证。其临床表现,可归纳为咳、喘、悸、眩、呕、满、肿、痛八大症。

(二)瘀血

1. 瘀血的概念 瘀血是指体内有血液停滞,包括离经之血积存体内,或血运不畅,阻滞于经脉及脏腑内的血液,均称为瘀血。瘀血是疾病过程中形成的病理产物,又是某些疾病的致病因素。

2. 瘀血形成的原因 造成血行迟滞而成瘀血的原因有气虚、气滞、血寒、血热、外伤等。

(1)气虚:气虚运血无力,血行瘀滞;或气虚不能统血,血溢脉外而为瘀血。

(2)气滞:气为血之帅,气行则血行,气滞则血瘀。

(3)血寒:寒邪客于血脉,则血液凝涩,运行不畅而成瘀。

(4)血热:热入营血,血热搏结,使血液黏滞而运行不畅;或热灼脉络,迫血妄行,均可导致瘀血。

(5)出血:因各种外伤致脉管破损而出血,成为离经之血;或其他原因,如脾不统血、肝不藏血而致出血,若所出之血不能及时消散或排出体外,留积于体内则成瘀血。

3. 瘀血的致病特点 瘀血一经形成,不仅失去正常的濡养作用,还每每阻滞气机,阻碍血脉运行,影响新血的生成,产生"瘀血不去,新血不生"的不良后果。瘀血致病具有病位相对固定的特征,而且,瘀血阻滞的部位不同,临床表现各异。瘀血所致的病证一般具有如下特点:

(1)疼痛:瘀血所致痛特点为刺痛,痛处固定不移、拒按、夜间痛甚。

(2)肿块:瘀血阻内,凝聚不散,会形成肿块。积于体表则可见青紫肿胀,积于体内则成癥块,触之痞硬,且有压痛,固定难移。

(3)出血:血色多呈紫暗色,或夹有血块。

(4)紫绀:面色黧黑或紫暗,肌肤甲错,口唇、爪甲青紫。

(5)舌象:舌质紫暗,或有瘀点、瘀斑,舌下脉络青紫、曲张、迂曲。

(6)脉象:多见脉细涩、沉弦或结或代等。

点滴积累 ∨

1. 六淫的概念和共同致病特点 风、寒、暑、湿、燥、火六种外感病邪统称为六淫。六淫致病具有外感性、季节性、地区性、相兼性及转化性等共同特点。
2. 疠气致病特点 具有强烈的传染性,症状相似,发病急,病情重。
3. 七情致病特点 与情志刺激有关,直接伤及内脏,影响脏腑气机,影响病情变化。
4. 痰饮致病特点 阻滞气机、气血运行,影响水液代谢,易于蒙蔽神明,致病广泛多端。
5. 瘀血致病的特点 疼痛,肿块,出血,紫绀,舌紫暗,脉细涩、沉弦或结代。

第二节 病机

疾病的发生,即是在某种致病因素的影响下,机体的"阴平阳秘"正常生理平衡被破坏,从而导致"阴阳失调"而发病。病机是指疾病发生、发展与变化的机理。各种致病因素作用于人体,正气奋起抗邪,正邪相争,破坏了机体的阴阳相对平衡,导致脏腑、经络功能失调,使气血津液代谢紊乱,从而产生多种多样的病理变化。

一、发病

发病,即指疾病的发生(包括疾病复发),虽然错综复杂,但不外乎是人体的正气与致病的邪气之间相互斗争,即邪气对人体的损害和正气抗损害的过程。因此,中医学以正邪相搏来阐述发病的机理。

(一)正邪与发病

正气,简称为"正",指人体的抗病、康复能力。邪气,简称为"邪",泛指各种致病因素,包括六淫、疠气、七情内伤、饮食失宜、劳逸损伤、外伤、虫兽伤,以及病理产物如痰饮、瘀血等。疾病的发生,即是在一定条件下邪正斗争的反映。

正气不足是发病的内部因素,邪气侵犯是发病的重要条件。正气抗邪和邪气伤正的矛盾斗争关系贯穿于人体的健康状态或病理的发生发展过程中。正邪相搏的胜负,决定发病与否。正邪相搏,正胜邪负则不病,邪胜正负则发病。

一般而言,邪气只是发病的重要条件,但在某些特殊情况下,邪气也可以在发病中起主导作用。

(二)内外环境影响

疾病的发生,与内外环境都有着密切的关系。内环境决定人体正气的强弱,主要与人的体质因素和精神状态等密切相关;外环境则主要关系到不同病邪的形成,但其变化也常干扰人体的正气而导致疾病的发生,外环境包括自然与社会环境,如气候因素、地域因素、居住条件与工作环境、社会因素等。

二、基本病机

临床上疾病的种类繁多,表现复杂,病理变化多样,但其基本病机不外邪正盛衰、阴阳失调、气血失常和津液代谢失常等内容。

(一)邪正盛衰

邪气侵袭人体之后,机体的抗病能力与邪气相互斗争:一方面是邪气对机体的损害的过程,另一方面,是正气对邪气的抗损害和驱除邪气的过程。这种相互斗争的过程中,必然伴随着正气和邪气双方力量的消长变化,即所谓邪正盛衰。因此,邪正斗争及其双方力量的变化,不仅影响着疾病的发生和发展,影响着疾病的虚实变化,而且关系着疾病的转归。

1. 虚实病机 《素问·通评虚实论》云:"邪气盛则实,精气夺则虚"。指出了邪正双方力量的消长变化决定着机体虚或实的病理状态。

实,主要指邪气亢盛,是以邪气盛为矛盾主要方面的一种病理反映。由于邪气亢盛,机体的正气尚足,邪正相搏,斗争剧烈,反应明显,在临床上可出现一系列亢盛、有余、不通的证候表现,即所谓实证。

虚,主要指正气不足,是以正气虚为矛盾主要方面的一种病理反映。由于精、气、血、津液的不足,导致脏腑经络的生理功能减退,抗病能力下降,因此正邪相争,未出现较剧烈的病理反应,在临床上可出现一系列虚弱、衰退、不足的证候表现,即所谓虚证。

2. 虚实变化　邪正消长盛衰,不仅可以产生单纯虚或实的病机,而且在某些慢性、复杂的疾病发展过程中,邪正双方斗争的力量经常在发生变化,因而还会出现虚实错杂、虚实转化和虚实真假等复杂的病理变化。

(1)虚实错杂:指在疾病过程中,邪盛和正衰同时存在的病理状态包括虚中夹实和实中夹虚两类。

(2)虚实转化:是指在邪正斗争中,若双方力量对比发生变化,并达到主要矛盾与次要矛盾方面互易其位的程度时,则疾病的虚实性质也会发生根本的变化,或由实转虚,或因虚致实。

(3)虚实真假:在某些特殊情况下,疾病的外在表现与内在本质不一致,即可见"至虚有盛候"的真虚假实和"大实有羸状"的真实假虚的病理变化。

(二)阴阳失调

阴阳失调,即阴阳之间失去平衡协调的简称,是在疾病的发生、发展过程中,致病因素作用于机体,使阴阳失去了相对的平衡状态,从而形成阴阳的偏盛偏衰、互损、格拒、转化、亡失等病理变化。阴阳失调是任何疾病发生发展过程中必然会出现的病理变化,属于病机总纲。阴阳失调与疾病本质的寒热性质变化密切相关,是阐释病性寒热变化的法则。

1. 阴阳偏胜　阴偏胜或阳偏胜,主要见于"邪气盛则实"的实证。病邪侵袭人体,各从其类,即阳邪侵袭可使人体阳偏胜;阴邪侵袭可致人体阴偏胜。阴阳偏胜,在临床上表现出或寒或热的症状,正如《素问·阴阳应象大论》云:"阳胜则热,阴胜则寒"。其病机发展趋势可形成"阳胜则阴病""阴胜则阳病"的病理状态。

(1)阳偏胜:是指机体在疾病过程中所出现的阳气偏盛,机能亢奋,热量过剩的病理状态。形成阳偏胜的原因,多由于感受温热之邪,或感受寒、湿等阴邪从阳化热,或情志所伤,五志过极而化火,或过食辛辣厚味,或因气滞、血瘀、食积、痰浊等郁而化热所致。其病机特点多表现为阳盛而阴未虚的实热证,临床表现以热、动、燥为特点。"阳胜则阴病",病程日久,人体津液大伤,便会从实热证转为实热兼阴虚证,或单纯的虚热证。

(2)阴偏胜:是指在疾病过程中,机体阴气偏盛,脏腑机能障碍或减退,产热不足,以及病理性代谢产物积聚的病理变化。其形成的原因,多由于感受寒湿阴邪,或过食生冷,寒阻阳气,阳不制阴而致阴寒内盛。阴偏胜的病机特点常表现为阴盛而阳未虚的实寒证。临床表现以寒、静、湿为特点。"阴胜则阳病",阴寒长期偏盛,必然会导致阳气从相对不足到严重虚损,便会从实寒证转化为实寒兼阳虚证,或单纯的虚寒证。

2. 阴阳偏衰　阴阳偏衰,是指人体阴或阳亏虚所出现的病理状态。属于"精气夺则虚"的虚证。正常情况下,阴阳双方相互制约,相互为用,维持相对的平衡状态。因某种病因影响,使阴阳中某一方衰减,另一方失去制约而呈现相对的亢盛,从而形成"阴虚则热""阳虚则寒"的病理变化。

(1)阳偏衰:即是阳虚,是指机体阳气虚损,机能活动减退,产热不足的病理状态。阳气不足,一般以脾、肾阳虚多见,尤以肾阳虚衰(命门火衰)为根本。多由于先天禀赋不足,或后天饮食失养,或劳倦内伤,或久病损伤阳气所致。其病机特点常表现为阳气不足,阳不制阴,阴相对亢盛的虚寒证。

(2)阴偏衰:即是阴虚,是指机体精、血、津液等阴液亏耗,阴不制阳,导致阳相对偏盛,机能活动虚性亢奋的病理状态。阴虚的病变,五脏皆可见,但一般以肝肾阴虚为主,而又以肾阴虚占重要地位。多由于阳邪伤阴,或五志化火伤阴,或久病伤阴所致。其病机特点为阴虚而阳相对亢盛的虚热证。

3. 阴阳互损　阴阳互损,是指阴或阳任何一方虚损的前提下,病变发展影响到相对的一方,形成阴阳两虚的病机。在阴虚的基础上,继而导致阳虚,称为"阴损及阳";在阳虚的基础上,继而导致阴虚,称为"阳损及阴"。

4. 阴阳格拒　阴阳格拒,是指在某些致病因素作用下,致使人体阴阳中的一方亢盛至极,或阴阳中的一方极端虚弱,双方盛衰悬殊,盛者踞于内,将另一方格拒于外,迫使阴阳之间不相维系,从而出现真寒假热、真热假寒等复杂的病理现象。阴阳格拒,是阴阳失调的病机中较特殊的一种类型。

5. 阴阳转化　阴阳转化,是指在疾病的发展过程中,由于阴阳盛衰消长达到一定程度,各自向其相反的方向转化,从而导致疾病寒热性质向相反方向转化的过程。阴阳转化,包括由阴转阳和由阳转阴两个方面。

6. 阴阳亡失　阴阳亡失,是指机体的阴液或阳气突然大量亡失,导致功能严重衰竭,生命垂危的病理状态。包括亡阴和亡阳两类。

(1)亡阳:是指机体的阳气发生突然性脱失,而致全身功能突然严重衰竭的一种病理状态。导致亡阳的原因,有邪气太盛,阳气损失太多;或素体阳虚,损耗过多;或汗、吐、下太过,大量津液丢失,而气随津脱;或大量失血,气随血脱等。临床多见面色苍白,四肢逆冷,精神萎靡,畏寒踡卧,大汗淋漓,脉微欲绝等危重征象。

(2)亡阴:是指由于机体阴液突然发生大量消耗或丢失,而致全身功能严重衰竭的一种病理状态。导致亡阴的原因,有邪热炽盛,大量煎灼阴津;或汗、吐、下太过,直接消耗大量阴液;或因久病,长期慢性消耗,使阴逐渐耗竭等。临床多见烦躁不安,口渴欲饮,气喘,手足虽温但大汗欲脱,脉数疾等躁动、干燥与向外脱逸而不能内守的危证。

由于阴阳相互依存,任何一方都不能脱离另一方而单独存在。阴亡,则阳无以生;阳亡,则阴无以化。所以,亡阴可迅速导致亡阳,亡阳也会很快导致亡阴,最后,"阴阳离决"而死亡。

(三) 气血失常

气血失常,是指气或血的亏损和各自的生理功能异常,以及气血之间互根互用的关系失调等病理变化。

1. 气的失常　气的失常主要包括两个方面:气虚和气机失调。

(1)气虚:是指元气不足,导致脏腑功能活动减退,抗病能力下降的病理状态。引起气虚的原因主要是由于先天禀赋不足,或后天失养,或脾肺肾的功能失调而致气之生成不足。亦可因久病劳损、耗气过多引起。气虚主要以少气懒言、倦怠乏力、脉虚无力为特点。

由于气和血、津液的关系极为密切,气虚还可导致血、津液的生成不足,运行迟缓,或失于固摄而流失等。

（2）气机失调：是指气的升降出入失常而引起的气滞、气逆、气陷、气闭、气脱等病理变化。

1）气滞：指气机郁滞不畅。主要由于情志抑郁，或痰、湿、食积、瘀血等阻滞，影响到气的运行，形成局部或全身的气机不畅或阻滞不通，从而导致某些脏腑、经络的功能障碍。临床以肝郁气滞、肺气壅滞、脾胃气滞为多见。闷、胀、痛则是气滞最常见的临床表现。

2）气逆：指气上升太过，或下降不及，以致气逆于上的病理变化。多由于情志内伤，或因饮食不当，或因外邪侵犯，或因痰浊壅阻所致。亦有因虚而致气机上逆者。气逆病变多见于肺、胃、肝等脏腑病变。

3）气陷：是在气虚的基础上，表现以气的无力升举为主要特征的病理变化。气陷病变，多由气虚病变发展所致，临床以内脏下垂与气虚证共见为特征。脾胃位居中焦，为气血生化之源、气机升降之枢，脾气有升清之作用。所以，气陷病机与脾气虚损的关系最为密切，故常称为"中气下陷"。

4）气闭：指气之出入障碍，主要是气机郁闭，气不外达，出现突然闭厥的病理状态。多由情志过极，或外邪、痰浊等阻滞气机出入所致。如触冒秽浊之气所致的闭厥；突然遭受巨大精神创伤所致的气厥；强烈疼痛刺激所致的痛厥等。临床上以突发昏厥或绞痛，二便闭塞，息粗，脉实为主要表现。

5）气脱：指气不内守，大量向外脱逸，从而导致全身性严重气虚不足，出现功能突然衰竭的病理状态。多由邪气骤伤，或疾病长期消耗，或因大出血、大汗出、频繁吐下等丢失太多所致。临床上以气息微弱，汗出不止，脉微等为主要表现。

2. 血的失常　血的失常，主要表现在两方面：一为血的生化不足或耗伤太过，血的濡养功能减退，形成血虚。二是血的运行失常，或为血行迟缓，或为血行逆乱，从而导致血瘀、血热、血寒，以及出血等病理变化。

（1）血虚：是指血液不足，血的营养和滋润功能减退的病理变化。引起血虚的病因主要有失血过多，或血液化生不足，或久病不愈，慢性消耗，或瘀血阻滞，新血不生等。临床表现以头晕健忘，形体消瘦，失眠多梦，心悸，面、唇、舌、爪甲淡白无华等为主要特征。此外，血为气之母，血虚则气少，故血虚病人又常伴气虚之症。

（2）血瘀：是指血液运行迟缓和瘀滞不畅的一种病理变化。多因气滞而血行受阻；或气虚血行迟缓；或痰浊阻碍血行；或寒凝血滞；或邪热煎灼津血，血稠难流；或因外力挫伤脉络，局部气血流通受阻等所致。

血瘀与瘀血的概念不同。血瘀是指血液运行瘀滞不畅的状态，属病机概念。瘀血则指血液凝聚成血块或停滞于体内某些部位的血液，属于一种病理产物，为病因范畴。两者常互为因果，相互影响。血液运行迟缓发展下去可凝结成瘀血；局部有瘀血阻滞脉道，又可影响血行，致血行迟缓而为血瘀。血瘀证患者常可见面色黧黑，肌肤甲错，唇舌紫暗，脉涩等血行迟缓和血液瘀滞的征象。

（3）血寒：是指寒邪入血，寒凝气滞，血行不畅的病理状态。多因外感寒邪，寒凝血脉，或阳虚生寒所致。寒邪阻滞部位不同，临床表现各异，如手足冷痛，肤色紫暗，少腹冷痛，月经延期，经色紫暗，夹有瘀块等。

（4）血热：是指热入血中，血行加速而异常的病理状态。血热多由外感邪热入血所致，也可由于情志郁结，五志过极化火而导致血热，也称"血分热"。血热临床表现，以既有热象，又有耗血、动血及伤阴之象为特征。

（5）出血：是指血液不循常道，溢出脉外的一种病理变化。其形成多由热入血分，灼伤脉络，迫血妄行；或气虚不能摄血；或瘀血阻滞脉道；或因外伤损伤脉络等致使血溢脉外而致出血。由于导致出血的原因不同，出血的表现亦各异。

3. 气血关系失调 在生理上，气与血之间具有相互资生，相互依存，相互为用的关系，故在病理上也可相互影响，而致气血同病。气血关系失调，主要表现于气滞血瘀、气虚血瘀、气不摄血、气随血脱以及气血两虚等方面。

（四）津液代谢失常

津液代谢，包括津液的生成、输布与排泄。维持津液代谢平衡，要靠气化功能，气的升降出入运动和肺、脾、肾、膀胱、三焦等脏腑功能活动的相互配合协调来完成，其中尤以肺的宣发肃降、脾的运化转输、肾的蒸腾气化最为重要。

1. 津液不足 津液不足，是指体内津液亏少，使脏腑、组织、官窍等得不到充分的濡润、滋养，因而产生一系列干燥失润的病理变化。引起津液不足的原因主要有三方面：一是热盛伤津；二是津液丢失过多；三是过服辛燥之物或久病耗伤致津液不足。

津液不足的病理变化，根据津液亏损程度不同，而有伤津和脱液之分。津较清稀，流动性较大，内则充盈血脉，外则润泽皮毛和孔窍，易于耗散，也易于补充。如炎夏多汗，或高热而口渴引饮，或气候干燥而致口、鼻、皮肤干燥等，均以伤津为主。液较稠厚，流动性较小，以濡养脏腑，充养骨髓、脑髓、脊髓和滑利关节为主，一般不易损耗，一旦亏损则不易迅速补充。如热病后期或久病伤阴，症见形瘦肉脱，毛发枯槁，手足震颤，舌光红无苔等，均以脱液为主。一般来说，轻者为伤津，重者为脱液。伤津并不一定兼有脱液，但脱液则必兼有伤津。

2. 津液的输布、排泄障碍 津液的输布和排泄，是津液代谢中的两个重要环节。津液的输布和排泄功能障碍是导致津液在体内不正常停留，成为内生水湿、痰饮等病理产物的根本原因。津液的输布、排泄障碍，涉及肺失宣发和肃降、脾失健运、肝失疏泄条达、肾气化失司及三焦水道不利等各个方面。其中，津液的输布障碍以脾的运化功能失调最为重要，津液的排泄障碍以肾的功能障碍最为重要。

点滴积累 ╲

1. 正邪与发病 正气不足是发病的内部因素，邪气侵犯是发病的重要条件。邪胜正负则发病。

2. 虚实变化 虚实错杂、虚实转化和虚实真假等。

3. 阴阳失调 阴阳偏盛、阴阳偏衰、阴阳互损、阴阳格拒、阴阳转化和阴阳亡失。

4. 气的失常 气虚和气机失调（气滞、气逆、气陷、气闭、气脱等病理变化）。

5. 血的失常 血虚和血行失常（血瘀、血热、血寒以及出血）。

复习导图

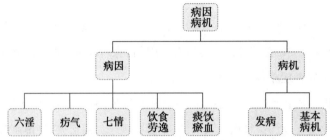

目标检测

一、选择题

（一）单项选择题

1. 下列哪项是中医探求病因的主要方法（　　）

    A. 整体观念　　　　　　　B. 辨证论治　　　　　　　C. 辨证求因

    D. 试探反证　　　　　　　E. 询问病因

2. 东南沿海地区多湿病，反映了六淫致病特点中的哪一项（　　）

    A. 季节性　　　　　　　　B. 地区性　　　　　　　　C. 相兼性

    D. 转化性　　　　　　　　E. 外感性

3. 下列哪项是风邪的性质和致病特点（　　）

    A. 风为阳邪，其性炎热　　　　　　　B. 风为阳邪，其性开泄

    C. 风为阳邪，伤津耗气　　　　　　　D. 风为阳邪，易生风动血

    E. 风为阳邪，其性炎上

4. 下列**不属于**瘀血致病特点的是（　　）

    A. 刺痛　　　　　　　　　B. 肿块　　　　　　　　　C. 紫绀

    D. 脉沉弦　　　　　　　　E. 易于蒙蔽神明

5. 六淫中，具有"凝滞收引"特点的病邪是（　　）

    A. 风邪　　　　　　　　　B. 寒邪　　　　　　　　　C. 湿邪

    D. 暑邪　　　　　　　　　E. 热邪

6. 最易伤脾的病邪是（　　）

    A. 风邪　　　　　　　　　B. 寒邪　　　　　　　　　C. 湿邪

    D. 火邪　　　　　　　　　E. 暑邪

7. 致病后可出现各种秽浊症状的邪气是（　　）

    A. 风邪　　　　　　　　　B. 寒邪　　　　　　　　　C. 火邪

    D. 湿邪　　　　　　　　　E. 燥邪

8. 下列哪一项**不属于**疫疠之邪的致病特点（　　）

A. 发病急、病情重　　　　B. 传染性强　　　　C. 流行性强

D. 症状相似　　　　E. 易阻滞气机

9. 情志致病,下列哪种说法**不准确**(　　　)

A. 怒则气上　　　　B. 思则气乱　　　　C. 恐则气下

D. 悲则气消　　　　E. 喜则气缓

10. 七情致病,最易损伤哪些脏(　　　)

A. 心、肺、脾　　　　B. 心、肝、脾　　　　C. 心、肝、肾

D. 心、肺、肝　　　　E. 肝、脾、肾

11. 易伤人血分,可会聚于局部,腐蚀血肉,发为痈肿疮疡的邪气是(　　　)

A. 风　　　　B. 湿　　　　C. 寒

D. 火　　　　E. 燥

12. 下列关于与疾病发生有关的外环境的叙述,**错误**的是(　　　)

A. 气候因素　　　　B. 地域因素　　　　C. 生活环境

D. 工作环境　　　　E. 体质因素

13. 寒邪直中脾胃,可见呕吐清涎,泄泻清稀等症是什么原因(　　　)

A. 寒性凝滞　　　　B. 寒性重浊　　　　C. 寒性收引

D. 寒邪闭阻阳气　　　　E. 脾阳受损,阳气失于温煦气化

14. 下列关于实的叙述,**错误**的是(　　　)

A. 外感邪盛　　　　B. 肌肤经络闭塞　　　　C. 盗汗面色潮红

D. 脏腑功能亢进　　　　E. 气血壅滞瘀结

15. 患者,男,82 岁。久病,畏寒喜暖,形寒肢冷,面色㿠白,踡卧神疲,小便清长,下利清谷,偶见小腿水肿,按之凹陷如泥。舌淡,脉迟。其病机是(　　　)

A. 阳气亡失　　　　B. 阳盛格阴　　　　C. 阳损及阴

D. 阳气偏衰　　　　E. 阳盛耗阴

16. 患者,男,42 岁。高热两天,突然出现四肢抽搐,神昏谵语,舌红苔黄燥,脉洪数等症,此属(　　　)

A. 火热内闭　　　　B. 肝阴耗损　　　　C. 肝风内动

D. 阳亢化风　　　　E. 热极生风

17. 患者,女,46 岁。症见五心烦热、骨蒸潮热、盗汗、舌红少苔、脉细数等症,其病机主要是(　　　)

A. 阳盛则热　　　　B. 阴虚则热　　　　C. 阴盛格阳

D. 阳盛格阴　　　　E. 津枯血燥

18. 患者,女,26 岁。症见壮热,口渴,心烦,面红,目赤,舌红,脉数等症,其病机主要是(　　　)

A. 气郁化火　　　　B. 阳盛则热　　　　C. 阴虚阳亢

D. 阴盛格阳　　　　E. 阴虚则热

19. 患者,男,20 岁。发病初起恶寒发热,头痛无汗,咯吐白痰,舌苔白,脉浮紧。2 日后壮热而

不恶寒,面赤口渴,溲赤便干,舌红而干,脉数。其证候是(　　)

    A. 真热假寒   B. 表热里寒   C. 表寒里热

    D. 由寒转热   E. 真寒假热

20. 患者,男,46 岁。胃肠热盛,大便秘结,腹满硬痛而拒按,潮热,神昏谵语,但又兼见面色苍白,四肢厥冷,精神萎靡。其病机是(　　)

    A. 虚中夹实   B. 真实假虚   C. 由实转虚

    D. 真虚假实   E. 实中夹虚

(二) 多项选择题

1. 六淫邪气中哪些为阳邪(　　)

    A. 风   B. 寒   C. 暑

    D. 湿   E. 火

2. 哪些病因既是病理产物又是致病因素(　　)

    A. 痰饮   B. 七情内伤   C. 瘀血

    D. 疫疠   E. 六淫

3. 邪正斗争,发生正盛邪衰或邪盛正衰,这种消长盛衰影响着疾病的哪些方面(　　)

    A. 表里变化   B. 虚实变化   C. 寒热变化

    D. 疾病的发生   E. 疾病的发展转归

4. 阴阳失调包括哪些病理变化(　　)

    A. 阴阳盛衰   B. 阴阳互损   C. 阴阳格拒

    D. 阴阳转化   E. 阴阳亡失

5. 下列哪些项共同揭示了虚证的病机(　　)

    A. 正气不足   B. 邪气不太亢盛   C. 邪气亢盛

    D. 正邪不能作剧烈斗争   E. 病势不亢盛

二、简答题

1. 六淫各自的性质和致病特点有哪些?

2. 七情致病最易影响哪些脏的功能?

3. 瘀血致病的特点有哪些?

4. 如何理解阴阳格拒?

三、实例分析题

1. 张某,男,60 岁。久病,纳食减少,疲乏无力,腹部胀满,但时有缓减,腹痛而喜按,舌胖嫩而苔润,脉细弱而无力。试分析其病机。

2. 王某,男,52 岁。素有高血压病史,现症见眩晕耳鸣,面红头胀,腰膝酸软,失眠多梦,时有遗精或性欲亢进,舌红,脉沉弦细。试分析其病机。

3. 唐某,男,83 岁。年高体衰,病属虚寒,长期卧床不起。今日晨起突然面色泛红,烦热不宁,言语增多,口渴口干,喜热饮,饮水不多。舌淡,脉大而无根。试分析其病机。

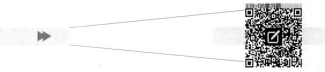

（李智红）

第七章

诊 法

ER-07章PPT

导学情景 V

情景描述：

早在《周礼》中便有记载，如"以五气、五声、五色，视其生死"。公元前4世纪著名医家扁鹊即提出："切脉、望色、听声、写形，言病之所在"的诊察疾病的方法。中医经典著作《黄帝内经》，不仅在诊断学方法上奠定了望、闻、问、切四诊的基础，并提出诊断疾病须结合致病的内、外因素加以全面考虑，促进了中医辨证学的形成和发展。随着现代科学的突飞猛进，目前，临床中出现了很多先进的诊断学仪器。例如，脉诊仪、舌诊仪等，都为中医诊法的发展注入了新的活力。

学前导语：

中医诊法的内容博大精深，精彩纷呈，有着悠久的发展历史。本章我们将带领同学们从传统的中医诊法开始，逐一对四诊内容进行详细阐述，进而对中医诊法进行系统学习。

中医诊法主要包括望、闻、问、切四种诊察疾病的方法。由于望、闻、问、切四诊从四个不同角度收集患者的病情资料，虽然各有其独特作用，但又相互联系，相互补充，不可分割。在临床诊治疾病时，必须将四诊有机结合起来，做到"四诊合参"，全面分析和综合判断，才能为辨证论治提供正确的依据。

第一节 望诊

望诊是医生运用视觉，对人体的神色形态、局部表现、舌象、分泌物和排泄物色质的变化进行有目的的观察，来了解健康或疾病情况的方法。望诊在中医四诊中占有特殊的地位，前人有"望而知之谓之神"之说，故望诊列为四诊之首。望诊须在充足的光线下进行，以自然光线为佳。由于望诊也有一定的局限性，不能代替其他诊法，所以在临床应用中，还要注意与其他诊法相结合，四诊合参，进而全面系统地了解病情，做出正确的判断。一般望诊的顺序是，先望全身神色形态，再进行局部望诊。

一、望神

望神是观察患者表现于外的精神状态及意识思维活动。一般分为有神、少神、无神和假神四种。

1. **有神**　又称"得神"。临床表现为目光明亮,神志清楚,语言清晰,反应灵敏,活动自如。表示正气尚足,病情轻浅,脏腑功能不衰,预后良好。

2. **少神**　又称"神气不足"。临床表现为精神不振,面色欠荣,目少光彩,气短懒言,倦怠乏力,动作迟缓等。

3. **无神**　又称"失神"。临床表现为目光晦暗,瞳仁呆滞,精神萎靡,语声低微,反应迟钝,甚至神志不清,循衣摸床,或猝倒而目闭口开,手撒遗尿等。表示正气大伤,病情较重,预后较差。

4. **假神**　常见于久病、重病精气极度衰弱的患者。如患者本已失神,突然神志清楚;或原来不多言语,语声低微,突然转为言语不休,声音响亮;或原本毫无食欲,忽然食欲增强。这是由于精气衰弱已极,阴不敛阳,虚阳外越,暴露出一时"好转"的假象,因此称为"假神",俗称"回光返照"或"残灯复明"。提示病情恶化,脏腑精气将绝,是临终前的预兆。

二、望色

望色,又称"色诊",是通过观察患者全身皮肤(主要是面部皮肤)的色泽变化来诊察疾病的方法。面部色泽是脏腑气血的外部反映,其变化可推断脏腑气血盛衰,疾病的性质,病情的轻重和预后。中国人的正常面色为微黄红润而有光泽。若出现异常色泽则为病色,面部的颜色分为青、赤、黄、白、黑五色。《灵枢·五色篇》谓"五色命脏,青为肝,赤为心,白为肺,黄为脾,黑为肾"。并提出:"青黑为痛,黄赤为热,白为寒"。又指出:"黄赤为风,青黑为痛,白为寒,黄而膏润为脓,赤甚者为血痛"。由此可以看出,五色不仅反映不同脏腑的病变,又可提示不同性质的病邪。

1. **青色**　主寒证、痛证、瘀血、惊风。

2. **赤色**　主热证。

3. **黄色**　主虚证、湿证。

4. **白色**　主虚证、寒证、失血证。

5. **黑色**　主肾虚证、寒证、水饮证、瘀血证。

三、望形态

形是形体,态是姿态。望形态是通过观察病人形体强弱、胖瘦以及活动情况来诊察疾病的一种方法。

1. **望形体**　体强是指发育良好,形体强壮,肌肉充实是气血旺盛,内脏坚实的表现。体弱是指发育不良,形体衰弱,肌肉瘦削是体质虚弱的表现。体胖是指形体肥胖而肌肉松软,少气乏力多阳气不足,脾虚湿盛,易患痰饮、中风等,故有"肥人多痰湿"之说。体瘦是指形瘦颧红,肌肉干瘪,皮肤干燥多阴血不足或虚劳重证,即所谓"瘦人多火"。

2. **望形态**　是指患者的行走、坐卧、站立等体态动静姿态以及体位均可反映疾病情况。如《望诊遵经》所云:"善诊者,观动静之常,以审动静之变,合乎望闻问切,辨其寒热虚实"。阳证、热证、实证者喜动,揭衣掀被不欲近火;阴证者喜静蜷卧添衣加被而欲近火。肺实证者咳喘,坐而仰首多是痰涎壅盛;肺虚或肾不纳气证者坐而俯首,气短不足以息。风痰阻络者半身不遂,口眼㖞斜;动风之象者颈项强直,四肢抽搐,角弓反张;痹证者多见关节肿胀屈伸不利;痿证者多见四肢痿弱无力,行动困难,不能持物。

四、望头颈、五官

1. 望头颈　主要观察头形、动态、囟门和头发色泽的变化,进而了解气血之盛衰与心、肾脏腑之虚实。

头形的大小异常和畸形多见于正值颅骨发育期的婴幼儿。小儿头形过大或过小,伴有智力发育不全者,多属先天禀赋不足、肾精亏损;小儿囟门凹陷,多为津血亏虚、脑髓不充;囟门高突,多为实热证;囟门迟闭,属肾精不足;头颈强直或头摇不能自主者,多是风动征象。发黄干枯、稀疏易脱,多为精血不足,肾气亏虚;突现片状脱发,多属血虚受风,又称"斑秃";小儿发结如穗,多属疳积。

2. 望五官　通过观察五官形色的变化,进而测知五脏的病变。

(1)望目:应重点观察两目的眼神、色泽、形态和动态的异常改变。目为肝之窍,五脏六腑之精气皆上注于目,其中与心、肝、肾的关系最为密切。如目赤红肿,多属风热或肝火;白睛发黄为黄疸;目窠凹陷,为伤津耗液;瞳仁散大,为肾精枯竭;小儿睡中露睛,多为脾虚;两目上视、斜视,为肝风内动。

知识链接

五 轮 学 说

古人将目的不同部位分属于五脏,《灵枢·大惑论》中指出:"精之窠为眼,骨之精为瞳子,筋之精为黑眼,血之精为络,其窠气之精为白眼,肌肉之精为约束……"。后世医学将其发展为"五轮学说",即瞳仁属肾,称为水轮;黑睛属肝,称为风轮;两眦血络属心,称为血轮;白睛属肺,称为气轮;眼睑属脾,称为肉轮(图7-1)。

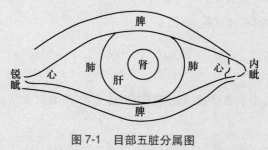

图7-1　目部五脏分属图

---

(2)望耳:耳为肾之窍,脏腑的许多经脉上络于耳,故有"宗脉之所聚"之说。耳部望诊主要观察耳壳色泽、形态及分泌物的变化。耳轮瘦薄,色淡白属肾气不足;耳轮红赤,肿胀属邪毒壅盛;耳轮干枯,甚则焦黑多属肾气衰竭、肾水亏极之象;耳内流出黄色分泌物为脓耳,多由肝胆湿热、风热火毒上攻,或肾阴亏虚、虚火上炎所致。

(3)望鼻:鼻为肺之窍,主要反映肺的情况,望鼻主要观察色泽、形态的变化。鼻流清涕者多属外感风寒;鼻流浊涕者多属外感风热;久流浊涕而黄稠有腥臭味者多属热证,兼有鼻中辛酸属"鼻渊";鼻中出血,属鼻衄。

(4)望口唇:脾开窍于口,其华在唇,足阳明胃经之脉环口唇,故望口唇,可诊脾胃之病。唇色淡白,属血虚;口唇青紫,属血瘀;唇色嫩红,属阴虚火旺;唇色深红而干,属实热;口唇糜烂,属脾胃湿热;口唇燥裂,属燥热伤津;口角流涎,属脾虚湿盛。

(5)望齿龈:齿为骨之余,龈为胃之络;故望齿与龈,应注意观察其形态和色泽的变化。牙齿干燥,属阴液已伤;齿燥如枯骨,属肾阴枯竭;龈色淡白,属血虚;牙龈红肿,齿缝出血属胃火上炎,灼伤龈络;牙齿稀疏松动,属肾虚。

(6)望咽喉:咽为饮食纳入之道,喉为气体出入之路;主要可以诊察肺、胃、肾的病变。咽喉红肿而痛,属肺胃有热;红色娇嫩,肿痛不甚,属虚热;若咽喉灰白色腐点成片,不易拭去,重擦则出血,很快复生为白喉。

五、望皮肤

皮肤,又称皮毛、肌肤,为全身之表,具有保护机体内脏,防御外邪侵袭的重要屏障及卫外功能。望皮肤应注意皮肤色泽、形态的变化,以及斑、疹的鉴别。

1. **望形色**　皮肤发赤,色如涂丹,边缘清楚,热如火灼者,为丹毒;皮肤虚浮肿胀,按之凹陷有压痕,为水肿;皮肤干瘪枯槁者为津液耗伤;皮肤、面目俱黄者,多为黄疸;皮肤甲错者常为瘀血内阻。

2. **望斑疹**　斑疹是指出现在肌肤表面的红(或紫)色片状或点状的皮疹。大小不一,成点或成片,平摊于皮下,摸之不碍手,压之不褪色者称为"斑";大小均匀,点小如粟,高出于皮肤,摸之碍手,压之褪色者称为"疹"。斑有阴、阳之分;疹主要见于麻疹、风疹及隐疹等。斑疹均有顺逆之分,色红润泽,分布均匀,疏密适中为顺症,预后良好;色紫红稠密,紧束有根,压之不易褪色,或色深红如鸡冠,为逆症,预后不良。

六、望分泌物与排泄物

分泌物是指人体官窍所分泌的液体,排泄物是人体排出于体外的代谢废物。分泌物与排泄物分别包括痰、涎、涕、唾、泪及二便、经、带、汗液、脓液和呕吐物等。通过观察分泌物及排出物形、色、质、量的变化,了解各有关脏腑的病变以及邪气的性质。一般来说,分泌物与排泄物色黄稠黏者,多属热证、实证;色白清稀者,多为寒证、虚证;饮食不化,有食物残渣,伴气味臭秽酸腐,多因湿热或食积;夹带血丝或有血块,多属热伤脉络或瘀血所致。

七、望舌

望舌,又称"舌诊",是指通过观察舌象,了解机体生理功能和病理变化的观察方法,是望诊的重要内容,是中医特色诊法之一。望舌主要是观察舌质和舌苔的变化。舌质,是舌的肌肉脉络组织,又称舌体。舌苔,是舌面上附着的苔状物,由胃气上蒸而成。正常舌象表现为舌体柔软,活动自如,颜色淡红,舌面上铺有一层薄薄而颗粒均匀、干湿适中的白苔,简称"淡红舌、薄白苔"。

通过舌诊可以了解脏腑的虚实和病邪的性质、轻重与变化。其中,舌质的变化主要反映气血的盛衰和脏腑的虚实;舌苔的变化主要用来判断感受外邪的深浅、轻重,以及胃气的盛衰。

中医学经过长期临床实践,发现脏腑不仅与舌有密切的联系,并且舌面一定的部位与一定的脏腑相联系,反映相关脏腑的病理变化。舌尖反映心肺的病变;舌中反映脾胃的病变;舌边反映肝胆的病变;舌根反映肾的病变。临床上有一定的参考价值(图7-2)。

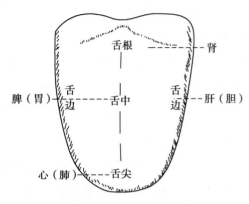

图7-2 舌诊脏腑部位分属图

(一)望舌质

1. 舌神 即舌的荣枯与灵动。"荣"就是舌体荣润红活,有生气,故谓之有神,此为善候;"枯"是指舌体干枯死板,毫无生气,失去光泽,故谓之无神,此乃恶候。

2. 舌色 即舌体的颜色,主病的舌色主要包括淡白、红绛、青紫等。

淡白舌主虚证、寒证;红、绛舌主热证;深红为绛,舌色愈红说明热势愈甚;青紫舌主热证、寒证、瘀血证;青紫而湿润多为寒凝血瘀证;青紫而深绛干燥多为热毒炽盛证。

3. 舌形 即舌体的形状,包括胖瘦、老嫩、芒刺、裂纹等。

胖舌多见于水饮痰湿阻滞或心脾热盛;瘦薄舌多见于气血不足或阴虚火旺;老舌多见于实证、热证;嫩舌多见于虚证、寒证;裂纹舌多见于精血亏虚;芒刺舌多见于邪热炽盛。

4. 舌态 即舌的动态,包括强硬、颤动、吐弄、歪斜、痿软等。

强硬舌多为热入心包或为中风先兆,歪斜舌多为中风或中风的先兆;颤动舌为肝风内动的表现;吐弄舌多见于心脾有热;痿软舌多见于气血虚极或阴液亏损,筋脉失养。

(二)望舌苔

1. 苔色 即舌苔的颜色变化,包括白、黄、灰黑等。

白苔主表证、寒证,薄白苔也可见于正常人。黄苔主里证、热证。灰黑苔多由黄苔或白苔发展而成,多在病情危重时出现,主热盛、寒盛。

2. 苔质 即舌苔的质地,包括润燥、厚薄、腐腻、剥落等。

苔之润燥可判断津液的盈亏;苔之厚薄以辨别病邪的深浅、病势的进退;苔之腐腻苔辨脾胃之痰浊、食积;苔之剥落辨胃的气阴两伤。

一般来说,舌质反映脏腑气血的虚实,舌苔反映邪气的浅深及胃气的存亡。若患者出现舌质与舌苔的表现不一致的情况,需要四诊合参,加以综合评判。例如白苔主寒湿,但红绛舌兼白干苔,多属燥热伤津。

点滴积累 ╲┈┈

> 1. 望诊 医生运用视觉,对人体的神色形态、局部表现、舌象、分泌物和排泄物色质的变化进行有目的的观察,来了解健康或疾病情况的方法。
>
> 2. 望面色 面色光明润泽,属新病、轻病、阳证;面色枯槁晦暗,属久病、重病、阴证。 青色:主寒证、痛证、瘀血、惊风。 赤色:主热证。 黄色:主虚证、湿证。 白色:主虚

证、寒证、失血证。 黑色：主肾虚证、寒证、水饮证、瘀血证。

3. 望舌 舌象有神、有胃气者，表明正气未衰，病情较轻，预后良好；舌象无神、无胃气者，表明正气已虚，病情较重，预后较差。

第二节 闻诊

闻诊是医生通过听声音和嗅气味两个方面来诊断疾病的方法。听声音，是指运用听觉辨别患者的语言、呼吸、咳嗽、呕吐及肠鸣等声音的变化以判断疾病；嗅气味，是指通过嗅觉功能嗅患者的口气、排泄物的气味变化以及病室的气味辨别病证。

一、听声音

健康人的声音，虽有个体差异，但发声自然，音调和畅，刚柔并济，是正常声音的共同特点，是宗气充沛，气机调畅的表现。病变声音的一般规律是"高亢为实，低微为虚"。发声嘶哑者，称为"音哑"；语而无声者，称为"失音"，古称"暗"。新病多因外感风寒、风热，或痰浊壅肺，使得肺失清肃，清窍壅塞不通所致，多属实证，也称"金实不鸣"；久病多因精气内伤，肺肾阴虚，虚火灼肺，使得肺失宣降，清窍失于濡养所致，多属虚证，也称"金破不鸣"。

语声高亢有力，烦躁多言者，多为热证、实证；语声低弱无力，少气懒言者，多为虚证、寒证。呼吸气粗，属实热，常见于外感病证；呼吸气微，气息短促者为肺气或肾气虚。咳声重浊者为实证；咳声无力者为虚证。咳声清亮，痰黄难咯者为肺热证。

二、嗅气味

嗅气味是指嗅辨与疾病有关的气味，包括病室、病体、分泌物、排泄物等异常气味。口气臭秽者为胃热；酸臭多为胃有宿食。痰腥臭者为肺热；臭甚而呈脓样为肺痈。大便臭秽为热；气味腥为寒。小便臊臭为湿热下注。白带稠黏臭气重为湿热，质稀不甚臭为脾气虚。呕吐未消化食物，气味酸臭者为食积。病室有腐臭或尸臭气味的，是脏腑腐败，属危候。

点滴积累 ∨

1. 闻诊 医生通过听声音和嗅气味两个方面来诊断疾病的方法。
2. 听声音 患者语声高亢有力，多属阳证、实证、热证；语声低微细弱，多属阴证、虚证、寒证。
3. 嗅气味 气味酸腐臭秽者，多属实热；微有腥臭者，多属虚寒。

第三节 问诊

问诊是医生通过对患者本人或陪诊者有目的的询问，了解疾病发生发展、治疗过程，以及现有症状和既往病史的情况，以诊察疾病的方法。问诊是中医诊察疾病的基本方法之一。在《素问·疏五过论》中指出:"凡欲诊病者,必问饮食居处"。问诊察病,要抓住关键,重点询问,力求病情资料真实、准确和系统,四诊中,问诊所获取病史资料最为全面。

问诊的内容主要包括一般情况、主诉、现病史、既往史、个人生活史及家庭史等。询问之时,应根据对象,有针对性地进行询问。

一、问一般情况

一般情况指患者的姓名、年龄、性别、婚否、民族、职业、籍贯、工作单位、现住址等。生活史指病人的生活经历、精神情志、生活起居、饮食嗜好、婚姻生育等。既往史指患者平素身体健康状况,以及过去曾患疾病的情况。家族史指患者直系亲属的健康和患病情况。了解这些有利于对患者诊治负责,同时也可作为诊断疾病的参考。

二、问主诉

主诉是指患者就诊时最感痛苦的症状、体征及持续时间。主诉往往是疾病的主要矛盾所在,一般只有一、两个症。通过主诉常可初步估计疾病的范畴和类别、病势的轻重缓急。因此,主诉具有重要的诊断价值。

问诊要将主诉所述症状或体征的部位、性质、程度、时间等询问清楚;问清主诉,然后围绕主症,进一步深入询问有关兼症和病史,并结合其他三诊全面诊察,做出正确诊断,不能笼统含糊。

三、问现在症

针对患者就诊时所感到的痛苦和不适,以及与其病情相关的全身情况进行的询问。问现在症的内容涉及范围较为广泛。在前人总结的基础上,现在临床中常用的"十问歌":"一问寒热二问汗,三问头身四问便,五问饮食六胸腹,七聋八渴俱当辨,九问旧病十问因,再兼服药参机变,妇女尤必问经期,迟速闭崩皆可见,再添片语告儿科,天花麻疹全占验"。

(一) 问寒热

凡患者主观感觉怕冷,虽加衣被或近火取暖仍觉寒冷者,称为恶寒;患者身寒怕冷,加衣被或近火取暖可得缓解者,称为畏寒。发热,一为体温高于正常者;二为患者体温可以正常,但自觉全身或局部发热的主观感觉。寒热主要分为以下四种:

1. 恶寒发热 指患者自觉寒冷,同时伴有体温升高。即恶寒与发热同时出现,为外感表证。若恶寒重发热轻,为外感风寒;发热重恶寒轻,为外感风热;发热轻而恶风,为外感伤风。

2. 但寒不热 指患者只有怕冷,而无发热的感觉。但感怕冷而无发热,称但寒不热,多属里寒证。新病怕冷,多为寒邪直中;久病怕冷,多为虚寒。

3. 但热不寒 指患者只有发热而无怕冷的感觉。患者发热不恶寒或反恶热称为但热不寒。高热不退为壮热,多属里实热证。按时发热或按时热甚为潮热,其中日晡潮热者,多为阳明腑实证;午后潮热或入夜加重,兼见五心烦热或骨蒸痨热者,多属阴虚。

4. 寒热往来 指恶寒与发热交替出现,是正邪相争的表现。可见于少阳病和疟疾,为半表半里证。

（二）问汗

问汗,指诊察患者汗之有无、汗出的部位、时间、性质和汗量等异常出汗情况,鉴别疾病的表里、寒热和虚实等情况。

1. **表证辨汗** 表证有汗,多为表虚证或表热证;表证无汗,多为外感风寒表实证。

2. **里证辨汗** 醒时汗出不已,动则加重为自汗,多属气虚或阳虚。睡时汗出,醒则汗止为盗汗,多属阴虚内热。身大热而大汗出,多为实热证。

（三）问疼痛

疼痛是患者的自觉症状。问疼痛,应询问疼痛的性质、部位、程度和持续时间。疼痛产生的机制,不外虚、实两个方面,前者为"不荣则痛",后者为"不通则痛"。问疼痛,尤其要抓住疼痛的性质,常见以下几种:

1. **胀痛** 指疼痛兼有挤压胀满感。多见于气滞证,但肝火上炎或肝阳上亢亦可导致头目胀痛。

2. **刺痛** 指疼痛如针刺感。多见于瘀血证。

3. **冷痛** 指疼痛有冷感而喜暖。多见于寒证。

4. **灼痛** 指疼痛有灼热感而喜凉。多见于热证。

5. **重痛** 指疼痛兼有沉重感。多见于湿证,但肝阳上亢亦可导致头重痛。

6. **酸痛** 指疼痛兼有酸软感。多见于湿证,亦可因肾虚骨髓失养引起。

7. **绞痛** 指痛势剧烈,如刀绞割。多见于有形实邪(如结石、瘀血等)阻闭气机。

8. **空痛** 指疼痛兼有空虚感。多见于气血亏虚,阴精不足,脏腑经脉失养。

9. **隐痛** 指疼痛不剧烈,尚可忍耐,绵绵不休。多见于虚证。

10. **走窜痛** 指疼痛部位游走不定,或走窜攻冲作痛。多见于行痹或气滞证。

11. **固定痛** 指疼痛部位固定不移。多见于瘀血证或寒湿痹证。

12. **掣痛** 指抽掣牵引作痛,由一处连及他处,又称引痛、彻痛。多见于筋脉失养,或筋脉闭阻。

除此之外,一般而言,新病疼痛,痛势剧烈,持续不解,或痛而拒按,多属实证;久病疼痛,痛势较轻,时痛时止,或痛而喜按,多属虚证。

案例分析

案例

吴某,女,36岁。 与家人生气后出现胁肋胀痛3日;现患者面红目赤,胁肋胀痛伴头晕目眩,舌红苔黄,脉弦数。

分析

该患者面红目赤,胁肋胀痛伴头目胀痛,舌红苔黄,脉弦数等临床表现均为肝阳上亢证的典型表现;由于患者以胀痛为主,所以疼痛性质为胀痛。

（四）问饮食与口味

胃主受纳，腐熟水谷，脾主运化，转输水谷精微，两者为后天之本。问饮食口味反映脾胃功能和疾病的寒热虚实。

1. **口渴与饮水**　询问其异常能够了解人体津液的盈亏和输布情况。口不渴，为津液未伤，属寒证。口渴多饮，为实证；渴喜冷饮者为热盛伤津；渴喜热饮为寒湿内停；渴不多饮，为津液未伤、输布障碍；多饮多尿，见于消渴。

2. **食欲与食量**　食欲与食量反映脾胃功能盛衰。消谷善饥者，多为胃火炽盛；多食伴多饮多尿者，见于消渴证；饥不欲食，多为胃阴不足；厌食油腻、胁胀呕恶，多为肝胆湿热；久病纳呆，属脾胃气虚；新病纳呆，多为食积。妇女厌食、停经呕吐，多为妊娠反应；若厌食兼严重恶心呕吐者，为妊娠恶阻；小儿嗜食异物，多为虫积。

3. **口味**　即患者口中的异常气味。口淡乏味多见于脾虚湿停；口甜或黏腻多见于湿热蕴脾；口苦多为肝胆湿热；口臭多见于胃火炽盛、饮食积滞；口酸见于肝胃不和；口咸见于肾虚；口腥见于肺胃血络损伤，咳血呕血。

（五）问睡眠

睡眠的异常可以反应机体阴阳盛衰的情况。主要有失眠与嗜睡两大方面。以入睡困难，或睡而易醒，甚至彻夜不眠者为失眠，多为阳不入阴，神不守舍所致。虚证有心脾两虚、心肾不交、心阴亏损等证；实证有心火亢盛、肝郁化火、宿食停滞等证。时时欲睡，眠而不醒，精神不振，头沉困倦者为嗜睡，多见于痰湿困脾、心肾阳衰及脾气虚弱等证。

（六）问二便

询问二便，主要了解排便的次数、时间及排便后的感觉和伴随症状等，以判断疾病的寒热虚实。

1. **大便**　健康人大便的次数为每日一次或隔日一次，排便通畅，成形不燥，无脓血或黏液等。若大便秘结不通，排便时间延长，排出困难，称便秘。新病便秘，腹胀，发热，多见于实证、热证。若见于久病、老人、孕妇或产后便秘者，多属虚证。若便次增多，便质稀薄不成形或呈水样，称泄泻，由外感寒湿、湿热、食积等损伤脾胃，或脾虚运化失常，或肾阳虚不能温煦脾胃以及肝郁犯脾所致。

2. **小便**　小便清长量多，畏寒喜暖者，属虚寒证；小便短赤量少者，为实热证；小便黄赤，尿频，尿急，尿痛，为膀胱湿热；排尿不畅，淋沥涩痛或伴尿意急迫，尿道灼热感，多是湿热下注的淋证。口渴多饮，多尿而消瘦者，为消渴病；小便不畅，点滴而出者为癃；小便不通，点滴不出者为闭，二者合称癃闭；睡时不自主排尿，为遗尿。

（七）问经、带

1. **月经**　主要询问月经周期、经期、经色、经质、经量、末次月经以及有无痛经等。

（1）经期异常：正常月经周期，一般为28天，若提前或延后5~7天，而无其他症状者，亦属正常。若月经周期提前8~9天以上，且连续2个月者，称为月经先期，多见于血热和气虚；若月经周期延后8~9天以上，且连续2个月者，称为月经后期，多见于血虚和血瘀证；经期错乱不定，称月经先后不定期，多见于肝郁气滞等证。

（2）经量异常：经血量多，周期基本正常，为血热和气虚；量少，行经期短为气血虚证；不在行经期间,不规则的阴道出血称崩漏,为血热和脾不统血证。停经 3 个月以上为闭经,妊娠闭经为生理现象。

（3）经色、经质异常:正常月经为正红色,不稀不凝。若月经色淡清稀为血虚;色深质稠为血热;色紫黯有块,为寒凝血瘀。

（4）痛经:经行小腹痛或痛引腰骶为痛经。经前或经行腹痛,属气滞血瘀;经后腹痛,属气血亏虚;小腹冷痛,得温痛减,属寒凝胞宫。

2. 带下　主要了解色、量、质、气味等情况。若分泌过多,连绵如带者,即为带下病。带下色白清稀无臭,为脾虚;带下清冷,质稀量多,为肾虚;带下色黄质稠,量多臭秽者,为湿热下注。

（八）问小儿

问诊时除注意了解一般问诊的内容外,还应结合小儿不同发育时期的生理、病理特点进行询问。了解出生前后(包括孕育和产育期),预防接种,有无传染病接触史及是否患过麻疹,水痘以及喂养、发育、兄妹父母健康状况,有无遗传疾病等情况。

点滴积累　∨

1. 问诊　医生通过对患者本人或陪诊者有目的的询问,了解疾病发生发展、治疗过程,以及现有症状和既往病史的情况,以诊察疾病的方法。
2. 问主诉　主诉是病人就诊时最感痛苦的症状、体征及持续时间,是疾病的主要矛盾。
3. 问现在症　针对患者就诊时所感到的痛苦和不适,以及与其病情相关的全身情况进行的询问,"十问歌"是问现在症的主要内容。

第四节　切诊

切诊是医生运用手对患者的体表一定部位进行触、摸、按、压,从而获得重要辨证资料,以诊察疾病的方法。包括脉诊和按诊两部分。

一、脉诊

脉诊又称切脉、候脉、把脉、持脉,是医生用手指切按患者动脉,根据脉动应指的形象,以了解病情,辨别病证,诊察疾病的方法。

（一）诊脉的部位和方法

1. 诊脉的部位　临床常用"寸口部位",寸口又称气口或脉口;分寸、关、尺三部(图 7-3)。寸口诊法是指单独切按桡骨茎突内侧的一段桡动脉搏动形象,以推测人体生理、病理状况的一种诊察方法。

2. 诊脉的方法　患者取坐位或仰卧位,掌心向上平放,在腕关节下面垫一松软的脉枕,手臂与心脏保持同一水平位置。医生先将中指按在腕后高骨处,以定关部,再用示指在关前定寸部,以环指按在关后定尺部。切脉时,必须注意指力的轻重,以轻、中、重三种不同的指力体察脉象,又称

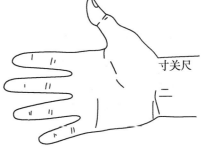

图 7-3　脉诊寸关尺部位图

之为"举、寻、按"或浮取、中取、沉取。寸、关、尺三部,每部都有浮、中、沉三候,合称三部九候。一般由轻逐渐加重,细心体会脉搏的状态。

正常脉象,亦称"平脉",是指三部有脉,节律均匀,和缓有力,不浮不沉,不大不小,尺脉沉取有一定力量,一息脉来4~5至。一呼一吸称为一息,相当于每分钟60~90次。正常脉象有胃、神、根三个特点。

知识链接

正常脉象特点

正常脉象有"胃、神、根"三个特点;其中,"有胃"是指脉位居中,不浮不沉;脉率调均,不快不慢;脉力充盈,不强不弱;脉道适中,不大不小;脉势和缓,从容流利。"有神"是指应指有力柔和,节律整齐。"有根"是指尺脉沉取应指有力,是肾气充足的表现。

（二）常见病脉与主病

疾病反映于脉象的变化,即为病脉。诊察病脉是对可能的疾病诊断做进一步的证实(表7-1),临床上应做到脉诊与其他三诊密切结合,做到四诊合参。记载病脉数为28种。现将临床中常见的病脉介绍如下。

表7-1 常见病脉与主证

脉名	脉象特征	主证
浮脉	轻取即得,重按稍弱	表证。浮而有力为表实,浮而无力为表虚
沉脉	轻取不应,重按始得	里证。有力为里实,无力为里虚
迟脉	脉来迟缓,一息不足四至(每分钟不足60次)	寒证。有力为实寒证,无力为虚寒证
数脉	脉来急促,一息超过五至(每分钟90次以上)	热证。有力为实热,无力为虚热
虚脉	三部脉轻取重按均无力,为无力脉的总称	虚证。多为气血两虚
实脉	三部脉轻取重按均有力,为有力脉的总称	实证。多为邪气亢盛
滑脉	往来流利,应指圆滑,如盘滚珠	痰饮、食滞、实热,亦为青壮年的常脉和妇人的孕脉
涩脉	往来艰涩不畅,如轻刀刮竹	气滞、血瘀、精伤、血少
洪脉	脉形宽大,有如波涛汹涌,来盛去衰	热盛
细脉	脉细如线,应指明显	主诸虚劳损,以阴血虚为主;湿证
濡脉	浮而细软,重按即无	诸虚证,湿证
弦脉	端直而长,如按琴弦	肝胆病,痰饮,痛证
紧脉	脉来绷急,应指紧张有力,状如牵绳转索	寒证,痛证
代脉	脉来迟缓无力,时有一止,止有定数	脏气衰微,风证,痛证,惊恐,跌仆损伤证
结脉	脉来缓慢,时有一止,止无定数	阴盛气结,寒痰瘀血
促脉	脉来急促,时有一止,止无定数	阳盛实热或实邪阻滞

▶ **课堂活动**

课堂活动 扫一扫,知答案

1. 教师根据脉象特征,找出两名有典型脉象特征的学生,进行示范教学。

2. 学生两人一组练习诊脉的方法,教师指导学生指法,并对学生的脉象诊断进行指导。

二、按诊

按诊是医生用手直接触、摸、按、压患者的脘腹、手足、皮肤等部位,以了解局部的冷热、润燥、压痛、肿块及其他异常变化,从而辨识清楚疾病的部位、性质的一种诊察方法。

(一)脘腹

通过按压胃脘部及腹部,了解其凉热、软硬、肿块、胀满等情况,以辨别不同脏腑组织的发病及寒热虚实的诊断方法。脘腹疼痛按之痛减为虚证;按之痛甚者为实证。肿块时聚时散,按之较软为瘕聚,属气滞;坚硬不移者为癥积,属血瘀。

(二)手足、皮肤

手足冷,不发热而畏寒为阳虚证;手足、皮肤灼热,多为热证;手足心热,多为阴虚内热。热证见手足热者,属顺候;热证反见手足逆冷者,属逆候,属病情严重的表现。

点滴积累 ⅴ

1. 脉诊 又称切脉、候脉、把脉、持脉,是医生用手指切按患者动脉,根据脉动应指的形象,以了解病情,辨别病证,诊察疾病的方法。

2. 脉诊的定位方法 以中指先定关位,再以示指、环指定寸、尺位,以轻、中、重三种不同的指力体察脉象。

3. 脉象特征 浮为表,沉为里,数为热,迟为寒,有力为实,无力为虚。

复习导图

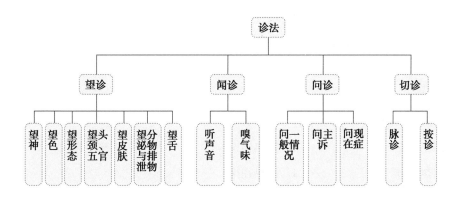

目标检测

一、选择题

（一）单项选择题

1. 下列哪项属于"少神"范畴（　　）

    A. 目光明亮　　　　　　　B. 神志清楚　　　　　　　C. 动作灵敏

    D. 面色欠荣　　　　　　　E. 语言清晰

2. 面色为黑色主证**除肾虚证、寒证、水饮证外**，还主（　　）

    A. 热证　　　　　　　　　B. 实证　　　　　　　　　C. 虚证

    D. 瘀血　　　　　　　　　E. 惊风

3. 以下哪项**不属于**望头颅的主要内容（　　）

    A. 头形　　　　　　　　　B. 动态　　　　　　　　　C. 囟门

    D. 头发色泽　　　　　　　E. 气血

4. 口唇青紫属（　　）

    A. 血虚　　　　　　　　　B. 阴虚火旺　　　　　　　C. 瘀血

    D. 实热　　　　　　　　　E. 湿热

5. 牙龈红肿，齿缝出血属（　　）

    A. 胃火上炎　　　　　　　B. 阴虚火旺　　　　　　　C. 血虚

    D. 肾虚　　　　　　　　　E. 脾虚

6. 出现在肌肤表面的红（或紫）色片状，平摊于皮下，摸之不碍手，压之不褪色者属（　　）

    A. 丹毒　　　　　　　　　B. 斑　　　　　　　　　　C. 疹

    D. 疖　　　　　　　　　　E. 疔

7. 红绛舌主（　　）

    A. 血瘀　　　　　　　　　B. 惊风　　　　　　　　　C. 寒证

    D. 热证　　　　　　　　　E. 虚证

8. 患者身寒怕冷，加衣被或近火取暖可得缓解者，称为（　　）

    A. 恶寒　　　　　　　　　B. 畏寒　　　　　　　　　C. 肺热

    D. 胃热　　　　　　　　　E. 肺痈

9. 下列哪项**不属于**问寒热的内容（　　）

    A. 恶寒发热　　　　　　　B. 寒热错杂　　　　　　　C. 但寒不热

    D. 但热不寒　　　　　　　E. 寒热往来

10. 代脉的脉象是（　　）

    A. 脉来迟缓无力，时有一止，止有定数

    B. 脉来缓慢，时有一止，止无定数

    C. 脉来急促，时有一止，止无定数

D. 脉来迟缓有力,时有一止,止有定数

E. 脉来迟缓无力,时有一止,止无定数

11. 患者,女,40岁。腹部出现皮肤发赤,色如涂丹,边缘清楚等症状,舌红,苔薄黄,脉数。属于( )

  A. 黄疸   B. 血瘀   C. 丹毒

  D. 血虚   E. 水肿

12. 患者,男,78岁。心前区闷痛二月余,常感胸闷如窒,呼吸欠畅,严重时心痛彻背,背痛彻心。舌质紫暗,脉弦涩。属于( )

  A. 心悸   B. 痰饮   C. 肺痈

  D. 血虚   E. 胸痹

13. 新生儿,男,出生3天后出现皮肤、面目俱黄者等症状,舌红苔薄,脉滑数。属于( )

  A. 黄疸   B. 血瘀   C. 丹毒

  D. 血虚   E. 水肿

14. 患者,女,50岁。手足心热一月余,入夜尤甚,舌红少苔,脉细数。属( )

  A. 阳盛火旺   B. 阳虚水犯   C. 阴虚火旺

  D. 气滞血瘀   E. 湿热下注

15. 患者,女,65岁。因情绪激动,卒然昏倒,不省人事,半身不遂,口眼㖞斜,舌强语謇。舌质红,脉弦滑。病属( )

  A. 眩晕   B. 中风   C. 胸痹

  D. 血瘀   E. 水肿

(二)多项选择题

1. 灰黑苔多由黄苔或白苔发展而成,多在病情危重时出现,主( )

  A. 脾虚   B. 寒盛   C. 湿证

  D. 热盛   E. 气滞

2. 患者面色发黄的主病是( )

  A. 脾虚   B. 寒证   C. 湿证

  D. 血热   E. 气滞

3. 滑脉主( )

  A. 实热   B. 妊娠   C. 痰饮

  D. 食积   E. 瘀血

4. 涩脉主( )

  A. 气滞   B. 精伤   C. 痰饮

  D. 血少   E. 血瘀

5. 腐腻苔多见于( )

  A. 气滞   B. 痰浊   C. 寒饮

D. 食积　　　　　　　　　E. 血瘀

二、简答题

1. 简述五色主病的临床意义。

2. 请阐述望舌质包括哪些内容？

3. 简述诊脉的方法。

三、实例分析题

1. 张某，女，28 岁。淋雨后出现自觉寒冷，同时伴有体温升高，且恶寒与发热同时出现；表现为恶寒怕风，恶寒重发热轻，无汗，头痛鼻塞，流清水鼻涕，全身骨节酸痛，面色㿠白，舌淡苔薄白，脉浮紧。

请根据四诊的内容进行分析判断病变部位属于表证、里证、寒证还是热证？

2. 李某，男，70 岁。咳嗽咯痰 5 年，遇寒加重，表现为面色淡白，咳声无力，动则气喘，痰清稀色白，腰膝酸软，小便清长，舌淡苔白，脉虚弱。

请根据四诊的内容进行分析判断病变部位属于表证、里证、虚证还是实证？

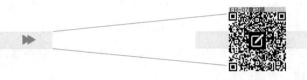

（陈　轶）

第八章

辨　证

ER-08章PPT

▲

导学情景 ∨

情景描述:

　　中医辨证包括八纲辨证、脏腑辨证、气血津液辨证等。 其中,八纲辨证的内容在《内经》中早有论及, 张仲景更具体运用于伤寒与杂病的诊疗。 在《景岳全书》的《阴阳篇》及《六变辨》等篇, 对八纲都有更进一步的阐述。 脏腑辨证在《内经》中已提出了按脏腑进行辨证的观点。《灵枢·本神》中有:"必审五脏之病形,以知其气之虚实,谨而调之"。 东汉张仲景《金匮要略》确立了以脏腑病机立论进行辨证。 总而言之,辨证论治是中医学的重要内容之一, 是临床治疗的基础。

学前导语:

　　辨证论治是中医基础理论的特色之一,有着悠久的发展历史,是临床诊治疾病的基础。 本章我们将带领同学们从八纲辨证开始, 逐一学习各辨证方法, 为临床治疗用药奠定基础。

第一节　八纲辨证

　　八纲辨证,是指运用表、里、寒、热、虚、实、阴、阳八个辨证的纲领,通过四诊,将获得的各种病情资料进行综合分析,进而对疾病部位、病邪性质、邪正盛衰和证候类型进行归纳判断的一种辨证方法。疾病的表现尽管极其复杂,但基本上都可以用八纲加以归纳。因此,八纲辨证是各种辨证方法的总纲,适用于临床各科、各种疾病的辨证;其中,阴阳两纲又可以概括其他六纲,即表、热、实证为阳证;里、寒、虚证为阴证;因此,阴阳又为八纲之总纲。

一、表里

　　表里辨证是辨别病位浅深和病势趋向的两个纲领。一般而言,若病邪侵袭人体的皮毛、肌腠、经络、病位浅者属于表证;若病邪侵袭人体的脏腑、气血、骨髓、病位深者属于里证。病在表,邪气轻,病位浅,多为疾病的初期阶段,易恢复;病在里,邪气重,病位深,病程较长,恢复较慢。病邪由表入里,为病进;病邪由里出表,为病退。

(一) 表证

　　表证是六淫邪气经皮毛、肌腠、口鼻侵入机体,正气(卫气)抗邪于肌表的证候,见于外感病初期阶段。有起病急,病程短的特点。其临床表现为恶寒,发热,头身疼痛,有汗或无汗,舌苔薄白,脉浮;伴鼻塞,流涕,咽喉肿痛等症状。《景岳全书·传忠录》云:"表证者,邪气自外而入者也,凡风寒暑湿燥火,气有不正,皆是也"。

由于受邪的性质有寒热的不同,故表证又分为表寒证、伤风证与表热证三种类型(表 8-1)。

表 8-1　表寒证、伤风证与表热证的鉴别要点

证候	寒热表现	舌象	脉象
表寒证	恶寒重,发热轻	苔薄白而润	浮紧或浮缓
伤风证	恶风,微发热	舌淡苔白	浮缓
表热证	恶寒轻,发热重	苔薄白欠润或薄黄	浮数

(二) 里证

里证,泛指病位在内,病邪侵入人体的脏腑血脉、骨髓的一类病证。里证的成因主要有以下三种情况:外邪入里,侵犯脏腑;外邪直接侵犯脏腑;情志内伤、饮食劳倦等因素直接损伤脏腑。里证多见于外感病的中、后期或内伤病。其临床表现为一般证候特征是无新起恶寒发热并见,以脏腑症状为主要表现。里证的范围很广,凡不属表证,也不属半表半里证的一切证候均属里证。具体内容将在脏腑辨证、气血津液辨证中介绍。临床中里证分为里寒、里热、里虚、里实证。

表里证鉴别要点:凡不具备发热恶寒、脉浮等表证,及往来寒热、脉弦等半表半里证者,均属里证。主要审查患者的寒热、舌象和脉象。

附:半表半里证

半表半里证,是正邪相搏于表里之间的一类特殊证候的概括。临床表现:寒热往来,胸胁苦满,口苦咽干,心烦喜呕,沉默不欲言语,不欲饮食,目眩,脉弦等。多见于疟疾、胆道感染和肝炎等疾病。

二、寒热

寒热辨证是辨别疾病性质的两个纲领。寒证和热证直接反映着人体阴阳的偏盛与偏衰。《素问·阴阳应象大论》云:"阳盛则热,阴盛则寒"。《素问·调经论》云:"阳虚则外寒,阴虚则内热"即是此意。

(一) 寒证

寒证,是机体感受寒邪,或阳虚阴盛,所表现的以寒冷为主要表现的一类证候。多因外感寒邪,过食生冷或因内伤久病,阳气受损所引起。常见恶寒或畏寒喜暖,四肢厥冷,口淡不渴,小便清长,大便溏泄,面色苍白,舌淡苔白而润,脉迟或紧(表 8-2)。

(二) 热证

热证,是机体感受热邪,或阴虚阳盛,所表现的以温热为主要表现的一类证候。多因外感火热之邪,寒邪入里化热;或因情志不畅,郁而化热;或素体阳热之气偏亢;或过服辛辣温热之品;或七情过激久而化火等因素引起。常见发热或恶热喜凉,口渴冷饮,小便短赤,大便秘结,面红目赤,舌红苔

黄,脉洪数(表8-2)。

表8-2　寒证与热证的鉴别要点

证候	寒热表现	面色	口渴	四肢	小便	大便	舌象	脉象
寒证	恶寒喜暖	白	口淡不渴	冷	清长	稀溏	舌淡苔白	迟或紧
热证	恶热喜寒	红	口渴冷饮	热	短赤	秘结	舌红苔黄	数

▶▶ 课堂活动

　　根据寒证和热证的鉴别要点,请同学们举个常见的病例,由老师带领大家进行探讨。

课堂活动 扫一扫,知答案

三、虚实

　　虚实辨证是辨别邪正盛衰的两个纲领。《素问·通评虚实论》有:"邪气盛则实,精气夺则虚"。实指邪气亢盛,虚指正气不足。病证有虚实之分,又与表里寒热相联系,故其证候出现比较复杂。在疾病过程中虚实既可以相互转化,又可出现虚实错杂的证候。

　　(一)虚证

　　虚证,是指在人体疾病过程中表现为正气虚弱、不足所产生的各种虚弱证候的概括。形成原因主要包括先天不足和后天失调两个方面,以后天失调为主。久病、体质衰弱、老年患者,多为虚证。虚证包括气虚、血虚、阴虚、阳虚四大类型;其中气虚证表现为精神萎靡,少气懒言,语声低微,畏风自汗,舌淡苔白,脉虚弱。阳虚证表现为形寒肢冷,面色㿠白,声低气微,疼痛喜按,大便溏薄,小便清长,舌质胖嫩少苔或无苔,脉沉迟。血虚证表现为面色淡白或萎黄,口唇指甲淡白,头晕目眩,月经量少色淡,舌淡苔白,脉细。阴虚证表现为两颧红赤,五心烦热,潮热盗汗,虚烦不眠,咽干口燥,尿黄便干,舌红少苔,脉细数(表8-3)。

　　(二)实证

　　实证,是对人体感受外邪,或体内病理产物蓄积,所形成的各种临床证候的概括。主要由于外邪(六淫、疫疠)侵入人体,脏腑功能失调(痰、饮、水湿、脓、瘀血、宿食、结石等),停留在体内形成。新病、体质素健及青壮年患者,多为实证。由于致病邪气性质及所在部位不同,临床表现亦不同,主要表现为精神烦乱,身热面赤,声高气粗,胸腹胀满,疼痛拒按,大便秘结,小便短涩或尿时疼痛,舌苍老苔厚腻,脉沉实有力(表8-3)。

表8-3　虚证与实证的鉴别要点

证候	病程	体质	声音	精神	疼痛	舌象	脉象
虚证	长	弱	低而无力	萎靡	喜按,按之痛减	嫩舌、少苔	无力
实证	短	强	高而有力	亢奋	拒按,按之痛甚	老舌、苔厚	有力

案例分析

案例

李某，女，28岁。产后出现头晕头痛半月余；现患者面色萎黄，口唇指甲淡白，头晕目眩，舌淡苔白，脉细弱。

分析

通过该患者的面色、口唇指甲、舌、脉可以看出患者符合血虚证的典型表现，因此，根据八纲辨证可以辨证为虚证。

四、阴阳

阴阳辨证是概括疾病类别的一对纲领，是八纲辨证的总纲。证有阴阳，其成因及其表现各有不同。在诊断上，可以根据临床证候所表现的病理性质，将一切疾病分为阴阳两个主要方面。

（一）阴证与阳证

1. **阴证**　凡符合阴的一般属性的证候，称为阴证。主要是机体阳气虚衰，阴寒内盛所致。在疾病过程中表现为晦暗、沉静、衰退、抑制、向内、向下；里证、寒证、虚证属于阴证范围。临床表现为精神萎靡，面色晦暗，身重蜷卧，形寒肢冷，面色黯淡，大便腥臭，小便清长，舌淡胖嫩，脉沉迟或弱。

2. **阳证**　凡符合阳的一般属性的证候，称为阳证。主要是机体阳气亢盛，脏腑功能亢进所致。在疾病过程中表现为兴奋、躁动、亢进、明亮、向外、向上；表证、热证、实证属于阳证范围。临床表现为面色偏红发热，肌肤灼热，神烦，呼吸气粗，口干渴饮，大便秘结，小便短赤，舌质红绛，苔黄黑芒刺，脉数或实而有力。

（二）亡阴证与亡阳证

亡阴证与亡阳证都是疾病危重阶段出现的证候。一般多在发汗吐泻太过，失血过多的情况下出现，特别是大汗容易亡阴与亡阳。

1. **亡阴证**　主要由于体内阴液大量耗损，或丢失而出现的全身衰竭的危重证候。临床表现为肌肤灼热，大汗出，汗热而黏，手足温，口渴喜冷饮，呼吸气粗，舌干红，脉细数疾。

2. **亡阳证**　主要是由于机体阳气极度衰微，而出现的全身衰竭的危重证候。临床表现为大汗淋漓，汗冷而清稀，肌肤冷，手足冷，口淡不渴，气微，舌淡黯，脉微欲绝（表8-4）。

表8-4　亡阴与亡阳的鉴别要点

证候	面色	汗	口渴	肌肤	四肢	舌象	脉象
亡阴	潮红	热而黏味咸	口微渴	热	烦热	红而干	数疾无力
亡阳	苍白	冷而稀味淡	口不渴	凉	厥冷	淡而润	微细欲绝

八纲辨证中的表、里、寒、热、虚、实、阴、阳各证候,虽各自概括疾病的病理本质,但都不是孤立出现的,而是相互交错,互相联系的。如证候相兼,包括表里同病,既有属寒、属热的区别,又有虚与实的不同;寒热错杂,以表里或上下分别与寒热搭配,构成复合证候;虚实夹杂,即指虚证和实证同时出现在同一个患者身上的不同部位的证候。如证候转化,包括表里出入,指在正邪消长变化的作用下,病邪可以内传而变成里证,也可以从里透达向外;寒热转化指寒证与热证在一定条件下各向自己对立方面转化;虚实转化即疾病的虚实性质在一定条件下向相反的方向发生转化,提示着邪正之间盛衰关系发生了本质性的改变。证候真假,包括寒热真假及虚实真假等疾病本质与现象相反的假象。总之,疾病是千变万化的,八纲辨证在临床中必须灵活应用。

点滴积累 ╲╱

1. 表里辨证　表里辨证辨别病位浅深和病势趋向。

2. 虚实辨证　虚实辨证辨别邪正盛衰。

3. 寒热辨证　寒热辨证辨别疾病性质。

4. 阴阳辨证　阴阳辨证概括证候类别。

5. 八纲辨证的证候关系　八纲辨证中的各证候,都不是孤立出现的,而是相互交错,互相联系的。如表热证,里寒证等。

第二节　脏腑辨证

脏腑辨证,是在全面认识脏腑生理功能及病变特点的基础上,将四诊所收集的症状、体征及有关病情资料进行综合分析,从而判断出疾病所在的脏腑部位、病因、病性等,为临床治疗提供依据的辨证归类方法,是辨证体系中的重要组成部分。简言之,即以脏腑为纲,对疾病进行辨证。

《内经》中已提出按脏腑进行辨证的观点。《灵枢·本神》中有:"必审五脏之病形,以知其气之虚实,谨而调之"。脏腑的生理功能及其病理变化作为脏腑辨证的理论依据,病因病机辨证作为脏腑辨证的基础。在进行脏腑辨证时,要从整体观念出发,分析脏腑病变所属证候。脏腑辨证是临床辨证的基本方法,是临床辨证的核心。

一、心与小肠病辨证

心居胸中,心包络卫护于外,与小肠相表里。心主血脉,其华在面,主神明,开窍于舌。小肠具有分清泌浊,传化物的功能。心病常见症状为心悸,怔忡,心烦,心痛,失眠,健忘,神志不清,谵语等。小肠病常见小便短赤,灼痛等。心与小肠病常见证候如下:

（一）心气虚证

指心气不足,推动无力为主要表现的证候。本证多见于久病体弱,或老年脏器虚衰等原因引起。本证多由久病体虚、暴病耗伤心气,或禀赋不足,老年脏器虚衰等原因所致。

【临床表现】心悸怔忡,胸闷气短,活动后加重,自汗出,神倦,面色淡白,舌淡苔白,脉虚细。

（二）心阳虚证及心阳暴脱证

心阳虚证是指心阳虚衰,温运失司,虚寒内生为主要表现的证候。本证多由心气虚证发展而来,或久病体虚,老年脏器虚衰等因素引起。心阳暴脱是心阳衰极的表现,属于危重证候。

【临床表现】 心悸怔忡,心胸憋闷或心痛,畏寒肢冷,面色㿠白或面唇青紫,心痛,舌淡胖或紫暗,苔白滑,脉微细或结代,为心阳虚。若突然大汗淋漓,四肢厥冷,神志不清,面色苍白,呼吸微弱,口唇青紫,舌淡或紫黯,脉微欲绝,为心阳暴脱。

（三）心血虚证

指由于心血不足,不能濡养心脏而表现的证候。本证多由失血过多,劳神过度,久病失养等耗伤营血等原因所致。

【临床表现】 心悸怔忡,健忘,失眠多梦,面色苍白或萎黄,口唇爪甲色淡,脉细弱。

（四）心阴虚证

指由于心阴亏损,虚热内扰,心神失养所表现的证候。本证由思虑劳神太过,暗耗心阴,或肝、肾等脏阴亏累及于心所致。

【临床表现】 心悸怔忡,心烦,失眠多梦,潮热,盗汗,五心烦热,颧红,咽干,舌红苔少,脉细数等。

（五）心脉痹阻证

指由于某些致病因素导致的心脏脉络痹阻不通,血行失常所表现的证候。本证多见于年老体弱或久病正虚所致瘀阻、寒滞、痰凝、气郁而发病,证属本虚标实。

【临床表现】 心悸怔忡,胸部憋闷疼痛,痛引肩背或手臂,时发时止。若疼痛且胀,发作多与情绪变化有关,舌淡红或黯红,脉弦,多为气滞;若痛如针刺,并见舌紫黯或有瘀斑、瘀点,胸闷较甚,苔白腻,脉沉滑,为痰瘀痹阻心脉;若疼痛剧烈,突然发作,畏寒肢冷,得温痛减,舌淡苔白,脉沉迟或沉紧,为寒邪内盛之象。

（六）痰蒙心窍证

指痰浊蒙蔽心神,以精神、神志异常为主要表现的证候。本证多见因情志不遂,气机郁滞,或感受寒湿外邪,阻遏气机,所致的气不行津,聚津为痰,痰浊蒙蔽心神所致。

【临床表现】 意识模糊,喉中痰鸣,言语不清,面色晦滞,胸闷呕恶,甚则昏不知人,或精神抑郁,表情淡漠,神志痴呆,喃喃自语,举止失常,或突然昏倒,两目上视,不省人事,手足抽搐,口吐涎沫,口中如作猪羊叫声,舌苔白腻,脉滑。

（七）心火亢盛证

指由于心火内炽,扰乱神明,迫血妄行所表现的实热证候。本证多由情志抑郁,气郁化火,或过食辛热、温补之品等原因所致。

【临床表现】 心烦失眠,面赤口渴,身热,便秘溲赤,或见口舌赤烂疼痛,或兼见小便赤涩灼痛,或见吐血,衄血,甚或狂躁谵语,神志不清,舌尖红绛或有芒刺,苔黄,脉数有力。

（八）小肠实热证

指小肠里热炽盛所表现的证候。本证多由心热下移小肠所致。

【临床表现】 心烦口渴,口舌生疮,小便赤涩,尿道灼痛,或尿血,舌红苔黄,脉数有力。

案例分析

案例

李某，女，28岁。心悸气短，心烦，失眠多梦半月余。同时，伴有潮热盗汗，五心烦热，颧红咽干，舌红苔少，脉细数；实验室检查：心电图为窦性心律，心率100次/分；血常规无异常。

分析

患者有明显的心悸气短的症状，并伴有心烦，失眠多梦，通过这些症状可以判断为心病的典型表现；同时，潮热盗汗、五心烦热、颧红咽干的症状，并有典型的阴虚证的舌脉表现。因此，可以判断为心阴虚证。

二、肺与大肠病辨证

肺居胸中，与大肠互为表里。肺主气司呼吸，主宣发肃降，通调水道，其华在皮毛，开窍于鼻；大肠主传导排泄糟粕。肺病常见症状为咳嗽，气喘，胸痛，鼻塞流涕，呼吸失常等。大肠病常见症状为便秘，泄泻，腹胀，腹痛，里急后重等。肺与大肠病常见证候如下：

（一）肺气虚证

指肺气不足，卫外不固，宣降无力所表现的证候。本证多因久病咳嗽，耗伤肺气所致。

【临床表现】咳喘无力，少气不足以息，动则益甚，咳痰清稀，声低气怯，面色淡白，或有自汗，畏风，易于感冒，神疲体倦。舌淡苔白，脉虚弱。

（二）肺阴虚证

指肺阴不足，虚热内生，肺失清肃所表现的证候。本证多由于久咳伤阴，热病后期阴津损伤所致。

【临床表现】干咳无痰，或痰少而黏，不易咯出，甚至痰中带血，声音嘶哑，口咽干燥，形体消瘦，潮热盗汗，五心烦热，颧红，舌红少津，少苔或无苔，脉细数。

（三）风寒袭肺证

指风寒之邪侵袭肺表，肺卫失宣，卫气被遏，所表现的证候。本证多由外感风寒之邪，侵袭肺卫所致。

【临床表现】咳嗽，痰液稀薄色白，鼻塞，流清涕，微恶寒发热，或见头身疼痛，无汗，舌苔薄白，脉浮紧。

（四）风热犯肺证

指风热之邪侵犯肺卫所表现的证候。本证多由外感风热之邪，侵袭肺系所致。

【临床表现】咳嗽，痰黄质稠，鼻塞，流黄浊涕，发热，微恶风寒，口微渴，咽喉肿痛，舌尖红，苔薄黄，脉浮数。

（五）燥邪犯肺证

指燥邪侵袭肺卫所表现的证候。本证多因秋季感受燥邪所致，初秋感燥，偏热，多为温燥；深秋感燥,偏寒,多为凉燥。

【临床表现】干咳无痰,或痰少而黏,不易咯出,甚则胸痛,痰中带血,并伴口、唇、鼻、咽干燥,或发热,微恶风寒,无汗或少汗,或见鼻衄,咯血,便干尿少;苔薄而干燥,脉浮数或浮紧。

（六）痰湿阻肺证

指痰湿阻滞于肺系,肺失宣降所表现的证候。本证多由脾气亏虚,或久咳伤肺,或感受寒湿邪气所致。

【临床表现】咳嗽,痰多,色白,质黏易于咯出,胸闷,甚则痰鸣气喘,舌淡胖,苔白腻,脉滑。

（七）大肠湿热证

指湿热侵袭大肠所表现的证候。本证多由外感湿热之邪,或因饮食不节等因素造成。

【临床表现】腹痛,暴注下迫,色黄而臭,或下利赤白脓血,里急后重,或腹泻不爽,粪质黏稠腥臭,伴有肛门灼热,小便短赤,身热口渴,舌红苔黄腻,脉滑数或濡数。

（八）大肠实热证

指邪热入里,与肠中糟粕互结,燥屎内结所表现的证候（又称阳明腑实证或肠热腑实证）。本证多由邪热炽盛,汗出过多,或误用汗法,致使肠中干燥,里热更甚,燥屎内结所致。

【临床表现】壮热或日晡潮热,腹满拒按,大便秘结,或热结旁流,气味恶臭,汗出口渴,甚则神昏谵语,小便短赤,舌红,苔黄而燥,脉沉实有力。

案例分析

案例

孟某,男,41岁。反复咳嗽,痰中带血半年余。伴见身体消瘦,颧红,咳嗽阵作,痰中带血,胸痛,口干咽燥,盗汗,腰酸耳鸣,舌红少苔,脉细数。

分析

该患者反复咳嗽,痰中带血,胸痛为肺病的典型表现;同时,伴见身体消瘦,颧红,盗汗,腰酸,耳鸣,咽干的症状,并有典型的阴虚证的舌脉表现。因此,可以判断为肺阴虚证。

三、脾与胃病辨证

脾居中焦,与胃互为表里。脾主运化,主统血,主升清,主肌肉、四肢,其华在唇,开窍于口,喜燥恶湿;胃为水谷之海,主受纳腐熟水谷,以降为顺,喜湿恶燥。脾病常见症状为食欲不振,腹满,便溏,内脏下垂,出血等症状。胃病常见症状为胃脘胀痛,恶心,呕吐,嗳气,呃逆等。脾与胃病常见证候如下:

（一）脾气虚证

指脾气虚运化失司所表现的证候。本证多因饮食失调、劳累过度等导致脾气损伤而形成。

【临床表现】形体消瘦,面色萎黄,倦怠乏力,头目昏花,纳少腹胀,大便稀溏,舌淡苔薄,脉细弱。

（二）脾虚气陷证

指脾气虚弱,升举无力而下陷所表现的证候,又称中气下陷证。本证属于脾气虚的进一步发展,多因久泻久利,或劳累过度,或妇女胎产过多等原因损伤脾气所致。

【临床表现】脘腹坠胀,食后益甚;或便意频数,肛门坠重;或泄泻久痢不止,甚至脱肛;或子宫下垂;或胃下垂;或肾下垂;或小便混浊如米泔;伴有头晕目眩,肢体倦怠,声低懒言,舌淡苔白,脉弱。

（三）脾不统血证

指脾气虚弱,统摄血液的功能失常,而致血溢脉外为主要表现的证候。本证多因久病气虚,或劳倦内伤损伤脾气所致。

【临床表现】便血、尿血、肌衄、齿衄,或妇女月经过多、崩漏。伴神疲乏力,面色萎黄,气短懒言,食少便溏,舌淡苔白,脉细弱。

（四）脾阳虚证

指脾的阳气亏损,失于温运,阴寒内生所表现的证候。本证多由脾气虚证进一步发展而成,亦可由于饮食失调,过食生冷等原因所致。

【临床表现】脘腹隐痛,喜温喜按,纳少腹胀,形寒肢冷,大便稀薄,甚则完谷不化,面白少华,口淡不渴,或见肢体浮肿,或见白带清稀量多,舌体淡胖或有齿痕,苔白滑,脉沉迟弱。

（五）寒湿困脾证

指寒湿内盛,脾阳被困,脾不健运所表现的证候。本证多因饮食生冷寒凉之品,或涉水淋雨,久居潮湿等致寒邪内侵;或因嗜食肥甘,湿浊内生,困阻中焦所致。

【临床表现】脘腹胀闷,腹痛便溏,纳呆,口腻,泛恶欲吐,或头身困重,口淡不渴,或肢体浮肿,小便短少,或身目发黄,面色晦暗,或妇女白带量多,舌淡胖,苔白滑或白腻,脉濡缓。

（六）湿热蕴脾证

指湿热内蕴中焦,脾失健运,胃失纳降而形成的证候,又称中焦湿热证。本证多由感受湿热之邪,或过食辛热肥甘,或嗜酒无度,致使湿热内蕴脾胃所致。

【临床表现】脘腹痞闷胀满,纳呆,呕恶欲吐,口中黏腻,肢体困重,便溏不爽,小便短赤,渴不多饮,或身热不扬,汗出热不退,或见面目或肌肤发黄,黄色鲜明,或皮肤发痒,舌红苔黄腻,脉濡数。

（七）胃阴虚证

指由于胃阴不足,胃失濡润及胃失和降所表现的证候。本证多由温热病后期,胃阴耗伤,或吐泻太过,伤津耗液等原因所致。

【临床表现】胃脘隐隐灼痛,饥不欲食,或胃脘嘈杂,或脘痞不舒,或干呕呃逆,口燥咽干,大便干结,小便短少,舌红苔少,脉细数。

（八）胃热炽盛证

指由于胃中火热炽盛,胃失和降所表现的实热证候。又称胃热证、胃火证或胃实热证。本证多由饮食不节,或七情久郁化火等原因所致。

【临床表现】胃脘灼痛,拒按,渴喜冷饮,或消谷善饥,或见口臭,牙龈肿痛溃烂,齿衄,大便秘结,小便短黄,舌红苔黄,脉数有力。

（九）食滞胃脘证

指饮食停滞于胃脘,不能腐熟,胃失和降所表现的证候。本证多由饮食不节,暴饮暴食,或脾胃虚弱,运化失司等原因所致。

【临床表现】胃脘胀满疼痛,拒按,嗳腐吞酸,或呕吐酸腐食物,吐后胀痛得减,或腹痛肠鸣,排便不爽,泻下酸腐臭秽,舌苔厚腻,脉沉实或弦滑。

案例分析

案例

张某,男,56岁。胃脘部胀痛,拒按,嗳腐吞酸,呕吐酸腐食物2天。因2天前暴饮暴食后出现上述症状,并伴有吐后胀痛减轻,舌苔厚腻,脉弦滑。

分析

该患者因暴饮暴食后出现胃脘部胀痛,拒按,嗳腐吞酸,并呕吐酸腐食物,吐后胀痛减轻的症状,为典型的食滞胃脘证。

四、肝与胆病辨证

肝居右胁,与胆互为表里。肝主疏泄,主藏血,其华在爪,开窍于目;胆主贮存和排泄胆汁以助消化,并与情志活动有关。肝病常见症状为精神抑郁,急躁易怒,头晕目眩,胸胁或少腹胀痛,肢体震颤,四肢抽搐及月经不调等。胆病常见症状为口苦,黄疸,惊悸及消化异常等。肝与胆病常见证候如下:

(一)肝血虚证

指肝血不足,机体失于濡养所表现的证候。本证多因脾肾亏虚,生化之源不足,或因久病营血亏虚所致。

【临床表现】头晕目眩,面色淡白无华或萎黄,两目干涩,视力下降或夜盲,手足麻木震颤,筋脉拘急,爪甲不荣,月经量少,色淡或经闭,唇舌淡,苔薄白,脉弦细。

(二)肝阴虚证

指肝阴不足,阴不制阳,虚热内扰所表现的证候。本证多由情志不遂,肝郁化火,火灼伤阴等原因所致。

【临床表现】头晕眼花,目涩干痛,面部烘热,或胁肋灼痛,或五心烦热,潮热盗汗,手足蠕动,口燥咽干,舌红少津,脉弦细数。

(三)肝阳上亢证

指肝、肾之阴不足,肝阳上亢所表现的证候。本证多由肝肾阴虚,不能制约肝阳,或情志不遂,久郁化火,内耗阴血等原因所致。

【临床表现】头目胀痛,眩晕耳鸣,面红目赤,急躁易怒,失眠多梦,腰膝酸软,或五心烦热,面部烘热,舌红苔黄,脉弦有力或弦细数。

(四)肝火炽盛证

指由于肝火炽盛,气火上逆所致的病证。本证多因情志不遂,肝郁化火,或他脏之火传于肝,导致肝火内盛所致。

【临床表现】 头痛眩晕,急躁易怒,胁肋疼痛,耳鸣耳聋,面红目赤,甚至吐血,衄血,口苦,苔黄,脉弦数。

（五）肝郁气滞证

指因肝的疏泄功能失常,气机失调郁滞所表现的证候。本证多由精神刺激、情志抑郁或其他脏腑病证长期不愈,影响了肝的疏泄功能所致。

【临床表现】 情志抑郁,急躁易怒,胸胁少腹胀闷或窜痛,喜太息,或自觉咽中有物吐之不出,咽之不下,俗称"梅核气",或有颈部瘿瘤,妇女乳房作胀结块,月经失调,痛经,闭经,舌苔薄白,脉弦。

案例分析

案例

吴某,女,45岁。 自觉咽中有物吐之不出,咽之不下半月余。 平素急躁易怒,善太息,伴有胁肋胀痛;半月前因与朋友闹矛盾,抑郁生气后出现上述症状,舌淡苔白,脉弦数。

分析

该患者平素急躁易怒,善太息,伴有胁肋胀痛,脉弦数属于肝病典型表现;因半月前生气后出现自觉咽中有物吐之不出,咽之不下的症状为"梅核气",为气滞典型表现,可判断为肝郁气滞证。

（六）肝胆湿热证

指湿热内蕴肝胆,导致疏泄失常所表现的证候。本证多由感受湿热之邪,或偏嗜肥甘厚味,酿湿生热等原因所致。

【临床表现】 胁肋灼热胀痛,或胁下有痞块按之疼痛,或寒热往来,或身黄,目黄,小便黄,色鲜明如橘皮色,发热,口苦,纳差,恶心呕吐,腹胀,大便或闭或溏,舌红,苔黄腻,脉弦数或弦滑。

（七）肝风内动证

指临床出现眩晕欲仆,震颤,抽搐等症状的病证。临床常见有肝阳化风、热极生风、阴虚生风和血虚生风四种。

【临床表现】 眩晕欲仆,肢体震颤,项强肢麻,头痛头摇,或突然昏倒,神志模糊,口眼㖞斜,半身不遂,语言不清,甚至昏迷,舌红,脉弦数有力(表8-5)。

表8-5　肝风内动四证鉴别

证别	病因病机	主症特点	兼症	舌脉
肝阳化风	肝肾阴虚,肝阳上亢,升动无制,亢极生风	眩晕欲仆,头摇肢颤,项强言謇,肢麻;头重步履不正,或猝然昏倒或半身不遂	眩晕等肝阳上亢之症	舌红苔白或腻,脉细有力
热极生风	邪热炽盛,燔灼肝经,引动肝风	手足抽搐,颈项强直,角弓反张,牙关紧闭,两目上视	高热神昏、躁扰如狂	舌红绛苔黄燥,脉弦数有力

续表

证别	病因病机	主症特点	兼症	舌脉
阴虚动风	阴液亏虚,筋脉失养,肝风内动	手足蠕动	五心烦热、潮热盗汗、目涩眼花、口燥咽干	舌红少津脉弦细数
血虚生风	血液亏虚,筋脉失养,肝风内动	手足麻木,肢体震颤,肌肉瞤动,关节拘急不利	眩晕面白、夜盲、爪甲不荣	舌淡,脉细

五、肾与膀胱病辨证

肾位于腰部,与膀胱互为表里。肾藏精,主生长、发育、生殖、主水;膀胱主贮存和排泄尿液。肾病临床常见的症状为腰膝酸软,耳鸣耳聋,发白早脱,齿摇,阳痿遗精,精少不育,女子经少经闭,不孕及二便异常等。膀胱病常见症状为尿频,尿急,尿痛等。肾与膀胱病常见证候如下:

（一）肾阳虚证

指肾的阳气亏虚,对机体的温煦及气化功能减弱所表现的虚寒证候。本证多因素体阳虚,或久病伤阳,或年高肾阳亏虚,或他脏疾病累及肾脏所致。

【临床表现】神疲乏力,腰膝酸冷而痛,形寒肢冷,尤以下肢为甚,男子阳痿,早泄,滑精,精冷,女子性欲低下,宫寒不孕,或久泄不止,完谷不化,五更泄泻,或小便频数清长,夜尿频多,面色㿠白或黧黑,舌淡苔白,脉沉迟无力。

（二）肾阴虚证

指肾阴液不足,失于濡养,虚火内扰所致的证候。本证多由先天不足,久病及肾,或温热病后期,灼伤肾阴等原因所致。

【临床表现】腰膝酸软,眩晕耳鸣,失眠多梦,男子阳强易举,少精早泄,女子经少经闭或崩漏,形体消瘦,潮热盗汗,五心烦热,午后颧红,咽干舌燥,舌红苔少,脉细数。

（三）肾精不足证

指肾精亏损,髓海空虚,生殖生长发育功能低下所产生的证候。本证多由先天禀赋不足,或后天失养,元气不足等原因所致。

【临床表现】小儿发育迟缓,身材矮小,囟门迟闭,骨骼痿软,智力低下。成人早衰,发脱齿摇,耳鸣耳聋,健忘恍惚,足软无力,反应迟钝,男子精少不育,女子经闭不孕,性功能减退,舌淡,脉虚弱。

（四）肾虚水泛证

指肾气亏虚,下元失固所表现的证候。本证多由年高体弱,肾气亏虚,或先天禀赋不足,肾气不充等原因所致。

【临床表现】腰膝冷痛,形寒肢冷,腹部胀满,身体浮肿,腰以下尤甚,按之没指;或见心悸气促;或见咳嗽气喘,痰涎稀白,不得平卧,舌淡胖边有齿痕,苔白滑,脉沉迟无力。

（五）膀胱湿热证

指由于湿热蕴结膀胱,膀胱气化不利,开合失常所表现的证候。本证多由感受湿热之邪,侵及膀胱;或饮食不节,湿热内生等原因所致。

【临床表现】尿频,尿急,尿涩量少,尿道灼热疼痛,小便黄赤混浊,或尿血,或尿有砂石,小腹胀痛,或伴有发热,腰部胀痛,或少腹拘急,或心烦,舌红苔黄腻,脉滑数。

案例分析

案例

冯某,男,29岁。耳鸣耳聋,健忘半年余。伴有脱发,牙齿松动,足软无力,反应迟钝,性功能减退等症状,舌淡,脉虚弱。

分析

该患者耳鸣耳聋,健忘,并伴有脱发,牙齿松动,脚软无力,性功能减退等症状,属于典型的肾精不足证。

六、脏腑兼病辨证

(一) 心肾不交证

指由于心肾阴虚火旺,水火不济所导致的证候。

【临床表现】心烦少寐,多梦,头晕耳鸣,心悸健忘,腰膝酸软或遗精,五心烦热或潮热盗汗,口咽干燥,舌红少苔或无苔,脉细数。

(二) 心肾阳虚证

指心肾两脏阳气虚弱,失于温煦,阴寒内盛所致的证候。

【临床表现】心悸怔忡,面色㿠白,畏寒肢冷,腰膝酸软冷痛,或肢体浮肿,下肢为甚,小便不利,唇甲青紫,舌淡紫,苔白滑,脉沉弱。

(三) 心肝血虚证

指由于心肝两脏血虚,组织器官失于濡养所导致的证候。

【临床表现】心悸健忘,头晕目眩,失眠多梦,两目干涩,视物模糊,或肢体麻木,震颤拘挛,或女子月经量少色淡,甚则经闭,面白无华,爪甲不荣,舌淡苔白,脉细弱。

(四) 心脾两虚证

指由于心血不足,脾虚气弱所导致的证候。

【临床表现】心悸怔忡,头晕健忘,失眠多梦,食欲不振,倦怠乏力,腹胀便溏,面色萎黄,或见皮下出血,女子月经量少色淡,淋沥不尽,舌淡嫩,脉细弱。

(五) 脾肺气虚证

指由于脾肺两脏气虚,出现脾失健运,肺失宣降所导致的证候。

【临床表现】食欲不振,腹胀便溏,久咳不愈,气短而喘,声低懒言,乏力少气,或见面浮肢肿,面白无华,或吐痰清稀而多,舌质淡,苔白滑,脉细弱。

案例分析

案例

汪某，女，35 岁。食欲不振，腹胀便溏，咳嗽咳痰 2 个月余。伴有气短而喘，声音低微，吐痰清稀而多，乏力少气，面白无华，舌质淡，苔白滑，脉细弱。

分析

该患者食欲不振，腹胀便溏属于脾气虚的典型表现，同时伴有咳嗽咳痰，气短而喘，声音低微，吐痰清稀而多，乏力少气，属于肺气虚的典型表现，可判断为脾肺气虚证。

（六）肺肾阴虚证

指肺肾两脏阴虚，虚火内扰所表现的证候。

【临床表现】形体消瘦，腰膝酸软，骨蒸潮热，颧红盗汗，男子遗精，女子月经不调，干咳少痰，或痰中带血，或声音嘶哑，口干咽燥，舌红少苔，脉细数。

（七）肝火犯肺证

指由于肝经气火上逆犯肺，而使肺失清肃所导致的证候。按五行理论又称"木火刑金证"。

【临床表现】胸胁灼痛，头胀头晕，急躁易怒，面红目赤，烦热口苦，咳嗽阵作，甚则咯血，痰黄稠黏，舌红，苔薄黄，脉象弦数。

（八）肝胃不和证

指由于肝气郁滞，横逆犯胃，胃失和降所致的证候。又称肝气犯胃证、肝胃气滞证。

【临床表现】胃脘、胁肋胀满疼痛，或为窜痛，呃逆嗳气，吞酸嘈杂，情志不遂，烦躁易怒，善太息，食纳减少，舌苔薄白或薄黄，脉弦或弦数。

（九）肝郁脾虚证

指肝失疏泄，脾失健运所致的证候，又称肝脾不调证。

【临床表现】胸胁胀满窜痛，情志抑郁，或急躁易怒、善太息，纳呆腹胀，便溏不爽，肠鸣矢气，或大便溏结不调，或腹痛欲泻，泻后痛减，舌苔白，脉弦。

（十）脾肾阳虚证

指脾肾阳气亏虚，温化失权所导致的证候。

【临床表现】面色㿠白，形寒肢冷，腰膝或下腹冷痛，久泄久痢不止，或面浮身肿，小便不利，甚则腹胀如鼓，或五更泄泻，完谷不化，粪质清冷，舌质淡胖，舌苔白滑，脉沉迟无力。

点滴积累 ∨ ⋯⋯⋯⋯⋯⋯⋯⋯⋯⋯⋯⋯⋯⋯⋯⋯⋯⋯⋯⋯⋯⋯⋯⋯⋯⋯⋯⋯⋯⋯⋯⋯⋯⋯⋯⋯

1. 脏腑辨证　包括心与小肠病辨证、肺与大肠病辨证、脾与胃病辨证、肝与胆病辨证、肾与膀胱病辨证及脏腑兼病辨证。

2. 脏腑辨证的一般规律　特征性症状和体征（定位）加上八纲各证（定性）。

3. 脏腑兼证　是指具有两个或以上的脏腑特征性的症状。

第三节　其他辨证

一、气血津液辨证

气血津液辨证,是运用了脏腑学说中有关气血津液的理论,根据疾病不同的临床表现,找出气血津液的病理变化规律和病理改变的具体状况的一种辨证方法。气血津液是脏腑功能活动的物质基础,而其生成及运行又有赖于脏腑的功能活动。因此,在病理上,气血津液病变与脏腑病变相互影响,气血津液辨证应与脏腑辨证互参。

（一）气病辨证

气病辨证,是以气的生理功能为依据,分析、判断导致气病的病因、病机及其证型的辨证方法。《素问·举痛论篇》指出:"百病生于气也"。指出了气病的广泛性。气病临床常见的证候有气虚证、气陷证、气滞证、气脱证及气逆证等。

1. **气虚证**　指元气不足导致气的基本功能减退所表现的证候。临床表现为神疲乏力,少气懒言,声音低微,呼吸气短,或伴有头晕目眩,面色少华,自汗,活动后诸症加重,舌质淡嫩,脉虚弱。

2. **气陷证**　指气虚无力升举而下陷所表现的证候。多见于气虚证进一步发展或劳累用力过度所致。临床表现为头晕目眩,少气倦怠,脘腹坠胀,便意频频,久泻久痢,内脏下垂,舌淡苔白,脉沉细无力。

3. **气滞证**　指人体局部或全身气机不畅所表现的证候。临床表现为胸闷疼痛,痛势走窜,嗳气及矢气后痛减,常与情志因素有关,胸闷不舒,善太息,脉弦。

4. **气脱证**　指元气衰极而气欲外脱的危重证候。临床表现为神志昏迷,全身瘫软,面色苍白,口开目合,口唇青紫,呼吸微弱且不规律,汗出不止,二便失禁,舌苔白润,脉微欲绝。

5. **气逆证**　指体内气机应降反升或上升太过所表现的证候。临床以肺、胃之气上逆和肝气升发太过为常见。临床表现为咳嗽,咯痰,哮喘;呃逆、恶心,嗳气,呕吐,反胃;头痛眩晕,面红目赤,昏厥,出血,或气从少腹上冲胸咽,妇女妊娠恶阻,倒经衄血。

（二）血病辨证

临床中常见的证候有血虚证、血瘀证、血热证及血寒证。

1. **血虚证**　指血液亏虚,不能滋润和濡养肌肤、经络、组织、器官、脏腑所表现的虚弱证候。临床表现为面色淡白或萎黄,眼睑、唇甲色淡,头晕眼花,心悸怔忡,失眠多梦,手足麻木,妇女月经量少色淡,经期延后甚至闭经,舌淡苔白,脉细无力。

2. **血瘀证**　指离经之血,未能及时排除或消散,而停留于体内;或血液运行迟滞,失去血的滋润、濡养功能而产生的各种证候。临床表现为疼痛如针刺刀割,痛有定处,伴有肿块或出血,面色黧黑或肌肤甲错,持续低热,唇甲青紫,妇女月经后期,血色紫黑有块甚则痛经,舌紫暗或有瘀斑、瘀点,脉细涩或结代。

3. **血热证**　指邪热侵入血分而迫血妄行所表现的证候。临床表现为身热夜甚,各种急性出血症,如咯血、吐血、衄血、尿血、崩漏等,舌红绛,脉滑数。

4. 血寒证　指寒邪凝滞血脉,导致血液运行不畅所表现的证候。临床表现为面色苍白,肢体局部冷痛,麻木,得温痛减,少腹冷痛,月经后期,血色紫黑有块甚则痛经,舌淡紫,脉沉迟或弦涩。

（三）津液辨证

津液,是人体一切正常水液的总称。具有滋润濡养全身各脏腑组织官窍及精血的重要生理功能。因此,津液输布、排泄失常、津液不足是其基本的病理变化。

1. 津液不足证　指津液亏少,脏腑、组织、孔窍失于滋润濡养所致的证候。临床表现为皮肤干燥、皲裂,口燥咽干,毛发干枯,神疲乏力,口渴喜饮,大便干结,小便短黄,苔黄而干,脉细数。

2. 津液内停证　指体内水液输布、排泄障碍,停聚体内所表现的证候,皆由肺、脾、肾三脏功能失调,导致形成痰、饮、水、湿等病理产物,进而形成痰证、饮证、水停证和内湿证。

二、卫气营血辨证

卫气营血辨证,是清代叶天士在《外感温热病》中创立的一种诊治外感温热病的辨证方法。按不同病理阶段所反映的证候,分为卫分证、气分证、营分证、血分证四类,各代表温热病发展过程中不同的四个病程阶段,用以说明病位的浅深,病情的轻重及病势的进退,为外感温热病的诊断、治疗提供依据。

（一）卫分证

指温热病邪侵袭肌表,卫外功能失调,肺卫失宣所致的证候。临床表现为发热,微恶风寒,口微渴,咳嗽,咽喉肿痛,舌边尖红,脉浮数。常伴有头痛,口干微渴,咳嗽,咽喉肿痛等症。

（二）气分证

指温热病邪入里,侵犯脏腑,正盛邪实,正邪剧争,邪热亢盛所致的证候。临床表现为发热,不恶寒反恶热,舌红苔黄,脉数有力。常伴有心烦,口渴,汗出,小便短赤等症。

（三）营分证

指温热病邪内陷,在气分证的基础上进一步深入,扰乱心神所致的证候。临床表现为身热夜甚,心烦不寐,口反不渴,时有谵语,斑疹隐隐,舌红绛而干,脉细数。

（四）血分证

指温热病邪深入血分,热盛动血、伤阴、动风所致的证候。是温热病发展过程中的最后阶段,也是病势最为危重的阶段。多由营分证发展而来。其病位涉及心、肝、肾三脏。临床表现为身热夜甚,躁扰不宁,神昏谵语,斑疹显露、色紫黑,衄血,吐血,便血,尿血,舌质深绛,脉细数。

点滴积累 ∨ ⋯⋯⋯⋯⋯⋯⋯⋯⋯⋯⋯⋯⋯⋯⋯⋯⋯⋯⋯⋯⋯⋯⋯⋯⋯⋯⋯⋯⋯⋯⋯⋯⋯⋯⋯⋯

1. 气血津液辨证　病变与脏腑病变相互影响,故气血津液辨证应与脏腑辨证互参。

2. 卫气营血辨证　是外感温热病的证候分类方法,各代表温热病发展的不同阶段。

复习导图

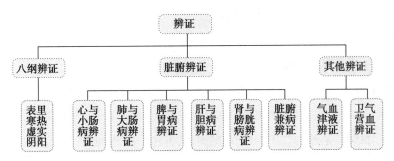

目标检测

一、选择题

（一）单项选择题

1. **不属于**表证的临床表现的是（　　）

　A. 恶寒发热　　　　　　　B. 头身疼痛　　　　　　C. 腹部胀满

　D. 舌苔薄白　　　　　　　E. 脉浮紧

2. 热证的临床表现**不包括**（　　）

　A. 喜热饮　　　　　　　　B. 喜冷饮　　　　　　　C. 发热

　D. 面赤　　　　　　　　　E. 大便秘结

3. 八纲辨证中判断病位深浅和病势趋向的纲领是（　　）

　A. 表里　　　　　　　　　B. 寒热　　　　　　　　C. 虚实

　D. 阴阳　　　　　　　　　E. 脏腑

4. 八纲辨证中用以辨别疾病性质的两个纲领（　　）

　A. 表里　　　　　　　　　B. 寒热　　　　　　　　C. 虚实

　D. 阴阳　　　　　　　　　E. 脏腑

5. 可以用来辨别邪正盛衰的两个纲领是（　　）

　A. 表里　　　　　　　　　B. 寒热　　　　　　　　C. 虚实

　D. 阴阳　　　　　　　　　E. 脏腑

6. 用以概括疾病类别的一对纲领,即八纲辨证的总纲是（　　）

　A. 表里　　　　　　　　　B. 寒热　　　　　　　　C. 虚实

　D. 阴阳　　　　　　　　　E. 脏腑

7. 属于亡阳临床表现的是（　　）

　A. 肌肤灼热　　　　　　　B. 肌肤冷　　　　　　　C. 汗热而黏

　D. 口渴喜冷饮　　　　　　E. 舌干红

8. 下列**不属于**心病常见症的是（　　）

　A. 神志错乱　　　　　　　B. 失眠多梦　　　　　　C. 急躁易怒

D. 心悸怔忡   E. 谵语

9. 肺病的常见症是( )

    A. 便秘   B. 泄泻   C. 腹痛

    D. 腹胀   E. 咳嗽

10. 下列哪项**不属于**脾病的常见症( )

    A. 食欲不振   B. 胃脘胀痛   C. 腹满

    D. 便溏   E. 内脏下垂

11. 患者,女,28 岁。心悸伴口干咽燥,失眠烦热,舌红少苔,脉细数。辨证为( )

    A. 心血虚证   B. 心火炽盛证   C. 心肾不交证

    D. 心阴虚证   E. 心气虚证

12. 患者,女,28 岁。月经量多,质稀色淡红,伴见面白无华,身倦乏力,食少便溏,舌淡,脉细。辨证属于( )

    A. 肝血虚证   B. 气血亏虚证   C. 脾气下陷证

    D. 脾阳虚证   E. 脾不统血证

13. 患者,男,45 岁。腹痛,暴注下迫,色黄而臭,伴有肛门灼热,小便短赤,身热口渴,舌红苔黄腻,脉滑数。辨证属于( )

    A. 痰湿阻肺证   B. 大肠湿热证   C. 肠热腹实证

    D. 燥邪犯肺证   E. 风寒袭肺证

14. 患者,女,40 岁。头晕目眩,面色萎黄,两目干涩,夜盲,爪甲不荣,月经量少、色淡,唇舌淡,苔薄白,脉弦细。辨证属于( )

    A. 肝血虚证   B. 气血亏虚证   C. 脾气下陷证

    D. 脾阳虚证   E. 脾不统血证

15. 患者,男,52 岁。腰膝冷痛,腹部胀满,身体浮肿,腰以下尤甚,按之没指,咳嗽气喘,痰涎稀白,不得平卧,舌淡胖齿痕,苔白滑,脉沉迟无力。辨证属于( )

    A. 肾阳虚证   B. 肾阴虚证   C. 肾精不足证

    D. 肾虚水泛证   E. 膀胱湿热证

(二)多项选择题

1. 心血虚与心阴虚的共有症状为( )

    A. 心悸怔忡   B. 口唇色淡   C. 失眠多梦

    D. 面色萎黄   E. 颧红咽干

2. 以下哪些判断是正确的( )

    A. 头胀而痛属气滞   B. 头身困重多有湿   C. 刺痛不移多属瘀

    D. 怪病多由痰作祟   E. 发热皆为热所致

3. 属于心脉痹阻证主要症状的有( )

    A. 心悸怔忡   B. 胸部憋闷疼痛   C. 痛引肩背

D. 喉中痰鸣   E. 舌紫黯

4. 常见气逆证的脏腑有(   )

　　A. 胃   B. 脾   C. 肺

　　D. 肝   E. 心

5. 大肠湿热证的临床表现是(   )

　　A. 腹痛里急   B. 肛门灼热   C. 暴泻黄色稀水便

　　D. 身热口渴   E. 舌红苔黄腻

二、简答题

1. 如何鉴别寒证与热证?

2. 简述脾虚四个证型的临床表现和相互间的联系。

3. 简述气病临床常见的证候有哪些? 说出各证候的临床表现。

三、实例分析题

1. 患者,女,25 岁。心烦少寐,多梦,头晕耳鸣,腰膝酸软 2 个月余。伴见五心烦热,口咽干燥,舌红少苔或无苔,脉细数。

请根据患者的临床表现进行辨证分析及证候诊断。

2. 患者,男,75 岁。大病卧床 2 个月,突然出现大汗淋漓,汗冷而清稀,肌肤冷,手足冷,气微,舌淡黯,脉微欲绝。

请根据患者的临床表现进行辨证分析及证候诊断。

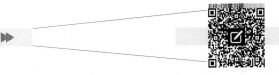

（陈 轶）

第九章

养生与防治

ER-09章PPT

导学情景

情景描述：

孙思邈（581—682年），京兆华原（今陕西省铜川市耀州区）人，唐代著名医药学家，中医界的老寿星，医德高尚，医术精湛，精通各科，有"药王"之称。孙氏尤其重视养生和防治，首先提出"防重于治"的医疗思想，认为"存不忘亡，安不忘危"，强调"每日必须调气、补泻、按摩、导引为佳，勿以康健便为常然"。提倡讲求个人卫生，重视运动保健，提出了食疗、药疗、养生、养性、保健相结合的防病治病主张。其养生十三法：发常梳，目常运，齿常叩，漱玉津，耳常鼓，面常洗，头常摇，腰常摆，腹常揉，摄谷道，膝常扭，常散步，脚常搓等，至今仍指导着人们的养生保健。

学前导语：

中医学养生与防治的内容博大精深，精彩纷呈，孙思邈是我国古代杰出医家及养生学家的代表。本章我们将带领同学们从传统的养生理论开始，逐一探讨养生原则与方法，以及疾病的预防和治疗。

人类的生老病死是生命发展的必然规律。医学的任务就是认识疾病的发展规律，并据此确立正确的养生与防治原则，消灭疾病，保障人们身心健康以达到延年益寿的目的。在漫长的生活实践，以及与疾病作斗争的过程中，中医学积累了丰富的养生与防治的经验，形成了一整套较完整的养生观和防治理论，至今对临床仍有指导意义。

第一节　养生

养生是根据生命发展的规律，以自我调摄为手段，围绕保养身体，减少疾病，增进健康，延年益寿所进行的各种保健活动。

一、养生的概念

养生一词最早见于《庄子》内篇。养生，古代又称摄生、道生等。"养"有保养、调养的意思，"生"是生命、生存之谓。养生是通过养精神、调饮食、练形体、慎房事、适寒温等各种方法去实现的，是一种综合性的强身益寿活动。自古以来，人们将养生的理论和方法称为"养生之道"。如《素问·上古天真论》云："上古之人，其知道者，法于阴阳，和于术数，食饮有节，起居有常，不妄作劳，故能形也神俱，而尽终其天年，度百岁乃去"。

二、养生的意义

健康长寿是人类共同的向往，也是医学及其他相关学科共同关注的重要课题。人禀天地之气生，沐四时之气成，生命过程是有规律可循的。中医养生学是从天人相应的整体观出发，通过对传统的"养生之道"的继承与发展，运用科学的养生知识和方法调摄机体，增强身体素质，提高防病抗衰的能力，达到健康长寿的目的。

（一）增强体质

体质是指人体在生命过程中，禀赋于先天，并受到后天多种因素的影响，所形成的形态、生理功能及心理上相对稳定的特质。

体质健壮者，气血充足，正气强盛，抗病能力较强，不易患病；体质虚弱者，气血不足，正气亏虚，抗病能力较差，容易患病。所以，增强体质是养生防病的重要措施。不良的体质可以通过中医养生的方法进行调摄。由于父母的遗传是子女体质形成的先天因素，且在子女的一生中显在地或潜在地发挥作用，因此，父母平时注意养生调摄，使肾中精气阴阳比较充盛，在母亲怀孕期间，重视心理、饮食、起居、劳逸等各方面的调养，则子女便能获得较强的先天体质，生命力就较强；而生活环境、气候条件、饮食起居、劳动锻炼等都是影响人的后天体质稳定、巩固或变化的主要因素，尤其是先天禀赋薄弱之人，摄养得当，则可促使体质由弱变强，弥补先天的不足而获得长寿。《景岳全书·杂证谟·脾胃》中："人之自生至老，凡先天之有不足者，但得后天培养之力，则补天之功，亦可居其强半"说的就是这个道理。即人在后天如注意饮食有节，营养充足；起居有常，劳逸适度；经常体育锻炼，心情舒畅，便可积极主动地改善体质，使气血顺畅，体质不断增强，减少疾病，这对促进人体的身心健康有着重要的意义。

（二）预防疾病

疾病的发生是因为人体正气相对虚弱，邪气乘虚侵袭，破坏了人体阴阳相对平衡的结果。而疾病一旦发生，便可以耗散体内的精气，削弱脏腑的机能，缩短人的寿命，这对健康的危害是显而易见的。养生发挥的作用就是在疾病未发生之前，注意保养人体的正气，防止疾病的发生。即人要采取相应的养生措施适应社会和自然因素的变化，使正气日渐强盛，提高抗病能力。正如《灵枢·本神》所云："智者之养生也，必顺四时而适寒暑，和喜怒而安居处，节阴阳而调刚柔，如是则僻邪不至，长生久视"。同时还要注意防止病邪的侵害，对六淫、疫疠等应避其毒气，"动作以避寒，阴居以避暑"。应讲究卫生，防止环境、食物和水源污染，对外伤和虫兽伤，则应在日常生活和劳动中，留心防范。只有这样才能有效地预防疾病的发生，维护健康，这也是养生的意义所在。

（三）延缓衰老

衰老，是指随着年龄增长，机体各脏腑组织器官的功能逐步衰退的动态过程。各种生物的自然寿命是相对稳定的，衰老是生命过程中不可抗拒的自然规律，衰老与人的寿命关系密切，衰老的迟早、寿命的长短，都是因人而异的，衰者未必都老，老年未必都衰，究其原因，多与养生有关。虽然天年可达百岁以上,但现实生活中寿命缩短,仅活六七十岁寿命的大有人在,这离天年的寿限相差甚远。这种早衰现象,除了先天禀赋有差异外,还与社会因素、环境变迁、精神刺激等诸多因素对人的不良影响有关。《三元参赞延寿书·饮食》中云:"我命在我不在天,全在人之调适。卿等亦当加意,毋自轻摄养也"。认为延长寿命与自身的摄养相关,养生是让人类获得健康长寿的有效途径,欲要寿享遐龄,必懂养生之道,必究养生之术,此乃益寿抗衰的关键,故不能轻视养生的作用。唐代医家孙思邈寿逾百岁高龄,与他的善于养生不无关系。

三、养生的基本原则

中医养生内容丰富多彩,博大精深,中医养生学是从实践经验中发展起来的科学,其养生的基本原则,大体可归纳为以下几个方面:

(一) 顺应自然

人类生活于自然,人与自然界有着息息相通的关系。人既依赖于自然而生存,同时也被自然规律所制约和支配,无论是四时气候的变化、昼夜晦明的交替、日月星辰的转换,还是地域与环境的差异,各种变化都会直接或间接地影响到人体,使人体产生相应的生理或病理反应,即如《灵枢·岁露》所云:"人与天地相参也,与日月相应也"。

中医养生学认为顺应自然的变化规律,保持人与自然的整体统一,是养生的重要环节。从养生的角度讲,人的自身虽然具有适应自然的能力,但人对自然环境变化的自我调适的主观能动作用不容忽视,正如《素问·四气调神大论》所云:"春夏养阳,秋冬养阴,以从其根"。这里的从其根就是指要遵循自然变化规律,即在阳气生发的春夏季节,要顺应春生夏长的阳气生发之势,夜卧早起,舒畅情志,舒展形体,进行户外活动,使人体的阳气得到养护;而在阴气收敛的秋冬季节,又要顺应秋收冬藏的阴精潜藏之势,适当调整作息时间,早卧晚起,防寒保暖,以避肃杀寒凉之气,在阴精潜藏的同时使阳气不致妄泄。这种重视四时阴阳的变化,在起居作息等方面进行保健调摄的方法,就是天人相应,顺应自然养生原则的体现。

(二) 形神共养

形神共养即在养生活动中,既要注意保养形体,也要注意摄养精神。"形乃神之宅,神乃形之主",形为生命之基,是神的物质基础,只有形体具备完好,正常的精神活动才能产生;神为生命之主,是形的功能作用的体现,只有心神正常的指挥调节,脏腑组织的功能活动才能呈现整体、协调的规律。养生十分重视"形神合一"的生命观,形神共养不外"养神"与"养形"两端,即所谓"守神全形"和"保形全神"。

养神,又可称为"调神",是养生的第一要务。主要是指调摄人的精神、思维、意识活动及调畅情志等。调神摄生的方法十分丰富,可以归纳为:清静养神、修性怡神、四气调神、气功练神、节欲养神等。其要义是:一要内心清静,不贪欲妄想。二要尽可能地摆脱有害的情绪刺激,情绪不过度波动。三要积极地修身养性,如通过参加琴、棋、书、画等高雅有益的活动,陶冶情操,愉悦心身。

养形,是指保养人体的脏腑、肢体、五官九窍及精气血津液等。形与神是生命活动中相辅相成的两个方面,形体是神的依附,有了形体,才有生命,有了生命才能具有正常的生理功能和精神活动。

养形的具体方法有调饮食,保脾胃;多运动,适劳逸;避寒暑,慎起居等。其中调饮食应做到饮食有节、荤素结合、谨和五味、重视胃气;多运动,适劳逸应重视形体运动和劳动,舒筋活络,调和气血;避寒暑,慎起居应注意防御邪气侵袭,遵循日常生活规律。

（三）调养脾肾

中医养生学认为,人体生命活动的根基是肾,生命活动的重要保障是脾。肾与脾,先天与后天,二者相辅相成,影响着脏腑精气的盛衰,因此,善养生者应当重视调补脾肾,水谷充以御外,精髓足以强中,从而达到健康长寿之目的。

脾胃为后天之本,气血生化之源,饮食中的精微物质必须依赖脾的吸收和转输,才能化生为气血,营养周身,维持人体各脏腑组织器官等正常的生理功能活动。故人体脏腑器官、形体官窍、营卫经络,无不仰仗于脾胃,而脾胃的强弱关系到人体的盛衰、寿命的长短。脾胃健旺,水谷精微化源充足,气血充足,脏腑功能强盛,形健神旺;脾胃虚弱,水谷精微化源不足,气血亏虚,脏腑功能失常,形弱神衰。此外,脾胃为气机升降之枢纽,脾胃协调,气机调畅,能够促进和调节机体的新陈代谢,保证生命活动的正常进行。所以,调养脾胃也是延年益寿的重要内容。其调养的原则是益脾气,养胃阴;适寒热,防伤胃;节饮食,和脾胃;调精神,疏肝脾;常运动,健脾胃等。

肾为先天之本,主封藏,是阴精、元气的生发之地。肾之精气不仅是繁衍人类的生命之源,促进人的生长发育,也是维持人体生命活动最重要的基本物质;肾之阴阳是一身阴阳的根本,肾阴肾阳的盛衰,直接影响着人的健康及衰老进程。肾的精气充足,精足则神旺,身体健康,生命力强盛,寿命延长。肾的精气衰少,精疲则神惫,体弱多病,生命力衰弱,寿命缩短。因此,保精护肾实为养生健体、抗衰老的中心环节,正如《医学正传·医学或问》所云:"肾元盛则寿延,肾元衰则寿夭"。保养肾精的原则主要包括:节欲保精,导引固肾,食疗补肾,按摩益肾,运动保健和药物调治等。

（四）动静结合

动与静,是自然物质运动的两种不同的形式,动静互涵,动中包含着静,静中潜伏着动。动静有度,刚柔相济,才能符合生命活动的客观规律,有益于人体的健康和长寿。正如《增演易筋洗髓·内功图说》云:"人身,阴阳也;阴阳,动静也。动静合一,气血和畅,百病不生,乃得尽其天年"。

动能养形。"生命在于运动",适当的劳动和运动,外可以锻炼四肢肌肉等形体组织,使经络疏通,九窍和利;内可以健运脾胃,促进消化,调畅气机,使气血和调。总的来说是增强人的体质,提高机体抗御病邪的能力。动形养生的方法有很多,如打拳、舞蹈、散步、游泳、气功、按摩及各种劳动等,可以因人、因时、因地制宜的选择适合于自己的运动项目或劳动工作。不过动形养生应避免过量运动和过度疲劳,此即孙思邈在《千金要方·养性》中曾告诫的"养性之道,常欲小劳,但莫大疲及强所不能堪耳"。要避免因劳对身体的损害,特别是中老年人更应注意。

静以养神。静主要是指保持精神的娴静,包括形体活动上的相对安静。心静才能神凝,而神凝才能主宰五脏六腑。心神有易动难静的特点,因此,心神应以静养为宜。《素问·痹论》云:"静者神藏,躁者消亡",人只有保持心神清静,才能神藏而身强。若心神过于浮动,神耗精伤,则会影响脏腑的生理功能,导致疾病的发生,危害健康。心神之静并不等于饱食终日,无所事事,无所用心,而是心无妄用,排除杂念之意。此外,形体活动也要动静适度,劳逸结合。无论是劳动或运动,适当休息,保持充足的睡眠,通过静养消除疲劳,恢复精力,就可以对机体起到调整、修复、重建的作用。

（五）持之以恒

养生是实践性很强的延年益寿的保健活动,学习和掌握养生的知识与方法,并不代表就能获得理想的养生效果,因为衰老是长期的脏腑精气虚衰,阴阳失调的结果,可以设想打一次太极拳、吃一次滋补药膳是不可能出现立竿见影的逆转效果的。所以,养生是一个效能蓄积的过程,需要持之以恒地去身体力行。无论是饮食养生、运动养生、心理养生,还是按摩、气功等,只有长期坚持,日积月累,才能从量变到质变,改善机体的体质状况,呈现出养生的效果。否则欲速而不达,特别是体质虚弱或有慢性疾病的患者,应有坚持不懈的养生意识和决心,选择适宜的养生保健方法,使经络气血和调,阴阳平衡,脏腑功能正常,以增强体质,却病延年。

案例分析

案例

随着人民生活水平的提高,保健品市场异常火爆,各类养生保健产品层出不穷,加之电视台及各种报刊、杂志的宣传,服用人群日益增多。 尤其是中老年群体,祈望健康长寿和保持旺盛精力,甚或有了病不看医生,不惜花钱购买服用保健品。

分析

由于人的年龄、性别、体质及生活习惯的不同,选用保健品需有针对性,否则可能适得其反,甚则危及生命。 如阴虚体质的人,吃了含人参的保健品容易上火;痰湿体质的人,滥吃补品则助湿生满。专家认为:保健品能提高免疫力,但不能认为对某种疾病有疗效。 保健品不可滥用,更不能替代药物,"把保健品当饭吃"的观点是错误的,人体所需的各种营养成分,最主要来源于日常饮食。 任何品牌的营养品都不能代替日常食物为人体提供的全面均衡营养。 选用保健品需谨慎,正确使用事半功倍,滥用则危害健康。

四、养生的常用方法

中医学有许多行之有效的养生方法,善养生者,无论选择何种调摄方法,都必须根据个人的体质特点进行养生保健。国医大师王琦教授提出"辨体养生"的理论,将五花八门的不同体质归纳为平和质、阴虚质、阳虚质、气虚质、血瘀质、痰湿质、湿热质、气郁质和特禀质九类。然后根据个体体质,进行针对性地预防保健,使人体更健康、更和谐,无愧为人类健康的宝典。

（一）平和质

机能协调,七情和谐。俗称"健康派"。

1. **精神摄养**　保持良好精神状态,及时调整化解不良情绪,培养广泛的兴趣爱好,热爱生活,热爱大自然,热爱身边的人,工作学习充满热情,业余生活丰富多彩,保持积极向上的生活态度。

2. **起居调养**　顺应自然,做到"起居有常,不妄作劳",有规律地工作学习生活,按时作息,不违背自然规律。若起居无常,恣意妄行,逆于生乐,以酒为浆,以妄为常,就会导致脏腑功能紊乱,抵抗力下降,出现早衰和疾病。

3. 饮食保养　遵循《黄帝内经》提出的中国传统膳食平衡观"五谷为养、五果为助、五畜为益、五菜为充",注意五味均衡,四气调和。做到有粗有细,荤素搭配,不甜不咸,三四五顿,七八分饱。每天的饮食做到一荤一素一菇。宜多食绿色蔬菜和新鲜水果。

4. 运动养生　体育运动可以让人保持良好的精神状态和昂扬的斗志,坚持体育锻炼,人的心情会特别舒爽。如打球、跑步、散步、登山、游泳、跳舞、太极拳等运动,一方面可以提高身体素质,另一方面可以陶冶情操。锻炼要适度,循序渐进,持之以恒。另外可以实施简单方便易行的"312经络锻炼法"。

知识链接

"312经络锻炼法"

"312经络锻炼法"是中国科学院祝总骧教授等专家通过30年经络的研究,汲取古今中外养生保健方法的精华,总结创编的一套健身方法,具有激活经络、畅通气血、祛病健身的功效。"312"的"3"是指合谷、内关和足三里3个穴位的按摩,每天按摩1~2次,每次每个穴位按摩5分钟(3个穴位共15分钟);"1"是指一种意守丹田的腹式呼吸方法,每天1~2次,每次5分钟;"2"是指以两条腿为主的体育锻炼,如跑步、散步、打球、跳绳、踢毽等运动,最关键的是坚持做两腿下蹲运动,每天1~2次,每次5分钟。

（二）气虚质

气力不足,功能低下。俗称"气短派"。

1. 精神摄养　培养乐观豁达的积极心态,保持稳定的精神情绪。不过度劳力和过度劳神,"劳则气耗",过劳最易损伤人体正气。"脾为生气之源",脾在志为思,思则气结,过思伤脾胃;"肺为气之主"肺在志为悲忧。悲则气消,忧则气郁,悲忧伤肺。脾肺损伤,导致气更加虚弱。

2. 起居调养　起居规律,不熬夜,一日三餐,排便定时,坚持运动锻炼。气虚者卫外功能低下,易感受外邪,故应避免虚邪贼风。居室空气流通,但应避免穿堂风、直吹风。要避免过度劳作和运动,"劳则气耗",适当多休息睡眠。

3. 饮食保养　脾胃为气血生化之源,气虚质宜注意调养脾胃,可选择性平偏温、健脾益气的食物。如小米、糯米、扁豆、山药、红薯、莲子、白果、芡实、土豆、鸡肉(蛋)、猪肚、牛肉、羊肉、鱼类、菱角等。粥是天下第一补品,气虚者最合适。如山药粥、红枣粥。尽量不吃空心菜、槟榔、生萝卜等耗气的食物。

4. 运动养生　气虚质者宜选择慢跑、散步、登山等可以加强心肺功能的运动,还可以选用传统的太极拳、太极剑、八段锦、瑜伽等,不宜做剧烈的体育运动,做到"形劳而不倦"。运动锻炼宜采用低强度、多次数的方式,控制好时间,循序渐进,持之以恒。

（三）阳虚质

火力不足,畏寒怕冷。俗称"怕冷派"。

1. **精神摄养**　阳虚质性格多沉静、内向,易于悲伤。要保持良好心态,增加户外活动,多接触阳光,听轻快、活泼、兴奋、鼓舞人心的音乐,多与人交流沟通,学会与人倾诉,保持心情愉悦。多看书学习,增强文化底蕴,加强自身修养,做到修身养性。

2. **起居调养**　阳虚质者耐春夏不耐秋冬,因此在秋冬季节要注意温食暖衣,养护阳气,季节变换之时,尤其注意保暖,要做到春捂,不要秋冻。不可熬夜,熬夜最伤阳气。要在阳光充足的情况下多进行室外运动,切不可在阴暗潮湿寒冷的环境下长期工作和生活。

3. **饮食保养**　阳虚质以脾肾阳虚为主。宜多食甘温,补脾阳和肾阳的食物。如羊肉、牛肉、猪肚、鸡肉、带鱼、狗肉、麻雀肉、鹿肉、龙眼肉、核桃、栗子、大枣、松子、腰果、韭菜、南瓜、山药、生姜、辣椒等。少食生冷、苦寒、黏腻食物如田螺、螃蟹、海带、西瓜、苦瓜、冷冻饮料等。少用抗生素及清热解毒的中药。

4. **运动养生**　阳虚质者以振奋、提升阳气的锻炼方法为主。散步、慢跑、太极拳、五禽戏、跳绳、各种球类运动等均适合阳虚者。不宜游泳,不宜在阴冷天或潮湿之处长时间锻炼。适合在春夏季、阳光充足的时候进行户外运动锻炼,其他时间可在室内锻炼。但夏天不宜做过分剧烈的运动,冬天避免在大风、大寒、大雾、大雪及空气污染的环境中锻炼。

（四）阴虚质

烦热躁动,口燥咽干。俗称"缺水派"。

1. **精神摄养**　阴虚质的人性情急躁,外向好动、活泼,五志过极。要学会调节自己的不良情志,安神定志,舒缓情志。学会正确对待喜与忧、苦与乐、顺与逆的状况,遇事要三思而行,保持稳定的精神状态。

2. **起居调养**　阴虚质者不适合夏练三伏、冬练三九。不宜经常做磨损关节的运动,尤其是膝关节。因为人体关节需要阴液润滑,故不要做上下楼梯、登山等运动锻炼。居住环境宜湿润,宜选择坐南朝北的房子。睡眠要充足,严禁熬夜,节制房事,生活工作有条不紊,戒烟限酒。

3. **饮食保养**　阴虚者体内津液精血等阴液亏乏,故宜多食滋养阴液的食物。如芝麻、银耳、木耳、糯米、绿豆、苦瓜、海参、海蜇、龟、鳖、牡蛎、蛤蜊、乌贼、鸭肉、绿色蔬菜、水果等。平时常喝蜂蜜水能滋阴养颜,甘蔗、山药、莲子、百合、荸荠等均为最佳食疗食物。应忌吃辛辣刺激、温热香燥、煎炸炒爆以及高脂肪类食物。

4. **运动养生**　宜选择中小强度的运动,以少出汗为原则。可以选择太极拳、太极剑、瑜伽、八段锦、气功等较柔和的静功法。静气功锻炼对人体内分泌可进行双向调节,促进脾胃消化吸收,增加体液的生成,改善阴虚体质。

（五）痰湿质

下肢沉重,容易发胖。俗称"痰派"。

1. **精神摄养**　平时多参加社会公益活动,将自己融入社会,融入集体,关爱他人,乐于助人,培养广泛的兴趣爱好,养成阅读习惯,修身养性,增加知识,开阔眼界。合理安排休闲度假,保持精神愉悦,气机调畅,改善体质,增进健康。

2. **起居调养**　宜多晒太阳,多进行户外活动,充分享受大自然明媚的阳光。居室宜干燥通风朝阳,夏季尽量减少空调的使用,经常洗热水澡,使全身皮肤发红,毛孔开张,有利于痰湿消散。衣服要宽松,透气性好,一年四季都要保持多出汗,可以通过运动出汗,喝姜茶出汗,洗热水澡出汗,以提高耐热能力。

3. 饮食保养　饮食宜多摄取宣肺、健脾、补肾、化湿、利尿等食物。如淮山药、薏米、赤小豆、扁豆、萝卜、冬瓜、辣椒、生姜、鲫鱼、鲤鱼、鲈鱼等。食物可偏温燥,帮助发散。一定要吃早餐,不能吃夜宵。注意少吃酸性、寒凉、肥甘、油腻、滋补的食物。药膳可选择山药冬瓜汤、赤豆鲤鱼汤等。吃饭宜细嚼慢咽,不宜暴饮暴食,注意七八分饱。

4. 运动养生　痰湿质者形体多肥胖,适宜进行较长时间的有氧运动。可选择如散步、慢跑、乒乓球、网球、羽毛球、武术、舞蹈、游泳等运动。运动时间可在每天下午4点左右,运动地点温暖宜人,最好是有阳光照射的地方。

（六）湿热质

湿热相兼,排泄不畅。俗称"长痘派"。

1. 精神摄养　心静似水,静能养神,静能生水清热,有助于肝胆疏泄。重视自身的修身养性,努力学习儒释道等传统养生文化,掌握常用的释放情绪的方法,如疏泄法、转移法、节制法、情志相胜法等。经常听具有流畅舒缓悠扬的镇静作用的音乐,以宁神静志。另外常做深呼吸,有利于放松情绪。

2. 起居调养　起居有常,生活规律,讲究卫生。居室清洁通风,衣着宜棉麻、丝绸、天然纤维类为佳,宽松得体,不宜穿紧身衣,防止皮肤病。戒烟限酒,二便通畅,注意不熬夜,保证睡眠的时间和质量,注意肢体关节柔韧性的锻炼,缓解紧张、焦虑、烦躁的不良情绪。

3. 饮食保养　宜食用清化利湿的食物如:茯苓、薏苡仁、赤豆、绿豆、蚕豆、四季豆、鲤鱼、鲫鱼、海带、紫菜、冬瓜、丝瓜、葫芦、苦瓜、黄瓜、西瓜、绿茶、芹菜、荠菜、空心菜、萝卜、绿豆芽、莴笋等。内热重者,不宜辛辣燥热、大热大补,少吃肥甘厚腻食物。如辣椒、生姜、大蒜、大葱、酒、动物内脏、狗肉、羊肉、鹿肉等。忌食油炸烧烤类食品。

4. 运动养生　体育运动宜做大强度、大运动量的锻炼。如中长跑、登山、游泳、各种球类运动、舞蹈、武术等,通过运动消耗多余的热量,排泄多余的水分,可以清热除湿。以春秋季节锻炼为佳,避开暑热环境。

▶▶ 课堂活动

何谓养生?　养生的基本原则有哪些?　如何根据中医九大体质进行养生?

ER-9-1

课堂活动 扫一扫,知答案

（七）血瘀质

面色晦暗,易生肿瘤。俗称"长斑派"。

1. 精神摄养　精神调摄是血瘀体质养生的重点。培养开朗乐观精神状态,不急不躁不偏激,与人为善,平和待人。淡泊明志,常想一二,对生活工作中的烦恼忧愁表现为不敏感,宽厚包容,不钻牛角尖,多与朋友聚会,工作学习和生活丰富多彩,琴棋书画、吹拉弹唱、摄影旅游、钓鱼赏花等,让生活充实,心情愉悦。

2. 起居调养　保持血行畅达,血得寒则凝,得温则行,应注意保暖,避免寒冷,有利气血运行。平时要动静结合,劳逸有度,不得贪图安逸,少动怕动易加重气血郁滞。宜春捂不宜秋冻。

3. 饮食保养 可选择活血化瘀的食物如：山楂、韭菜、油菜、番木瓜、葡萄酒、黄酒、菇类等。不宜吃生冷、收涩、油腻以及高脂肪、高胆固醇的食物，如乌梅、苦瓜、柿子、石榴、花生米、猪头肉、虾、奶酪等。女性血瘀质宜食红糖、糯米酒、红葡萄酒以调养；玫瑰花、茉莉花、陈皮等泡茶则疏肝理气，活血化瘀。

4. 运动养生 运动可以使血脉通畅，气血调和。如易筋经、导引、太极拳、太极剑、五禽戏、散步、慢跑、舞蹈等，可促进气血运行。还可以采取保健按摩的健身法。值得注意的是，血瘀质者心血管机能较弱，不宜做大强度、超负荷的体育锻炼，应注意中小负荷的多次数的运动锻炼。

（八）气郁质

气机不畅，情绪抑郁。俗称"郁闷派"。

1. 精神摄养 保持积极进取、乐观向上的人生观，胸襟开阔，豁达大度，正确面对金钱、名利、地位，知足常乐。平时主动寻求生活乐趣，多参加集体活动和文娱活动，看喜剧、听音乐、学舞蹈、看相声以及富有激励的鼓舞斗志的电影、电视剧，广交朋友，尤其是忘年交的朋友，善于与人交流沟通，适时发泄内心不快，排解不良情绪。

2. 起居调养 居室环境宽敞明亮，温湿度适宜，衣着宽松得体。生活起居规律，顺应自然变化，多融入自然，徜徉于大自然的山水之间，孔子云："知者乐水，仁者乐山"。水之灵气，山之厚重，令人增长见识，陶冶情操，磨砺意志，体验乐趣，强健体魄，心情愉悦。

3. 饮食保养 宜选用理气解郁，调理脾胃的食物如大麦、荞麦、高粱、香菜、包心菜、丝瓜、冬瓜、蘑菇、萝卜、洋葱、山楂、柑橘、柚子、菊花、玫瑰、茉莉花等。不宜用收敛酸涩的食物如乌梅、南瓜、泡菜、青梅、杨梅、草莓、石榴、酸枣等，同时不可多食冰冷食物如雪糕、冰淇淋、冰冻饮料，以免阻碍气机，气滞则血瘀。

4. 运动养生 尽量增加户外活动的时间，坚持较大运动量的体育锻炼，大负荷、大强度的锻炼是一种发泄情绪的极好的锻炼方法，可采取跑步、游泳、打球、登山、健身操、武术等，能鼓动气血，疏发肝气，促进食欲，改善睡眠。还可选择下棋、打牌、瑜伽、气功、打坐放松训练，以达气机顺畅。

（九）特禀质

先天缺陷，易致过敏。俗称"过敏派"。

特禀质的主要特征为抵御功能低下，易发生过敏类疾病。平素抵抗力低下，易患遗传性疾病，具先天性、家族性特征。胎传性疾病具有母体影响胎儿个体生长发育及相关疾病的特征。易药物过敏及患花粉过敏症，易患"五迟""五软""解颅"等。适应能力差，易引发宿疾。

知识链接

五迟、五软、解颅

五迟是指立迟、行迟、发迟、齿迟、语迟。 五软是指头项软、口软、手软、足软、肌肉软。 五迟五软的命名，含有迟缓和痿软之义。 故五迟以发育迟缓为特征，五软则以痿软无力为主症。 均属于小儿发育障碍，成长不足的疾患。 又称"胎弱""胎怯"。

解颅是指颅缝解开。 叩之呈破壶音，目珠下垂犹如落日状为特征的一种疾患。"解"，即解开之意，"颅"是指头骨，解颅即据小儿头骨解开不合而命名。 解颅是小儿危重证候之一。

1. 精神摄养　特禀质对外界的适应能力较差,会表现出不同程度的内向、多疑、抑郁、焦虑、敏感等心理反应,故可针对性采取心理健康保健的措施,使之心情愉悦,精神调畅,抵抗力增强。

2. 起居调养　季节更替时,要及时增减衣被,防止外感。易地而居,注意防止水土不服,防止发生过敏反应,须减少户外活动,避免接触各种致敏的动植物等,出门宜做好防护措施,减少体表暴露的面积,如包裹好头面,戴口罩等。

3. 饮食保养　饮食忌生冷、辛辣、肥甘油腻及"发物",如酒、鱼、虾、蟹、猪头肉、公鸡、肥肉、浓茶、咖啡等。应选择清淡、荤素搭配、有粗有细、不咸不甜的食物,多食绿色蔬菜、新鲜水果,可适当选用补气固表的中草药如黄芪、白术、防风、红枣等做成药膳,有益于增强免疫力,防止病邪入侵。

4. 运动养生　根据特禀质的不同特征选择有针对性的运动锻炼项目,逐步改善体质。过敏体质要避免春天或季节交替时长时间在野外锻炼,防止过敏性疾病的发作。通过运动锻炼,提高机体的抗病能力,有利于调动机体的免疫功能,减少疾病的发生。

点滴积累 ∨

1. 养生的概念　养生,古代又称摄生、道生等。"养"有保养、调养的意思,"生"是生命、生存之谓。养生是通过养精神、调饮食、练形体、慎房事、适寒温等各种方法去实现的,是一种综合性的强身益寿活动。

2. 养生的意义　增强体质;预防疾病;延缓衰老。

3. 养生的基本原则　顺应自然,形神共养,动静结合,调养脾肾,持之以恒。

4. 养生的常用方法　根据九种不同的体质,采取精神摄养、起居调养、饮食保养、运动锻炼等养生方法。

第二节　预防

预防,就是采取一定的措施,防止疾病的发生与发展。中医学的预防医学思想源远流长,早在《黄帝内经》中就明确提出"预防为主"的观点,如《素问·四气调神大论》所云:"圣人不治已病治未病,不治已乱治未乱。……夫病已成而后药之,乱已成而后治之,譬犹渴而穿井,斗而铸锥,不亦晚乎"。中医学将预防称之为"治未病",其内容包括未病先防和既病防变两个方面。

一、未病先防

未病先防,即是在疾病未发生之前,采取各种措施以防止疾病的发生。

(一)调畅情志

人的精神活动与机体的生理功能有着密切关系。突然强烈或持续的精神刺激,对人体脏腑产生的影响,可导致气机升降出入异常,产生疾病。在疾病过程中,能使病情加重,甚至急剧恶化。因此,要求人们重视调畅情志,做到"恬淡虚无"。也就是胸怀豁达,心情舒畅,精神愉快,则人体气机调畅,气血和平,正气旺盛,不仅可以预防疾病的发生,也能促进病情好转,具有重要意义。

（二）饮食有节

人的饮食要有规律和节制。首先要养成良好的饮食习惯，定时适量，不可过饥过饱，以免损伤脾胃运化功能。其次，要注意饮食物种类搭配的合理，寒温适中。不可过食肥甘厚味、辛温燥热、生冷寒凉等食物。此外，还要注意饮食卫生，防止病从口入。

（三）起居有常

生活起居要遵循自然规律，适应自然的变化，安排适宜的作息时间，以达到增进健康和预防疾病的目的。还要注意劳逸结合，弛张有度，需要一定的体力劳动或活动使气血运行流畅，保持身体健康，精力充沛。

（四）顺应自然

人与自然息息相关，自然界的四时变化，必然会影响人体，使之发生相应的生理和病理反应。只有顺应自然规律，主动采取各种养生措施，从而使机体与外环境协调统一，才能保障健康，避免邪气侵害，防止疾病发生。

（五）锻炼身体

经常适量的运动锻炼，可使人体气血调畅，关节灵活，肌肉壮实，体魄强健。自然能增强体质，提高抗病力，防止疾病的发生。同时，对调节人的精神情志活动，也有一定的积极意义。

（六）药物预防

可先服用某些药物，预防疾病的发生，也是预防疾病的重要措施。近年来运用中草药预防疾病的方法很多，如板蓝根、大青叶预防流感、腮腺炎；马齿苋预防菌痢；茵陈、山栀子预防肝炎等，都是简便易行，用之有效的方法。

（七）防止病邪侵害

邪气是导致疾病发生的重要条件。未病先防除了调养身体，培养正气，提高抵抗力外，还要注意防止病邪的侵害。平时要讲究卫生，保护环境，防止空气、水源和食物污染。对疫病、虫兽、外伤等，则要在日常生活和劳动中，注意防范。

知识链接

"体质三级预防概念体系"与"治未病"

国医大师王琦教授提出的"体质三级预防概念体系"与"治未病"思想是相通的。"未病先防"相当于一级预防，"既病防变"相当于二级预防和三级预防，"瘥后防复"相当于三级预防。一级预防，也称病因预防。主要针对无病期，采取各种措施，消除控制危害健康的因素，防止健康人群发病。二级预防，是临床前期预防。即欲病早治，在疾病临床前期做好早期发现、早期诊断、早期治疗的"三早"预防措施。三级预防，是临床预防，即既病防变。主要对已患病者进行及时治疗，防止恶化，预防并发症和伤残。

二、既病防变

既病防变是指在疾病发生以后应早期诊断，早期治疗，或采取措施控制疾病传变，以防止疾病的发展和传变。既病防变可使病程缩短，保护正气，使患者早日康复，符合中医防治思想的重要原则。

（一）早期诊治

疾病的发生、发展、传变是一个连续的过程。若不能早期发现、早期治疗，病情会由轻至重，病位会由浅入深，甚至会由某一脏器累及另一脏器，乃至多个脏器病变，使病情愈来愈复杂，治疗越来越困难。因此，既病之后，及早诊断和治疗，将病邪消灭在萌芽之中，使疾病在初期阶段被治愈，是防治疾病的重要原则。

（二）控制传变

控制传变是指应根据不同疾病的传变途径与发展规律，先安未受邪之地，做好预防。早在《金匮要略》就指出："见肝之病，知肝传脾，当先实脾"。是说临床治疗肝病时，常配合健脾和胃的方法，使脾气旺盛，而不受邪，以防肝病传脾，从而达到控制肝病传变的目的。所以，在既病之后，应密切观察病情的变化，掌握疾病传变的规律和途径，及时采取有效的治疗措施，将疾病控制在早期阶段，防止病情进一步发展。

（三）愈后防复

愈后防复是指疾病初愈时，采取适当的调养方法及善后治疗，防止因过度劳累、情绪影响或用药不当、饮食失宜等因素而复发。注意避免引起疾病复发的各种诱因，采取积极的康复措施，注意起居有常，饮食有节，寒温适当，精神愉悦，谨慎施补等，是愈后防复的主要内容。

点滴积累 ∨

1. 治未病　中医学将预防称之为"治未病"，就是采取一定的措施，防止疾病的发生与发展。其内容包括未病先防和既病防变两个方面。

2. 未病先防　即是在疾病未发生之前，采取各种措施以防止疾病的发生。

3. 既病防变　是指在疾病发生以后应早期诊断，早期治疗，或采取措施控制疾病传变，以防止疾病的发展和传变。

第三节　治则与治法

治则与治法是治疗疾病必须遵循的原则和方法，治则是用以指导治疗方法的总则，治法则是从属于一定治则的具体方法。

一、治则

治则，是治疗疾病的基本原则。它是在中医学的整体观念和辨证论治理论指导下制定的，对临床治法、处方、遣药具有重要指导意义。

（一）治病求本

治病求本，是指在治疗疾病时，必须寻找疾病的根本原因，抓住疾病的本质进行治疗。

任何疾病在其发展过程中，都会出现许多症状和体征，这些是疾病过程中反映于外的现象。探求病本，就是运用四诊和各种辨证方法，将疾病的症状、体征以及患者的体质、天时、地理等与疾病相关的各种因素加以综合分析，辨清病因、病位、病性、邪正关系，透过现象找出疾病的本质，然后针对其本质进行治疗。如头痛，可有外感和内伤的不同，外感头痛可用解表的方法治疗；内伤头痛可由痰湿、瘀血、气虚、血虚、肝阳上亢不同原因导致，故治疗分别采取燥湿化痰、活血化瘀、补气、养血、平肝潜阳等方法进行治疗，即所谓"治病必求于本"。

临床运用治病求本，必须正确掌握"正治与反治""治标与治本"及"病治异同"三种情况。

1. 正治与反治　正治与反治，是在"治病求本"的根本原则指导下，针对疾病有无假象而制定出的两种治疗原则。正治与反治，是指所用治法性质的寒热、补泻，与疾病现象之间的逆从关系。如《素问·至真要大论》所云："逆者正治，从者反治"。

（1）正治：正治就是逆其证候性质而治的一种治疗法则，又称"逆治"。主要适用于疾病的临床表现与疾病本质相一致的病证。如寒病见寒象、热病见热象、虚病见虚象、实病见实象等，其正治法则有"寒者热之""热者寒之""虚者补之""实者泻之"。

1）寒者热之：是指寒证出现寒象，用温热药治疗的一种治法。如表寒证用辛温解表法，里寒证用辛热温里法等。

2）热者寒之：是指热证出现热象，用寒凉药治疗的一种治法。如表热证用辛凉解表法，里热证用苦寒清里法等。

3）虚者补之：是指虚证出现虚象，用补益法治疗的一种治法。如阳气虚证用温阳益气法，阴血虚证用滋阴养血法等。

4）实者泻之：是指实证出现实象，用泻邪法治疗的一种治法。如食滞证用消导法，水饮停聚证用逐水法，血瘀证用活血化瘀法等。

（2）反治：反治就是顺从疾病假象而治的一种治疗法则，又称"从治"。其实质仍是在治病求本法则指导下，针对疾病的本质而进行治疗。其反治法则有"寒因寒用""热因热用""通因通用""塞因塞用"。

1）寒因寒用：是指用寒性药物治疗具有假寒症状的病证。适用于里热炽盛，阳盛格阴的真热假寒证。如热厥证，因阳盛于内，格阴于外，虽现四肢厥冷的外假寒症状，但壮热、口渴、便燥、尿赤等热证是疾病的本质，故用寒凉药治其真热，假寒自然就消失。这种治法，对其假寒的症状来说，就是"以寒治寒"的反治法。

2）热因热用：是指用热性药物治疗具有假热症状的病证。适用于真寒假热证，即阴寒内盛，格阳于外，形成里真寒外假热的病证。治疗时针对疾病的本质用热性药物治其真寒，真寒一去，假热也就随之消失。这种方法对其假象来说就是以热治热的"热因热用"。如阴盛格阳证，由于阴寒内盛，阳气被格拒于外，临床既有下利清谷、四肢厥逆、脉微欲绝等真寒之征，又反见身热、面赤等假热之象。此时应用温热药治其真寒，里寒消散，阳气得复，而表现于外的假热，亦随之消失，这就是"以热治热"的具体运用。

3)通因通用:是指用通利的药物治疗具有实性通泄症状的病证。适用于真实假虚证,如食积腹泻,治以消导泻下;瘀血所致的崩漏,治以活血化瘀等,这种以通治通的方法,就是通因通用。

4)塞因塞用:是指用补益药物治疗具有闭塞不通症状的病证。适用于因虚而致闭塞不通的真虚假实证。如脾胃虚弱,气机升降失司所致的脘腹胀满病证,治疗时应采取补益脾胃的方法,恢复脾升胃降之职,气机升降正常,脘腹胀满自除。这种以补开塞之法,就是塞因塞用。

总之,正治与反治,虽然概念有别,方法有逆从之分,但都是针对疾病的本质而治,同属治病求本的范畴。

2. 治标与治本　"标"即枝末、树梢,指现象;"本"即草木之根本,根基,指本质。标本是一个相对的概念,常用来概括说明事物的本质与现象、因果关系以及病变过程中矛盾的主次关系等。从邪正关系来说,正气为本,邪气为标;从病因与症状的关系来说,病因为本,症状为标;从疾病先后来说,旧病为本,新病为标,先病为本,后病为标;从疾病的现象本质来说,本质为本,现象为标。在复杂多变的病证中,标本不是绝对的,而是相对的,是不停地运动变化的,所以临床运用标本关系分析疾病的主次先后和轻重缓急,常用的原则有"急则治标""缓则治本"及"标本同治"。

(1)急则治标:是指在标病危急,如不先治其标病,将危及病人的生命或影响本病的治疗,故必须采取急救措施先治其标。如各种原因引起大出血,危及病人的生命,当首先止血以治其标,而后针对病因以治其本。急则治标的最终目的,就是为治本创造条件,更好地治本。

(2)缓则治本:是针对疾病本质进行治疗,多适用于病势较缓的病证。例如:阴虚发热咳嗽的病人,发热咳嗽为标,阴虚为本,采用滋阴治本法,待阴虚改善后,发热、咳嗽自然缓解。此法对慢性病或急性病恢复期治疗具有指导意义。

(3)标本同治:指标病本病并重的情况下,采用标本兼治。如气虚感冒,气虚为本,感冒为标,此时单纯补气,则使邪气滞留,表证不解,病程延长。单纯解表则汗出伤气,使气虚更甚。故采用益气解表标本兼顾的治法,既益气又解表,双管齐下,提高疗效,缩短病程。

总之,凡病势发展缓慢的,当从本治;发病急剧的,当先治标;标本并重的,则当标本同治。善于抓疾病的主要矛盾,做到治病求本。

3. 病治异同　中医治病主要着眼于证,相同的病出现不同的证,可以用不同的方法治疗;不同的病出现相同的证,可以用同一种方法治疗。即所谓证同治亦同,证异治亦异,其实质就是辨证论治。

(1)同病异治:是指同一种疾病,由于其发病的时间、地点以及患者的体质及疾病所处的阶段不同,所表现出来的证候亦不同,因而治疗方法各异。如感冒,由于有风寒感冒和风热感冒之别,治法也就有辛温解表与辛凉解表之分。

(2)异病同治:是指不同的疾病,在其发展过程中,出现了相同的证候,可采用相同的方法治疗。如脱肛、胃下垂、子宫下垂等病,因其同属气虚下陷证,故都可采用益气升提的方法进行治疗。

▶▶ **课堂活动**

何谓治病求本?　治病求本的内容包括哪些?　请结合临床实践具体阐述。

课堂活动 扫一扫,知答案

（二）扶正祛邪

扶正与祛邪是两种不同的治疗原则。扶正是指扶助正气,增强体质,提高人体抗邪防病能力的一种治疗原则;而祛邪是指祛除病邪,使邪去正安的一种治疗原则。两者相互为用,相辅相成,扶正有助于机体抗御和祛除病邪,祛邪有利于正气的保存和恢复。

1. 扶正　是指扶助正气。即用扶助正气的药物,或其他方法,并配合适当的营养、调摄精神和功能锻炼等辅助方法,以增强体质,提高机体的抗病能力,即"虚则补之"。扶正适用于以正虚为主,而邪气不盛的虚证。如气虚、阳虚证,采用补气、温阳法;血虚、阴虚证,采用补血、滋阴法。

2. 祛邪　是指祛除病邪。即利用驱除邪气的药物,或其他疗法,以祛除病邪,达到邪去正安,恢复健康的目的。即"实则泻之"。祛邪适用于以邪实为主,而正气未虚的实证。如外感表证用汗法,实热证用清热法,气滞证用行气法,血瘀证用活血化瘀法等。

在运用扶正祛邪治则时,要仔细分析正邪双方力量的对比情况,分清主次,决定扶正祛邪的单用或兼施,及扶正祛邪的先后。一般情况下,扶正用于正虚,祛邪用于邪实;如虚实错杂,则应扶正祛邪并施,但还须分清虚实的主次缓急,以决定扶正祛邪的主次和先后,要做到"扶正不留邪,祛邪不伤正"。

（三）调整阴阳

疾病发生发展的根本原因,就是阴阳消长失去平衡,出现阴阳偏盛偏衰的结果。调整阴阳,补偏救弊,"以平为期"是中医治疗疾病的重要法则。

1. 损其有余　是指对于阴阳偏盛有余的病证,采用"实则泻之"的方法治疗。如"阳盛则热"所致的实热证,应本着"热者寒之"的治疗原则,采用清泻阳热的治法;对"阴盛则寒"所致的实寒证,应本着"寒者热之"的治疗原则,采用温散阴寒的治法。

2. 补其不足　是指对于阴阳偏衰不足的病证,采用"虚则补之"的方法治疗。如阴虚、阳虚、阴阳两虚的病证,可分别采用滋阴、补阳、阴阳双补的方法治疗。

在阴阳偏衰的疾病中,一方的不足,也可导致另一方的亢盛。如阳气亏虚,阳不制阴,使阴相对偏盛,形成阳虚则寒的虚寒证,应采用"阴病治阳"的治法,即所谓"益火之源,以消阴翳"。反之,阴精亏损,阴不制阳,使阳相对偏亢,形成阴虚则热的虚热证,应采用"阳病治阴"的治法,即所谓"壮水之主,以制阳光"。若阴阳俱虚,则应阴阳俱补。由于阴阳是互根互用的,在治疗阴阳偏衰的病证时,还要注意采用"阳中求阴"或"阴中求阳"的方法。

知识链接

阴中求阳，阳中求阴

根据阴阳互根的理论，在治疗阴虚证时，往往在补阴药中适当配伍加入补阳药，以达到"阴中求阳"，正所谓"无阳则阴无以生"；在治疗阳虚证时，往往在补阳药中适当配伍加入补阴药，以达到"阳中求阴"，正所谓"无阴则阳无以化"。如《景岳全书》云："善补阳者，必于阴中求阳，则阳得阴助而生化无穷；善补阴者，必于阳中求阴，则阴得阳升而泉源不竭"。

（四）三因制宜

三因制宜包括因人、因地、因时制宜,是指治疗疾病要根据病人的体质、性别、年龄以及地理环境、季节气候等不同情况,制定相适宜的治疗方法。

1. 因人制宜　因人制宜是根据病人年龄、性别、体质、生活习惯等不同特点,考虑治疗用药的原则。在治疗时不能孤立地看待疾病,而要全面观察病人的整体情况。如老年人年高体弱,气血衰少,患病多虚证或正虚邪实,治疗时,虚证宜补,实证宜攻,但亦应注意选择药物,攻补兼施,以免损伤正气。小儿生机旺盛,但气血未充,脏腑娇嫩,当慎用峻剂和补剂,且药量要轻。女性有经、孕、产等特殊情况,治疗用药尤须慎重。如妊娠期,禁用峻下破血、滑利之品,产后又要考虑气血亏虚及恶露、哺乳等情况谨慎用药。每个人的先天禀赋和后天调养不同,个体素质有强弱和偏寒偏热之分,形体有魁梧和瘦小之别,所以治疗同一疾病,处方用药亦当有所区别。如阳旺之人慎用温热药,阴盛之体慎用寒凉药物等。此即辨体论治。

2. 因时制宜　因时制宜是根据不同季节气候的特点,考虑治疗用药的原则。如病在春夏,气温由温渐热,阳气升发,人体腠理疏松开泄,即使外感风寒之邪,也要注意慎用麻黄、桂枝等发汗力强的辛温发散之品,以免开泄太过,耗伤气阴。病在秋冬,人体腠理致密,则应慎用寒凉如石膏、黄连、黄芩之类,以防苦寒伤阳。又如暑天多雨,暑湿交蒸,病多挟湿,治暑必兼除湿;秋天气候干燥,慎用香、燥之剂,以防劫伤阴津。如《素问·六元正纪大论》所云:"用寒远寒,用凉远凉,用温远温,用热远热"。

3. 因地制宜　因地制宜是根据不同地理环境特点,考虑治疗用药的原则。不同的地理环境,其气候条件及生活习惯不同,人的生理病理变化也有区别,所以治疗用药要考虑不同地区的特点。同是风寒感冒,均采用辛温解表法,西北气候寒冷,人体腠理致密,常用麻黄、桂枝等辛热发散药,且药量宜重;而东南气候温热,人体腠理疏松,多用荆芥、防风等微温性药物,且药量宜轻。

三因制宜的治疗原则,充分体现了中医治病的整体观念和辨证论治在实际应用中的原则性和灵活性。说明治疗疾病必须用联系的、发展的观点看问题,具体情况具体分析,考虑适宜的治法和方药,从而提高治疗效果。

二、治法

治法是在治则的指导下确立的具体治疗方法。历代医家经过长期的医疗实践,将治法归纳为汗、吐、下、和、温、清、消、补八种基本大法,在临床具有普遍指导意义。

（一）汗法

汗法,又称解表法。是运用发汗解表的药物以开泄腠理,驱邪外出,解除表证的一种治法。主要适用于外感表证及某些疮疡、水肿初起和麻疹透发不畅而兼有表证者。由于外感病邪的性质有寒热的不同,人的体质有阴阳气血的盛衰,其病证便有风寒、风热、正虚外感的区别,临床应用时分别有辛温解表、辛凉解表、扶正解表等方法。

汗法应以汗出邪去为度,不可过度发汗,以防伤津耗气。对于表证已解,疮疡已溃,麻疹已透,以及自汗,盗汗,失血,吐泻,热病津伤者,均不宜用(表9-1)。

153

（二）吐法

吐法，又称涌吐法。是运用涌吐方药引起呕吐，促使病邪或有毒物质从口中吐出的一种治法。主要适用于饮食停滞胃脘，顽痰阻滞胸膈，痰涎阻塞咽喉或误食毒物尚在胃中等病证。

吐法多用于急救，是治标之法，用之得当，收效迅速，但易伤正气，故必须慎用。对病势危笃，年老体弱，孕妇产妇及气血虚弱者，均不宜用（表 9-1）。

（三）下法

下法，又称泻下法。是运用具有泻下作用的药物，通过泻下通便，以攻逐体内积滞、肠道燥屎等里实证候的一种治法。主要适用于胃肠积滞，实热内结，阴寒痼积，胸腹积水，瘀血内停，燥屎虫积等病证。根据病情有缓急，性质有寒热，病邪有兼夹等不同，临床应用时分别有寒下、温下、攻下、润下、逐水等方法。

下法易伤人体正气，当以祛邪为度，不可过量或久服。对年老体弱，孕妇产妇及脾胃虚弱者应慎用或禁用（表 9-1）。

（四）和法

和法，又称和解法。是运用具有疏通、和解作用的药物，以祛除病邪，调理脏腑、气血的一种治法。主要适用于半表半里的少阳证，脏腑失调的肝脾不和、肝胃不和证以及疟疾等。根据病邪的部位和性质，以及脏腑功能失调的不同，临床常用有和解少阳、调和肝脾、调和肠胃等方法。

凡邪在肌表或表邪已解而入里，以及脏腑极虚、气血不足之寒热均不宜用，以免贻误病情（表 9-1）。

（五）温法

温法，又称祛寒法。是运用温热性质的药物，以补益阳气，祛除寒邪，治疗里寒证的一种治法。主要适用于里寒证。根据寒邪所在部位及正气强弱之不同，临床常用有温中散寒、温肺化饮、回阳救逆、温经散寒、温阳补肾等方法。

温法所用药物性多燥热，易耗血伤阴，故凡阴血亏虚、血热妄行及孕妇均当慎用或禁用（表 9-1）。

（六）清法

清法，又称清热法。是运用寒凉性质的药物，通过清热泻火，凉血解毒等作用，清除热邪，治疗热性病证的一种治法。主要适用于里热证。根据热邪所犯脏腑不同以及病情发展阶段不同，临床常用有清热泻火、清热解毒、清热凉血、清热养阴、清脏腑热等方法。

清热性质的药物，多为寒凉之性，易损伤脾胃阳气，不宜久用。素体脾胃阳虚者慎用（表 9-1）。

（七）消法

消法，又称消散法或消导法。是运用具有消导、消散、软坚、化积、行气、化痰等作用的药物，以祛散病邪，消除体内积滞、癥瘕、痞块等病证的一种治法。主要适用于饮食积滞或癥瘕痞块等病证。根据临床表现的不同，临床常用有消食导滞、行气散瘀、消痰化饮、软坚散结、消痈溃脓等方法。

消法专为祛邪而设，凡属正虚邪实，祛邪同时还当兼以扶正，做到攻补兼施，避免损伤正气（表 9-1）。

（八）补法

补法，又称补益法。是运用具有补益作用的药物，补益人体气血阴阳的不足，以消除虚弱证候的一种治法。主要适用于各种虚证。根据人体气血阴阳虚弱的不同，临床常用有补气、补血、补阴、补阳等方法。

补益药大多滋腻,易于壅中滞气,可适当配伍理气醒脾药,使补而不滞。临床应用时,切记不可滥用补法,无虚不用补法,以免"误补益疾""闭门留寇"。

以上治疗八法,临床应用时可根据病情需要,既可单独应用,也可两法或多法配合使用(表 9-1)。

表 9-1　治疗八法功能归类表

八法	功能	适应证
汗法	发汗解表,宣肺散邪	表证
吐法	涌吐痰涎、宿食、毒物	在上,有形,急证
下法	荡涤肠胃,通泄大便	在下,有形,急证
和法	和解少阳,表里双解,调和脏腑	邪犯少阳,表里同病,肝脾不和
温法	温脏散寒,温经通络,回阳救逆	里寒证
清法	清热泻火,凉血解毒	里热证
消法	消食导滞,行气活血,祛湿利水,化痰驱虫	有形实邪,缓证
补法	益气养血,滋阴补阳	虚证

点滴积累 ∨

1. 治则及常用治则　治则是治疗疾病必须遵循的基本原则。 常用治则有治病求本、扶正祛邪、调整阴阳和三因制宜。

2. 治病求本　是指在治疗疾病时,必须寻找疾病的根本原因,抓住疾病的本质进行治疗。 治病求本包括: 正治与反治,治标与治本,病治异同。

3. 扶正祛邪　扶正是指扶助正气,增强体质,提高人体抗邪防病的一种治疗原则; 祛邪是指祛除病邪,使邪去正安的一种治疗原则。

4. 调整阴阳　阴阳偏盛则损其有余,阴阳偏衰则补其不足。

5. 三因制宜　是指因人因地因时制宜。 治疗疾病时要根据病人的体质、性别、年龄以及地理环境、季节气候等不同情况,制定相适宜的治疗原则。

6. 治法及常用治法　治法是在治则的指导下确立的具体治疗方法。 常用治法有汗、吐、下、和、温、清、消、补八种基本大法。

复习导图

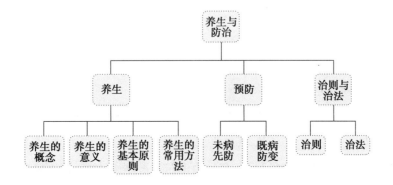

目标检测

一、选择题

（一）单项选择题

1. 素体气虚,罹患感冒,治以益气解表,根据治标与治本的理论分析,此属于（　　）

    A. 标急先治标　　　　　B. 本急先治本　　　　　C. 标缓先治本

    D. 本缓先治标　　　　　E. 标本同治

2. "见肝之病,知肝传脾,当先实脾"的治法属于（　　）

    A. 先安未受邪之地　　　B. 提高抗邪能力　　　　C. 避免病邪侵入

    D. 早期诊断治疗　　　　E. 防止疾病发生

3. 塞因塞用适用的病证是（　　）

    A. 脾虚腹胀　　　　　　B. 寒湿痛经　　　　　　C. 实热便秘

    D. 湿热黄疸　　　　　　E. 痰瘀水肿

4. 在温热的季节,应慎用温热药物,此用药原则为（　　）

    A. 热因热用　　　　　　B. 寒因寒用　　　　　　C. 用寒远寒

    D. 用热远热　　　　　　E. 热者寒之

5. 下列哪项**不属于**培育正气,提高抗病能力的方法（　　）

    A. 调摄精神　　　　　　B. 加强锻炼　　　　　　C. 顺应自然

    D. 饮食精细　　　　　　E. 药物预防及人工免疫

6. 下列属于正治法的是（　　）

    A. 虚则补之　　　　　　B. 标本兼治　　　　　　C. 热因热用

    D. 塞因塞用　　　　　　E. 先标后本

7. "衄家不可发汗"体现的治则是（　　）

    A. 未病先防　　　　　　B. 既病防变　　　　　　C. 缓则治本

    D. 因地制宜　　　　　　E. 因人制宜

8. 中医学"治未病"思想,最早见于（　　）

    A.《黄帝内经》　　　　　B.《难经》　　　　　　　C.《伤寒杂病论》

    D.《金匮要略》　　　　　E.《诸病源候论》

9. 下列属于治则的是（　　）

    A. 扶正　　　　　　　　B. 发汗　　　　　　　　C. 催吐

    D. 泻下　　　　　　　　E. 温阳

10. 应采用急则治标方法的是（　　）

    A. 急性出血　　　　　　B. 脾虚泄泻　　　　　　C. 阳虚外寒

    D. 阴虚内热　　　　　　E. 气血两亏

11. 患者,男,45岁。肝硬化腹水3年。最近因工作劳累,病情加重,腹部膨大,呼吸喘促,二便

不利,应采用的治则是(　　)

 A. 虚则补之　　　　　　B. 标本兼治　　　　　　C. 通因通用

 D. 急则治标　　　　　　E. 缓则治本

12. 患者,男,34岁。酷暑之日,因食隔夜之饭菜,导致胃肠不适,腹部胀痛,里急后重,下痢脓血,肛门灼热,小便短赤,身热口渴,舌红苔黄,脉滑数。应采用的治则是(　　)

 A. 虚则补之　　　　　　B. 急则治标　　　　　　C. 塞因塞用

 D. 寒者热之　　　　　　E. 通因通用

13. 患者,女,32岁。月经量多,淋沥不尽,血色紫黯,夹有血块,时有小腹刺痛,舌紫黯,脉涩。应采用的治则是(　　)

 A. 通因通用　　　　　　B. 急则治标　　　　　　C. 塞因塞用

 D. 寒者热之　　　　　　E. 缓则治本

14. 患者,女,65岁。形体瘦小,午后颧红,五心烦热,睡时汗出,醒时汗止,口咽干燥,习惯性便秘数年。应采用的治则是(　　)

 A. 急则治标　　　　　　B. 缓则治本　　　　　　C. 寒者热之

 D. 塞因塞用　　　　　　E. 通因通用

15. 患者,男,24岁。前夜因食冰冻食物,脘腹疼痛难忍,脘中寒凉,喜温喜按,得热痛减,大便水样泻,日行5次。舌淡,脉沉迟。宜采用的治法(　　)

 A. 补法　　　　　　　　B. 温法　　　　　　　　C. 下法

 D. 和法　　　　　　　　E. 消法

(二) 多项选择题

1. 下列哪些是在祛邪原则指导下制定的治疗方法(　　)

 A. 清热泻火　　　　　　B. 利水渗湿　　　　　　C. 燥湿化痰

 D. 滋阴润燥　　　　　　E. 益气生津

2. 中医学的治疗原则有(　　)

 A. 标本缓急　　　　　　B. 三因制宜　　　　　　C. 正治反治

 D. 扶正祛邪　　　　　　E. 调整阴阳

3. 下列属于从治法的是(　　)

 A. 寒因寒用　　　　　　B. 虚则补之　　　　　　C. 热者寒之

 D. 通因通用　　　　　　E. 实则泻之

4. 以下**不属于**和法的是(　　)

 A. 和解少阳　　　　　　B. 调和肝脾　　　　　　C. 消食导滞

 D. 调和肠胃　　　　　　E. 软坚散结

5. 下列属于治未病内容的是(　　)

 A. 治病求本　　　　　　B. 加强锻炼　　　　　　C. 顺应自然

 D. 饮食有节　　　　　　E. 调畅情志

二、简答题

1. 中医养生的基本原则是什么？

2. 何谓"治未病"？简述其内容。

3. 何谓"正治"与"反治"？包括哪些内容？

4. 说出常用治疗八法的功效及其适应证。

三、实例分析题

1. 张某,女,50 岁。结核病史 1 年。干咳少痰,痰黏难咯,痰中带血,口咽干燥,声音嘶哑,伴有潮热盗汗,五心烦热,形体消瘦,舌红少津,脉细数。医生判断其乃阴虚燥咳,拟养阴润肺治之。

分析案例中"标"与"本"各是什么？以此说明中医治疗疾病的总原则是什么？

2. 李某,女,23 岁。体形偏胖,面部油光,易长痘痘,每天必须用洗面奶洗脸。日常脾气急躁,喜欢吃重口味的食物,偏嗜辛辣,吃了辛辣便上火,出现眼睛红,小便短赤,大便干结。平时口干口苦,舌苔黄腻,脉滑数。

判断患者属于何种体质类型？制定体质养生方案。

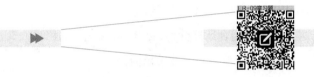

（周少林）

第十章

中药基础知识

导学情景 V

情景描述：

中药五味子具有很高的药用价值，宋代名医苏颂曾经这样形容过五味子："五味皮肉甘酸，核中辛苦，都有咸味，此则五味见也"。 酸入肝，苦入心，甘入脾，辛入肺，咸入肾，五味子因其五味而具有养五脏的功效。 五味子名称中的五味是指其经口尝后得出的药物的真实滋味。《中华人民共和国药典》（以下简称《中国药典》）2015 年版中指出五味子其味酸、甘，功能收敛固涩，益气生津，补肾宁心。 此酸、甘二味不仅是药物的真实滋味，更重要的是对其性能的高度概括。

学前导语：

我们的祖先在生活和生产的实践中完成了中药知识的初步积累，并在不断发展中，对药物的性质和特征进行高度概括，发展了中药药性理论。 本章我们将带领同学们从中药的性能开始，到中药的配伍与使用、采集与产地加工、炮制与鉴定，来了解中药的基础知识。

中药具有独特的理论体系和应用形式，充分反映了我国历史、文化、自然资源等方面的特点。中药是以中医药理论为基础认识和使用药物的总称。中药学是研究中药基本理论和各种中药的来源、采制、性能、功效、临床应用等知识的一门学科，是祖国医学的重要组成部分。

中药中绝大多数来源于天然的植物、动物及矿物，其中尤以植物药居多，故古人习惯将中药称作本草。

第一节　中药的性能

中药的性能是对中药作用的性质和特征的高度概括，主要包括四气、五味、升降浮沉、归经、毒性等。

中药的性状是指中药的形状、颜色、气味、质地等，用以概括药材本身的自然特征。

性能是从用药后机体的反应中归纳出来的，是以人体为观察对象；性状是药物自身客观存在的，是以药材为观察对象。两者的认识方法、含义和内容截然不同，不能混淆。

一、四气五味

（一）四气

四气又称四性，指药物的寒、热、温、凉四种不同的药性，是对药物治疗寒热病证作用的概括。

四气主要是从药物作用于机体所发生的反应概括出来的,是与所治病证的寒热性质相对而言的。能够减轻或消除热证的药物,一般属于寒性或凉性;能够减轻或消除寒证的药物,一般属于温性或热性。

四气与功效的关系:一般而言,寒凉药多具有清热泻火、凉血解毒等功效;温热药多具有温里散寒、助阳通脉等功效。药性寒热主要反映药物影响人体寒热变化、阴阳盛衰的总体倾向,并非具体功效。因此,学习中药既要了解其药性寒热、作用基本倾向等共性,也要掌握各寒热药物的具体功效,认识其个性特点。

温热与寒凉是相对立的,而温与热、寒与凉仅是作用程度上有所区别,寒重于凉,热重于温。为了进一步区分这一差异,有的药物还标以大热、微温、微寒、大寒等。此外,还有一种"平性"药,即药性较平和,偏热、偏寒不明显,作用较和缓的一类药。平性是相对而言的,实际上也有偏凉偏温的不同,未越出寒、热、温、凉四性范围,故虽有寒、热、温、凉、平五种属性,一般仍称四气,而不称五气。

阳热证用寒凉药,阴寒证用温热药,是临床用药的一般原则。药物的四气理论为这一用药原则提供了理论依据。在应用四气理论指导临床用药时,还应结合患者的体质、患病的季节及疾病的兼证等诸多因素进行综合分析,选择适宜的药物进行治疗。

(二)五味

五味,即辛、甘、酸、苦、咸五种药味。五味不仅是药物的真实滋味,更重要的是对药物治疗作用的高度概括。除上述五种外尚有淡、涩二味,习惯上淡附于甘,酸涩功似,并不另立,仍称五味。

五味的主要作用:

辛:"能散、能行",具有发散、行气、行血等作用。一般而言,解表药、行气药、芳香化湿药等多具有辛味。如治疗表证的麻黄、薄荷,治疗气血阻滞证的木香、红花,治疗湿阻中焦证的广藿香、佩兰等。

甘:"能补、能和、能缓",具有补益、和中、调和药性、缓急止痛的作用。一般而言,滋养补虚、调和药性、制止疼痛的药物多具有甘味。如大补元气的人参,滋补精血的熟地黄,调和诸药的甘草等。此外,还有"甘能解毒"之说,如用以解药食中毒的甘草。

酸:"能收、能涩",具有收敛固涩的作用。一般而言,固表止汗、涩肠止泻、敛肺止咳、固精缩尿、固崩止带的药物多具有酸味。如固表止汗的五味子,涩肠止泻的五倍子,敛肺止咳的乌梅,固精缩尿止带的金樱子等。另外,酸味尚有生津作用,治津伤口渴、消渴,如五味子、乌梅等,此点与涩味不同。

苦:"能泄、能燥、能坚",具有泄热、燥湿、坚阴的作用。泄的含义较广,有通泄、降泄和清泄。通泄,如大黄泻下通便,用于热结便秘;降泄,如苦杏仁降泄肺气,用于肺气上逆之咳喘;清泄,如栀子、黄芩清热泻火,用于火热上炎等证。燥湿用于湿证,湿证有寒湿、湿热的不同,温性苦燥药如苍术、厚朴,用于寒湿证,称为苦温燥湿药;寒性苦燥药如黄连、黄柏,用于湿热证,称为苦寒燥湿药。此外,有的苦味药具有坚阴的作用,如知母与黄柏,可用于肾阴亏虚、相火亢盛的病证,以"泻火存阴"。

咸:"能下、能软",具有泻下通便、软坚散结的作用。一般而言,泻下药及软化坚硬、消散结块的药物多具有咸味,如用于燥结便秘证的芒硝,用于瘰疬、瘿瘤、痰核等病证的海藻、昆布等。

淡:"能渗、能利",具有渗湿利小便的作用。部分利水渗湿药具有淡味,如用于治疗水肿、脚气、小便不利等症的茯苓、猪苓、薏苡仁等。

涩:与酸味药的作用相似,具有收敛固涩的作用。部分收涩药具有涩味,如固精止带的莲子,收涩止血的海螵蛸等。

(三) 性与味的关系

1. 味同性不同,作用不同 如紫苏、薄荷味均辛,均能发散解表,但紫苏性温而散风寒,薄荷性凉而散风热。

2. 性同味不同,作用不同 如黄连、浮萍性均寒,均能清热,但黄连味苦清里热,浮萍味辛解表热。

3. 性味俱同,作用略有不同 如黄芩、黄连、黄柏均苦寒清里热。但黄芩偏清肺热,黄连偏清心热,黄柏偏清肾热。

▶ **课堂活动**

夏季风热感冒轻证,民间常以金银花、菊花泡茶喝;而冬季风寒感冒轻证,则以生姜、葱白煮水喝。 请同学们从四气五味的角度思考这样做对吗? 为什么?

课堂活动 扫一扫,知答案

二、升降浮沉

升降浮沉指药物在体内的作用趋势。升、浮指药物向上、向外的趋向性作用,沉、降指药物向里、向下的趋向性作用。

一般而言,解表、透疹、升阳、涌吐、开窍等药多具有升浮作用,泻下、利尿、降逆平喘、收敛固涩、潜阳、镇惊安神、止呕等药多具有沉降作用。

此外,药物的四气五味、质地、炮制、配伍等,均能影响药物的升降浮沉。一般而言,气属温、热,味属辛、甘的药物,多为升浮药;气属寒、凉,味属酸、苦、咸的药物,多为沉降药。花、叶、皮、枝等质轻的药物多为升浮药;矿石、贝壳等质重的药物多为沉降药。药物酒炒则升,姜汁炒则散,醋炒则收敛,盐水炒则下行,故用酒和姜汁来炮制药物可使药物升浮,而用醋和盐水来炮制药物可使药物沉降。在复方配伍中,少量升浮药与大量沉降药同用可随之下降,少量沉降药与大量升浮药同用可随之上升。

但也有例外,如苍耳子以果实入药,药性升浮而不沉降,主散寒通窍;旋覆花虽然是花,但功能降气消痰、止呕,药性沉降而不升浮。故有"诸子皆降,苍耳独升;诸花皆升,旋覆独降"之说。有的药物升降浮沉不明显,而有的药物又具有"二向性",如川芎能上行头目,下行血海;白花蛇舌草能内走脏腑,外彻皮肤。

掌握药物的升降浮沉,可以利用其作用趋向纠正机体功能失调,使之恢复正常或因势利导,祛邪外出,以达到治愈疾病的目的。一般来说,药物升降浮沉的作用趋向与治疗疾病的病势趋向相反,与病位相同。病势上逆者,宜降不宜升;病势下陷者,宜升不宜降。病位在上者,宜升不宜降;病位在下者,宜降不宜升。

三、归经

归经指药物对脏腑、经络或部位的选择性作用,是药物作用的定位概念。归是药物作用的归属,经是脏腑经络的概称。归经则是表示药物作用部位的性能,反映药物作用对机体的选择性。

中药归经理论是在中医基本理论的指导下,以脏腑经络学说为基础,以药物所治病证为依据而总结出的。如酸枣仁具有安神作用,可以治疗失眠等症。根据中医学心主神志的理论,便可确定该药归心经。

掌握药物的归经具有十分重要的临床意义:首先,便于临床辨证用药,根据诊断出的病变部位,选择对此部位有直接治疗作用的药物进行治疗,可以增强用药的准确性,提高临床疗效;其次,有助于区别一些功效类似的药物,如白芷、柴胡、羌活、独活、吴茱萸同为治头痛之药,白芷善治阳明经头痛,柴胡善治少阳经头痛,羌活善治太阳经头痛,独活善治少阴经头痛,吴茱萸善治厥阴经头痛。

四、毒性

药物毒性的概念有广义和狭义之分。广义的毒是指药物的偏性,古人将毒作为一切药物的总称。即平常百姓所讲"是药三分毒",这是由于古人认为药物之所以能祛除病邪,纠正偏盛偏衰,就是因为其偏性,这种偏性就是它的"毒性"。狭义的毒是指药物的毒性,有毒性的药物一般都具有毒性作用或作用强烈,如砒石、芫花、乌头等。**现代认为的毒药主要是指对机体有损害性的有毒之药,毒性主要是指药物毒副作用的大小。**

药物毒性的产生,主要与其毒性的大小和剂量有关。此外,还与贮存、加工、炮制、配伍、剂型、给药途径和使用时间的长短等因素有关。目前中药毒性的分类方法是根据已知的定量毒理学研究的数据,将其分为大毒、有毒和小毒三类。

有毒的药物偏性强,往往具有某些肯定的疗效,历代积累了大量的应用经验,是值得利用的。但毒药的治疗剂量与中毒剂量往往比较接近,安全范围小,使用不当易对人体造成较大危害。因此,应注意各毒药的毒性大小,掌握其安全有效的用量范围,从小剂量开始服用,中病即止。

产生中药中毒的主要原因包括:剂量过大或服药时间过长、误服伪品、炮制不当、制剂服法不当、配伍不当等,此外,药不对证、自行用药、乳母用药及个体差异也是引起中毒的原因。

无毒药物安全范围较大,但并非绝对不会引起中毒反应。若剂量过大,时间过长等,仍有产生中毒反应的可能。

古代文献中有关药物毒性的记载大多是正确的,但由于历史条件的限制,难免存在部分不实之处,除参考文献外,还应借鉴现代药理学的研究成果、临床报道,进一步认识和研究中药的毒性。

点滴积累 ᐁ

1. 中药的性能　中药的性能是对中药作用的性质和特征的高度概括,主要包括四气、五味、升降浮沉、归经、毒性等。

2. 四气五味　四气指药物的寒、热、温、凉四种不同的药性,是对药物治疗寒热病证作用的概括。五味即辛、甘、酸、苦、咸五种药味,此外,还有淡味和涩味。

3. 升降浮沉　指药物在体内的作用趋势。

4. 归经　指药物对脏腑、经络或部位的选择性作用,是药物作用定位的概念。

第二节　中药的配伍与使用

一、配伍

中药配伍是指按病情需要和药性特点,将两种或两种以上药物配合使用。

中药配伍对临床用药有重大的意义,如单味药的力量有限,难以治疗病情较重的患者,通过配伍能增强药物作用,提高临床疗效;对于单用会产生毒副反应的药物,选择可以抑制或消除其毒副反应的配伍;对于病情比较复杂的患者,配伍用药可以达到既分清主次,又全面兼顾的目的。

一般而言,药物单独或配合应用主要有七种情况,称为中药配伍"七情"。《神农本草经·序例》云:"有单行者,有相须者,有相使者,有相畏者,有相恶者,有相反者,有相杀者,凡此七情,合和视之"。除单行外,均为配伍关系。

单行:指单用一味药来治疗某种病情单一的疾病。不属于配伍。如独参汤、清金散、生姜汤等。

相须:指性能功效类似的两种药物配合使用,可增强原有药物的功效。如石膏配知母,能明显增强清热泻火的功效;大黄配芒硝,能明显增强攻下泻热的功效等。

相使:指性能功效不同的两种药物合用,以一种药物为主,另一种药物为辅,辅药可以提高主药的功效。如补气利水的黄芪与健脾利水的茯苓配合使用,茯苓可以增强黄芪补气利水的作用;清热泻火的黄芩与清热泻下的大黄配合使用,大黄可以增强黄芩清热泻火的作用。

相畏:指一种药物的毒性或副作用,能被另一种药物减轻或消除。如生半夏和生南星的毒性能被生姜减轻或消除,所以说生半夏和生南星畏生姜。

相杀:一种药物能减轻或消除另一种药物的毒性或副作用。如生姜能减轻或消除生半夏和生南星的毒性或副作用,所以说生姜杀生半夏和生南星。

相恶:两药合用,一种药物能使另一种药物的原有功效降低或丧失。如人参恶莱菔子,因莱菔子能削弱人参的补气作用。

相反:两药合用,能产生或增强毒性或副作用。如十八反的内容。

在以上药物的配伍关系中,相须、相使为增强药物疗效的配伍,相畏、相杀为降低药物毒性、副作用的配伍,相须、相使、相畏、相杀均为可提倡使用的配伍方法。相恶是降低药物疗效,相反是增强或产生药物的毒性、副作用,属于用药禁忌,相恶和相反均为需要避免使用的配伍方法。

二、用药禁忌

用药禁忌主要包括配伍禁忌、证候禁忌、妊娠用药禁忌和服药饮食禁忌四个方面。

（一）配伍禁忌

在选药组方时应当避免合用的药物,称为配伍禁忌。配伍禁忌的内容,历代认识不尽一致。《神农本草经》强调"勿用相恶、相反者",将此两者均视为配伍禁忌。金元以来,则将这类禁忌的药物概括为"十八反"和"十九畏"。

"十八反"的本义是指《神农本草经》记载的 18 种具有相反配伍关系的药物。"十八反"现已成为诸药相反的同义语。

"十九畏"是金元以后医药家概括出的 19 种配伍禁忌药。"十九畏"中的药物并不是相畏的配伍关系,而是相反。

"十八反"的具体内容为:甘草反甘遂、大戟、海藻、芫花;乌头反贝母、瓜蒌、半夏、白蔹、白及;藜芦反人参、沙参、丹参、玄参、细辛、芍药。

"十九畏"的具体内容为:硫黄畏朴硝,水银畏砒霜,狼毒畏密陀僧,巴豆畏牵牛,丁香畏郁金,川乌、草乌畏犀角,牙硝畏三棱,官桂畏石脂,人参畏五灵脂。

知识链接

"十八反"与"十九畏"歌诀

十八反歌诀出自张子和《儒门事亲》:"本草明言十八反,半蒌贝蔹及攻乌,藻戟遂芫俱战草,诸参辛芍叛藜芦"。

十九畏歌诀出自刘纯《医经小学》:"硫黄原是火中精,朴硝一见便相争,水银莫与砒霜见,狼毒最怕密陀僧,巴豆性烈最为上,偏与牵牛不顺情,丁香莫与郁金见,牙硝难合京三棱,川乌草乌不顺犀,人参最怕五灵脂,官桂善能调冷气,若逢石脂便相欺"。

(二)证候禁忌

因药物的药性不同而致其作用的专长和适应范围不同,从而导致其在临床用药时对某些证候的不适用性,称为证候禁忌。如麻黄性味辛温,功能发汗散寒,宣肺平喘,利水消肿。对于风寒表证,其主要适用于表实无汗证,而表虚自汗或阴虚盗汗者则不宜使用。除少数药性极为平和的药物外,一般药物都有用药的证候禁忌,具体内容可见每味药物的"使用注意"部分。

(三)妊娠用药禁忌

妊娠用药禁忌专指妇女妊娠期除中断妊娠、引产外,禁忌使用的药物。

临床将妊娠禁忌药分为禁用与慎用两大类。属禁用的多系剧毒药或药性峻猛之品,堕胎作用较强。慎用药则主要包括活血祛瘀药、行气药、攻下药、温里药中的部分药,堕胎作用次于禁用药。

禁用药:水银、砒霜、雄黄、轻粉、斑蝥、马钱子、蟾酥、川乌、草乌、藜芦、胆矾、瓜蒂、巴豆、甘遂、大戟、芫花、牵牛子、商陆、麝香、干漆、水蛭、虻虫、三棱、莪术等。

慎用药:牛膝、川芎、红花、桃仁、姜黄、牡丹皮、枳实、枳壳、大黄、番泻叶、芦荟、芒硝、附子、肉桂等。

妊娠禁忌药,如无特殊必要,应尽量避免使用,以免发生事故。如孕妇患病非用不可,则应注意辨证准确,掌握好剂量与疗程,并通过恰当的炮制和配伍,尽量减轻药物对妊娠的危害,做到用药有效而安全。

(四)服药饮食禁忌

服药饮食禁忌是指服药期间对某些食物的禁忌,又简称食忌,也就是通常所说的忌口。一般而言应忌食生冷、辛热、油腻、腥膻、有刺激性的食物。此外,根据病情的不同,饮食禁忌也有区别。如热性病应忌食辛辣、油腻、煎炸类食物;寒性病应忌食生冷的食物;胸痹患者应忌食肥肉、脂肪、动物内脏及烟、酒;肝阳上亢、头晕目眩、烦躁易怒等应忌食胡椒、辣椒、大蒜、白酒等辛热助阳之品;脾胃虚弱者应忌食油炸黏腻、寒冷坚硬、不易消化的食物;疮疡、皮肤病患者,应忌食鱼、虾、蟹等腥膻发物及辛辣刺激性食品。

在古代文献上有常山忌葱;地黄、何首乌忌葱、蒜、萝卜;薄荷忌蟹肉;茯苓忌醋;鳖甲忌苋菜;蜜反生葱等记载,这些都可作为服药饮食禁忌的参考。此外,服用发汗药应忌生冷;调理脾胃药应忌油腻;消肿、理气药应忌豆类;止咳平喘药应忌鱼腥;止泻药应忌瓜果。

案例分析

案例

某孕妇,有心绞痛病史,孕 12 周时又自感胸闷,心前区疼痛,痛处固定不移,遂到药店欲购买麝香保心丸,但遭到药师的拒绝,药师建议其到医院就诊。

分析

麝香保心丸由人工麝香、人参提取物、人工牛黄、肉桂、苏合香、蟾酥、冰片制成。麝香、蟾酥属妊娠禁用药,肉桂、苏合香、冰片属妊娠慎用药,全方芳香温通,有较强的堕胎作用,故孕妇禁用。

三、剂量

中药的剂量,又称用量,主要是指一味药的干燥饮片在汤剂中的成人一日量。常用的计量单位:以克为单位。个别的有:生姜 3 片,蜈蚣 1 条,荷叶 1 张,大枣 4 枚,蛤蚧 1 对等。

药物用量,需要根据药物性质、配伍、剂型结合患者年龄、性别、体质、病情及季节变化等进行调整。

药物性质方面:无毒药安全性较高,其用量变化幅度可稍大,还应考虑其质量、质地和性味。优质药、干品药、质轻药、药性较强和药味较浓的药,其用量可稍小;质次药、鲜品药、质重药、药性缓和及药味较淡的药,其用量可稍大。剧毒药或药性峻猛的药物应严格控制在安全剂量范围内,用量宜小,宜从小剂量开始,逐渐增加,以免中毒,而且不宜长期应用。贵重药材如鹿茸、冬虫夏草、羚羊角、麝香等,从节约资源的角度讲,宜在保证药效的前提下尽可能地减少用量。

应用方面:要考虑配伍、剂型等应用形式及用药目的。单用与复方相比,单用剂量可稍大;在复方中,同一药物作主要药时,其用量往往较作辅助药时为大。同一药物在不同剂型中,其用量亦有差异,如制成汤剂时的剂量要大于制成丸散剂时的剂量。此外,临床用药目的不同,其剂量也随之变化。

患者方面:主要考虑其年龄、性别、体质、病情等的差异。一般而言,青壮年的药物用量大于老人和儿童;男性的药物用量大于女性,尤其是月经期、妊娠期及产后用药;体质强壮者的药物用量大于虚弱者,尤其是攻邪药;病情重、病势急、病程短者药物用量大于病情轻、病势缓、病程长者。

环境因素方面:注意季节、气候、居住条件等因素,做到"因时制宜""因地制宜"。

一般中药的常用剂量,干品为 5~15g,鲜品加倍;质轻者多为 5~10g,矿石贝壳类多为 15~30g。特殊药物如剧毒药、峻猛药及部分贵重药的剂量当严格控制。

知识链接

中药的剂量单位

中药的计量单位，古代有重量（铢、斤、两、钱等）、度量（尺、寸等）及容量（斗、升、合等）等多种计量方法，用来量取不同的药物。此外，还有可与上述计量方法进行换算的"刀圭""方寸匕""撮""枚"等较粗略的计量方法。基于古今度量衡制的变迁，后世多以重量为计量固体药物的方法。明清以来，普遍采用16进位制，即1市斤=16两=160钱。现在，我国对中药的计量采用国际通用的公制，即1kg=1000g。为了处方和配方时的方便，特别是古方的配用需要进行换算时，按规定以如下近似值进行换算：一两（16进位制）=30g；一钱=3g；一分=0.3g；一厘=0.03g。

四、用法

中药的用法主要包括给药途径、应用形式、煎煮方法和服药方法四个方面。

（一）给药途径

机体的不同组织对药物的敏感性和吸收性能有差异；药物在不同组织中的分布、消除情况也不一样。因此，给药途径不同，会影响药物吸收的速度和程度；有的药物必须以某种特定的给药途径，才能发挥某种作用（如天花粉中期引产必须肌内注射给药，枳实升压必须静脉滴注，百部灭虱杀虫必须外用等）。所以，给药途径会影响药物的疗效。

中药的传统给药途径，以口服和皮肤给药为主，还有经吸入、舌下、黏膜表面、直肠等多种给药途径。现代主要增加了皮下、肌内、穴位和静脉注射给药。

（二）应用形式

应用形式即剂型，中药传统的应用形式有丸、散、膏、丹、酒剂等，现代的应用形式有颗粒剂、糖浆剂、片剂、胶囊剂及注射剂等。

临床给药时，要充分考虑各种给药途径和剂型的特点，充分发挥其优势，此外还要注意病证与药物对给药途径的选择性，确定适合的剂型。

（三）煎煮方法

正确煎煮中药，是保证汤剂质量和获得预期疗效的重要因素。这一环节中，应当注意煎药器具、煎药用水、加水量、煎前浸泡、煎煮火候和时间、煎煮次数及特殊药物的特殊煎法等（见第十二章第三节方剂的应用）。

（四）服药方法

口服给药，应当注意服药时间、服药次数和服药冷热。

一般药物均宜饭前服用，可使药物较快吸收。但也有例外，如峻下药宜晨起空腹服，不仅有利于药物迅速发挥作用，还可避免夜晚频频腹泻而影响睡眠；攻下药与驱虫药宜饭前服，则不致药食相混降低作用；缓下药宜睡前服，以便次晨排便；消食药及对胃肠有刺激的药宜饭后服，可利于消食化滞或避免胃肠道受刺激；安神药宜睡前服；截疟药宜发作前2小时左右服等。所谓饭前饭后，一般是指服药与进食相隔 1 小时左右。

　　一般患者每日服药 1 剂,分 2～3 次服;病情急重、身体壮实者,可每隔 4 小时服 1 次,昼夜服药,不拘于每日 1 剂;发汗剂、泻下剂,以得汗、得利为度,不必尽剂;呕吐病人宜小量频服。

　　一般汤药多宜温服。寒证用热药宜热服,热证用寒药宜凉服,不欲饮冷者亦应温服。真热假寒者宜寒药温服,真寒假热者宜热药冷服。

点滴积累 ∨

1. 配伍　是按病情需要和药性特点,将两种或两种以上药物配合使用。
2. 配伍方法　相须、相使为增强药物疗效的配伍,相畏、相杀为降低药物毒性、副作用的配伍,相须、相使、相畏、相杀均为可提倡使用的配伍方法。相恶是降低药物疗效,相反是增强或产生药物的毒性、副作用,属于用药禁忌,相恶和相反均为需要避免使用的配伍方法。
3. "十八反"和"十九畏"属于用药禁忌。
4. 中药的剂量　是指一味药的干燥饮片在汤剂中的成人一日量。

第三节　中药的采集与产地加工

中药除少数人工制品外,绝大多数来源于天然的动物、植物和矿物。中药的质量和疗效与该药物的采收时节和方法密切相关。同时新鲜的中药采收之后,多数要经过产地加工,方能保证药材的质量。

一、中药的采集

中药除少数人工制品外,绝大多数来源于天然的动物、植物和矿物。中药的质量和疗效与该药物的采收时节和方法密切相关。

　　一般而言,全草类、叶类和花类药材多在花期采收,此时植物生长茂盛,充分长成,性味充足,药力雄厚。多数果实和种子类药材需在果实和种子成熟或将熟时采收。根和根茎类药材以阴历二、八月采挖为佳,因新芽未萌,或地上部分停止生长,营养物质多贮存于地下部分,有效成分含量高,质量好;树皮和根皮类药材,通常在清明至夏至间剥取树皮,因为此时植物生长旺盛,不仅质量较佳,而且枝干内浆汁丰富,形成层细胞分裂迅速,树皮易于剥离。

　　桑叶宜在深秋或初冬经霜后采收,肉桂多在 10 月采收,因为此时油多容易剥皮。动物药因品种不同,采收各异,桑螵蛸在 3 月中旬采收,鹿茸在清明后 45～60 天采收,林蛙在白露前后采收。矿物药全年皆可采收,不拘时节,择优采选即可。

知识链接

道 地 药 材

　　道地药材,也称地道药材,是指具有特定种质、特定产区或特定的生产技术和加工方法所生产的质量好、疗效高的中药材。如"四大怀药"指河南的地黄、菊花、牛膝、山药,"浙八味"指浙江的白术、菊花、芍药、玄参、延胡索、浙贝母、温郁金、麦冬。中药材的质量除与采集时间有关外,与产地的关系也非常的密切。

二、中药的产地加工

（一）中药产地加工的目的

中药采收后，除少数鲜用外，如生姜、鲜地黄等，多数要经过产地加工，形成干药材。中药材产地加工的目的包括促使干燥，保障药材质量，达到商品规格，便于包装、运输与储运。

（二）中药产地加工的方法

1. **捡、洗**　除去泥沙和非药用部分。

2. **切片**　个体较大的药材趁鲜切成块、片，以利干燥。缩小药材体积，便于运输和炮制。

3. **去壳**　种子类药材，晒干去壳或先去壳后晒干，如决明子、菟丝子等。

4. **蒸、煮、烫**　对于含黏液或糖多不易干燥的药材，进行加热处理便于干燥，如天麻、白芍、太子参等。

5. **熏硫**　为了防止有些药材霉烂，在药材干燥前后进行硫黄熏制，如山药、白芷等。

6. **发汗**　在加工过程中用微火烘至半干或微煮、微蒸后，堆积发热，使其水分外溢，变软、变色等，以利于干燥，如厚朴、玄参、续断等。

7. **干燥**　除去药材中的水分，利于贮运。分为晒干、烘干、阴干等。

点滴积累　∨

1. 中药的采集　中药的质量和疗效与该药物的采收时节和方法密切相关。

2. 中药的产地加工　产地加工是保障药材质量的重要手段。

第四节　中药的炮制

一、炮制的目的

中药炮制的目的主要有：纯净药材，保证质量，分拣药物，区分等级；切制饮片，便于调剂制剂；干燥药材，便于贮藏；矫臭矫味，便于服用；降低毒副作用，保证安全用药；增强药物功效，提高临床疗效；改变药物性能，扩大用药范围；引药入经，便于定向用药。

二、炮制的方法

分为修治、水制、火制、水火共制及其他制法五大类型。

（一）修治

主要在原产地进行。主要包括纯净、粉碎和切制药材，为药材的进一步加工、贮存、调剂、制剂和临床应用做好准备。

（二）水制

指用水或其他液体辅料处理药物的方法。常用的有淋法、泡法、润法、漂法、水飞法等。

1. **淋法**　将不宜浸泡的药材，用少量清水浇洒喷淋，使其清洁和软化的方法，如薄荷、荆芥、香薷等。

2. **泡法** 将质地坚硬的药材,在保证药效的原则下,放入水中浸泡,使其软化的方法,如三棱、泽泻等。

3. **润法** 又称闷法或伏法。保持湿润的外部环境,使已浸渍药材的外部水分缓缓渗入内部,使其内外柔软,适宜切制的方法,如大黄、天花粉等。

4. **漂法** 将药物置于大容器或长流水中,反复换水,以除去腥味、盐分及杂质的方法,如昆布、海藻、紫河车等。

5. **水飞法** 将某些不溶于水的药物粉碎后,再置乳钵等器械中加水研磨,以利用药物在水中的沉降性质分取药材极细粉末的方法。此法所制得的粉末细腻,且减少了研磨中粉末的飞扬损失,常用于矿物类、贝甲类药物的制粉,如朱砂、珍珠等。

（三）**火制**

火制法是直接或间接用火加热处理药物的方法。常用的火制法有炒法、炙法、煅法、煨法等。

1. **炒法** 是将药物置锅中炒至一定程度的方法。可分为炒黄、炒焦和炒炭。其不加辅料者,又称清炒法;加固体辅料拌炒者,又称加辅料炒。药物与砂(或滑石粉、蛤粉)同炒者,又称为烫。

2. **炙法** 炙法是将药物与液体辅料拌炒,使辅料逐渐渗入药物内部或附着于药物表面的炮制方法。常用的液体辅料有蜜、酒、醋、姜汁、盐水等。其炮制目的主要是改变药性,增强疗效,减少毒副作用。蜜炙能缓和药性,增强润肺止咳作用;酒炙有助于增强活血通络作用,引药上行,缓和药性,矫臭矫味;醋炙可增强活血散瘀,疏肝止痛作用,并能降低毒性,矫臭矫味;姜汁炙能抑制药物寒性,增强和胃止呕作用,降低毒性,并能缓和药物对咽喉的刺激性;盐水炙可引药入肾,增强补肝肾作用,并能增强滋阴降火作用。

3. **煅法** 将药物放入炉火上或适宜的耐火容器内用武火直接或间接煅烧的方法叫煅。

其中将药物直接放炉火上或不密闭的容器中高温煅烧者,称明煅或直火煅,多用于矿物药或动物甲壳、化石类药,如煅石膏、煅牡蛎、煅龙骨等。将药物置于密闭容器中在高温缺氧条件下进行煅烧者,称为密闭煅或焖煅,适用于质地疏松,炒炭易灰化的药物,如煅血余炭、煅棕榈炭。

4. **煨法** 将药物用湿面粉或湿纸包裹,置于加热的滑石粉或热火灰中,或将药物直接置于加热的麦麸中,或铺摊于吸油纸上,层层隔纸加热,以除去部分挥发油及刺激性成分的方法,称为煨法。煨法可缓和药性,降低药物的副作用,增强疗效,如煨肉豆蔻、煨葛根。

（四）**水火共制**

常见的水火共制法包括蒸法、煮法、𝅘法、淬法等。

将药物加辅料或不加辅料装入蒸制容器内隔水加热,用蒸汽蒸透或蒸至规定程度的方法,称为蒸,如黄芩、桑螵蛸等。将药物加辅料或不加辅料放入锅内,加适量清水共煮的方法,称为煮法,如附子、白芍等。将药物放入大量沸水中浸煮短暂时间后立即捞出的方法,称为𝅘法,如桃仁、苦杏仁。将药物按明煅法煅烧至红后,迅速投入冷水或液体辅料中,使之酥松的方法,称为淬法,如磁石、自然铜等。

（五）**其他制法**

常用的有发芽、发酵、制霜等,如麦芽用发芽法,神曲用发酵法,西瓜霜用制霜法。

点滴积累 ∨

1. 中药炮制的目的　纯净药材，保证质量，分拣药物，区分等级；切制饮片，便于调剂制剂；干燥药材，便于贮藏；矫臭矫味，便于服用；降低毒副作用，保证安全用药；增强药物功效，提高临床疗效；改变药物性能，扩大用药范围；引药入经，便于定向用药。降低或消除药物的毒副反应，保证用药安全。
2. 常用的中药炮制方法　包括修治、水制、火制、水火共制及其他制法五大类型。

第五节　中药的鉴定

中药的鉴定包括来源鉴定、性状鉴定、显微鉴定、理化鉴定等，目的是鉴定药材的真伪优劣，保证药材的质量。来源鉴定以保障应用的品种准确无误；性状鉴定就是用眼观、手摸、鼻闻、口尝、水试、火试来鉴定药材的外观特征；显微鉴定是通过微观观察药材的组织、细胞和内含物来鉴定药材的真实性；理化鉴定是利用物理、化学或仪器分析方法来鉴定药材真伪、纯度和质量。

一、来源鉴定

来源鉴定，又称"基源鉴定"，是运用药物形态学和分类学知识对中药的来源进行鉴定，主要用于完整药材的鉴定，可通过观察药材形态、核对文献、核对标本等步骤来完成。

二、性状鉴定

性状鉴定包括完整药材和饮片两个方面，在鉴定中要二者相结合。一般包括药材的形状、大小、色泽、表面特征、质地、折断面、气、味、水试、火试等。药材的性状往往是其有效成分的标志，与药材质量有很大关系，如苍术的朱砂点，薄荷的特殊清凉香气等，性状鉴定要领可通过反复观察和接触获得。

三、显微鉴定

显微鉴定是利用显微镜来观察药材的组织构造、细胞形状以及内含物的特征，来鉴定药材的真实性。当药材性状特征相似，或易破碎的药材、粉末状的药材、含有药材粉末的中成药的鉴定，此法较为常用。进行显微鉴定，鉴定者需有一定的药用动植物学的基本知识，并掌握制片的基本技术。显微鉴定的方法，因材料和要求的不同而不同，包括完整药材的显微鉴定、破碎药材的显微鉴定、粉末药材的显微鉴定。

四、理化鉴定

利用某些物理、化学或仪器分析的方法，鉴定中药的真实性、纯度和品质优劣程度，统称为理化鉴定。通过理化鉴定可以分析中药中所含的主要化学成分或有效成分的有无和含量的多少，以及有害物质的有无等。

理化鉴定包括物理常数的测定、色度检查、泡沫指数和溶血指数的测定、微量升华、荧光分析、显微化学反应、蛋白电泳法、化学定性分析、化学定量分析、水分测定、灰分测定、浸出物测定、挥发油含量测定、色谱法、分光光度法、有害物质的检查等,理化鉴定往往需要借助一定的仪器设备才能完成。

点滴积累 ∨

1. 中药的鉴定　包括来源鉴定、性状鉴定、显微鉴定、理化鉴定等。

2. 中药鉴定的开展条件　来源鉴定可通过观察药材形态、核对文献、核对标本等步骤来完成;性状鉴定要领可通过反复观察和接触获得;显微鉴定需有一定的药用动植物学的基本知识,并掌握制片的基本技术;理化鉴定往往需要借助一定的仪器设备才能完成。

复习导图

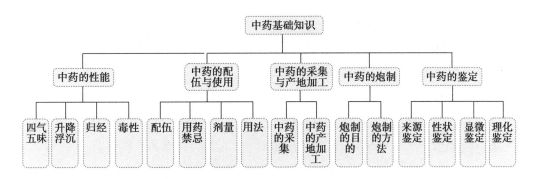

目标检测

一、选择题

(一) 单项选择题

1. 下列哪项是甘味药的作用(　　)

    A. 能和能缓　　　　　　　　B. 能燥能泄　　　　　　　　C. 能下能软

    D. 能收能涩　　　　　　　　E. 能行能散

2. 具有沉降趋势的药物性味是(　　)

    A. 苦温　　　　　　　　　　B. 辛温　　　　　　　　　　C. 苦寒

    D. 甘寒　　　　　　　　　　E. 咸温

3. 为了增强药物的活血作用,宜采用(　　)

    A. 蜜炙　　　　　　　　　　B. 酒炙　　　　　　　　　　C. 醋炙

    D. 姜炙　　　　　　　　　　E. 盐炙

4. 下列药物中,入汤剂需先煎的药物是(　　)

    A. 薄荷、桑叶　　　　　　　B. 蒲黄、青黛　　　　　　　C. 阿胶、蜂蜜

    D. 磁石、牡蛎　　　　　　　E. 大黄、芒硝

5. 一种药物能减轻或消除另一种药物的毒性或副作用的配伍关系称为(　　)

    A. 相使　　　　　　　　　　B. 相畏　　　　　　　　　　C. 相杀

    D. 相恶　　　　　　　　　　E. 相反

6. 需深秋或初冬经霜后采集的药是(　　)
   A. 桑叶　　　　　　　　B. 艾叶　　　　　　　　C. 枇杷叶
   D. 大青叶　　　　　　　E. 荷叶

7. 肉桂的采收时间是(　　)
   A. 初冬经霜后　　　　　B. 十月　　　　　　　　C. 三月中旬
   D. 清明后　　　　　　　E. 白露节前后

8. 消食药物一般应何时服用(　　)
   A. 饭后　　　　　　　　B. 饭前　　　　　　　　C. 空腹
   D. 睡前　　　　　　　　E. 不拘时

9. 下列哪两种药合用**不属于**相反(　　)
   A. 附子配白及　　　　　B. 川乌配白蔹　　　　　C. 甘草配京大戟
   D. 藜芦配南沙参　　　　E. 甘草配细辛

10. 确定归经的主要理论基础是(　　)
    A. 阴阳学说　　　　　　B. 五行学说　　　　　　C. 脏腑经络学说
    D. 病证寒热　　　　　　E. 作用趋向

11. 患者,女,38 岁,妊娠后出现脾胃气滞之脘腹胀痛,兼食少便溏,治当行气止痛,健脾消食,宜
    选用的药物是(　　)
    A. 川乌、草乌　　　　　B. 斑蝥、水蛭　　　　　C. 水银、砒霜
    D. 陈皮、木香　　　　　E. 三棱、莪术

12. 患者,男,70 岁。患风湿痹痛 10 年,去年突患中风,出现半身不遂,口眼㖞斜,求治中医,医
    师在处方时重用蕲蛇,为增强其活血通络作用,宜采用的炮制方法是(　　)
    A. 蜜炙　　　　　　　　B. 醋炙　　　　　　　　C. 酒炙
    D. 姜汁炙　　　　　　　E. 盐水炙

13. 患者,女,60 岁。中度贫血,医师在处方时重用阿胶,其适应的煎煮方法是(　　)
    A. 先煎　　　　　　　　B. 后下　　　　　　　　C. 包煎
    D. 另煎　　　　　　　　E. 烊化

14. 患者,女,40 岁。长期失眠,精神欠佳,医师在处方时使用了大量安神药,此方剂的服药时间
    宜在(　　)
    A. 饭前　　　　　　　　B. 睡前　　　　　　　　C. 饭后
    D. 清晨　　　　　　　　E. 以上均不对

15. 患者,男,65 岁。数月来一直在服用人参,以下何药**不能**与其同服(　　)
    A. 白术　　　　　　　　B. 郁金　　　　　　　　C. 细辛
    D. 藜芦　　　　　　　　E. 牵牛子

(二) 多项选择题

1. 中药的药性理论主要包括(　　)

A. 四气 　　　　B. 五味 　　　　C. 升降浮沉

D. 归经 　　　　E. 毒性

2. 苦泄的含义（　　）

A. 通泄 　　　　B. 引气 　　　　C. 降泄

D. 清泄 　　　　E. 散结

3. 下面哪些是引起药物中毒的原因（　　）

A. 个体差异 　　　B. 误服毒药 　　　C. 病人家属的情绪

D. 品种混乱 　　　E. 剂量过大

4. 寒凉药作用有（　　）

A. 凉血 　　　　B. 解毒 　　　　C. 通阳

D. 泻火 　　　　E. 温经

5. 能协同增效的配伍是（　　）

A. 相须 　　　　B. 相使 　　　　C. 相畏

D. 相杀 　　　　E. 相反

二、简答题

1. 简述特殊煎煮药物的类型及代表药。

2. 十八反、十九畏的具体内容是什么？

3. 何谓药物配伍"七情"？试举例说明。

4. 妊娠禁用和慎用的药物分别有哪些？

三、实例分析题

1. 王某，男，55 岁。自述咽中如有物阻，咯吐不出，吞咽不下，胸胁满闷，或时而恶心，呕吐涎沫，中医诊断为梅核气，治当行气散结，化痰降逆，处以半夏厚朴汤，其药物组成为：姜半夏、茯苓、厚朴、生姜、紫苏叶。

讨论：①处方中使用了大量辛味的药物，五味中辛味的作用有哪些？

②用生姜汁来炮制半夏可增强半夏哪方面的功效？

2. 赵某，女，35 岁。近期因火毒血热而致身热烦躁，目赤口疮，咽喉及牙龈肿痛，大便秘结。

讨论：①患者宜采用具有四气中哪种药性的药物进行治疗？为什么？

②患者宜采用具有五味中哪种药味的药物进行治疗？为什么？

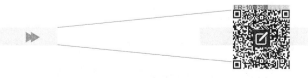

（郜桂萍）

第十一章

常用中药

ER-11章PPT

▲

导学情景 V ······

情景描述：

　　麻黄是一味常用中药，其名称由来有这样一个故事：相传有个挖药的老人收了一个徒弟。徒弟十分狂妄，自以为是，师傅便让徒弟另立门户。临行前师傅再三叮嘱说："无叶草的根和茎用处不同，发汗用茎，止汗用根，一朝弄错，就会死人"。师徒分手，各自卖药。几天后，徒弟用无叶草治死一个病人。死者家属抓他去见官。县官传师傅到堂，责问师傅。师傅告诉县官，已将无叶草根和茎的区别告诉徒弟。县官判徒弟坐三年大狱。

　　徒弟出狱后找到师傅诚恳认错，重新拜师学艺。因为这种草使他闯过大祸，惹过麻烦，便起名为"麻烦草"，后来又因为其色黄味麻而改叫"麻黄"。

学前导语：

　　我国中药有着源远流长的应用历史，本章我们将带领同学们从中药的来源、产地、性状、性味归经及功效与主治诸方面学习中药。

　　中药是在中医药理论指导下用于预防和治疗疾病的药物。数千年来，中药一直是我国人民预防治疗疾病和强身健体的重要武器，它对中华民族的繁衍昌盛发挥了巨大的作用，其功效及临床应用与药材品种、药用部位、产地、采收期和加工炮制方法等密切相关。本章按药物功效进行分类，介绍临床常用中药。

第一节　解表药

　　凡具发散表邪功效，治疗表证为主要作用的药物，称为解表药。

　　表证通常由外感病邪从人体皮毛、口鼻侵入，引起恶寒发热、头身疼痛、舌苔薄、脉浮等症状表现。风寒之邪所致者，称为风寒表证；风热之邪所致者，称为风热表证。

　　本类药多辛味，主入肺、膀胱经，性善发散，使肌表之邪外散或从汗而解。主治风寒表证的药物，药性多偏温；主治风热表证的药物，药性多偏寒凉。

　　解表药有发散解表之功效，兼能宣肺、利水、透疹、祛风除湿等。主要适用于外感风寒或风热所致的恶寒发热，头身疼痛，无汗（或有汗），脉浮等表证；部分药物还可用于水肿，咳喘，疹发不畅，疮疡初起及风湿痹痛等兼有表证者。按其性能特点及功效主治，常将本类药物分为发散风寒药与发散风热药两类。

使用发汗力强的解表药,要注意掌握用量,中病即止,不可使之出汗过多,以免损伤阳气和津液;体虚多汗及热病后期津液亏耗者忌用;对久患疮痈、淋病及失血患者,虽有外感表证,也要慎用;入汤剂不宜久煎,以免有效成分挥发过多,从而降低疗效。

一、发散风寒药

以发散风寒表邪为主要作用,常用以治疗风寒表证的药物,称为发散风寒药。因其性温味辛,故又称辛温解表药。主要适用于风寒表证,症见恶寒发热,无汗或汗出不畅,头身疼痛,鼻塞,口不渴,苔薄白,脉浮等。部分发散风寒药还兼有止咳,止痛,祛风除湿,通鼻窍,止呕等作用,用于治疗咳喘,头痛,风湿痹痛,鼻渊以及呕吐等证。

本类药物性偏温燥,多数药物具有较强的发汗作用,故阴虚血亏、里热偏盛者当慎用或忌用。

麻黄 Mahuang 《神农本草经》

为麻黄科植物草麻黄 *Ephedra sinica* Stapf.、中麻黄 *Ephedra intermedia* Schrenk et C. A. Mey. 或木贼麻黄 *Ephedra equisetina* Bge. 的干燥草质茎。呈细长圆柱形,表面淡绿色至黄绿色,有细纵脊线,节明显,节上有膜质鳞叶,髓部红棕色。气微香,味涩、微苦。

麻黄药材图（1. 草麻黄 2. 木贼麻黄 3. 麻黄饮片）

【产地】主产于内蒙古、山西、陕西、宁夏等地区。

【性味归经】辛、微苦,温。归肺、膀胱经。

【功效与主治】发汗散寒,宣肺平喘,利水消肿。用于风寒感冒,本品发汗力强,为发汗解表之要药,主要用于风寒表实无汗证;胸闷喘咳;风水肿。蜜麻黄润肺止咳。多用于表证已解,气喘咳嗽。

【用法用量】2~10g。麻黄生用长于发汗散寒;蜜炙麻黄长于平喘;麻黄绒作用缓和,适宜于小儿、老人及体虚者。

【使用注意】本品发汗力较强,故表虚自汗及阴虚盗汗者不宜使用;本品有中枢兴奋作用,故头痛失眠者不宜使用。

【处方应付】写生麻黄、麻黄均付麻黄,写麻黄绒付麻黄绒,写炙麻黄、制麻黄均付蜜炙麻黄,写炙麻黄绒付蜜炙麻黄绒。

【附药】麻黄根:为麻黄科植物草麻黄或中麻黄的干燥根和根茎。甘、涩,平。归心、肺经。固表止汗。用于自汗,盗汗。

知识链接

麻黄碱与伪麻黄碱

麻黄中主要有效成分为麻黄碱和伪麻黄碱,麻黄碱能兴奋中枢、收缩血管、升高血压、松弛支气管平滑肌,伪麻黄碱具有收缩鼻黏膜血管和利尿作用。麻黄碱和伪麻黄碱均是合成苯丙胺类毒品的重要原料,我国各地加强了对含麻黄碱类复方制剂的监管,购买新康泰克、白加黑等含麻黄碱类复方制剂时需提供身份证。

桂枝 Guizhi 《名医别录》

为樟科植物肉桂 *Cinnamomum cassia* Presl. 的干燥嫩枝。呈长圆柱形,表面红棕色至棕色,质硬而脆,切面皮部红棕色,木部黄白色至浅黄棕色。有特异香气,味甜、微辛,皮部味较浓。

桂枝药材图

【产地】主产于广东、广西等地。

【性味归经】辛、甘,温。归心、肺、膀胱经。

【功效与主治】发汗解肌,温通经脉,助阳化气,平冲降气。用于风寒感冒,无论表虚有汗或表实无汗皆宜;脘腹冷痛,血寒经闭,关节痹痛;痰饮,水肿;心悸,奔豚。

【用法用量】3~10g。

【使用注意】本品性温易助热,故血热出血者忌用;孕妇慎用。

【处方应付】写桂枝、桂枝尖、川桂枝均付桂枝。

▶▶ 课堂活动

课堂活动 扫一扫,知答案

麻黄和桂枝均属于发散风寒药,两者有何异同点? 应用有哪些注意事项?

荆芥 Jingjie 《神农本草经》

为唇形科植物荆芥 *Schizonepeta tenuifolia* Birq. 的干燥地上部分。茎呈方柱形,表面淡黄绿色或淡紫红色,断面类白色。叶对生,穗状轮伞花序顶生。气芳香,味微涩而辛凉。

【产地】主产于江苏、浙江等地。

【性味归经】辛,微温。归肺、肝经。

【功效与主治】解表散风,透疹,消疮。用于感冒头痛,本品长于解表散风,且微温不烈,药性和缓,为发散风寒药中药性最为平和之品;麻疹,风疹;疮疡初起。

【用法用量】5~10g。发表透疹宜生用,止血宜炒炭用。

【使用注意】本品不宜久煎。

【处方应付】写荆芥付荆芥,写荆芥炭付荆芥炭,写荆芥穗付荆芥穗,写芥穗炭付荆芥穗炭。

【附药】荆芥炭:取荆芥段炒炭而得。收敛止血。用于便血,崩漏,产后血晕。

荆芥穗:荆芥的干燥花穗。功效与主治同荆芥。

荆芥穗炭:取荆芥穗段炒炭而得。收涩止血。用于便血,崩漏,产后血晕。

防风 Fangfeng 《神农本草经》

为伞形科植物防风 *Saposhnikovia divaricata* (Turcz.) Schischk. 的干燥根。呈长圆锥形或长圆柱形,表面灰棕色或棕褐色,根头部有明显密集的环纹(习称"蚯蚓头")。气特异,味微甘。

【产地】主产于东北及内蒙古东部。

【性味归经】辛、甘,微温。归膀胱、肝、脾经。

【功效与主治】祛风解表,胜湿止痛,止痉。用于感冒头痛,风疹瘙痒;风湿痹痛;破伤风。本品质松而润,祛风之力较强,故为"风药之润剂"。

【用法用量】5~10g。

【使用注意】本品药性偏温,阴血亏虚、热病动风者不宜使用。

【处方应付】写防风、关防风均付防风。

羌活 Qianghuo 《神农本草经》

为伞形科植物羌活 *Notopterygium incisum* Ting ex H. T. Chang 及宽叶羌活 *Notopterygium franchetii* Boiss. 的干燥根茎和根。羌活按其性状不同分为"蚕羌"和"竹节羌"。气香,味微苦而辛。宽叶羌活按其性状不同分为"条羌"和"大头羌"。气味较淡。

【产地】主产于四川、云南、青海等地。

【性味归经】辛、苦,温。归膀胱、肾经。

【功效与主治】解表散寒,祛风除湿,止痛。用于风寒感冒,头痛项强,尤适用于太阳经头痛及外感风寒夹湿证,风湿痹痛,肩背酸痛。

【用法用量】3~10g。

【使用注意】本品辛香温燥,阴血亏虚者慎用;用量过多易致呕吐,脾胃虚弱者不宜使用。

【处方应付】写羌活、川羌活、西羌活均付羌活。

【鉴别用药】羌活、独活,均善祛风散寒、胜湿止痛、发表,主治风寒湿痹、风寒表证、表证夹湿及头风头痛等证。但羌活性较强烈,发散力强,常用于风寒湿痹,痛在上半身者,治太阳经头痛及项背痛;独活性较缓和,发散力较羌活为弱,多用于风寒湿痹在下半身者,治少阴伏风头痛。若风寒湿痹,一身尽痛,两者常相须为用。

二、发散风热药

以发散风热为主要作用,用以治疗风热表证及温热病卫分证的药物,称为发散风热药。因其性寒凉而味辛,故又称辛凉解表药。主要适用于风热感冒及温病初起邪在卫分,症见发热,微恶风寒,咽干口渴,头痛,目赤多泪,舌边尖红,苔薄黄,脉浮数等。部分发散风热药还兼有清利头目,利咽喉,透疹,止咳等作用,用于治疗风热头痛,咽喉肿痛,麻疹不透,风疹瘙痒以及风热咳嗽等证。

薄荷 Bohe 《新修本草》

为唇形科植物薄荷 *Mentha haplocalyx* Briq. 的干燥地上部分。茎呈方柱形,表面紫棕色或淡绿色,叶对生,叶片下表面有凹点状腺鳞。轮伞花序腋生。揉搓后有特殊清凉香气,味辛凉。

【产地】主产于江苏、浙江、湖南等地。

【性味归经】辛,凉。归肺、肝经。

【功效与主治】疏散风热,清利头目,利咽,透疹,疏肝行气。用于风热感冒,风温初起;头痛目赤;喉痹,口疮;风疹,麻疹;胸胁胀闷。

薄荷原植物及药材图（A. 原植物 B. 药材）

【用法用量】3~6g;入汤剂宜后下。

【使用注意】本品芳香辛散,发汗力较强,故体虚多汗者不宜使用。

【处方应付】写薄荷付薄荷。

牛蒡子 Niubangzi 《名医别录》

为菊科植物牛蒡 *Arctium lappa* L. 的干燥成熟果实。呈长倒卵形,略扁,微弯曲。表面灰褐色,带紫黑色斑点,有数条纵棱。气微,味苦后微辛而稍麻舌。

【产地】 主产于东北及浙江等地。

【性味归经】 辛、苦,寒。归肺、胃经。

【功效与主治】 疏散风热,宣肺透疹,解毒利咽。用于风热感冒;咳嗽痰多,麻疹,风疹;咽喉肿痛,痄腮,丹毒,痈肿疮毒。

【用法用量】 6~12g。

【使用注意】 本品性寒滑肠,故气虚便溏者慎用。

【处方应付】 写牛蒡子、牛子、大力子、炒牛蒡子均付炒牛蒡子,写生牛蒡子付生牛蒡子。

桑叶 Sangye 《神农本草经》

桑科植物桑 *Morus alba* L. 的干燥叶。以经霜者质为佳,称"霜桑叶"或"冬桑叶"。叶片展平后呈卵形或宽卵形,边缘有锯齿或钝锯齿,叶脉突出,小脉网状。气微,味淡、微苦涩。

【产地】 我国各地大都有野生或栽培。

【性味归经】 甘、苦,寒。归肺、肝经。

桑叶药材图

【功效与主治】 疏散风热,清肺润燥,清肝明目。用于风热感冒;肺热燥咳;头晕头痛,目赤昏花。

【用法用量】 5~10g;或入丸散。外用煎水洗眼。蜜炙桑叶长于润肺止咳。

【处方应付】 写桑叶、霜桑叶、冬桑叶均付桑叶。

【附药】 桑叶、桑枝、桑椹、桑白皮来源于同一植物的不同入药部位,分别为桑科植物桑的干燥叶、嫩枝、果穗及根皮,功效各异。

桑枝:微苦,平。归肝经。功效祛风湿,利关节。用于风湿痹病,肩臂、关节酸痛麻木。治痹证新久、寒热均可,尤宜于风湿热痹。

桑椹:甘、酸,寒。归心、肝、肾经。功效滋阴补血,生津润燥。用于肝肾阴虚,眩晕耳鸣,心悸失眠,须发早白,津伤口渴,内热消渴,肠燥便秘等证。

桑白皮:甘,寒。归肺经。功效泻肺平喘,利水消肿。用于肺热咳喘、水肿等证。

菊花 Juhua 《神农本草经》

为菊科植物菊 *Chrysanthemum morifolium* Ramat. 的干燥头状花序。药材按产地和加工方法不同,分为"亳菊""滁菊""贡菊""杭菊""怀菊"等,以亳菊和滁菊品质最优。由于花的颜色不同,又有黄菊花和白菊花之分。各种菊花均以花序完整、颜色鲜艳、气清香者为佳。

【产地】 主产于浙江、安徽、河南等地。

【性味归经】 甘、苦,微寒。归肺、肝经。

菊花药材图

【功效与主治】 散风清热,平肝明目,清热解毒。用于风热感冒;头痛眩晕,目赤肿痛,眼目昏花;疮痈肿毒。

【用法用量】 5~10g。散风清热宜用黄菊花,平肝明目宜用白菊花。

【处方应付】 写菊花、亳菊、滁菊、贡菊、杭菊、怀菊、白菊花、黄菊、甘菊均付菊花。

【鉴别用药】 桑叶与菊花二药均能疏散风热,平抑肝阳,清肝明目,常相须为用治疗外感风热,温病初起,肝火上炎的目赤肿痛及肝阳眩晕等证。但桑叶疏散风热之力较强,并长于清肺润燥,兼能凉血止血,可用于肺热燥咳以及血热吐衄;菊花则平肝明目之力较强,并能清热解毒,多用于肝阳上亢或疮痈肿毒。

【附药】野菊花为菊科植物野菊 *Chrysanthemum indicum* L. 的干燥头状花序。气芳香,味苦,以完整、色黄、气清香者为佳。功效清热解毒,泻火平肝。用于疔疮痈肿,目赤肿痛,头痛眩晕。

柴胡 Chaihu 《神农本草经》

为伞形科植物柴胡 *Bupleurum chinense* DC. 或狭叶柴胡 *Bupleurum scorzonerifolium* Willd. 的干燥根。按性状不同,分别习称"北柴胡"和"南柴胡"。北柴胡(硬柴胡)质硬而韧,不易折断,断面显纤维性。气微香,味微苦。南柴胡(软柴胡、红柴胡)质稍软,易折断,断面不显纤维性。具败油气。

【产地】北柴胡主产于河北、河南、辽宁、湖北、陕西等地;南柴胡主产于湖北、四川、安徽、黑龙江、吉林等地。

【性味归经】辛、苦,微寒。归肝、胆、肺经。

【功效与主治】疏散退热,疏肝解郁,升举阳气。用于感冒发热,寒热往来,善于疏散少阳半表半里之邪,为治少阳证之要药;胸胁胀痛,月经不调;子宫脱垂,脱肛。

【用法用量】3~10g。

【使用注意】阴虚阳亢,肝风内动,阴虚火旺及气机上逆者忌用或慎用。

【处方应付】写柴胡付柴胡,写醋柴胡、炒柴胡均付醋柴胡,写鳖血柴胡付鳖血柴胡。

葛根 Gegen 《神农本草经》

为豆科植物野葛 *Pueraria lobata* (Willd.) Ohwi 的干燥根。习称野葛。呈纵切的长方形厚片或小方块,外皮淡棕色至棕色,切面黄白色至淡黄棕色,质韧,纤维性强。气微,味微甜。

【产地】主产于湖南、河南、广东、浙江、四川等地。

【性味归经】甘、辛,凉。归脾、胃、肺经。

【功效与主治】解肌退热,生津止渴,透疹,升阳止泻,通经活络,解酒毒。用于外感发热头痛,项背强痛,为治项背强痛之要药;口渴,消渴;麻疹不透;热痢,泄泻;眩晕头痛,中风偏瘫,胸痹心痛;酒毒伤中。

【用法用量】10~15g。

【处方应付】写葛根、野葛均付葛根,写煨葛根、炒葛根均付煨葛根。

案例分析

案例

某药店,在调配中药处方时将粉葛作为葛根使用,发生了发药差错事件。

分析

葛根和粉葛分别来源于豆科葛属植物野葛和甘葛藤的干燥根。2010年版《中国药典》曾将粉葛列为葛根的正品药材,但由于基源的不同,两者性状不同,所含化学成分及药理作用存在一定差异,2015年版《中国药典》又将葛根和粉葛分别单列,故不能将粉葛代替葛根进行销售和使用,处方写葛根应付葛根,写粉葛应付粉葛。

其他解表药,见表 11-1。

表 11-1 其他解表药简表

分类	药名	性味	入药部位	功效	主治	用量用法
发散风寒药	紫苏叶	辛,温	叶(或带嫩枝)	解表散寒,行气和胃	风寒感冒;咳嗽呕恶,妊娠呕吐;鱼蟹中毒	5~10g
	生姜	辛,微温	新鲜根茎	解表散寒,温中止呕,化痰止咳,解鱼蟹毒	风寒感冒;胃寒呕吐,寒痰咳嗽;鱼蟹中毒	3~10g
	香薷	辛,微温	地上部分	发汗解表,化湿和中	暑湿感冒,恶寒发热,头痛无汗;腹痛吐泻,水肿,小便不利	3~10g
	白芷	辛,温	根	解表散寒,祛风止痛,宣通鼻窍,燥湿止带,消肿排脓	感冒头痛,眉棱骨痛,牙痛;鼻塞流涕,鼻衄,鼻渊;带下;疮疡肿痛	3~10g
	细辛	辛,温	根和根茎	解表散寒,祛风止痛,通窍,温肺化饮	风寒感冒;头痛,牙痛,风湿痹痛;鼻塞流涕,鼻衄,鼻渊;痰饮喘咳	1~3g;入丸散,0.5~1g
	藁本	辛,温	根茎和根	祛风,散寒,除湿,止痛	风寒感冒,巅顶疼痛;风湿痹痛	3~10g
	苍耳子	辛、苦,温;有毒	成熟带总苞的果实	散风寒,通鼻窍,祛风湿	风寒头痛;鼻塞流涕,鼻衄,鼻渊;风疹瘙痒,湿痹拘挛	3~10g
	辛夷	辛,温	花蕾	散风寒,通鼻窍	风寒头痛;鼻塞流涕,鼻衄,鼻渊	3~10g,包煎
发散风热药	蝉蜕	甘,寒	若虫羽化时脱落的皮壳	疏散风热,利咽,透疹,明目退翳,解痉	风热感冒;咽痛音哑;麻疹不透,风疹瘙痒;目赤翳障;惊风抽搐,破伤风	3~6g
	蔓荆子	辛、苦,微寒	成熟果实	疏散风热,清利头目	风热感冒;头昏头痛,目赤肿痛,耳鸣耳聋	5~10g
	升麻	辛、微甘,微寒	根茎	发表透疹,清热解毒,升举阳气	风热头痛,麻疹不透;阳毒发斑,齿痛,口疮,咽喉肿痛;脱肛,子宫脱垂	3~10g
	淡豆豉	苦、辛,凉	成熟种子的发酵加工品	解表,除烦,宣发郁热	感冒,寒热头痛;烦躁胸闷;虚烦不眠	6~12g

点滴积累 ∨

1. 解表药的分类 解表药按其性能特点及功效主治分为发散风寒药与发散风热药。

2. 发散风寒药 麻黄发汗力强,为发汗解表要药,宜于风寒表实无汗证;桂枝发汗力较和缓,用于风寒感冒无论有汗无汗皆宜;荆芥药性和缓,为发散风寒药中药性最为平和之品,有"疮家圣药"之称;防风为"治风通用之品""风药中之润剂";羌活善于除湿,尤宜于外感风寒夹湿证。

3. 发散风热药 薄荷、桑叶、菊花、蝉蜕皆为轻清疏利之品,用于风热感冒、温病初起;柴胡善于疏散少阳半表半里之邪,为治少阳证之要药;葛根善治项背强痛;柴胡、葛根、升麻均能升阳举陷。

（曹桂萍）

第二节 清热药

凡具清解里热功效,治疗里热证为主要作用的药物,称为清热药。

里热证多表现出身热(发热不恶寒)、口渴喜冷饮、面红、尿赤、舌红、苔黄、脉数等共同特征。常见有脏腑实热(温病气分)证、脏腑湿热证、热毒内蕴证、血分热(温病营血分)证等里实热证及阴虚内热等里虚热证。

本类药物药性寒凉,多为苦味,具有沉降的作用趋向,归经各异。

清热药具有清热泻火,凉血解毒及清虚热等不同作用。主要适用于温热病高热烦渴、湿热泻痢、温毒发斑、痈肿疮毒及阴虚发热等里热证。

按其功效及主治病证的不同,常将本类药物分为清热泻火药、清热燥湿药、清热解毒药、清热凉血药及清虚热药五类。

使用清热药时,应当辨清里热证的虚实、病变部位、病情发展阶段及兼证,选择适宜的药物进行治疗。本类药物药性多寒凉,易伤脾胃,故用量不宜太大,脾虚食少便溏者慎用;苦寒药物易化燥伤阴,故热证伤阴或阴虚患者慎用;阴盛格阳、真寒假热证禁用。

一、清热泻火药

以清泄气分或脏腑热邪为主要功效,治疗温热病气分证或脏腑实热证的药物,称为清热泻火药。

热与火属六淫中阳邪。热为火之渐,火为热之极,清热与泻火不可分,凡能清热的药物,大多能泻火。本类药物以清泄气分邪热为主,主要用于治疗热病邪入气分而见高热,口渴,汗出,烦躁,甚至神昏谵语,舌红苔黄,脉洪数等气分实热证。此外,各药作用于不同的部位,还分别适用于肺热、胃热、心火、肝火等引起的脏腑实热证。

体虚而需使用本类药物时,应注意扶正祛邪,可配伍补虚药同用。

石膏 Shigao 《神农本草经》

为硫酸盐类矿物硬石膏族石膏,主含含水硫酸钙（$CaSO_4 \cdot 2H_2O$）。为纤维状的集合体,呈长块状、板块状或不规则块状。白色、灰白色或淡黄色，体重，质软，纵断面具绢丝样光泽。气微，味淡。

【产地】主产于湖北、甘肃、四川、安徽等地，以湖北省应城产者质最佳。

【性味归经】甘、辛，大寒。归肺、胃经。

石膏药材图

【功效与主治】清热泻火，除烦止渴。用于外感热病，肺热喘咳，胃火亢盛，头痛，牙痛，高热烦渴。本品性寒清热泻火，辛寒解肌透热，甘寒清火除烦渴，为清泻肺胃气分实热之要药。

【用法用量】打碎先煎，15~60g。

【使用注意】脾胃虚寒及阴虚内热者忌用。

【处方应付】写石膏、生石膏均付生石膏。

【附药】煅石膏：为石膏的炮制品。取石膏，照明煅法煅至酥松。为白色的粉末或酥松块状物，表面透出微红色的光泽，不透明。体较轻，质软，易碎，捏之成粉。气微，味淡。甘、辛、涩，寒。归肺、胃经。收湿，生肌，敛疮，止血。外治湿疹瘙痒，水火烫伤，溃疡不敛，外伤出血。写煅石膏付煅石膏。

知母 Zhimu 《神农本草经》

为百合科植物知母 *Anemarrhena asphodeloides* Bge. 的干燥根茎。有"毛知母"和"知母肉"两个商品规格。毛知母呈长条状，一端有浅黄色的茎叶残痕，习称"金包头"。气微，味微甜、略苦，嚼之带黏性。

【产地】主产于河北、山西及山东等地。

【性味归经】苦、甘，寒。归肺、胃、肾经。

知母药材图
（1. 个子药材
2. 饮片）

【功效与主治】清热泻火，滋阴润燥。用于外感热病，高热烦渴，肺热燥咳，骨蒸潮热，内热消渴，肠燥便秘。

【用法用量】6~12g。

【使用注意】本品性寒质润滑肠，故脾虚便溏及虚寒证不宜使用。

【处方应付】写知母、光知母、毛知母、知母肉、肥知母均付知母，写盐知母付盐知母。

【鉴别用药】石膏与知母，二药均能清热泻火，用治温热病气分热盛及肺热咳嗽等证。但石膏泻火之中长于清解，重在清泻肺胃实火，故肺热喘咳、胃火头痛牙痛多用石膏；而知母泻火之中长于清润，故肺热燥咳、内热骨蒸、消渴多用知母。

栀子 Zhizi 《神农本草经》

为茜草科植物栀子 *Gardenia jasminoides* Ellis 的干燥成熟果实。呈长卵圆形或椭圆形，表面红黄色或棕红色，具 6 条翅状纵棱。气微，味微酸而苦。

【产地】主产于长江以南各地。

【性味归经】苦，寒。归心、肺、三焦经。

【功效与主治】泻火除烦，清热利湿，凉血解毒；外用消肿止痛。用于热病心烦，善清泻三焦火邪、泻心火而除烦，为治热病心烦，躁扰不宁之要药；湿热黄疸，淋证涩痛；血热吐衄，目赤肿痛，火毒疮疡；外治扭挫伤痛。

【用法用量】6~10g。外用生品适量,研末调敷。

【使用注意】本品苦寒伤胃,故脾虚便溏及虚寒证不宜使用。

【处方应付】写栀子、山栀、山枝、黄栀子均付栀子,写炒栀子付炒栀子。

【附药】焦栀子:为栀子的炮制加工品。取栀子,或碾碎,照清炒法用中火炒至表面焦褐色或焦黑色,果皮内表面和种子表面为黄棕色或棕褐色,取出,放凉。苦,寒。归心、肺、三焦经。凉血止血。用于血热吐血,衄血,尿血,崩漏。写焦栀子、黑山栀均付焦栀子。

案例分析

案例

某药厂在采购时,误将水栀子作为栀子购回,并以此"栀子"为原料进行投料生产某一中成药,所幸,在出厂前发现了这一问题,并将这批中成药全部销毁。

分析

水栀子为茜草科植物大花栀子 *Gardenia jasminoides* Ellis var. *grandiflora* Nakai 的干燥果实,又名大栀子,为栀子的易混品。 其与栀子的主要区别是:果大,长圆形,长度为栀子的两倍左右,棱高。 不作内服,外敷用作伤科药;主要用作工业染料。

二、清热燥湿药

以清热燥湿为主要功效,用以治疗湿热证的药物,称为清热燥湿药。

本类药物性味苦寒,功能清热燥湿,且多能清热泻火解毒。主要用于湿热证及脏腑火热证。多见发热,苔腻,尿少等症状。湿热侵犯人体部位不同,临床症状也有所差异。如肠胃湿热所致的泄泻,痢疾,痔瘘等;肝胆湿热所致的胁肋胀痛,黄疸,口苦等;下焦湿热所致的小便淋漓涩痛,带下等;其他部位湿热所致的关节肿痛,湿疹,痈肿,耳道流脓等证,均属本类药物施治范围。

因本类药物性味苦寒,燥湿力强,苦燥伤阴,寒凉伤阳,故用量不宜过大;脾胃虚寒、津伤阴亏者当慎用。

黄芩 Huangqin 《神农本草经》

为唇形科植物黄芩 *Scutellaria baicalensis* Georgi 的干燥根。呈圆锥形,断面黄色,中心红棕色;老根中心呈枯朽状或中空,暗棕色或棕黑色,称为"枯芩";新根称"子芩"或"条芩"。气微,味苦。

【产地】 主产于河北、山西等地。

【性味归经】 苦,寒。归肺、胆、脾、大肠、小肠经。

【功效与主治】 清热燥湿,泻火解毒,止血,安胎。用于湿温、暑湿,胸闷呕恶,湿热痞满,泻痢,黄疸,本品尤长于清中上焦湿热;肺热咳嗽,高热烦渴,痈肿疮毒;血热吐衄;胎动不安。

【用法用量】 3~10g。清热多生用,安胎多炒用,清上焦热可酒炙用,止血可炒

ER-11-9

黄芩药材图(1.个子药材 2.条芩 3.枯芩)

炭用。

【使用注意】本品苦寒伤胃，脾胃虚寒者不宜使用。

【处方应付】写黄芩、淡芩、子芩、枯芩均付黄芩，写酒黄芩付酒黄芩。

黄连 Huanglian 《神农本草经》

为毛茛科植物黄连 *Coptis chinensis* Franch.、三角叶黄连 *Coptis deltoidea* C. Y. Cheng et Hsiao 或云连 *Coptis teeta* Wall. 的干燥根茎。以上三种分别习称"味连""雅连""云连"。味连多集聚成簇，形如鸡爪(鸡爪连)。表面灰黄色或黄褐色，有的节间表面平滑如茎秆，习称"过桥"。气微，味极苦。雅连多为单枝，"过桥"较长。云连弯曲呈钩状，多为单枝，较细小。

【产地】味连主产于四川、重庆、湖北等地，为商品主流；雅连主产于四川洪雅；云连主产于云南、西藏等地。

【性味归经】苦，寒。归心、脾、胃、肝、胆、大肠经。

【功效与主治】清热燥湿，泻火解毒。用于湿热痞满，呕吐吞酸，泻痢，黄疸，本品大苦大寒，清热燥湿之力大于黄芩，尤长于清中焦湿热，且善祛大肠湿热，为治泻痢之要药；高热神昏，心火亢盛，心烦不寐，心悸不宁，血热吐衄，目赤，牙痛，消渴，痈肿疔疮，本品泻火解毒之中，尤善清泻心经实火；外治湿疹，湿疮，耳道流脓。酒黄连善清上焦火热。用于目赤，口疮。姜黄连清胃和胃止呕。用于寒热互结，湿热中阻，痞满呕吐。萸黄连舒肝和胃止呕。用于肝胃不和，呕吐吞酸。

黄连药材图(1. 味连 2. 雅连 3. 云连 4. 峨眉野连)

【用法用量】2~5g。外用适量。

【使用注意】本品大苦大寒，过服久服易伤脾胃，故脾胃虚寒者忌用；苦燥易伤津耗液，故阴虚津伤者慎用。

【处方应付】写黄连、川连、云连、雅连、味连均付黄连，写酒黄连付酒黄连，写姜炙黄连付姜黄连，写吴茱萸炒黄连付萸黄连。

知识链接

黄连习用品

除黄连、三角叶黄连、云连外，尚有部分地区将同属植物峨眉黄连 *Coptis omeiensis* （Chen）C. Y. Cheng 和短萼黄连 *Coptis chinensis* Franch var. *brevisepala* W. T. Wang et Hsiao 的根茎混作黄连用。 前者根茎结节密集，无"过桥"；后者称为"土黄连"，根茎略呈连珠状圆柱形，多弯曲，也无"过桥"。

黄柏 Huangbo 《神农本草经》

为芸香科植物黄皮树 *Phellodendron chinense* Schneid. 的干燥树皮。习称"川黄柏"。呈板片状或浅槽状，外表面黄褐色或黄棕色，内表面暗黄色或淡棕色。断面纤维性，呈裂片状分层。气微，味极苦，嚼之有黏性。

【产地】主产于四川、贵州等地。

【性味归经】苦,寒。归肾、膀胱经。

【功效与主治】清热燥湿,泻火除蒸,解毒疗疮。用于湿热泻痢,黄疸尿赤,带下阴痒,热淋涩痛,脚气痿躄,本品苦寒沉降,长于清泻下焦湿热;骨蒸劳热,盗汗,遗精;疮疡肿毒,湿疹湿疮。盐黄柏滋阴降火。用于阴虚火旺,盗汗骨蒸。

【用法用量】3~12g。外用适量。

【使用注意】本品苦寒伤胃,脾胃虚寒者不宜使用。

【处方应付】写黄柏、川黄柏均付黄柏,写盐黄柏、炒黄柏均付盐黄柏,写黄柏炭付黄柏炭。

【鉴别用药】黄芩、黄连、黄柏,三药性味皆苦寒,而黄连为苦寒之最。三药均以清热燥湿,泻火解毒为主要功效,用治湿热内盛或热毒炽盛之证,常相须为用。但黄芩偏泻上焦肺火,肺热咳嗽者多用;黄连偏泻中焦胃火,并长于泻心火,中焦湿热、痞满呃逆及心火亢盛、高热心烦者多用;黄柏偏泻下焦相火,除骨蒸,湿热下注诸证及骨蒸劳热者多用。

【附药】关黄柏:为芸香科植物黄檗 *Phellodendron amurense* Rupr. 的干燥树皮。断面鲜黄色或黄绿色。主产于东北。功效与主治同黄柏。

龙胆 Longdan 《神农本草经》

为龙胆科植物条叶龙胆 *Gentiana manshuric* Kitag. 、龙胆 *Gentiana scabra* Bge. 、三花龙胆 *Gentiana triflora* Pall. 或坚龙胆 *Gentiana rigesceras* Franch. 的干燥根及根茎。前三种习称"龙胆""关龙胆";后一种习称"坚龙胆""云龙胆"。气微,味甚苦。

【产地】条叶龙胆、龙胆、三花龙胆主产于东北、内蒙古等地;坚龙胆主产于云南。

【性味归经】苦,寒。归肝、胆经。

【功效与主治】清热燥湿,泻肝胆火。用于湿热黄疸,阴肿阴痒,带下,湿疹瘙痒;肝火目赤,耳鸣耳聋,胁痛口苦,惊风抽搐。

【用法用量】3~6g。

【使用注意】本品苦寒伤胃,脾胃虚寒者不宜使用。苦燥易伤津耗液,阴虚津伤者慎用。

【处方应付】写龙胆、苦龙胆、龙胆草均付龙胆。

三、清热解毒药

以清热解毒为主要作用,用以清除热毒病证的药物,称为清热解毒药。所谓"热毒",多指火热内盛,疫疠邪气,虫蛇咬伤等病因及其病理变化。由热毒所致的病证称热毒证,多见于外科疮疡、温热病以及其他火热炽盛者。

本类药物药性寒凉,清热之中更长于解毒,具有清解火热邪毒的作用,主要适宜于痈肿疔毒(以红、肿、热、痛为特征)、痄腮、瘟毒发斑、热毒下痢、咽喉肿痛等病证;也常用于虫蛇咬伤及癌肿等表现出热(火)毒证候者。本类药中有的还分别兼有疏散风热、凉血、利咽、止痢等功效。

本类药物性味苦寒,易伤脾胃,宜中病即止,不可久服。

金银花 Jinyinhua 《名医别录》

为忍冬科植物忍冬 *Lonicera japonica* Thunb. 干燥花蕾或带初开的花。呈棒状,表面黄白色或绿白色(贮久色渐深),密被短柔毛。气清香,味淡、微苦。

金银花原植物及药材图(A. 原植物 B. 药材)

【产地】主产于山东、河南等地,以山东产量大、品质优,习称"东银花""济银花";河南产者,习称"密银花""怀银花"。

【性味归经】甘,寒。归肺、心、胃经。

【功效与主治】清热解毒,疏散风热。用于痈肿疔疮,喉痹,丹毒,热毒血痢,本品甘寒,清热解毒,散痈消肿,为治一切内痈外痈之要药;风热感冒,温病发热。

【用法用量】6~15g。疏散风热,清泻里热宜生用;炒炭多用于热毒血痢;露剂多用于暑热烦渴。

【使用注意】脾胃虚寒及气虚疮疡脓清者不宜使用。

【处方应付】写双花、银花、金银花、二宝花、忍冬花均付金银花。

知识链接

金银花的名称溯源

忍冬始载于《名医别录》。陶弘景谓:"藤生,凌冬不凋,故名忍冬"。李时珍谓:"忍冬在处有之,附树延蔓,茎微紫色,对节生叶。叶似薜荔而青,有涩毛。三四月开花,长寸许,一蒂两花二瓣,一大一小,如半边状。长蕊。花初开者,花瓣俱色白;经二三日,则色变黄。新旧相参,黄白相应,故呼金银花,气甚芳香,四月采花阴干;藤叶不拘时采,阴干"。

连翘 Lianqiao 《神农本草经》

为木犀科植物连翘 *Forsythia suspense* (Thunb.) Vahl 的干燥果实。秋季果实初熟尚带绿色时采收,习称"青翘";果实熟透时采收,习称"老翘"。长卵形至卵形,表面有不规则的纵皱纹和多数突起的小斑点。气微香,味苦。"青翘"以色绿、不开裂者为佳;"老翘"以色黄、瓣大、壳厚者为佳。

【产地】主产于山西、陕西等地。

连翘药材图(1. 青翘 2. 老翘 3. 果实纵剖面)

【性味归经】苦,微寒。归肺、心、小肠经。

【功效与主治】清热解毒,消肿散结,疏散风热。用于痈疽,瘰疬,乳痈,丹毒,本品既清心火,解疮毒,又消散痈肿结聚,故有"疮家圣药"之称;风热感冒,温病初起,温热入营,高热烦渴,神昏发斑,热淋涩痛。

【用法用量】6~15g。青翘长于清热解毒;老翘长于疏散风热。

【使用注意】脾胃虚寒及气虚疮疡脓清者不宜使用。

【处方应付】写连翘、连乔、黄连翘、青连翘均付连翘。

【鉴别用药】金银花与连翘,二药均有清热解毒的功效,既能透热达表,又能清里热而解毒。对外感风热、温病初起及热毒疮疡等证常相须为用。但金银花长于疏散表热,且炒炭后善于凉血止痢,用于治疗热毒血痢;而连翘清心解毒之力较强,且善于消痈散结,为疮家圣药,用于治疗瘰疬痰核。

白头翁 Baitouweng　《神农本草经》

为毛茛科植物白头翁 *Pulsatilla chinensis*（Bge.）Regel 的干燥根。呈类圆柱形或圆锥形,表面黄棕色或棕褐色,根头部稍膨大,有白色绒毛。气微,味微苦涩。

【产地】　主产于东北、河北等地。

【性味归经】　苦,寒。归胃、大肠经。

【功效与主治】　清热解毒,凉血止痢。用于热毒血痢,阴痒带下。本品尤善于清胃肠湿热及血分热毒,为治热毒血痢之良药。

【用法用量】　9~15g,鲜品 15~30g。外用适量。

【使用注意】　泻痢属虚寒证者忌服;本品刺激性强,妇女阴道给药慎用。

【处方应付】　写白头翁付白头翁。

四、清热凉血药

以清热凉血为主要作用,用以清解营血分热证的药物,称为清热凉血药,简称凉血药。

本类药性味多为苦寒或咸寒,入血分以清热,多归心、肝经,均有清热凉血功效,主治温热病邪入营血所引起的营分、血分实热证,症见身热夜盛,烦躁不眠,甚至神昏谵语,斑疹,吐血,衄血,咳血,便血,尿血,舌质红绛,脉细数等;也可用于内科杂病热邪迫血妄行引起的各种出血证。部分清热凉血药还兼有止血、养阴、解毒、活血等功效。

部分甘寒的药物易滋腻,故湿盛便溏者慎用;兼能活血化瘀的药物,孕妇慎用或忌用。

地黄 Dihuang　《神农本草经》

为玄参科植物地黄 *Rehmannia glutinosa* Libosch. 的新鲜或干燥块根。鲜用;或将地黄缓缓烘焙至约八成干。前者习称"鲜地黄",后者习称"生地黄"。鲜地黄呈纺锤形或条状,表面浅红黄色。气微,味微甜、微苦。生地黄多呈不规则的团块状或长圆形,表面棕黑色或棕灰色,极皱缩,断面棕黑色或乌黑色,有光泽,具黏性。气微,味微甜。

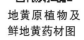

地黄原植物及
鲜地黄药材图

【产地】　主产于河南、山西等地,产于河南者习称"怀地黄",为四大怀药之一。

【性味归经】　鲜地黄甘、苦,寒。归心、肝、肾经。生地黄甘,寒。归心、肝、肾经。

【功效与主治】　鲜地黄清热生津,凉血,止血。用于热病伤阴,舌绛烦渴;温毒发斑;吐血,衄血,咽喉肿痛。

生地黄药材图

生地黄清热凉血,养阴生津。用于热入营血,温毒发斑,吐血衄血,本品苦寒入营血分,为清热、凉血、止血之要药;热病伤阴,舌绛烦渴,津伤便秘,阴虚发热,骨蒸劳热,内热消渴。

【用法用量】　鲜地黄 12~30g;生地黄 10~15g。

【使用注意】　脾虚湿滞及腹胀便溏者慎用。

【处方应付】　写生地黄、地黄、干地黄均付生地黄,写生地炭付生地黄炭,写鲜生地付鲜地黄。

玄参 Xuanshen 《神农本草经》

为玄参科植物玄参 *Scrophularia ningpoensis* Hemsl. 的干燥根。呈类圆柱形,表面灰黄色或灰褐色,断面黑色,微有光泽。气特异似焦糖,味甘、微苦。

【产地】 主产于浙江省,为浙八味之一。

【性味归经】 甘、苦、咸,微寒。归肺、胃、肾经。

【功效与主治】 清热凉血,滋阴降火,解毒散结。用于热入营血,温毒发斑;热病伤阴,舌绛烦渴,津伤便秘,骨蒸劳嗽;目赤,咽痛,白喉,瘰疬,痈肿疮毒。

【用法用量】 9~15g。

【使用注意】 虚寒证以及食少便溏者不宜使用。不宜与藜芦同用。

【处方应付】 写玄参、京元参、元参、黑玄参、乌参均付玄参。

【鉴别用药】 生地黄与玄参,二药均能清热凉血、养阴生津,用于治疗热入营血、热病伤阴及阴虚内热等证,常相须为用。但生地黄清热凉血之力较大,血热出血、内热消渴多用;而玄参泻火解毒之力较强,咽喉肿痛、痰火瘰疬多用。

▶ 课堂活动

玄参的鉴别要点有哪些? 除了玄参,其他"浙八味"你还知道哪些?

课堂活动 扫一扫,知答案

牡丹皮 Mudanpi 《神农本草经》

为毛茛科植物牡丹 *Paeonia suffruticosa* Andr. 的干燥根皮。剥取根皮,晒干或刮去粗皮,除去木心,晒干。前者习称"连丹皮",后者习称"刮丹皮"。连丹皮呈筒状或半筒状,内表面常见发亮的结晶(丹皮酚),俗称"亮银星"。断面淡粉红色,粉性。气芳香,味微苦而涩。刮丹皮外表面有刮刀削痕。

【产地】 主产于安徽、山东等地,以产于安徽铜陵凤凰山的"凤丹皮"质为佳。

【性味归经】 苦、辛,微寒。归心、肝、肾经。

【功效与主治】 清热凉血,活血化瘀。用于热入营血,温毒发斑,吐血衄血,夜热早凉,无汗骨蒸,本品入血分而善清透阴分伏热,为治无汗骨蒸之要药;经闭痛经,跌仆伤痛,痈肿疮毒。

【用法用量】 6~12g。生用长于清热凉血,酒炙长于活血祛瘀。

【使用注意】 血虚有寒、月经过多及孕妇不宜用。

【处方应付】 写牡丹皮、粉丹皮、丹皮均付牡丹皮,写炒牡丹皮、炒丹皮均付炒牡丹皮,写牡丹皮炭、丹皮炭均付牡丹皮炭。

五、清虚热药

以清虚热、退骨蒸为主要作用,用以清除虚热证的药物,称为清虚热药或退虚热药。

本类药均有清退虚热功效,主要用于治疗阴虚内热证。该证常因肝肾阴虚、虚火内扰或温热病后期,余热未尽而津液耗伤所致。症见午后发热或骨蒸潮热,手足心热,两颧发红,盗汗,遗精,舌红少津,脉细数等。此外,本类药物还可用于实热证。

青蒿 Qinghao 《神农本草经》

为菊科植物黄花蒿 *Artemisia annua* L. 的干燥地上部分。茎呈圆柱形,表面黄绿色或棕黄色,具纵棱线,断面中部有髓,叶互生。气香特异,味微苦。

青蒿原植物及药材图(A. 原植物 B. 药材)

【产地】全国大部分地区均有分布。

【性味归经】苦、辛,寒。归肝、胆经。

【功效与主治】清虚热,除骨蒸,解暑热,截疟,退黄。用于温邪伤阴,夜热早凉,本品长于清透阴分伏热;阴虚发热,骨蒸劳热;暑邪发热;疟疾寒热,为治疗疟疾的良药;湿热黄疸。

【用法用量】6~12g,后下。

【使用注意】脾虚便溏者不宜使用。

【处方应付】写青蒿、黄花蒿均付青蒿。

地骨皮 Digupi 《神农本草经》

为茄科植物枸杞 *Lycium chinense* Mill. 或宁夏枸杞 *Lycium barbarum* L. 的干燥根皮。呈筒状或槽状,外表面灰黄色至棕黄色,粗糙,易成鳞片状剥落。气微,味微甘而后苦。

【产地】全国南北各地均有分布。

【性味归经】甘,寒。归肺、肝、肾经。

【功效与主治】凉血除蒸,清肺降火。用于阴虚潮热,骨蒸盗汗,本品甘寒清润,能清肝肾虚热,善除有汗之骨蒸;肺热咳嗽,咳血,衄血,内热消渴。

【用法用量】9~15g。

【使用注意】脾虚便溏者不宜使用。

【处方应付】写地骨皮付地骨皮。

课堂活动 扫一扫,知答案

▶ 课堂活动

　　牡丹皮与地骨皮均可以治疗内热骨蒸,两者有何异同?如何区别使用?它们分别还具有哪些功效与主治?

其他清热药,见表11-2。

表 11-2　其他清热药简表

分类	药名	性味	入药部位	功效	主治	用法用量
清热泻火药	芦根	甘,寒	新鲜或干燥根茎	清热泻火,生津止渴,除烦,止呕,利尿	肺热咳嗽,肺痈吐脓;热病烦渴;胃热呕哕;热淋涩痛	15~30g,鲜品加倍,鲜品捣汁服
	天花粉	甘、微苦,微寒	根	清热泻火,生津止渴,消肿排脓	热病烦渴,肺热燥咳,内热消渴;疮疡肿毒	10~15g

续表

分类	药名	性味	入药部位	功效	主治	用法用量
清热泻火药	淡竹叶	甘、淡,寒	茎叶	清热泻火,除烦止渴,利尿通淋	口舌生疮;热病烦渴;小便短赤涩痛	6~10g
	夏枯草	辛、苦,寒	果穗	清肝泻火,明目,散结消肿	头痛眩晕;目赤肿痛,目珠夜痛,瘰疬,瘿瘤,乳痈,乳癖,乳房胀痛	10~15g
	决明子	甘、苦、咸,微寒	成熟种子	清热明目,润肠通便	目赤涩痛,羞明多泪,头痛眩晕,目暗不明;大便秘结	9~15g
清热燥湿药	秦皮	苦、涩,寒	枝皮或干皮	清热燥湿,收涩止痢,止带,明目	湿热泻痢;赤白带下;目赤肿痛,目生翳膜	6~12g,外用适量
	苦参	苦,寒	根	清热燥湿,杀虫,利尿	热痢,便血;赤白带下,阴肿阴痒,湿疹,湿疮,皮肤瘙痒,疥癣麻风,外治滴虫性阴道炎;黄疸尿闭	4.5~9g,不宜与藜芦同用
	白鲜皮	苦,寒	根皮	清热燥湿,祛风解毒	风湿热痹,黄疸尿赤;湿热疮毒,黄水淋漓,湿疹,风疹,疥癣疮癞	5~10g,外用适量
清热解毒药	蒲公英	苦、甘,寒	全草	清热解毒,消肿散结,利尿通淋	疔疮肿毒,乳痈,瘰疬,目赤,咽痛,肺痈,肠痈;湿热黄疸,热淋涩痛,为治疗乳痈之要药	10~15g
	紫花地丁	苦、辛,寒	全草	清热解毒,凉血消肿	疔疮肿毒,痈疽发背,丹毒,毒蛇咬伤	15~30g
	穿心莲	苦,寒	地上部分	清热解毒,凉血,消肿	感冒发热,咽喉肿痛,口舌生疮,顿咳劳嗽;泄泻痢疾,热淋涩痛;痈肿疮疡,蛇虫咬伤	6~9g,外用适量
	大青叶	苦,寒	叶	清热解毒,凉血消斑	温病高热,神昏;发斑发疹,痄腮,喉痹,丹毒,痈肿	9~15g
	板蓝根	苦,寒	根	清热解毒,凉血利咽	温疫时毒;发热咽痛,温毒发斑,痄腮,烂喉丹痧,大头瘟疫,丹毒,痈肿	9~15g

续表

分类	药名	性味	入药部位	功效	主治	用法用量
清热解毒药	鱼腥草	辛,微寒	新鲜全草或干燥地上部分	清热解毒,消痈排脓,利尿通淋	痈肿疮毒;肺痈吐脓,痰热喘咳;热痢,热淋,为治疗肺痈之要药	15~25g,不宜久煎;鲜品加倍,水煎或捣汁。外用适量,捣敷或煎汤熏洗患处
	山豆根	苦,寒;有毒	根和根茎	清热解毒,消肿利咽	火毒蕴结,乳蛾喉痹;咽喉肿痛,齿龈肿痛,口舌生疮	3~6g
	熊胆	苦,寒	胆汁	清热解毒,息风止痉,清肝明目	热极生风,惊痫抽搐;热毒疮痈;目赤翳障	1~2g,多入丸散,外用适量
	青黛	咸,寒	叶或茎叶经加工制得的粉末、团块或颗粒	清热解毒,凉血消斑,泻火定惊	口疮,痄腮,喉痹;温毒发斑,血热吐衄,胸痛咳血;小儿惊痫	1~3g,宜入丸散,外用适量
	败酱草	辛,苦,微寒	全草	清热解毒,消痈排脓,祛瘀止痛	痈肿疮毒,肠痈肺痈,产后瘀阻腹痛	6~15g,外用适量,鲜品捣敷
	射干	苦,寒	根茎	清热解毒,消痰,利咽	热毒痰火郁结;痰涎壅盛,咳嗽气喘;咽喉肿痛	3~10g
	马勃	辛,平	子实体	清肺利咽,止血	风热郁肺咽痛,音哑,咳嗽;外治鼻衄,创伤出血	2~6g,外用适量
	马齿苋	酸,寒	地上部分	清热解毒,凉血止血,止痢	痈肿疔疮,湿疹,丹毒,蛇虫咬伤;便血,痔血,崩漏下血;热毒血痢	9~15g,鲜品30~60g,外用适量
	白花蛇舌草	微苦、甘,寒	全草	清热解毒,利湿通淋	痈肿疮毒,咽喉肿痛,毒蛇咬伤;热淋涩痛	15~60g,鲜品加倍,或鲜品绞汁。外用适量,捣敷
	土茯苓	甘、淡,平	根茎	解毒,除湿,通利关节	梅毒及汞中毒所致的肢体拘挛,痈肿,瘰疬,疥癣;湿热淋浊,带下;筋骨疼痛	15~60g
清热凉血药	赤芍	苦,微寒	根	清热凉血,散瘀止痛	热入营血,温毒发斑,吐血衄血;肝郁胁痛,经闭痛经,癥瘕腹痛,跌仆损伤;目赤肿痛,痈肿疮疡	6~12g,不宜与藜芦同用

续表

分类	药名	性味	入药部位	功效	主治	用法用量
清热凉血药	水牛角	苦,寒	角	清热凉血,解毒,定惊	温病高热,神昏谵语,发斑发疹,吐血衄血;惊风,癫狂	15~30g,宜先煎3小时以上
	紫草	甘、咸,寒	根	清热凉血,活血解毒,透疹消斑	血热毒盛;疮疡,湿疹,水火烫伤;斑疹紫黑,麻疹不透	5~10g,外用油浸或熬膏
清虚热药	银柴胡	甘,微寒	根	清虚热,除疳热	阴虚发热,骨蒸劳热;小儿疳热	3~10g
	胡黄连	苦,寒	根茎	退虚热,除疳热,清湿热	骨蒸潮热;小儿疳热;湿热泻痢,黄疸尿赤,痔疮肿痛	3~10g

点滴积累 Ⅴ

1. 清热药的分类 清热药按其功效及主治病证的不同,常分为清热泻火药、清热燥湿药、清热解毒药、清热凉血药及清虚热药五类。

2. 清热泻火药 石膏与知母均能清热泻火,但石膏泻火之中长于清解,重在清泻肺胃实火,为清泻肺胃气分实热之要药,而知母泻火之中长于清润。 栀子善清泻三焦火邪、泻心火而除烦,为治热病心烦、躁扰不宁之要药,又能清热利湿,凉血解毒,消肿止痛。

3. 清热燥湿药 黄芩、黄连、黄柏,三药性味皆苦寒,均能清热燥湿、泻火解毒,但黄芩善泻上焦肺火,黄连善泻中焦胃火,并长于泻心火,黄柏善泻下焦相火、除骨蒸。 龙胆善泻肝胆实火。

4. 清热解毒药 金银花与连翘均有清热解毒的功效,既能透热达表,又能清里热而解毒,但金银花长于疏散表热,且炒炭后善于凉血止痢,而连翘清心解毒之力较强,且善于消痈散结,为疮家圣药。 白头翁尤善于清胃肠湿热及血分热毒,为治热毒血痢之良药。

5. 清热凉血药 生地黄与玄参均能清热凉血、养阴生津,但生地黄清热凉血之力较大,而玄参泻火解毒之力较强。 牡丹皮入血分而善清透阴分伏热,为治无汗骨蒸之要药。

6. 清虚热药 青蒿长于清透阴分伏热,并为治疗疟疾的良药。 地骨皮甘寒清润,能清肝肾虚热,善除有汗之骨蒸。

(曹桂萍)

第三节 泻下药

凡能滑利大肠,促进排便,引起腹泻,用以治疗大便秘结或里实积滞证为主要作用的药物,称为泻下药。

本类药为沉降之品,主归大肠经。主要具有泻下通便作用,以排除胃肠积滞和燥屎等;或有清热泻火,使实热壅滞之邪通过泻下而清解,起到"上病下治""釜底抽薪"的作用;或有逐水退肿,使水湿停饮随二便排出,达到祛除停饮、消退水肿的目的。部分药物还兼有解毒、活血祛瘀等作用。主要适用于大便秘结、胃肠积滞、实热内结及水肿内停等里实证,部分药物还可用于疮痈肿毒、瘀血等证。

根据其作用特点及主治病证的不同,分为攻下药、润下药、峻下逐水药三类。

使用泻下药时,应当根据便秘的虚实寒热以及里实积滞的具体情况,合理选用泻下药。攻下药、峻下逐水药作用峻猛,妊娠期、哺乳期、月经期的妇女忌用;老人、小儿、体虚者慎用。使用作用较强的泻下药时,当奏效即止,不可过量。使用作用峻猛而有毒性的泻下药时,当选择其炮制品种、控制剂量,以免中毒。

大黄 Dahuang 《神农本草经》

为蓼科植物掌叶大黄 *Rheum palmatum* L.、唐古特大黄 *Rheum tanguticum* Maxim. ex Balf. 或药用大黄 *Rheum officinale* Baill. 的干燥根和根茎。呈类圆柱形、圆锥形、卵圆形或不规则块状。根茎髓部有星点,根部无星点。气清香,味苦而微涩,嚼之黏牙,有沙粒感。

大黄药材图
(1. 个子药材
2. 根茎及根横切面)

【产地】掌叶大黄、唐古特大黄主产于甘肃、青海等地,产量占大黄的大部分,习称"北大黄";药用大黄主产于四川、贵州等地,习称"南大黄"。

【性味归经】苦,寒。归脾、胃、大肠、肝、心包经。

【功效与主治】泻下攻积,清热泻火,凉血解毒,逐瘀通经,利湿退黄。用于实热积滞便秘,为治疗积滞便秘之要药,尤宜于实热便秘;血热吐衄,目赤咽肿;痈肿疔疮,外治烧烫伤;肠痈腹痛,瘀血经闭,产后瘀阻,跌打损伤;湿热痢疾,黄疸尿赤,淋证,水肿。

【用法用量】煎服,3~15g。用于泻下不宜久煎。外用适量,研末敷于患处。

【使用注意】虚证、脾胃虚弱者慎用;妊娠期、哺乳期及月经期妇女忌用。

【处方应付】写大黄、生大黄、生军、川军均付生大黄,写熟大黄、熟军、制大黄、制川军均付熟大黄,写酒炒大黄、酒大黄、炒大黄均付酒大黄,写大黄炭付大黄炭。

【鉴别用药】生大黄、熟大黄、酒大黄与大黄炭,后三者均为生大黄的炮制品。生大黄泻下力强,能荡涤肠胃,推陈致新,用于实热积滞便秘;熟大黄泻下力缓,泻火解毒,用于火毒疮疡;酒大黄善清上焦血分热毒,用于目赤咽肿,齿龈肿痛;大黄炭凉血化瘀止血,用于血热有瘀出血证。

案例分析

案例

药监部门在例行抽查时,发现某中药饮片有限公司2个批次的大黄产品中有1批存在问题。经检验,这批问题大黄是用土大黄代替大黄,该公司涉嫌制售假药。

分析

土大黄为蓼科植物藏边大黄 *Rheum emodi* Wall.、河套大黄 *Rheum hotaoense* C. Y. Cheng et C. T. Kao、天山大黄 *Rheum wittrochii* Lundstr. 等植物的根和根茎。土大黄不含结合型蒽醌类成分,几无泻下作用,临床使用时不可以土大黄代替大黄入药。土大黄含有土大黄苷,在紫外灯下显亮紫色荧光,而大黄不含此成分,据此可区别大黄与土大黄。

芒硝 Mangxiao　《名医别录》

本品为硫酸盐类矿物芒硝族芒硝,经加工精制而成的结晶体。主含含水硫酸钠($Na_2SO_4 \cdot 10H_2O$)。为棱柱状、长方形或不规则块状及粒状,无色透明或类白色半透明,断面呈玻璃样光泽。气微,味咸。

【产地】主产于河北、山东等地。

【性味归经】咸、苦,寒。归胃、大肠经。

【功效与主治】泻下通便,润燥软坚,清火消肿。用于实热积滞,腹满腹痛,大便燥结,肠痈肿痛,本品性寒能清热,味咸润燥软坚,尤宜于实热积滞,大便燥结者;外治乳痈,痔疮肿痛。

【用法用量】冲服,6~12g。外用适量。

【使用注意】孕妇慎用;不宜与硫黄、三棱同用。

【处方应付】写芒硝、制芒硝均付芒硝。

【鉴别用药】大黄与芒硝,两者均为泻下药,常相须为用治疗肠燥便秘。但大黄味苦泻下力强,能荡涤肠胃,为治疗热结便秘的主药;而芒硝味咸,能软坚泻下,善除燥屎坚结。

【附药】玄明粉:为芒硝经风化干燥制得的无水硫酸钠(Na_2SO_4)。呈白色粉末状,用手搓之微有涩感,有引湿性。气微,味咸。性味功效同芒硝。

知识链接

西瓜霜的制作方法及功效主治

取新鲜西瓜,沿蒂头切一厚片作顶盖,挖去瓜瓤及种子,将芒硝填入瓜内,盖上顶盖,用竹签插牢,放入瓦盆内,盖好,置阴凉通风处,待析出白霜时,随时刷下,直至无白霜析出为度。本品为类白色至黄白色的结晶性粉末。气微、味咸。清热泻火,消肿止痛。用于咽喉肿痛,喉痹,口疮。

其他泻下药,见表11-3。

表 11-3　其他泻下药简表

分类	药名	性味	入药部位	功效	主治	用法用量
攻下药	番泻叶	甘、苦,寒	小叶	泻热行滞,通便,利水	热结积滞;便秘腹痛;水肿胀满	2~6g,后下,或开水泡服
	芦荟	苦,寒	汁液浓缩干燥物	泻下通便,清肝泻火,杀虫疗癣	热结便秘;惊痫抽搐;小儿疳积,外治癣疮	2~5g,宜入丸散。外用适量,研末敷患处
润下药	火麻仁	甘,平	成熟果实	润肠通便	血虚津亏,肠燥便秘	10~15g
	郁李仁	辛、苦、甘,平	成熟种子	润肠通便,下气利水	津枯肠燥,食积气滞,腹胀便秘;水肿,脚气,小便不利	6~10g

分类	药名	性味	入药部位	功效	主治	用法用量
峻下逐水药	甘遂	苦,寒;有毒	块根	泻水逐饮,消肿散结	水肿胀满,胸腹积水,痰饮积聚,气逆咳喘,二便不利,风痰癫痫;痈肿疮毒	0.5~1.5g,炮制后多入丸散用。外用适量,生用
	京大戟	苦,寒;有毒	根	泻水逐饮,消肿散结	水肿胀满,胸腹积水,痰饮积聚,气逆咳喘,二便不利;痈肿疮毒,瘰疬痰核	1.5~3g,入丸散服,每次1g;内服醋制用。外用适量,生用。不宜与甘草同用
	芫花	苦、辛,温;有毒	花蕾	泻水逐饮;外用杀虫疗疮	水肿胀满,胸腹积水,痰饮积聚,气逆咳喘,二便不利;外治疥癣秃疮,痈肿,冻疮	1.5~3g,醋芫花研末吞服,一次0.6~0.9g,一日1次。外用适量。不宜与甘草同用
	牵牛子	苦,寒;有毒	成熟种子	泻水通便,消痰涤饮,杀虫攻积	水肿胀满,二便不通;痰饮积聚,气逆喘咳;虫积腹痛	3~6g,入丸散服,每次1.5~3g
	巴豆	辛,热;有大毒	成熟果实	峻下冷积,逐水退肿;豁痰利咽;外用蚀疮	寒积便秘,乳食停滞,腹水臌胀,二便不通,喉风,喉痹;外治痈肿脓成不溃,疥癣恶疮,疣痣	0.1~0.3g,多入丸散用。外用适量。生品仅外用。孕妇禁用;不宜与牵牛子同用

点滴积累 ∨

1. 泻下药的分类　泻下药根据其作用特点及主治病证的不同,分为攻下药、润下药、峻下逐水药三类。

2. 大黄与芒硝的异同　两者均为攻下药,但大黄味苦泻下力强,能荡涤肠胃,为治疗热结便秘的主药,而芒硝味咸,能软坚泻下,善除燥屎坚结。

（曹桂萍）

第四节　祛风湿药

凡具祛风湿功效,治疗风湿痹证为主要作用的药物,称为祛风湿药。祛风湿即祛除留滞于经络、肌肉、骨节的风湿邪气,以消除痹证疼痛的一种治疗作用。祛风湿药主治风湿痹证,症见肢体或关节疼痛、酸楚、重着、麻木、关节屈伸不利、肿大甚至变形等。若以风湿热邪侵袭为主或风湿痹证日久化热,则以关节红肿热痛为主要表现;而风湿痹证日久,肝肾不足,常表现为腰膝酸软疼痛,下肢痿弱无力等。又因邪气的偏盛不同,尚有风(行)痹、寒(痛)痹、湿(着)痹、热痹等证,除具有痹证的共同表现外,还兼见相应邪气的致病特点。本类药大多兼有止痛功效,还可用于头项强痛,牙痛以及外伤疼痛;有的兼能通经络,还可治疗中风后肢体偏瘫,口眼㖞斜等;有的药物兼能补肝肾,强筋骨,宜于痹证日久,肝肾不足之证。根据具体药物的兼有作用不同,将其分为祛风湿散寒药、祛风湿清热药、祛风湿强筋骨药。

本类药能祛散风寒湿等邪气,故药味多辛而性温;兼有清热功效的药物性偏寒。祛风湿药主归肝、肾经,具有升浮的作用趋向。

由于药性温燥,本类药易耗伤阴血,故阴血亏虚者当慎用;内风证忌用。风湿痹证病程长,反复发作,常用丸散剂及酒剂;现代常用片剂、胶囊剂等以便于服用;局部外用多用膏剂。

▶▶ 课堂活动

请问风湿痹证中行痹、痛痹、着痹、热痹、顽痹的特点有何不同?

课堂活动 扫一扫,知答案

一、祛风湿散寒药

以祛风湿散寒为主要作用,长于改善或消除风湿痹偏寒证的药物,称祛风湿散寒药。本类药的药性温燥,具有辛味,适宜于风湿痹证疼痛,遇寒加重等兼寒象者。也可配伍清热药,用于风湿痹偏热者。

本类药物性温而燥,故阴虚血亏及火热亢盛者,不宜使用。

独活 Duhuo 《神农本草经》

为伞形科植物重齿毛当归 *Angelica pubescens* Maxim. f. *biserrata* Shan et Yuan 的干燥根。略呈圆柱形,表面灰褐色或棕褐色,断面皮部有多数散在的棕色油室。有特异香气,味苦、辛、微麻舌。

【产地】主产于四川、湖北等地。

【性味归经】辛、苦,微温。归肾、膀胱经。

【功效与主治】祛风除湿,通痹止痛。用于风寒湿痹,腰膝疼痛,为治腰以下寒湿痹痛之要药;少阴伏风头痛,风寒夹湿头痛。

【用法用量】3~10g。外用适量。

【使用注意】实热内盛者不宜使用。

【处方应付】写独活、大活、西大活、川独活、香独活均付独活。

威灵仙 Weilingxian 《新修本草》

为毛茛科植物威灵仙 *Clematis chinensis* Osbeck、棉团铁线莲 *Clematis hexapetala* Pall. 或东北铁线莲 *Clematis manshurica* Rupr. 的干燥根及根茎。威灵仙根茎呈柱状,表面淡棕黄色,根呈细长圆柱形,表面黑褐色。气微,味淡。棉团铁线莲味咸。东北铁线莲味辛辣。

【产地】主产于江苏、湖南、浙江、安徽、陕西等地。

【性味归经】辛、咸,温。归膀胱经。

【**功效与主治**】祛风湿,通经络,消骨鲠。用于风湿痹痛,为治风湿痹痛要药,尤宜于风邪偏盛、拘挛疼痛者;也可用于肢体麻木,筋脉拘挛,屈伸不利;还可用于骨鲠咽喉,头痛,牙痛等。

【**用法用量**】6~10g。

【**使用注意**】本品服用量过大易致胃烧灼疼痛,呕吐等,故不宜过量。

【**处方应付**】写灵仙、威灵仙、灵仙根、铁丝威灵仙均付威灵仙。

二、祛风湿清热药

以祛风湿清热为主要作用,长于改善或消除风湿痹偏热证(风湿热痹)的药物,称祛风湿清热药。本类药药性偏寒,常用于风湿痹证关节红肿热痛等偏热者。也可适当配伍,用于风寒湿痹等证。

防己 Fangji 《神农本草经》

为防己科植物粉防己 *Stephania tetrandra* S. Moore 的干燥根(又称汉防己)。呈不规则圆柱形、半圆柱形或块状,多弯曲。表面淡灰黄色,在弯曲处常有深陷横沟而成结节状的瘤块样。体重,质坚实,断面有排列较稀疏的放射状纹理。气微,味苦。

【**产地**】主产于浙江、安徽、湖北、湖南、江西等地。

【**性味归经**】苦,寒。归膀胱、肺经。

防己药材图
(1. 个子药材
2. 饮片)

【**功效与主治**】祛风止痛,利水消肿。用于风湿痹痛,既能祛风除湿止痛,又能清热。为治风湿痹证湿热偏盛,肢体酸重,关节红肿疼痛之要药;又治水肿脚气,小便不利,湿疹疮毒。

【**用法用量**】5~10g。

【**使用注意**】本品苦寒,易伤脾胃,脾胃虚寒者慎用。

【**处方应付**】写防己、汉防己、粉防己均付防己。

案例分析

案例

某诊所,将广防己当作防己使用,发生了用药差错事故。

分析

广防己来源于马兜铃科多年生缠绕草本植物广防己 *Aristolochia fangchi* Wu 的根,主产于广东、广西等地。具有祛风止痛,清热利水的功效,祛风止痛效果较好。但因含马兜铃酸,服用后对肾脏有损害。国家食品药品监督管理局 2004 年下发通知:取消广防己药用标准,凡国家药品标准处方中含有广防己的中成药品种应于 2004 年 9 月 30 日前将处方中的广防己替换为《中国药典》2000 年版一部收载的防己(防己科植物粉防己 *Stephania tetrandra* S. Moore 的干燥根)。2005 年版《中国药典》将广防己的药用标准取消,不再将其作为药物使用。

秦艽 Qinjiao　《神农本草经》

为龙胆科植物秦艽 *Gentiana macrophylla* Pall.、麻花秦艽 *Gentiana straminea* Maxim.、粗茎秦艽 *Gentiana crassicaulis* Duthie ex Burk. 或小秦艽 *Gentiana dahurica* Fisch. 的干燥根。前三种按性状不同分别习称"秦艽"和"麻花艽",后一种习称"小秦艽"。秦艽呈类圆柱形,有纵向或扭曲的纵皱纹。气特异,味苦、微涩。

秦艽药材图
（1. 麻花艽
2. 小秦艽）

【产地】主产于陕西、甘肃等地。

【性味归经】辛、苦,平。归胃、肝、胆经。

【功效与主治】祛风湿,清湿热,止痹痛,退虚热。用于风湿痹痛,质偏润而不燥,为风药中之润剂;湿热黄疸,疮肿,湿疹;中风半身不遂,筋脉拘挛,骨节酸痛;骨蒸潮热,小儿疳积发热,为治阴虚发热之要药。

【用法用量】3~10g。

【处方应付】写秦艽、西大艽、左秦艽均付秦艽。

知识链接

龙胆与秦艽的功效异同点

二者均来源于龙胆科（Gentianaceae）龙胆属（*Gentiana*）,均清湿热,用于湿热黄疸、湿疹。龙胆清热燥湿,清热泻火;还用于阴肿阴痒、带下、淋证等湿热病证及肝胆实热证。秦艽祛风湿,通经络,止痛,清利湿热,退虚热;还用于风湿痹证及中风后半身不遂,阴虚内热证。

三、祛风湿强筋骨药

以祛风湿、强筋骨为主要作用,用以改善或消除风湿痹证日久不愈而兼筋骨不健等症的药物,称祛风湿强筋骨药。本类药大多数兼有补肝肾功效,主治风湿痹日久,疼痛不止,腰膝酸软疼痛,或兼下肢痿弱无力之症;也可与补虚药中具有补肝肾、强筋骨作用的药物同用,治疗老年肝肾不足,筋骨不健,腰酸膝软,或小儿行迟等发育不良、筋骨痿弱无力者。

桑寄生 Sangjisheng　《神农本草经》

为桑寄生科植物桑寄生 *Taxillus chinensis*（DC.）Danser 的干燥带叶茎枝。茎枝呈圆柱形,表面红褐色或灰褐色,具细纵纹,并有多数细小突起的棕色皮孔,嫩枝有的可见棕褐色茸毛;质坚硬,断面不整齐,皮部红棕色,木部色较浅。叶多卷曲,具短柄;叶片展平后呈卵形或椭圆形,表面黄褐色,幼叶被细茸毛,先端钝圆,基部圆形或宽楔形,全缘;革质。气微,味涩。

【产地】主产于广东、广西等地。

【性味归经】苦、甘,平。归肝、肾经。

【功效与主治】祛风湿,补肝肾,强筋骨,安胎元。用于风湿痹痛;腰膝酸软,筋骨无力;崩漏经多,妊娠漏血,胎动不安,头晕目眩。

【用法用量】9～15g。

【处方应付】写桑寄生、寄生、广寄生均付桑寄生。

知识链接

桑寄生的基源考证

古代所用的桑寄生,来源于桑寄生科不同属的数种植物,除钝果寄生属、梨果寄生属以外,尚包括槲寄生属植物。桑寄生科植物槲寄生的干燥带叶茎枝,其性能、功效与应用均与桑寄生相似,曾作桑寄生应用,《中国药典》一部(自 2010 年版起)已将其单独收载,功效偏于祛风湿;而桑寄生偏于补肝肾,健筋骨。

其他祛风湿药,见表11-4。

表 11-4　其他祛风湿药简表

分类	药名	性味	入药部位	功效	主治	用法用量
祛风湿散寒药	木瓜	酸,温	近成熟果实	舒筋活络,和胃化湿	湿痹拘挛,腰膝关节酸重疼痛;暑湿吐泻,转筋挛痛,脚气水肿	6～9g,或入丸散。外用煎水熏洗
	川乌	辛、苦,热;有大毒	母根	祛风除湿,温经止痛	风湿寒痹;关节疼痛,心腹冷痛,寒疝作痛及麻醉止痛	1.5～3g,宜先煎久煎。外用适量
	蕲蛇	甘、咸,温	干燥体	祛风,通络,止痉	风湿顽痹;麻木拘挛,中风口眼㖞斜,半身不遂;抽搐痉挛,破伤风,麻风,疥癣	3～9g。研末吞服,一次 1～1.5g,一日 2～3次。或酒浸、熬膏、入丸散
祛风湿清热药	桑枝	微苦,平	嫩枝	祛风湿,利关节	风湿痹病;肩臂、关节酸痛麻木	9～15g
	豨莶草	辛、苦,寒	地上部分	祛风湿,利关节,解毒	风湿痹痛;筋骨无力,腰膝酸软,四肢麻痹,半身不遂,风疹湿疮	9～12g
祛风湿强筋骨药	五加皮	辛、苦,温	根皮	祛风除湿,补益肝肾,强筋壮骨,利水消肿	风湿痹痛;筋骨痿软,小儿行迟,体虚乏力;水肿,脚气	5～10g,或浸酒,或入丸散
	狗脊	苦、甘,温	根茎	祛风湿,补肝肾,强腰膝	风湿痹痛;腰膝酸软,下肢无力	6～12g

点滴积累 ∨

1. 祛风湿药分类　祛风湿药按其性能特点及功效主治分为祛风湿散寒药、祛风湿清热药和祛风湿强筋骨药。

2. 祛风湿散寒药　独活善祛风除湿而散寒止痛，是治疗风寒湿痹的常用药，尤治腰以下寒湿痹痛；威灵仙性猛善走，长于通络止痛，风湿痹证皆可应用。

3. 祛风湿清热药　防己善治风湿痹证湿热偏盛者，且善下行利膀胱湿热而治疗下肢水肿、小便不利；秦艽质偏润而不燥，为风药中之润剂，亦为治阴虚发热之要药。

4. 祛风湿强筋骨药　桑寄生长于补肝肾而强筋骨，适用于痹证日久伤及肝肾者。

（段启龙）

第五节　芳香化湿药

凡具化湿运脾功效，治疗湿阻中焦证为主要作用的药物，称为化湿药。本类药物多具有芳香气味，又称为芳香化湿药。化湿是指气味辛香的药以运化湿浊，消散中焦湿邪的治疗作用。

湿浊中阻（又称湿困脾胃、湿浊困脾等）之证，多因湿邪侵犯中焦，影响脾的运化，导致湿邪困脾，症见脘腹胀满，体倦，呕恶，口甘多涎，食少，便溏，舌苔白腻等。化湿药能化湿运脾，味辛苦，性温燥，辛香行散化浊，调理中焦气机，促进脾的运化，苦温燥湿，消散湿浊邪气。因脾主运化水湿，脾胃互为表里，故化湿药主归脾、胃经。

本类药多为辛香温燥之品，易于耗气伤阴，故气阴亏虚及血虚津伤者宜慎用；又因其气味芳香，多含挥发油，宜做丸散剂，若入汤剂宜后下，不宜久煎，以免降低疗效。

广藿香 Guanghuoxiang　《名医别录》

为唇形科植物广藿香 *Pogostemon cablin*（Blanco）Benth. 的干燥地上部分。茎略呈方柱形，断面中部有髓，叶对生。气香特异，味微苦。

【产地】主产于广东。

【性味归经】辛，微温。归脾、胃、肺经。

【功效与主治】芳香化浊，和中止呕，发表解暑。用于湿浊中阻，脘痞呕吐，为芳香化湿浊要药；暑湿表证，湿温初起，发热倦怠，胸闷不舒，寒湿闭暑，腹痛吐泻，鼻渊头痛。

广藿香药材图

【用法用量】3~10g；鲜品 10~30g。

【使用注意】阴虚血燥者不宜使用。

【处方应付】写广藿香、藿香均付广藿香。

广藿香与土藿香之区别

广藿香与土藿香［唇形科植物藿香 *Agastache rugosus*（Fisch. et Mey.）. Ktze. 干燥地上部分］基源不同，化学成分和药理作用有差异，是两种不同的中药。现代研究表明，广藿香是药用藿香的正品，主含广藿香酮、广藿香醇、齐墩果酸和胡萝卜苷等成分，具有调节胃肠功能、抗菌、镇痛等药理活性；土藿香含百里香醌、α-石竹烯、β-谷甾醇和黄酮类成分，具有抗病毒、抗真菌、抗钩端螺旋体和促进胃液分泌，解除胃肠痉挛的药理活性。虽然二药性味、功效和临床应用相近，但使用时应以其名分别药用，不可混淆处方应付或统称"藿香"而用，药学工作者在临床使用时应提高对广藿香和土藿香的鉴别能力，确保用药安全。

厚朴 Houpo　《神农本草经》

为木兰科植物厚朴 *Magnolia officinalis* Rehd. et Wils. 或凹叶厚朴 *Magnolia officinalis* Rehd. et Wils. var. *biloba* Rehd. et Wils. 的干燥干皮、根皮及枝皮。商品规格有"筒朴""靴筒朴""鸡肠朴"等。外表面灰棕色或灰褐色，内表面紫棕色或深紫褐色，划之显油痕。气香，味辛辣、微苦。

【产地】主产于四川、湖北等地。

【性味归经】苦、辛，温。归脾、胃、肺、大肠经。

【功效与主治】燥湿消痰，下气除满。用于湿滞伤中，脘痞吐泻，食积气滞，腹胀便秘，为消胀除满之要药；痰饮喘咳。

厚朴药材图
（1. 个子药材
2. 饮片）

【用法用量】3~10g。

【使用注意】体虚及孕妇慎用。

【处方应付】写厚朴、川朴、川厚朴、姜厚朴、紫油厚朴、温朴均付姜汁炙厚朴丝。

【附药】厚朴花：为厚朴的干燥花蕾。辛，温。归肺、胃经。化湿，理气和中。用于胸腹胀满疼痛。

厚朴应用案例

愚二十余岁时，于仲秋之月，每至申酉时腹中作胀，后于作胀时，但嚼服厚朴六七分许，如此两日，胀遂不作。盖以秋金收令太过，至腹中气化不舒，申酉又是金时，是以至其时作胀耳。服厚朴辛以散之，温以通之，且能升降其气化是以愈耳（摘自张锡纯著《医学衷中参西录》）。

苍术 Cangzhu　《神农本草经》

为菊科苍术属植物茅苍术 *Atractylodes lancea*（Thunb.）DC. 或北苍术 *Atractylodes chinensis*（DC.）Koidz. 干燥根茎。茅苍术呈不规则连珠状或结节状圆柱形，断面散有多数橙黄色或棕红色油室

（"朱砂点"），暴露稍久，可析出白色细针状结晶。气香特异，味微甘、辛、苦。

【产地】 茅（南）苍术主产于江苏、湖北等地，以江苏茅山质佳；北苍术主产于内蒙古、山西、辽宁等地。

【性味归经】 辛、苦，温。归脾、胃、肝经。

【功效与主治】 燥湿健脾，祛风散寒，明目。用于湿阻中焦，为燥湿要药，燥性明显，可除一身上下内外之湿；脘腹胀满，泄泻，水肿，脚气痿躄，风湿痹痛，风寒感冒；夜盲，眼目昏涩。

【用法用量】 3~9g。

【使用注意】 本品苦温燥烈，故阴虚内热、多汗者忌用。

【处方应付】 写苍术、茅苍术、关苍术、霜苍术、毛苍术、炒苍术、北苍术均付麸炒苍术，写焦苍术付焦苍术，写生苍术付生苍术。

砂仁 Sharen 《药性论》

为姜科植物阳春砂 *Amomum villosum* Lour. 、绿壳砂 *Amomum villosum* Lour. var. *xanthioides* T. L. Wu et Senjen 或海南砂 *Amomum longiligulare* T. L. Wu 的干燥成熟果实。阳春砂、绿壳砂呈椭圆形或卵圆形，有不明显的三棱，密生刺状突起。气芳香而浓烈，味辛凉、微苦。海南砂有明显的三棱，表面被片状、分枝的软刺，气味稍淡。

【产地】 阳春砂主产于广东、广西、福建等地；海南砂主产于海南及雷州半岛等地。

【性味归经】 辛，温。归脾、胃、肾经。

【功效与主治】 化湿开胃，温脾止泻，理气安胎。用于湿浊中阻，脘痞不饥；脾胃虚寒，呕吐泄泻；妊娠恶阻，胎动不安。

【用法用量】 3~6g；入汤剂宜后下。

【使用注意】 阴虚血燥者慎用。

【处方应付】 写缩砂仁、西砂仁、阳春砂仁、广砂仁、砂仁均付砂仁。

其他芳香化湿药，见表11-5。

表11-5 其他芳香化湿药简表

药名	性味	入药部位	功效	主治	用法用量
佩兰	辛，平	地上部分	芳香化湿，醒脾开胃，发表解暑	湿浊中阻，脘痞呕恶；口中甜腻，口臭，多涎；暑湿表证，湿温初起，发热倦怠，胸闷不舒	3~10g。鲜品加倍
豆蔻	辛，温	成熟果实	化湿行气，温中止呕，开胃消食	湿浊中阻，不思饮食，湿温初起，胸闷不饥；寒湿呕逆，胸腹胀痛，食积不消	3~6g，入汤剂宜后下
草豆蔻	辛，温	近成熟种子	燥湿行气，温中止呕	寒湿内阻，脘腹胀满冷痛；嗳气呕逆，不思饮食	3~6g，入汤剂宜后下。入散剂较佳

点滴积累 ∨

1. 芳香化湿药 多以除湿浊，舒畅气机而健运脾胃，善治湿阻中焦证。主含挥发油，久煎易流失，故煎煮宜后下或打粉入丸散剂。

2. 芳香化湿药功效比较 广藿香为芳香化湿浊要药，宜于寒湿困脾证；又是止呕要药，可用于湿浊中阻及其他多种呕吐；厚朴为消胀除满之要药，用于湿滞、食滞、痰饮之胀满；苍术燥湿健脾力较强，为燥湿要药，且长于胜湿，兼能发汗解表；砂仁长于化湿醒脾，为醒脾调胃之要药，且能行气温中，重在温脾，尤适于寒湿气滞之脾胃不和或脾胃虚寒之呕吐泄泻。

（段启龙）

第六节 利水渗湿药

凡具通利小便，排泄水湿功效，治疗水湿病证为主要作用的药物，称为利水渗湿药。本类药物因能使小便通利，尿量增多，故又称为利尿药。利水渗湿药在功效主治上各有特点，通常分为三类：利水消肿药、利尿通淋药、利湿退黄药。本类药物主治水湿病证。水湿之证，或由外入，或由内生，弥漫散在者为湿，凝聚停蓄者为水，同为阴邪，难以区分，故常水湿并提。因其停留的部位不同，常见的病证有：小便不利、水肿、淋证、黄疸、泄泻、痰饮、带下、湿痹、湿温、暑湿、湿疹、湿疮等。

利水渗湿药能渗能利。药多具淡味，习惯上以甘淡并称，药性多平和。具有清热作用者偏于寒凉，并有苦味。利水渗湿药主要归肾、膀胱、小肠经。

本类药物易耗伤津液，故阴液亏虚、肾虚遗精遗尿者，宜慎用或禁用；且不可过用清利药物，以免伤及阳气，变生他证。

▶▶ 课堂活动

请问清热燥湿药、祛风湿药、芳香化湿药、利水渗湿药的作用与适应证有何不同？

课堂活动 扫一扫，知答案

一、利水消肿药

以通利小便、排泄水湿、消退水肿为主要功效的药物，称为利水消肿药，又称为利尿退肿药。适用于水湿内停导致的水肿，小便不利；利小便，实大便而用于脾虚湿盛泄泻；也可用于脾虚湿盛之痰饮及其他各种水湿病。

茯苓 Fuling 《神农本草经》

为多孔菌科真菌茯苓 *Poria cocos*(Schw.) Wolf 的干燥菌核。根据入药部位及加工工艺的不同，有"茯苓个""茯苓片""茯苓块""茯苓皮""白茯苓""赤茯苓""茯神"等不同规格。体重，质坚实，断面颗粒性，外层淡棕色，内部白色或淡红色。气微，味淡，嚼之黏牙。

【产地】主产于湖北、安徽、云南等地。野生者以云南产者质优，称"云苓"。

【性味归经】甘、淡，平。归心、肺、脾、肾经。

【功效与主治】利水渗湿，健脾，宁心。用于水肿尿少；痰饮眩悸，脾虚食少，便溏泄泻；心神不安，惊悸失眠。

【用法用量】10~15g；入煎剂需捣碎或切薄片。

【使用注意】传统用朱茯苓增强宁心安神作用。朱茯苓是用朱砂拌茯苓，朱砂主含硫化汞（HgS），不溶于水，煎煮时，经加热易析出汞，产生毒性。故朱茯苓只宜入丸散剂，而不宜入汤剂使用。

茯苓药材图
（1. 茯苓个
2. 茯苓皮
3. 茯苓块
4. 茯苓片
5. 茯神）

【处方应付】写茯苓、白茯苓、云茯苓、真云苓均付茯苓，写茯苓皮付茯苓皮，写朱茯苓付朱茯苓。

知识链接

茯苓菌核不同药用部位的主要功效

赤茯苓为茯苓菌核皮层下的赤色部分，功效利水渗湿；白茯苓为加工时将菌核内部的白色部分切成薄片或小方块，功效渗湿健脾；茯苓皮为茯苓菌核的黑色外皮，功效利水消肿；茯神为茯苓菌核中间有松根的部分，功效宁心安神。

薏苡仁 Yiyiren 《神农本草经》

为禾本科植物薏苡 *Coix lacryma-jobi* L. var. *ma-yuen*（Roman.）Stapf 的干燥成熟种仁。呈宽卵形或长椭圆形，表面乳白色，有一淡棕色点状种脐。背面圆凸，腹面有一条较宽而深的纵沟。气微，味微甜。

【产地】主产于福建、河北、辽宁等地。

【性味归经】甘、淡，凉。归脾、胃、肺经。

【功效与主治】利水渗湿，健脾止泻，除痹，排脓，解毒散结。用于水肿，脚气，小便不利；脾虚泄泻；湿痹拘挛；肺痈，肠痈；赘疣，癌肿。

【用法用量】9~30g。清利湿热宜生用，健脾止泻宜炒用。本品作用较弱，用量宜大。亦可作粥食用，为食疗佳品。

【使用注意】孕妇慎用，津液不足者慎用。

【处方应付】写薏苡仁、薏米、薏苡、苡仁均付生薏苡仁，写熟苡仁、炒苡米均付炒薏苡仁。

【鉴别用药】薏苡仁与茯苓，二者虽然功效相近，均利水消肿，渗湿，健脾，然而薏苡仁性凉而清热，排脓消痈，又善除痹；茯苓性平，且补益心脾，宁心安神。

二、利尿通淋药

以利小便、清下焦湿热为主要功效的药物，称为利尿通淋药。适用于淋证见小便淋沥涩滞、灼热疼痛及其他水湿病证。

车前子 Cheqianzi 《神农本草经》

为车前科植物车前 *Plantago asiatica* L. 或平车前 *Plantago depressa* Willd. 的干燥成熟种子。呈椭圆形、不规则长圆形或三角状长圆形,略扁、细小种子,表面黄棕色至黑褐色。气微,味淡。

【产地】主产于黑龙江、辽宁等地。

【性味归经】甘,微寒。归肝、肾、肺、小肠经。

【功效与主治】清热利尿通淋,渗湿止泻,明目,祛痰。用于热淋涩痛,水肿胀满;暑湿泄泻;目赤肿痛,痰热咳嗽。

【用法用量】9~15g。宜布包煎。

【使用注意】车前子包煎入药时,不宜将布包得过紧,以免影响煎煮时有效成分的析出,降低疗效。

【处方应付】写车前子、炒车前子付盐车前子。

【附药】车前草:为车前科植物车前或平车前的干燥全草。甘,寒。归肝、肾、肺、小肠经。清热利尿通淋,祛痰,凉血,解毒。用于热淋涩痛,水肿尿少,暑湿泄泻,痰热咳嗽,吐血衄血,痈肿疮毒。

川木通 Chuanmutong 《神农本草经》

为毛茛科植物小木通 *Clematis armandii* Franch. 或绣球藤 *Clematis montana* Buch. -Ham. 的干燥藤茎。呈长圆柱形,表面黄棕色或黄褐色,断面木部浅黄棕色或浅黄色,有黄白色放射状纹理及裂隙,其间密布导管孔。气微,味淡。

【产地】主产于四川。

【性味归经】淡、苦,寒。归心、小肠、膀胱经。

【功效与主治】利尿通淋,清心除烦,通经下乳。用于淋证,水肿;心烦尿赤,口舌生疮;经闭乳少,湿热痹痛。

【用法用量】3~6g。

【使用注意】内无湿热,津液亏弱,小便清长者及孕妇慎用。

【处方应付】写川木通、白木通、淮木通、淮通均付川木通。

知识链接

木通品种的区分

目前涉及木通的品种主要有以下几类:①川木通:毛茛科小木通等的藤茎,使用普遍。②关木通:马兜铃科东北马兜铃 *Aristolochia manshuriensis* Kom. 的藤茎,由于会导致严重的肾毒性,现已取消其药用标准,停止其继续作为药物使用。③怀木通:马兜铃科大叶马兜铃 *Aristolochia kaempferi* Willd.、怀通马兜铃 *A. Moupinensis* Franch. 的藤茎。④白木通:木通科白木通 *Akebia trifoliata*(Thunb.)Koidz. var. *australis*(Diels)Rehd. 的藤茎,仅少数地区自产自销。⑤历代本草所记载的木通:木通科木通 *Akebia quinata*(Thunb.)Decne,古称通草。

案例分析

案例

某患者因头晕目赤，耳鸣，口苦而服用龙胆泻肝丸后出现肾功能损害。

分析

龙胆泻肝丸是临床常用中成药，配方药味中的"木通"是指白木通或川木通，这两类木通均不含马兜铃酸。但自20世纪30年代开始，东北盛产的关木通逐渐取代木通而被广泛应用。关木通为马兜铃科植物，含有马兜铃酸，对肾脏有较强的毒性，可以损害肾小管功能，导致肾功能衰竭。2003年，国家食品药品监督管理局《关于取消关木通药用标准的通知》中取消了关木通的药用标准，责令用木通科木通替换关木通。2005年版《中国药典》将关木通、广防己、青木香三个品种（均含马兜铃酸）的药用标准取消，不再将其作为药物使用。

三、利湿退黄药

以清泄湿热、利胆退黄为主要功效的药物称为利湿退黄药。适用于湿热黄疸证。

茵陈 Yinchen 《神农本草经》

为菊科植物滨蒿 *Artemisia scoparia* Waldst. et Kit. 或茵陈蒿 *Artemisia capillaris* Thunb. 的干燥地上部分。春季采收的幼苗习称"绵茵陈"，秋季花蕾长成时采割的称"茵陈蒿"。绵茵陈多卷曲成团状，灰白色或灰绿色，全体密被白色茸毛，绵软如绒。气清香，味微苦。茵陈蒿茎呈圆柱形，表面淡紫色或紫色。

【产地】主产于陕西、山西等地。

【性味归经】苦、辛，微寒。归脾、胃、肝、胆经。

【功效与主治】清利湿热，利胆退黄。用于黄疸尿少，为治黄疸之要药；湿温暑湿，湿疮瘙痒。

【用法用量】6~15g。外用适量，煎汤熏洗。

【使用注意】蓄血发黄、血虚萎黄者慎用。

【处方应付】写茵陈、茵陈蒿、绵茵陈均付茵陈。

其他利水渗湿药，见表11-6。

茵陈原植物及绵茵陈药材图（A. 原植物 B. 药材）

表11-6 其他利水渗湿药简表

分类	药名	性味	入药部位	功效	主治	用法用量
利水消肿药	猪苓	甘、淡，平	菌核	利水渗湿	小便不利，水肿，泄泻，淋浊，带下	6~12g
	泽泻	甘、淡，寒	块茎	利水渗湿，泄热，化浊降脂	小便不利，水肿胀满，泄泻尿少，痰饮眩晕；热淋涩痛；高脂血症	6~10g

分类	药名	性味	入药部位	功效	主治	用法用量
利尿通淋药	滑石	甘、淡,寒	矿物	利尿通淋,清热解暑;外用祛湿敛疮	热淋,石淋,尿热涩痛;暑湿烦渴,湿热水泻;外治湿疹,湿疮,痱子	10～20g,包煎。外用适量
	瞿麦	苦,寒	地上部分	利尿通淋,活血通经	热淋,血淋,石淋,小便不通,淋沥涩痛;经闭瘀阻	9～15g
	萹蓄	苦,微寒	地上部分	利尿通淋,杀虫,止痒	热淋涩痛,小便短赤;皮肤湿疹;阴痒带下	9～15g 外用适量,煎洗患处
	地肤子	辛、苦,寒	成熟果实	清热利湿,祛风止痒	小便涩痛;阴痒带下,风疹,湿疹,皮肤瘙痒	9～15g 外用适量,煎汤熏洗
	海金沙	甘、咸,寒	成熟孢子	清利湿热,通淋止痛	热淋,石淋,血淋,膏淋,尿道涩痛	6～15g
	通草	甘、淡,微寒	茎髓	清热利尿,通气下乳	湿热淋证,水肿尿少;乳汁不下	3～5g
	石韦	甘、苦,微寒	叶	利尿通淋,清肺止咳,凉血止血	热淋,血淋,石淋,小便不通,淋沥涩痛,肺热喘咳,吐血,衄血,尿血,崩漏	6～12g
	绵萆薢	苦,平	根茎	利湿去浊,祛风除痹	膏淋,白浊,白带过多;风湿痹痛,关节不利,腰膝疼痛	9～15g
利湿退黄药	金钱草	甘、咸,微寒	全草	利湿退黄,利尿通淋,解毒消肿	湿热黄疸,胆胀胁痛;石淋,热淋,小便涩痛;痈肿疔疮,蛇虫咬伤	15～60g。鲜品加倍。外用适量
	虎杖	微苦,微寒	根茎及根	利湿退黄,清热解毒,散瘀定痛,止咳化痰	湿热黄疸,淋浊,带下;风湿痹痛,痈肿疮毒,水火烫伤;经闭,癥瘕,跌仆损伤;肺热咳嗽	6～15g。外用适量,制成煎液或油膏涂敷

点滴积累 $\vee$

1. 利水渗湿药分类　利水渗湿药按其性能特点及功效主治分为利水消肿药、利尿通淋药和利湿退黄药。

2. 利水消肿药　茯苓、薏苡仁主治水肿、小便不利及脾虚水肿,茯苓能宁心安神,薏苡仁生用清热除痹、排脓,炒用健脾止泻。

3. 利尿通淋药　车前子、滑石均善清热利尿通淋。车前子长于渗湿止泻,又善清肝明目,清肺化痰；滑石长于清解暑热，又能祛湿敛疮。川木通、通草均能利尿通淋，下乳。川木通较通草利尿通淋力强，且能清心火，通血脉。

4. 利湿退黄药 茵陈、金钱草均为治湿热黄疸之要药，茵陈又可治阴黄，金钱草又善利尿通淋，排石。

（段启龙）

第七节 温里药

凡具温散里寒功效，治疗里寒证为主要作用的药物，称为温里药，又叫祛寒药。

温里药性味辛热，具有温中散寒止痛之功，分别具有温里散寒、回阳救逆、温经止痛等作用，适用于里寒证。主要用于脾胃受寒或脾胃虚寒之脘腹冷痛，呕吐泄泻；或阳气衰微，阴寒内盛的畏寒踡卧，汗出神疲，四肢厥逆，脉微欲绝等。

温里药性多辛热燥烈，易耗阴动火，故凡实热证、阴虚火旺、津血亏虚者忌用；孕妇及气候炎热时慎用。

附子 Fuzi 《神农本草经》

为毛茛科多年生草本植物乌头 *Aconitum carmichaeli* Debx. 的子根的加工品。有三种商品规格："黑顺片""白附片"及"盐附子"。黑附片外皮黑褐色，切面暗黄色，油润具光泽，半透明状，气微，味淡。白附片与黑附片相同，唯外皮已除去。盐附子，表面被盐霜，横切面可见充满盐霜的小空隙及多角形形成层环纹。气微，味咸而麻，刺舌。

【产地】主产于四川、湖北、湖南等地。

【性味归经】辛、甘，大热；有毒。归心、肾、脾经。

【功效与主治】回阳救逆，补火助阳，散寒止痛。用于亡阳虚脱，肢冷脉微，其性大热，通内外彻上下，温一身之阳，是一味回阳的要药；心阳不足，胸痹心痛；脾阳不足，虚寒吐泻，脘腹冷痛；肾阳虚衰，阳痿宫冷，阴寒水肿；阳虚外感，寒湿痹痛。

ER-11-28

附子药材图
（1. 生附子
2. 黑顺片
3. 白附片）

【用法用量】3~15g；先煎、久煎，口尝无麻辣感为度。

【使用注意】孕妇忌用或慎用。不宜与半夏、瓜蒌、瓜蒌子、瓜蒌皮、天花粉、川贝母、浙贝母、平贝母、伊贝母、湖北贝母、白蔹、白及同用。

【处方应付】写附子、黑附子、炮附子、黑附片、黑顺片付黑顺片，写白附片、白顺片付白附片，写盐附子付盐附子片。

> **知识链接**
>
> 川乌、草乌与附子的来源及性能主治区别
>
> 草乌为毛茛科植物北乌头的根。川乌与附子子母同株，毛茛科植物乌头的母根入药为川乌，子根的加工品入药为附子。

川乌与草乌功效主治基本相同,能祛风除湿、散寒止痛,用于寒湿痹痛,跌打损伤,心腹冷痛,头风痛,偏头痛等,但无附子的回阳救逆之功。川乌用量 1.5~3g,先煎,若作为散剂或酒剂,则为 1~2g;草乌毒性更强,用量 1.5~3g;生川乌、生草乌仅作外用。

川乌、草乌与附子所含的乌头碱类物质有毒,中毒时可见心率减慢、传导阻滞等,严重者出现抽搐、昏迷、甚至死亡;降低毒性最有效的方法是久煎使乌头碱逐步降解为毒性为其 1/4000~1/2000 的乌头胺。

干姜 Ganjiang 《神农本草经》

为姜科植物姜 *Zingiber officinale* Rosc. 的干燥根茎。呈不规则扁平块状,表面灰黄色或浅灰棕色,有明显环节,断面内皮层环纹明显。气香、特异,味辛辣。

【产地】均系栽培,主产于四川、贵州等地。

【性味归经】辛,热。归脾、胃、肾、心、肺经。

【功效与主治】温中散寒,回阳通脉,温肺化饮。用于脘腹冷痛,呕吐泄泻;肢冷脉微,与附子同用,可增强附子回阳救逆之功,并可减轻附子毒性;寒饮喘咳。

【用法用量】3~10g。

【使用注意】阴虚有热或孕妇慎用。

【处方应付】写干姜、淡干姜均付干姜。

【附药】炮姜:为干姜的炮制加工品。辛,热。归脾、胃、肾经。温经止血,温中止痛。用于阳虚失血,吐衄崩漏,脾胃虚寒,腹痛吐泻。

肉桂 Rougui 《名医别录》

为樟科植物肉桂 *Cinnamomum cassia* Presl. 的干燥树皮。除去栓皮者称为肉桂心。呈槽状或卷筒状,外表面灰棕色,内表面棕红色,划之显油痕,断面内外层间有 1 条黄棕色的线纹。气香浓烈,味甜、辣。

【产地】主产于广东、广西、海南等地。

【性味归经】辛、甘,大热。归肾、脾、心、肝经。

【功效与主治】补火助阳,引火归元,散寒止痛,温通经脉。用于阳痿宫冷,腰膝冷痛;肾虚作喘;虚阳上浮,眩晕目赤;心腹冷痛,虚寒吐泻,寒疝腹痛,经闭痛经。为补肾阳、通经脉、引火归元的要药。

肉桂药材图

【用法用量】1~5g,后下;研末冲服 1~2g。质量好的肉桂则宜刨为薄片焗服。

【使用注意】阳盛阴虚、血热妄行或孕妇慎用。畏赤石脂。

【处方应付】写肉桂、桂心、企边桂、官桂、紫桂、板桂均付肉桂。

【鉴别用药】肉桂与桂枝,同生于桂树,肉桂为桂树树皮,桂枝为桂树嫩枝。二者皆有温营血,助气化,散寒凝的作用。但肉桂长于温里止痛,入下焦而补肾阳,归命火;桂枝长于发表散寒,振奋气血,主上行而助阳化气,温通经脉。

知识链接

肉桂药材的不同商品规格

　　肉桂药材的商品规格有企边桂、板桂、桂通、桂心等多种。企边桂，为剥取生长十多年的肉桂树树干皮夹在木制凹凸板内晒干而成，呈长片状。板桂为剥取老年肉桂树干皮，夹在桂夹内，晒至七成干时取出，阴干而成。桂通又称官桂，为栽培5~6年肉桂幼树干皮或粗枝皮，剥下后晒1~2天，卷成圆筒状阴干而成。桂心，即加工中剪下的边条，除去栓皮者。企边桂香气较浓烈，油性大，质量好。

　　其他常用温里药，见表11-7。

表 11-7　其他常用温里药简表

药名	性味	入药部位	功效	主治	用法用量
吴茱萸	辛、苦，热；有小毒	近成熟果实	散寒止痛，降逆止呕，助阳止泻	厥阴头痛，寒疝腹痛，寒湿脚气，经行腹痛，脘腹胀痛；呕吐吞酸；五更泄泻	2~5g。外用适量
小茴香	辛，温	成熟果实	散寒止痛，理气和胃	寒疝腹痛，睾丸偏坠，痛经，少腹冷痛，脘腹胀痛；食少吐泻	3~6g。外用适量
丁香	辛，温	花蕾	温中降逆，补肾助阳	脾胃虚寒，呃逆呕吐，食少吐泻，心腹冷痛；肾虚阳痿	1~3g。外用适量。畏郁金
高良姜	辛，热	根茎	温胃止呕，散寒止痛	脘腹冷痛，胃寒呕吐，嗳气吞酸	3~6g。外用适量
花椒	辛，温	成熟果皮	温中止痛，杀虫止痒	脘腹冷痛，呕吐泄泻；虫积腹痛，外治湿疹，阴痒	3~6g。外用适量，煎汤熏洗

点滴积累 ∨

1. 温里药　温里药适用于寒邪内侵，阳气被困之脏寒及心肾阳虚，阴寒内生所致亡阳证，部分药物还有温补脾胃之功效。使用本类药物应适当配伍。其中的某些药物，如附子、肉桂等，应用时必须注意用量、用法以及注意事项。本类药物可用于真寒假热之证；若服药后出现格拒之象，可采用冷服之法。
2. 温里药功效比较　附子、干姜均善回阳、散寒止痛。附子是温阳回阳的要药；干姜功专温脾阳和温肺化饮，古有"附子遇姜则热，姜遇附子则温""姜与附子同投，则能回阳立效"。肉桂为补肾阳、通经脉、引火归元的要药，主治阳虚、寒凝疼痛、寒凝血瘀证。

（段启龙）

第八节　理气药

　　凡具调畅气机功效，治疗气机不畅病证为主要作用的药物，称为理气药，又名行气药。其中行气力强的称为破气药。

理气药性味多辛苦温而芳香,有疏理气机即行气、降气、解郁、散结的作用。并可通过畅达气机,消除气滞而达到止痛之效。具有调气健脾,行气止痛,顺气降逆,疏肝解郁,破气散结等功效。主要用于脾胃气滞所致脘腹胀痛,嗳气吞酸,恶心呕吐,腹泻或便秘等;肝气郁滞所致胁肋胀痛,胸闷不舒,疝气疼痛,乳房胀痛,月经不调等;肺气壅滞所致胸闷胸痛,咳嗽气喘等。

本类药物性多辛温香燥,易耗气伤阴,故气阴不足者慎用。入汤剂亦不宜久煎。

陈皮 Chenpi　《神农本草经》

为芸香科植物橘 *Citrus reticulata* Blanco 及其栽培变种的干燥成熟果皮。数瓣相连或不规则片状。"广陈皮"常3瓣相连,形状整齐,厚度均匀,点状油室较大,对光透明清晰。质较柔软。气香,味辛、苦。

【产地】　主产于广东、福建等地。以"广陈皮"质佳。

【性味归经】　辛、苦、温。归脾、肺经。

【功效与主治】　理气健脾,燥湿化痰。用于脘腹胀满,食少吐泻,咳嗽痰多。本品能行能降,具有理气运脾、调中快膈之效,且可理气燥湿,为脾肺二经之气分药。

陈皮药材图

【用法用量】　3~10g。

【使用注意】　本品辛散苦燥,温能助热,舌赤少津,内有实热者慎用。

【处方应付】　写陈皮、广陈皮、新会皮、橘皮均付陈皮。

知识链接

橘的其他部位药用价值

橘核:　橘的种子。　功能行气散结止痛。　用于疝气、睾丸肿痛及乳房结块等症。　用量3~10g。

橘络:　橘的中果皮及内果皮之间的维管束群(俗称筋络)。　功能宣通经络、行气化痰。　用于痰滞经络,咳嗽胸胁作痛。　用量3~5g。

橘叶:　橘树之叶。　功能疏肝行气,消肿散结。　用于胁肋作痛、乳痈、乳房结块及癥瘕等。　用量6~10g。

青皮 Qingpi　《本草图经》

为芸香科植物橘 *Citrus reticulata* Blanco 及其栽培变种的干燥幼果或未成熟果实的果皮。自落幼果晒干称"个青皮",未成熟之果实纵剖四瓣除去瓤瓣晒干称"四花青皮"。个青皮表面灰绿色或黑绿色,有细密凹下的油室。气清香,味酸、苦、辛。四花青皮气香,味苦、辛。

【产地】　主产于福建、浙江等地。

【性味归经】　苦、辛,温。归肝、胆、胃经。

【功效与主治】　疏肝破气,消积化滞。用于胸胁胀痛,疝气疼痛,乳癖,乳痈;食积气滞,脘腹胀痛。

【用法用量】3~10g。醋炙疏肝止痛力强。

【使用注意】气虚、阴虚慎用。

【处方应付】写青皮付醋青皮，写四花青皮付四花青皮。

【鉴别用药】陈皮与青皮，二者来源相同，为不同季节采收之品。均能行气消积化滞，治食积气滞、脘腹胀痛及呕吐少食；陈皮为脾肺二经之气分药，作用力缓而偏中上二焦，长于燥湿化痰；青皮性较峻烈，作用力强而偏中下二焦，长于疏肝破气，散结止痛，消积化滞。

枳实 Zhishi 《神农本草经》

芸香科植物酸橙 *Citrus aurantium* L. 及其栽培变种或甜橙 *Citrus sinensis* Osbeck 的干燥幼果。呈半球形，外表皮黑绿色或棕褐色，质坚硬。气清香，味苦，微酸。

【产地】主产于四川、江西、福建等地。

【性味归经】苦、辛、酸，微寒。归脾、胃。

【功效与主治】破气消积，化痰散痞。用于积滞内停，痞满胀痛，泻痢后重，大便不通，本品行气力强，是治疗脾胃气滞实证的要药；痰滞气阻，胸痹，结胸，脏器下垂。

【用法用量】3~10g，大剂量可用30g。

【使用注意】脾胃虚弱及孕妇慎用。

【处方应付】写枳实、炒枳实、川枳实均付麸炒枳实。

【附药】枳壳：为芸香科植物酸橙及其栽培变种的干燥未成熟果实。苦、辛、酸，微寒。归脾、胃经。理气宽中，行滞消胀。用于胸胁气滞，胀满疼痛，食积不化，痰饮内停，脏器下垂。

知识链接

枳实与枳壳来源及性能主治的异同

二者来源相同，但枳实为5~6月收集自落的幼果，枳壳为干燥近成熟果实，于7月果皮尚绿时采收。二者功效类似，但强弱不同。枳实力猛，善破气消积，化痰除痞，用于食积便秘腹胀，泻痢后重，痰滞胸痹；枳壳作用较缓和，以行气宽中除胀为主。主要应用于胸腹气滞，痞满胀痛。据本草考证，今之枳壳即古代枳实。

木香 Muxiang 《神农本草经》

为菊科植物木香 *Aucklandia lappa* Decne. 的干燥根。呈圆柱形或半圆柱形，表面黄棕色至灰褐色，断面灰褐色至暗褐色，有放射状纹理及散在的褐色点状油室。香气特异，味微苦。

【产地】产于印度、巴基斯坦、缅甸者称为"广木香"；产于云南者称为"云木香"。

【性味归经】辛、苦，温。归脾、胃、大肠、三焦、胆经。

【功效与主治】行气止痛，健脾消食。用于胸胁、脘腹胀痛，泻痢后重，食积不消，不思饮食。本品为三焦气分之药，长于调中宣滞，行气止痛；是脘腹气滞胀痛之

木香药材图
(1. 个子药材
2. 饮片)

证的常用品,与补虚药同用,可以起到补而不滞的作用。煨木香实肠止泻,用于泄泻腹痛。

【用法用量】3~6g。生用专行气滞,煨熟用以止泻。

【使用注意】本品辛温香燥,凡阴虚火旺者慎用。

【处方应付】写广木香、云木香、木香均付生木香,写煨木香付煨木香。

【附药】川木香:为菊科植物川木香 *Vladimiria souliei*(Franch.)Ling 或灰毛川木香 *Vladimiria souliei*(Franch.)Ling var. *cinerea* Ling 的干燥根。辛、苦,温。归脾、胃、大肠、胆经。行气止痛。用于胸胁、脘腹胀痛,肠鸣腹泻,里急后重。

香附 Xiangfu 《名医别录》

为莎草科植物莎草 *Cyperus rotundus* L. 的干燥根茎。多呈纺锤形。表面棕褐色或黑褐色,环节上有棕色毛须的为"毛香附",去净毛须的为"光香附"。气香,味微苦。制香附表面黑褐色,有醋香气。

【产地】主产于山东、广东、河南等地。

【性味归经】辛、微苦、微甘,平。归肝、脾、三焦经。

【功效与主治】疏肝解郁,理气宽中,调经止痛。用于肝郁气滞,胸胁胀痛,疝气疼痛,乳房胀痛;脾胃气滞,脘腹痞闷,胀满疼痛;月经不调,经闭痛经。本品为气病总司,女科主帅,是妇科的常用之品。

香附药材图

【用法用量】6~10g。醋制可增强止痛作用。

【使用注意】气虚无滞、阴虚、血热慎用。

【处方应付】写香附、香附米、香附子、莎草根均付制香附,写生香附付香附,写香附炭付香附炭。

【鉴别用药】木香、香附、乌药,均善行气止痛,治气滞诸痛,常相须为用。木香善行脾胃气滞,为三焦气分药;香附善疏肝理气,调经止痛,为妇科常用之品;乌药通理上下诸气,散寒止痛,为寒凝气滞胸腹诸痛要药。

川楝子 Chuanlianzi 《神农本草经》

为楝科植物川楝 *Melia toosendan* Sieb. et. Zucc. 的干燥成熟果实。呈类球形,表面金黄色至棕黄色,外果皮革质,与果肉间常成空隙,果肉松软,淡黄色,遇水润湿显黏性。气特异,味酸、苦。

【产地】主产于四川、甘肃、云南等地。以四川产者为佳。

【性味归经】苦,寒;有小毒。归肝、小肠、膀胱经。

【功效与主治】疏肝泄热,行气止痛,杀虫。用于肝郁化火,胸胁、脘腹胀痛,疝气疼痛;虫积腹痛。

【用法用量】5~10g。外用适量,研末调涂。驱虫生用,行气止痛炒用。

【使用注意】本品味苦性寒,脾胃虚寒不宜生用;且本品有小毒,不宜持续及过量服用。

【处方应付】写金铃子、川楝子、川楝均付炒川楝子。

其他理气药,见表11-8。

表 11-8 其他理气药简表

药名	性味	入药部位	功效	主治	用法用量
沉香	辛、苦,微温	含有树脂的木材	行气止痛,温中止呕,纳气平喘	胸腹胀闷疼痛,胃寒呕吐呃逆,肾虚气逆喘急	1~5g,后下
乌药	辛,温	块根	行气止痛,温肾散寒	寒凝气滞,胸腹胀痛,气逆喘急;膀胱虚冷,遗尿,尿频,疝气疼痛,经寒腹痛	6~10g
佛手	辛、苦、酸,温	果实	疏肝理气,和胃止痛,燥湿化痰	肝胃气滞,胸胁胀痛;胃脘痞满,食少呕吐;咳嗽痰多	3~10g
薤白	辛、苦,温	鳞茎	通阳散结,行气导滞	胸痹胸痛;脘腹痞满胀痛,泻痢后重	5~10g
荔枝核	辛、苦,温	成熟种子	行气散结,祛寒止痛	寒疝腹痛,睾丸肿痛	5~10g

点滴积累 ∨

1. 理气药 主要适用于气滞、气逆等病证,分别具有调脾气、和胃气、疏肝气、理肺气等不同功效。使用本类药物应适当配伍。药物大多含有挥发油成分,不宜久煎,以免影响药效。其中行气力强之品,易伤胎气,孕妇慎用。

2. 理气药功效比较 陈皮行气调气,健脾和中力佳,为治脾胃气滞要药,亦为治痰要药;青皮疏肝破气力强,尤宜于肝郁气滞之胸胁胀痛;枳实气锐力猛,尤宜于食积气滞者;能行气消痰;以除痞见长,亦常用于痰浊阻滞气机之胸脘痞满证。木香尤善通脾胃之气,常用治脘腹胀痛,为行气止痛要药。香附善散肝气之郁结,为疏肝解郁,行气止痛之要药;川楝子尤宜于肝胃气滞之胸脘腹胀痛兼热者,又善治疝气痛、睾丸偏坠痛。

(段启龙)

第九节 消食药

凡具消积导滞,促进消化功效,治疗饮食积滞病证为主要作用的药物,称为消食药。

消食药多味甘性平。具消食化积以及健脾开胃,和中之功。主治宿食停留,饮食不消所致之脘腹胀满,嗳腐吞酸,恶心呕吐,不思饮食,大便失常;以及脾胃虚弱、消化不良等。

本类药物多属渐消缓散之品,适用于病情较缓、积滞不甚者。食积者多有兼证,故应根据不同病情予以适当配伍。以标本兼顾,使消积而不伤正,不可单用消食药取效。本类药物虽多数效缓,但仍不乏有耗气之弊,故气虚而无积滞者慎用。

山楂 Shanzha 《本草经集注》

为蔷薇科植物山里红 *Crataegus pinnatifida* Bge. var. *major* N. E. Br. 或山楂 *Crataegus pinnatifida* Bge. 的干燥成熟果实。为圆形片,外皮红色,具皱纹,有灰白色小斑点,果肉深黄色至浅棕色。气微清香,味酸、微甜。

【产地】主产于山东、河北、山西等地。

【性味归经】酸、甘、微温。归脾、胃、肝经。

【功效与主治】消食健胃，行气散瘀，化浊降脂。用于肉食积滞，胃脘胀满；泻痢腹痛；瘀血经闭，产后瘀阻；心胸刺痛；疝气疼痛；高脂血症。焦山楂消食导滞作用增强。用于肉食积滞，泻痢不爽。

山楂原植物及药材图（A. 原植物　B. 药材）

【用法用量】9~12g。消食炒用，止泻、化瘀炒炭用。

【使用注意】多食耗气、损齿、易饥，空腹及体弱或虚病后或胃酸分泌过多者慎用。

【处方应付】写山楂付山楂，写炒山楂付炒山楂，写焦山楂付焦山楂。

案例分析

案例

刘某，34岁，男性，昨晚吃烤肉太多，今日出现腹胀、嗳气酸腐、大便臭秽，不思饮食的症状。平时体健。

分析

此患者平时体健，本次患病是由于吃烤肉太多导致的饮食积滞证。使用消食药中的山楂治疗最合适。山楂具有消食健胃，行气散瘀，化浊降脂的功效，为消除油腻肉食积滞要药。用于肉食积滞，胃脘胀满等。

莱菔子 Laifuzi　《日华子本草》

为十字花科植物萝卜 *Raphanus sativus* L. 的干燥成熟种子。呈椭圆形或近卵圆形而稍扁，表面黄棕色、红棕色或灰棕色，一侧有数条纵沟，一端有深棕色圆点状种脐，有油性。气微，味淡，微苦辛。

【产地】主产于我国各省。

【性味归经】辛、甘、平。归肺、脾、胃经。

【功效与主治】消食除胀，降气化痰。用于饮食停滞，脘腹胀痛，大便秘结，积滞泻痢，本品善消面食积滞；痰壅喘咳。

【用法用量】5~12g。

【使用注意】本品能耗气，气虚及无食积、痰滞者慎用，一般不与人参同用。

【处方应付】写莱菔子付炒莱菔子，写生莱菔子付生莱菔子。

鸡内金 Jineijin　《神农本草经》

为雉科动物家鸡 *Gallus domesticus* Brisson 的干燥沙囊内壁。生用或炒用。呈不规则卷片状。表面黄色、黄绿色或黄褐色，薄而半透明，有明显的条状皱纹。质脆，易碎，断面角质样，有光泽。气微腥，味微苦。

【产地】主产于全国各地。

【性味归经】甘、平。归脾、胃、小肠、膀胱经。

【功效与主治】健胃消食，涩精止遗，通淋化石。用于食积不消，善消淀粉类积滞，呕吐泻痢，小儿疳积;遗尿,遗精;石淋涩痛,胆胀胁痛。

【用法用量】3~10g。研末服,每次1.5~3g,研末用效果比煎剂好。

【使用注意】脾虚无积滞者慎用。

【处方应付】写内金、鸡内金、鸡肫皮均付炒鸡内金;写生鸡内金、生鸡肫皮付鸡内金;写焦内金、焦鸡内金、焦鸡皮付焦鸡内金。

鸡内金药材图

神曲 Shenqu 《药性论》

为辣蓼、青蒿、杏仁泥、赤小豆、鲜苍耳加入面粉或麸皮后发酵而成的曲剂。生用或炒用。

【产地】主产于全国各地。

【性味归经】甘、辛,温。归脾、胃经。

【功效与主治】健脾和胃,消食化积。用于食欲不振,呕吐泻痢;饮食停滞,消化不良,脘腹胀满。

【用法用量】6~15g。

【处方应付】写六神曲、神曲、炒六神曲均付炒六神曲,写焦神曲付焦六神曲,写生六神曲付六神曲。

▶ 课堂活动

试比较山楂、莱菔子、鸡内金和神曲功效主治的异同点。

课堂活动 扫一扫,知答案

麦芽 Maiya 《药性论》

为禾本科植物大麦 *Hordeum vulgare* L. 的成熟果实经发芽干燥的炮制加工品。表面淡黄色,背面为外稃包围,具5脉,幼芽长披针状条形,长约5mm。气微,味微甘。

【产地】主产于全国大部分地区。

【性味归经】甘,平。归脾、胃经。

【功效与主治】行气消食,健脾开胃,回乳消胀。用于食积不消,脘腹胀痛;脾虚食少;乳汁郁积,乳房胀痛,妇女断乳;肝郁胁痛,肝胃气痛。生麦芽健脾和胃,疏肝行气。用于脾虚食少,乳汁郁积。炒麦芽行气消食回乳。用于食积不消,妇女断乳。焦麦芽消食化滞。用于食积不消,脘腹胀痛。

【用法用量】10~15g;回乳炒用60g。

【使用注意】授乳期妇女不宜使用。

【处方应付】写麦芽、大麦芽均付炒麦芽,写生麦芽、生大麦芽均付麦芽,写麦芽炭、焦麦芽均付焦麦芽。

点滴积累 ∨

1. 消食药 消食药多味甘性平。 具消食化积以及健脾开胃,和中之功。

2. 消食药功效比较 山楂常用于肉食积滞;莱菔子长于行气消胀,生能升,熟能降,善消面食积滞;鸡内金有较强的消食化积作用,且能化石;麦芽善消淀粉类积滞,另能通经回乳。

(王 菁)

第十节 止血药

凡具制止体内外出血功效,治疗各种出血证为主要作用的药物,称为止血药。

止血药均入血分,具有止血作用。因其药性有寒、温、散、敛之异,其功效分别有凉血止血、温经止血、化瘀止血、收敛止血之别。止血药主要用治咳血、咳血、衄血、吐血、便血、尿血、崩漏、紫癜以及外伤出血等体内外各种出血病证。

出血之证,病因不同,病情有异,部位有别。因此,止血药物的应用,必须根据出血的不同原因和病情,进行相应的选择和必要的配伍,以期标本兼顾。止血药多炒炭用,可增强止血之效,但应视具体药物而定,不可一概而论,总以提高疗效为原则。

运用止血药必须始终注意有无瘀阻之证,即"止血不留瘀"。而凉血止血药和收敛止血药,易凉遏恋邪,有止血留瘀之弊,故出血兼有瘀滞者不宜单独使用。

一、凉血止血药

本类药物,药性均寒凉,而入血分,能清血分之热而止血。适用于血热妄行所致的各种出血证。

本类药物应用时,若血热夹瘀者,宜配伍化瘀止血药,少佐行气之品。若出血较甚者,宜配伍收敛止血药以加强止血之功。本类药物原则上不宜用于虚寒性出血证。

小蓟 Xiaoji 《名医别录》

为菊科植物刺儿菜 *Cirsium setosum*(Willd.)MB. 的干燥地上部分。茎呈圆柱形,表面灰绿色或带紫色,叶互生,叶片齿尖具针刺,花紫红色。气微,味微苦。

【产地】 全国各地均产。

【性味归经】 甘、苦,凉。归心、肝经。

【功效与主治】 凉血止血,散瘀解毒消痈。用于衄血,吐血,尿血,血淋,便血,崩漏,外伤出血,善于治疗尿血;痈肿疮毒。

【用法用量】 5~12g。鲜品可用 30~60g。外用适量。

【使用注意】 脾胃虚寒者慎用。

【处方应付】 写小蓟付小蓟;写小蓟炭付小蓟炭。

【鉴别用药】 大蓟、小蓟,两者均能凉血止血,散瘀解毒消痈,用治血热之出血和热毒痈肿,常相须而用,但大蓟以治咳血、崩漏为优,解毒散瘀消痈之力强;小蓟以治尿血、血淋为优,解毒散瘀消痈之力弱。

地榆 Diyu 《神农本草经》

为蔷薇科植物地榆 *Sanguisorba officinalis* L. 或长叶地榆 *Sanguisorba officinalis* L. var. *longifolia*(Bert.)Yü et Li 的干燥根。后者习称"绵地榆"。地榆呈不规则纺锤形或圆柱形,表面灰褐色至暗棕色。气微,味微苦涩。绵地榆皮部有多数白色或黄棕色绵状纤维。

地榆药材图
(1. 个子药材
2. 饮片)

【产地】主产于全国各地。

【性味归经】苦、酸、涩,微寒。归肝、大肠经。

【功效与主治】凉血止血,解毒敛疮。用于便血,痔血,血痢,崩漏,尤适于下焦血热;水火烫伤是治疗烫伤的要药,痈肿疮毒。

【用法用量】9~15g。外用适量。

【使用注意】对于大面积烧伤,不宜使用地榆制剂外涂,以防所含水解型鞣质被身体大量吸收而引起中毒性肝炎。

【处方应付】写地榆、地榆炭付地榆炭,写生地榆付地榆。

▶▶ 课堂活动

试比较大蓟和小蓟在功效主治上的区别。

课堂活动 扫一扫,知答案

二、温经止血药

本类药物药性温热,能温内脏,益脾阳,固冲脉,摄血液,以达温经止血之效。适用于脾不统血,冲任失固之虚寒性出血证。如便血、紫癜等。

本类药物在应用时,若脾不统血者配伍益气健脾药;若冲脉失固者配伍益肾暖宫之品。因本类药物药性温热,故热盛出血者忌用。

艾叶 Aiye 《名医别录》

为菊科植物艾 Artemisia argyi Lévl. et Vant. 干燥叶。完整叶片展平后呈卵状椭圆形,羽状深裂;上表面灰绿色或深黄绿色,有稀疏的柔毛和腺点;下表面密生灰白色绒毛。质柔软。气清香,味苦。

【产地】主产于湖北、安徽、山东、河北。

【性味归经】辛、苦、温;归肝、脾、肾经。

【功效与主治】温经止血,散寒止痛;外用祛湿止痒。用于吐血,衄血,崩漏,月经过多,胎漏下血;少腹冷痛,经寒不调,宫冷不孕;外治皮肤瘙痒。醋艾炭温经止血,用于虚寒性出血。艾叶为温经止血要药,经带腹痛佳品。对妇女崩漏下血尤为适宜。

艾叶原植物及药材图(A. 原植物　B. 药材)

【用法用量】3~9g。外用适量,供灸治或熏洗用。

【使用注意】阴虚血热慎用。

【处方应付】写艾叶、生艾叶付艾叶,写艾绒付艾绒,写艾叶炭付艾叶炭。

三、化瘀止血药

本类药物既能止血,又能化瘀。能消散瘀血而止血,适用于因瘀血内阻而血不循经之出血证。此种出血为离经之血,瘀血不去,则出血不止。然本类药物,随证配伍也可用于其他出血证,且有止血而不留瘀的特点。

三七　Sanqi　《本草纲目》

为五加科植物三七 *Panax notoginseng*（Burk.）F. H. Chen 的干燥根和根茎。以春三七质优。主根呈类圆锥形或圆柱形，表面灰褐色或灰黄色，体重，质坚实。气微，味苦回甜。

【产地】主产于云南、广西等地区。

【性味归经】甘、微苦，温。归肝、胃经。

三七药材图
（1. 个子药
材　2. 剪口）

【功效与主治】散瘀止血，消肿定痛。用于咳血，吐血，衄血，便血，崩漏，外伤出血；胸腹刺痛，跌仆肿痛。为伤科常用良药，止痛、止血效果甚佳，具有"止血不留瘀"的特点。

【用法用量】3~9g。研粉每次 1~3g。外用适量。

【使用注意】孕妇忌用。

【处方应付】写参三七、旱三七、田七均付三七，写三七粉付三七粉。

知识链接

菊叶三七与景天三七

1. 菊叶三七　为菊科多年生宿根草本植物菊叶三七的根及叶。　功能化瘀止血，解毒消肿。　用于吐血、衄血、跌打伤痛、疮痈肿痛、乳痈等。　外敷治疗创伤出血。　用量 6~10g，水煎服；粉剂（根）每次 1.5~3g；外用适量。

2. 景天三七　为景天科多年生肉质草本植物景天三七的根或全草。　全草功能化瘀止血，养血安神。　用于吐血、咳血、衄血、尿血、便血、崩漏及心悸、失眠等。

四、收敛止血药

本类药物多涩，或质黏，或为炭，故能收敛止血。其性多平，或凉而不寒。适用于虚寒出血和热盛出血。然其收涩，故有留瘀恋邪之弊，当以出血无瘀者为宜，若有瘀血者，慎用。

白及　Baiji　《神农本草经》

为兰科植物白及 *Bletilla striata*（Thunb.）Reichb. f. 的干燥块茎。呈不规则扁圆形，多有 2~3 个爪状分支，表面灰白色或黄白色，有数圈同心环节和棕色点状须根痕。气微，味苦，嚼之有黏性。

【产地】主产于我国长江流域至南部及西南各省，以贵州产量多、质佳。

【性味归经】苦、甘、涩、微寒。归肺、肝、胃经。

白及药材图
（1. 个子药材
2. 饮片）

【功效与主治】收敛止血，消肿生肌。用于咳血，吐血，外伤出血，为收敛止血之良药；疮疡肿毒，皮肤皲裂。

【用法用量】6~15g。研粉吞服 3~6g。外用适量。

【使用注意】不宜与川乌、制川乌、草乌、制草乌、附子同用。

【处方应付】写白及付白及，写白及粉付白及粉。

其他止血药,见表11-9。

表11-9 其他止血药简表

分类	药名	性味	入药部位	功效	主治	用法用量
凉血止血药	大蓟	甘、苦,凉	地上部分	凉血止血,散瘀解毒消痈	衄血,吐血,尿血,便血,崩漏,外伤出血;痈肿疮毒	9~15g
	槐花	苦,微,寒	花及花蕾	凉血止血,清肝泻火	便血,痔血,血痢,崩漏,吐血,衄血;肝热目赤,头痛眩晕	5~10g
	侧柏叶	苦、涩,寒	枝梢和叶	凉血止血,化痰止咳,生发乌发	吐血,衄血,咳血,便血,崩漏下血,肺热咳嗽;血热脱发,须发早白	6~12g。外用适量
	白茅根	甘,寒	根茎	凉血止血,清热利尿	血热吐血,衄血,尿血;热病烦渴,湿热黄疸;水肿尿少,热淋涩痛	9~30g
温经止血药	炮姜	辛,热	炮制加工品	温经止血,温中止痛	阳虚失血,吐衄崩漏;脾胃虚寒,腹痛吐泻	3~9g
化瘀止血药	茜草	苦,寒	根及根茎	凉血,祛瘀,止血,通经	吐血,衄血,崩漏,外伤出血;瘀阻经闭;关节痹痛,跌仆肿痛	6~10g
	蒲黄	甘,平	花粉	止血,化瘀,通淋	吐血,衄血,咳血,崩漏,外伤出血,经闭痛经,脘腹刺痛,胸腹刺痛,跌仆肿痛,血淋涩痛	5~10g,包煎。外用适量,敷患处
收敛止血药	仙鹤草	苦、涩,平	地上部分	收敛止血,截疟,止痢,解毒,补虚	咳血,吐血,崩漏下血;疟疾,血痢;痈肿疮毒;阴痒带下;脱力劳伤	6~12g,外用适量
	藕节	甘、涩,平	根茎节部	收敛止血,化瘀	吐血,咳血,衄血,尿血,崩漏	9~15g

点滴积累 ✓ ⋯⋯⋯⋯⋯⋯⋯⋯⋯⋯⋯⋯⋯⋯⋯⋯⋯⋯⋯⋯⋯⋯⋯⋯⋯⋯⋯⋯⋯⋯⋯⋯

1. 止血药分类 止血药按其性能特点及功效主治分为凉血止血药、温经止血药、化瘀止血药与收敛止血药。

2. 凉血止血药 小蓟善入血分,最清血分之热,兼可利尿,善于治疗尿血;地榆尤适于下焦血热,且能泻火解毒,并可收敛,是治疗烫伤的要药。

3. 温经止血药 艾叶能暖血温经,行气开郁,为温中止血要药,经带腹痛佳品。 对妇女崩漏下血尤为适宜。

4. 化瘀止血药 三七止痛、止血效果甚佳,为伤科常用良药,具有"止血不留瘀"特点。

5. 收敛止血药 白及为收敛止血之良药,另治疮痈,不论已溃、未溃均可应用。

（王 菁）

第十一节 活血祛瘀药

凡具通利血脉,促进血行,消散瘀血功效,治疗瘀血病证为主要作用的药物,称为活血祛瘀药。其中活血作用较强者,又称破血药或逐瘀药。

活血化瘀药,性味多为辛、苦,温。能散、能行,且均入血分,故能行血活血,使血脉通畅,瘀滞消散。其通过活血化瘀作用而产生多种不同的功效,包括活血止痛,活血调经,活血消肿,活血疗伤,活血消痈,破血消癥等。适用于一切瘀血阻滞之证,主治范围很广,遍及内、外、妇、儿、伤等各科。依据其作用强弱的不同,有和血行血,活血散瘀,破血逐瘀之分。

本类药物行散力强,易耗血动血,不宜用于妇女月经过多以及其他出血证无瘀血现象者;对于孕妇尤当慎用或忌用。

川芎 Chuanxiong 《神农本草经》

为伞形科植物川芎 *Ligusticum chuanxiong* Hort. 的干燥根茎。为不规则结节状拳形团块,表面灰褐色或褐色,质坚实,不易折断,断面散有黄棕色的油室。气浓香,味苦、辛,稍有麻舌感,微回甜。

【产地】主产于四川、云南、贵州、广西、湖北等地。

【性味归经】辛,温。归肝、胆、心包经。

【功效与主治】活血行气,祛风止痛。用于胸痹心痛,胸胁刺痛,跌仆肿痛,月经不调,经闭痛经,癥瘕腹痛,川芎称为血中之气药,善"上行头目,下调经水,中开郁结,旁通络脉",为妇科要药;祛风止痛效果甚佳,用于头痛、风湿痹痛;为治疗头痛的要药。

川芎药材图
(1. 个子药材
2. 饮片)

【用法用量】3~10g。

【使用注意】阴虚火旺、舌红少津以及妇女月经过多者均不宜使用。

【处方应付】川芎、西川芎、抚芎、芎䓖均付川芎。

延胡索 Yanhusuo 《雷公炮炙论》

为罂粟科植物延胡索 *Corydalis yanhusuo* W. T. Wang 的干燥块茎。呈不规则扁球形。表面黄色或黄褐色,质硬而脆,断面黄色,角质样,有蜡样光泽。气微,味苦。

【产地】主产于安徽、江苏、浙江、湖北、河南等地。

【性味归经】辛、苦,温。归肝、脾经。

【功效与主治】活血,行气,止痛。用于胸痹心痛,经闭痛经,产后瘀阻;胸胁、脘腹疼痛;跌仆肿痛。

【用法用量】3~10g;研末吞服,一次 1.5~3g。

【处方应付】写玄胡索、延胡索、元胡、玄胡、制元胡均付醋延胡索,写生延胡索付生延胡索。

郁金 Yujin 《药性论》

为姜科植物温郁金 *Curcuma wenyujin* Y. H. Chen et C. Ling、姜黄 *Curcuma longa* L.、广西莪术 *Curcuma kwangsiensis* S. G. Lee et C. F. Liang 或蓬莪术 *Curcuma phaeocaulis* Val. 的干燥块根。前两种习

称"温郁金"和"黄丝郁金"。其余按性状不同习称"桂郁金"或"绿丝郁金"。

【产地】主产于我国南部和西南部,浙江、四川、广东、广西、云南、福建、台湾、江西等地。

【性味归经】辛、苦,寒。归肝、心、肺经。

【功效与主治】活血止痛,行气解郁,清心凉血,利胆退黄。用于胸胁刺痛,胸痹心痛,经闭痛经;乳房胀痛;热病神昏,癫痫发狂,血热吐衄;黄疸尿赤。

【用法用量】3～10g。

【使用注意】本品不宜与丁香、母丁香同用。

【处方应付】写郁金、川郁金、广郁金、黄郁金均付郁金。

【鉴别用药】郁金、姜黄,二者均能活血散瘀、行气止痛,用于气滞血瘀之证。但姜黄药用根茎,辛温行散,祛瘀力强,以治寒凝气滞血瘀之证为好,且可祛风通痹而用于风湿痹痛。郁金药用块根,苦寒降泄,行气力强,且凉血,以治血热瘀滞之证为宜,又能利胆退黄,清心解郁而用于湿热黄疸、热病神昏等证。郁金、香附,二者均能疏肝解郁,可用于肝气郁结之证。但郁金药性偏寒,既入血分,又入气分,善活血止痛,行气解郁,长于治疗肝郁气滞血瘀之痛证;而香附药性偏温,专入气分,善疏肝行气,调经止痛,长于治疗肝郁气滞之月经不调。

丹参 Danshen 《神农本草经》

为唇形科植物丹参 *Salvia miltiorrhiza* Bge. 的干燥根和根茎。表面棕红色或暗棕红色,老根外皮疏松,多显紫棕色,常呈鳞片状剥落。气微,味微苦涩。

【产地】主产于全国各地,其中以安徽、山西、河北、四川、江苏等地的最好。

【性味归经】苦,微寒。归心、肝经。

丹参药材图
(1. 个子药材
2. 饮片)

【功效与主治】活血祛瘀,通经止痛,清心除烦,凉血消痈。用于胸痹心痛,脘腹胁痛,癥瘕积聚,热痹疼痛;月经不调,痛经经闭;心烦不眠;疮疡肿痛。

【用法用量】10～15g。

【使用注意】不宜与藜芦同用。孕妇慎用。

【处方应付】写丹参、紫丹参、赤丹参均付丹参。

知识链接

丹参的药理作用

本品含丹参酮、原儿茶醛、原儿茶酸、丹参素等。能扩张冠脉、增加冠脉流量,改善心肌缺血;扩张外周血管,改善微循环,抗凝,促进纤溶、降血脂、抑制血小板聚集,抑制血栓形成、抑菌、增强免疫、降低血糖及抗肿瘤;抑制肝细胞变性、坏死,促进肝细胞再生,并抗纤维化。临床广泛应用于心、脑血管疾病和肝炎等疾病。

红花 Honghua 《新修本草》

为菊科植物红花 *Carthamus tinctorius* L. 的干燥花。表面红黄色或红色,花冠筒细长,质柔软。

气微香,味微苦。

【产地】 主产于全国大部分地区。

【性味归经】 辛,温。归心、肝经。

【功效与主治】 活血通经,散瘀止痛。用于经闭,痛经,恶露不行;癥瘕痞块,胸痹心痛;瘀滞腹痛,胸胁刺痛,跌仆损伤,疮疡肿痛。

【用法用量】 3~10g。

【使用注意】 孕妇慎用。

【处方应付】 写红花、草红花均付红花。

红花原植物及药材图(A. 原植物 B. 药材)

知识链接

番 红 花

番红花(藏红花、西红花):为鸢尾科植物番红花的干燥柱头。 以往多自国外经西藏或香港输入我国, 货少价贵, 现我国已有生产。 味甘性平。 有与红花相似的活血祛瘀、通经作用, 而力量较强, 又兼有凉血解毒之功, 尤其适宜斑疹大热。 疹色不红及温病热入血分之证。 用量1~3g。

桃仁 Taoren 《神农本草经》

为蔷薇科植物桃 Prunus persica(L.)Batsch. 或山桃 Prunus davidiana(Carr.)Franch. 的干燥成熟种子。呈扁长卵形,表面黄棕色至红棕色,密布颗粒状突起。一端尖,另端钝圆稍偏斜,边缘较薄,富油性。气微,味微苦。山桃仁呈类卵圆形,较小而肥厚。

【产地】 主产于河北、山西、陕西、甘肃、山东、河南、四川、云南等地。

【性味归经】 苦、甘,平。归心、肝、肺、大肠经。

桃仁原植物及药材图(A. 原植物 B. 药材)

【功效与主治】 活血祛瘀,润肠通便,止咳平喘。用于经闭痛经,癥瘕痞块,肺痈肠痈,跌仆损伤;肠燥便秘,咳嗽气喘。

【用法用量】 5~10g。

【使用注意】 孕妇慎用。

【处方应付】 写桃仁、光桃仁均付桃仁。

【鉴别用药】 红花、桃仁,二者均能活血祛瘀、调经止痛,用治瘀血痛经、闭经、月经不调等。同中之异:红花辛温通经,善治瘀血滞于经络之身痛腹痛等;桃仁苦泄下行,善治瘀血蓄于脏腑之如狂或发狂,小腹硬满等。不同点:红花性温,辛散温通,又能化斑消肿,治痈肿疮毒、脱疽、斑疹;桃仁又能润肠通便,止咳平喘,治疗肠燥便秘、咳喘等。

益母草 Yimucao 《神农本草经》

为唇形科植物益母草 Leonurus japonicus Houtt. 的新鲜或干燥地上部分。茎呈方柱形,叶交互对生,气微,味微苦。鲜品叶片青绿色,质鲜嫩,揉之有汁。干品叶片灰绿色,多皱缩,破碎,易脱落。

【产地】 主产于全国大部分地区。

【性味归经】辛、苦,微寒。归肝、心包、膀胱经。

【功效与主治】活血调经,利尿消肿,清热解毒。用于月经不调,痛经经闭,恶露不尽,为治疗妇女血瘀所致经产诸证之良药;水肿尿少;疮疡肿毒。

【用法用量】9~30g;鲜品 12~40g。

【使用注意】孕妇慎用。

【处方应付】写坤草、益母草均付益母草。

牛膝 Niuxi 《神农本草经》

为苋科植物牛膝 *Achyranthes bidentata* Bl. 的干燥根。呈细长圆柱形,表面灰黄色或淡棕色,断面木质部外周散有多数黄白色点状维管束,断续排列成 2~4 轮。气微,味微甜而稍苦涩。

【产地】主产于河南等地。

【性味归经】苦、甘、酸,平。归肝、肾经。

【功效与主治】逐瘀通经,补肝肾,强筋骨,利尿通淋,引血下行。用于经闭,痛经;腰膝酸痛,筋骨无力;淋证,水肿;头痛,眩晕,牙痛,口疮;吐血,衄血。

牛膝药材图
(1. 个子药材
2. 饮片)

【用法用量】5~12g。

【使用注意】孕妇慎用。

【处方应付】写牛膝、淮牛膝、怀牛膝均付牛膝。

知识链接

川牛膝和怀牛膝

牛膝有川牛膝和怀牛膝之分。两者均能活血通经、补肝肾、强筋骨、利尿通淋、引火（血）下行。但川牛膝功偏活血祛瘀、利尿通淋,多用于血瘀经闭及风湿痹痛,也常用于虚火上炎或血热上冲之目赤、咽肿、吐血、衄血等症;而怀牛膝功偏补肝肾,强筋骨,多用于肝肾不足引起的筋骨酸软、腰膝疼痛。通常所说的牛膝是指怀牛膝。

其他活血祛瘀药,见表 11-10。

表 11-10　其他活血祛瘀药简表

药名	性味	入药部位	功效	主治	用法用量
乳香	辛、苦,温	树脂	活血止痛,消肿生肌	胸痹心痛,胃脘疼痛,痛经经闭,产后瘀阻,癥瘕腹痛,风湿痹痛,筋脉拘挛;跌打损伤,痈肿疮疡	煎汤或入丸、散,3~5g。外用适量,研末调敷
没药	辛、苦,平	树脂	散瘀定痛,消肿生肌	胸痹心痛,胃脘疼痛,痛经经闭,产后瘀阻,癥瘕腹痛,风湿痹痛;跌打损伤,痈肿疮疡	3~5g,炮制去油,多入丸散用

续表

药名	性味	入药部位	功效	主治	用法用量
骨碎补	苦,温	根茎	疗伤止痛,补肾强骨;外用消风祛斑	跌仆闪挫,筋骨折伤;肾虚腰痛,筋骨痿软,耳鸣耳聋,牙齿松动;外治斑秃,白癜风	3~9g
血竭	甘、咸,平	树脂	活血止痛,化瘀止血,生肌敛疮	跌打损伤,产后瘀滞腹痛、痛经、经闭,外伤出血,疮疡不敛	研末,1~2g,或入丸剂。外用研末撒或入膏药用
三棱	辛、苦,平	块茎	破血行气,消积止痛	癥瘕痞块,痛经,瘀血经闭,胸痹心痛,食积胀痛	5~10g
莪术	辛、苦,温	根茎	行气破血,消积止痛	癥瘕痞块,瘀血经闭,胸痹心痛,食积胀痛	6~9g
姜黄	辛、苦,温	根茎	破血行气,通经止痛	胸胁刺痛,胸痹心痛,痛经经闭,癥瘕;风湿肩臂疼痛,跌仆肿痛	3~10g,外用适量
五灵脂	苦、甘,温	动物粪便	活血止痛,化瘀止血	经闭,痛经,产后瘀阻腹痛,炒用可止血而不留瘀	5~15g,外用适量,研粉酒调敷
鸡血藤	苦、甘,温	藤茎	活血补血,调经止痛,舒筋活络	月经不调;痛经,经闭;风湿痹痛,麻木瘫痪,血虚萎黄	9~15g
土鳖虫	咸,寒;有小毒	雌虫体	破血逐瘀,续筋接骨	血瘀经闭,产后瘀阻腹痛,癥瘕痞块;跌打损伤,筋伤骨折	3~10g
王不留行	苦、平	成熟种子	活血通经,下乳消肿,利尿通淋	经闭,痛经;乳汁不下,乳痈肿痛;淋证涩痛	5~10g
马钱子	苦,温;有大毒	成熟种子	通络止痛,散结消肿	跌打损伤,骨折肿痛,风湿顽痹,麻木瘫痪;痈疽疮毒,咽喉肿痛	0.3~0.6g,炮制后入丸散用
水蛭	咸、苦,平;有小毒	全体	破血通经,逐瘀消癥	血瘀经闭,癥瘕痞块,中风偏瘫,跌仆损伤	1~3g
穿山甲	咸,微,寒	鳞甲	活血消癥,通经下乳,消肿排脓,搜风通络	经闭癥瘕;乳汁不通;痈肿疮毒;风湿痹痛,中风瘫痪,麻木拘挛	5~10g,一般炮制后用
自然铜	辛,平	矿石	散瘀止痛,续筋接骨	跌打损伤,筋骨折伤,瘀肿疼痛	3~9g,多入丸散服,若入煎剂宜先煎。外用适量

点滴积累 ∨

1. 活血化瘀药　适用于一切瘀血阻滞之证，主治范围很广，遍及内、外、妇、儿、伤等各科。
2. 活血祛瘀药的使用注意　本类药物行散力强，易耗血动血，不宜用于妇女月经过多以及其他出血证无瘀血现象者；对于孕妇尤当慎用或忌用。
3. 川芎的特点　称为血中之气药，善"上行头目，下调经水，中开郁结，旁通络脉"，为妇科要药；祛风止痛效果甚佳，为治疗头痛的要药。

（王　菁）

第十二节　化痰止咳平喘药

凡具祛痰或消痰功效，治疗"痰证"为主要作用的药物，称为化痰药；具制止或减轻咳嗽和喘息功效，治疗咳嗽气喘病证为主要作用的药物，称为止咳平喘药。化痰药每兼止咳、平喘作用；而止咳平喘药又每兼化痰作用。

化痰药主治痰证。主要用于痰多咳嗽或痰饮气喘、咳痰不爽之证。止咳平喘药用于外感、内伤所致的各种咳嗽和喘息。应用本节药物，除应根据病证不同，针对性地选择不同的化痰药及止咳平喘药外，因咳喘每多夹痰，痰多易发咳嗽，故化痰、止咳、平喘三者常配伍同用。再则应根据痰、咳、喘的不同病因病机而配伍，以治病求本，标本兼顾。

对于温燥之性强烈的刺激性化痰药，凡痰中带血等有出血倾向者，宜慎用；麻疹初起兼有表邪之咳嗽，当以疏解清宣肺气为主，不宜单投止咳药，对收敛性及温燥之药尤为所忌，以免助热或影响麻疹透发。

一、化痰药

本节药物根据药性可分为温化寒痰药和清热化痰药。温化寒痰药药性多温燥，有温肺祛寒、燥湿化痰之功；清热化痰药药性多寒凉，有清化热痰之功，部分药物质润，兼能润燥，部分药物味咸，兼能软坚散结。

本节药物在应用时，除分清不同痰证而选用不同的化痰药以外，还应根据成痰病因，审因论治。"脾为生痰之源"，脾虚则津液不化而聚湿生痰，故常配伍健脾燥湿药同用，以标本兼顾。又因痰易阻滞气机，"气滞则痰凝，气行则痰消"，故常配理气药同用，以加强化痰之功。

半夏 Banxia　《神农本草经》

为天南星科植物半夏 *Pinellia ternata*（Thunb.）Breit. 的干燥块茎。呈类球形，表面白色或浅黄色，顶端有凹陷的茎痕，周围密布麻点状根痕，质坚实，富粉性。气微，味辛辣、麻舌而刺喉。

半夏药材图
（1. 个子药材
2. 饮片）

【产地】主产于四川、湖北、江苏、安徽等地。

【**性味归经**】辛、温;有毒。归脾、胃、肺经。

【**功效与主治**】燥湿化痰,降逆止呕,消痞散结。用于湿痰寒痰,咳喘痰多;痰饮眩悸,风痰眩晕,痰厥头痛;呕吐反胃,为止呕要药;胸脘痞闷,梅核气;外治痈肿痰核。

【**用法用量**】内服一般炮制后使用,3~9g。外用适量,磨汁涂或研末以酒调敷患处。

【**使用注意**】不宜与川乌、制川乌、草乌、制草乌、附子同用;生品内服宜慎。

【**处方应付**】写制半夏、半夏均付清半夏,写姜半夏均付姜半夏,写法半夏、法夏均付法半夏,写生半夏付生半夏。

知识链接

生半夏的毒性及其解救措施

生半夏对口腔、喉头和消化道黏膜有强烈的刺激性,可导致失音、呕吐、水泻等副反应,严重的喉头水肿可致呼吸困难,甚至窒息。 但这种刺激作用可能通过煎煮而除去。 半夏用于妊娠呕吐应持慎重态度。 误服生半夏中毒时,可给服姜汁、稀醋、浓茶或蛋白等。 必要时给氧或作气管切开。 以生姜30g,防风60g,甘草15g,煎汤,先含漱一半,再内服一半,或以醋30~60ml加姜汁少许,漱口或内服。 临床用生半夏时必须煎熟,以避免中毒。

芥子 Jiezi 《新修本草》

为十字花科植物白芥 *Sinapis alba* L. 或芥 *Brassica juncea*(L.) Czern. et Coss. 的干燥成熟种子。前者习称"白芥子",后者习称"黄芥子"。白芥子呈球形,表面灰白色至淡黄色,具细微的网纹。气微,味辛辣。黄芥子较小,表面黄色至棕黄色。研碎后加水浸湿,则产生辛烈的特异臭气。

【**产地**】主产于安徽、河南等地。

【**性味归经**】辛,温。归肺经。

【**功效与主治**】温肺豁痰利气,散结通络止痛。用于寒痰咳嗽,善散"皮里膜外之痰",胸胁胀痛;痰滞经络,关节麻木、疼痛,痰湿流注,阴疽肿毒。

【**用法用量**】3~9g。外用适量,研末醋调敷或作发疱用。

【**使用注意**】本品辛温走散,耗气伤阴,久咳肺虚及阴虚火旺者忌用;消化道溃疡、出血者及皮肤过敏者忌用。用量不宜过大。

【**处方应付**】写芥子、炒芥子均付炒芥子,写生芥子付芥子。

▶▶ 课堂活动

比较半夏与芥子的异同点。

ER-11-47

课堂活动 扫一扫,知答案

川贝母 Chuanbeimu 《神农本草经》

为百合科植物川贝 *Fritillaria cirrhosa* D. Don、暗紫贝母 *Fritillaria unibractcata* Hsiao ct K. C. Hsia、甘肃贝母 *Fritillaria przewalskii* Maxim. 、梭砂贝母 *Fritillaria delavayi* Franch. 、太白贝母 *Fritillaria tai-*

paiensis P. Y. Li 或瓦布贝母 *Fritillaria unibracteata* Hsiao et K. C. Hsia var. *wabuensis* (S. Y. Tang et S. C. Yue)Z. D. Liu, S. Wang et S. C. Chen 的干燥鳞茎。按性状不同分别习称"松贝""青贝""炉贝"和"栽培品"。松贝外层鳞叶大瓣紧抱小瓣,呈新月形,习称"怀中抱月"。炉贝表面常具棕色斑点,俗称"虎皮斑"。

【产地】主产于四川、云南、甘肃等地。

【性味归经】苦、甘,微寒。归肺、心经。

【功效与主治】清热润肺,化痰止咳,散结消痈。用于肺热燥咳;干咳少痰,阴虚劳嗽,痰中带血;瘰疬,乳痈,肺痈。

【用法用量】3~10g;研粉冲服,一次 1~2g。

【使用注意】不宜与川乌、制川乌、草乌、制草乌、附子同用。脾胃虚寒及有湿痰者不宜用。

【处方应付】写炉贝、松贝、青贝、川贝母均付川贝母。

川贝母药材图
(1. 松贝 2. 青贝 3. 白炉贝 4. 黄炉贝)

知识链接

浙 贝 母

浙贝母为百合科植物浙贝母的鳞茎。《本草纲目》以前皆统称贝母。 到清才正式有浙贝母之名。川、浙二贝之功,基本相同,但川贝以甘味为主,性偏于润,肺热燥咳,虚劳咳嗽用之为宜;浙贝以苦味为主,性偏于泄,长于清化热痰,降泄肺气,风热犯肺或痰热郁肺之咳嗽用之为宜。

瓜蒌 Gualou 《神农本草经》

为葫芦科植物栝楼 *Trichosanthes kirilowii* Maxim. 或双边栝楼 *Trichosanthes rosthornii* Harms 的干燥成熟果实。呈类球形或宽椭圆形。表面橙红色或橙黄色,质脆,易破开,内表面黄白色,有红黄色丝络,果瓤橙黄色,黏稠。具焦糖气,味微酸、甜。

【产地】瓜蒌主产于山东、河北、山西、陕西等地,双边瓜蒌主产于江西、湖北、湖南、广东、云南、四川等地。

【性味归经】甘、微苦,寒。归肺、胃、大肠经。

【功效与主治】清热涤痰,宽胸散结,润燥滑肠。用于肺热咳嗽,痰浊黄稠;胸痹心痛,结胸痞满,乳痈,肺痈,肠痈;大便秘结。

瓜蒌药材图(1. 药材 2. 饮片)

【用法用量】全瓜蒌9~15g,瓜蒌皮 6~10g;瓜蒌仁 9~15g,打碎入煎。

【使用注意】不宜与川乌、制川乌、草乌、制草乌、附子同用。本品甘寒而滑,脾虚便溏者及寒痰、湿痰证忌用。

【处方应付】写瓜蒌、糖瓜蒌、栝楼均付瓜蒌。

二、止咳平喘药

本类药物其味或辛或苦或甘,其性或寒或温,其止咳平喘有宣肺、清肺、润肺、降肺、敛肺和化痰之别。本类药物主治咳喘,而咳喘又纷繁复杂,有外感内伤之分,寒热虚实之别。临床应用时应审证求因,随证选用不同的止咳、平喘药,并配伍相应药物佐助。

个别麻醉镇咳定喘药,因易成瘾,易恋邪,用之宜慎。

苦杏仁 Kuxingren 《神农本草经》

为蔷薇科植物山杏 *Prunus armeniaca* L. var. *ansu* Maxim.、西伯利亚杏 *Prunus sibirica* L.、东北杏 *Prunus mandshurica*(Maxim.)Koehne、或杏 *Prunus armeniaca* L. 的干燥成熟种子。呈扁心形,表面黄棕色至深棕色,一端尖,另端钝圆,肥厚,左右不对称,富油性。气微,味苦。

苦杏仁药材图

【产地】 主产于我国东北、华北、西北及长江流域。

【性味归经】 苦,微温;有小毒。归肺、大肠经。

【功效与主治】 降气止咳平喘,润肠通便。用于咳嗽气喘,胸满痰多,为治咳喘之要药;肠燥便秘。

【用法用量】 5~10g,宜打碎入煎,或入丸、散。生品入汤剂宜后下。

【使用注意】 阴虚咳喘及大便溏泻者忌用。本品有小毒,用量不宜过大;婴儿慎用。

【处方应付】 写杏仁、炒杏仁均付燀苦杏仁,写生杏仁、生苦杏仁均付生苦杏仁,写炒苦杏仁付炒苦杏仁。

紫苏子 Zisuzi 《本草经集注》

为唇形科植物紫苏 *Perilla frutescens*(L.)Britt. 的干燥成熟果实。呈卵圆形或类球形,表面灰棕色或灰褐色,有微隆起的暗紫色网纹,果皮薄而脆,易压碎。压碎有香气,味微辛。

紫苏子药材图

【产地】 主产于江苏、安徽、河南等地。

【性味归经】 辛,温。归肺经。

【功效与主治】 降气化痰,止咳平喘,润肠通便。用于痰壅气逆,咳嗽气喘,肠燥便秘。

【用法用量】 3~10g。

【使用注意】 阴虚喘咳及脾虚便溏者慎用。

【处方应付】 写紫苏子、苏子、黑苏子均付炒紫苏子,写生紫苏子付生紫苏子。

桔梗 Jiegeng 《神农本草经》

为桔梗科植物桔梗 *Platycodon grandiflorum*(Jacq.)A. DC. 的干燥根。呈圆柱形或略呈纺锤形,表面淡黄白色至黄色,不去外皮者表面黄棕色至灰棕色,断面形成层环棕色,皮部黄白色,木部淡黄色。气微,味微甜后苦。

【产地】 主产于华北、东北、华东地区,华北、东北产量大,称"北桔梗",华东地区产质较佳,称"南桔梗"。

【性味归经】 苦、辛,平。归肺经。

【功效与主治】 宣肺,利咽,祛痰,排脓。用于胸闷不畅,咽痛音哑,咳嗽痰多,肺痈吐脓。

【用法用量】 3~10g。

【使用注意】 本品性升散,凡气机上逆、呕吐、呛咳、眩晕、阴虚火旺咳血等不宜用,胃、十二指肠溃疡者慎服。用量过大易致恶心呕吐。桔梗皂苷有溶血作用,故不宜做注射用药。

【处方应付】写桔梗、北桔梗、甜桔梗、南桔梗、苦桔梗均付桔梗。

葶苈子 Tinglizi 《神农本草经》

为十字花科植物播娘蒿 *Descurainia sophia*(L.)Webb. ex Prantl. 或独行菜 *Lepidium apetalum* Willd. 的干燥成熟种子。前者称"南葶苈子",后者称"北葶苈子"。南葶苈子呈长圆形略扁,表面棕色或红棕色。气微,味微辛、苦,略带黏性。北葶苈子呈扁卵形。味微辛辣,黏性较强。

【产地】"北葶苈子"主产于河北、辽宁等地,"南葶苈子"主产于江苏、山东等地。

【性味归经】辛、苦,大寒。归肺、膀胱经。

【功效与主治】泻肺平喘,行水消肿。用于痰涎壅肺,喘咳痰多,胸胁胀满,不得平卧;胸腹水肿,小便不利。

【用法用量】3~10g。入汤剂宜包煎。

【处方应付】写葶苈子、甜葶苈、苦葶苈、南葶苈、北葶苈均付葶苈子,写炒葶苈子付炒葶苈子。

其他化痰止咳平喘药,见表11-11。

表 11-11 其他化痰止咳平喘药简表

分类	药名	性味	入药部位	功效	主治	用法用量
化痰药	天南星	苦、辛,温;有毒	块茎及炮制加工品	燥湿化痰,祛风止痉,散结消肿	外用顽痰咳嗽,风痰眩晕,中风痰壅,口眼㖞斜,半身不遂,癫痫,惊风,破伤风;外用治痈肿,蛇虫咬伤	外用生品适量,研末以醋或酒调敷患处
	白附子	辛,温;有毒	块茎	祛风痰,定惊搐,解毒散结,止痛	中风痰壅,口眼㖞斜,语言謇涩,惊风癫痫,破伤风;痰厥头痛,偏正头痛,瘰疬痰核,毒蛇咬伤	3~6g,一般炮制后用,外用生品适量捣烂,熬膏或研末以酒调敷患处
	旋覆花	苦、辛、咸,微温	头状花序	降气,消痰,行水,止呕	风寒咳嗽,痰饮蓄结,胸膈痞闷,喘咳痰多,呕吐噫气,心下痞硬	3~9g,包煎
	竹茹	甘,微寒	茎秆的中间层	清热化痰,除烦,止呕	痰热咳嗽;胆火挟痰,惊悸不宁,心烦失眠,中风痰迷,舌强不语;胃热呕吐,妊娠恶阻,胎动不安	5~10g
	竹沥	甘,寒	新鲜的淡竹和青秆竹等竹竿经火烤而沥出的液汁	清热豁痰,定惊利窍	痰热咳喘,中风痰迷;惊痫癫狂	30~60g,或入丸剂,或熬膏。外用适量,调敷或点眼

分类	药名	性味	入药部位	功效	主治	用法用量
化痰药	天竺黄	甘,寒	分泌物	清热豁痰,凉心定惊	热病神昏,中风痰迷;小儿痰热惊痫、抽搐、夜啼	3~9g
	蛤壳	苦、咸,寒	贝壳	清热化痰,软坚散结,制酸止痛;外用收湿敛疮	痰火咳嗽,胸胁疼痛,痰中带血,瘰疬瘿瘤,胃痛吞酸;外治湿疹,烫伤	6~15g,先煎,蛤粉包煎。外用适量,研极细粉撒布或油调后敷患处
	胖大海	甘,寒	成熟种子	清热润肺,利咽开音,润肠通便	肺热声哑,干咳无痰,咽喉干痛;热结便闭;头痛目赤	2~3枚,沸水泡服或煎服
	海藻	苦、咸,寒	藻体	消痰软坚散结,利水消肿	瘿瘤,瘰疬,睾丸肿痛;痰饮水肿	6~12g
	昆布	咸,寒	叶状体	消痰软坚散结,利水消肿	瘿瘤,瘰疬,睾丸肿痛;痰饮水肿	6~12g
	白前	辛、苦,微温	根茎及根	降气,消痰,止咳	肺气壅实,咳嗽痰多,胸满喘急	3~10g
	前胡	苦、辛,微寒	根	降气化痰,散风清热	痰热喘满,咯痰黄稠;风热咳嗽痰多	3~10g
止咳平喘药	百部	甘、苦,微温	块根	润肺下气止咳,杀虫灭虱	新久咳嗽,肺痨咳嗽,顿咳;外用于头虱,体虱,阴痒。蜜百部润肺止咳,用于阴虚劳嗽	3~9g,外用适量,水煎或酒浸
	枇杷叶	苦,微寒	叶	清肺止咳,降逆止呕	肺热咳嗽,气逆喘急;胃热呕逆,烦热口渴	6~10g
	紫菀	辛、苦,温	根和根茎	润肺下气,消痰止咳	痰多喘咳,新久咳嗽,劳嗽咳血	5~10g
	款冬花	辛、微苦,温	花蕾	润肺下气,止咳化痰	新久咳嗽,喘咳痰多,劳嗽咳血	5~10g
	桑白皮	甘,寒	根皮	泻肺平喘,利水消肿	肺热喘咳;水肿胀满尿少,面目肌肤浮肿	6~12g
	白果	甘、苦、涩,平;有毒	成熟种子	敛肺定喘,止带缩尿	痰多喘咳;带下白浊,遗尿尿频	5~10g
	马兜铃	苦,微寒	成熟果实	清肺降气,止咳平喘,清肠消痔	肺热喘咳,痰中带血,肠热痔血,痔疮肿痛	3~9g

点滴积累 ∨

1. 化痰止咳平喘药分类 化痰止咳平喘药按其性能特点及功效主治分为化痰药与止咳平喘药。

2. 化痰药 半夏既祛湿痰寒痰，又为止呕要药；芥子善散"皮里膜外之痰"；川贝母长于肺热燥咳，干咳少痰，阴虚劳嗽。

3. 止咳平喘药 苦杏仁肃降兼宣发肺气而能止咳平喘，为治咳喘之要药；紫苏子性主降，长于降肺气，化痰涎；桔梗宣肺，利咽，祛痰，排脓。

（王 菁）

第十三节 安神药

凡具安定神志功效，治疗心神不宁病证为主要作用的药物，称为安神药。

心藏神、肝藏魂，人体神志的变化与心、肝二脏的功能活动有密切关系。本类药主入心、肝经，具有重镇安神或养心安神之效，主要应用于心气虚、心血虚或心火旺盛以及其他原因所致的心神不宁，心悸怔忡，失眠多梦以及惊风，癫痫发狂等证的辅助药物。部分安神药又可用治热毒疮肿，肝阳眩晕，自汗盗汗，肠燥便秘，痰多咳喘等症。

使用安神药时，应针对神志不宁的病因、病机选择适宜的药物，并进行适当配伍。本类药物多属对症治标之品，特别是矿石类重镇安神药及有毒药物，只宜暂用，不可久服，应中病即止。矿石类安神药，如作丸散剂服用时，须配伍养胃健脾之品，以免伤胃耗气。

一、重镇安神药

重镇安神药多为矿石、化石类药物，具有质重沉降之性，重则镇，可去怯，故能重镇安神，平惊定志，平肝潜阳。主要用于心火炽盛，痰火扰心，惊吓所致的心神不宁，心悸失眠及惊痫，癫狂，肝阳上亢等证。

朱砂 Zhusha 《神农本草经》

为硫化物类矿物辰砂族辰砂，主含硫化汞（HgS）。为粒状或块状集合体，呈颗粒状或块片状，鲜红色或暗红色，条痕红色至褐红色，具光泽。气微，味淡。

【产地】主产于湖南、贵州等地。

【性味归经】甘，微寒；有毒。归心经。

【功效与主治】清心镇惊，安神，明目，解毒。用于心悸易惊，癫痫发狂，小儿惊风，为镇心、清火、安神定志之要药；失眠多梦；视物昏花；口疮，喉痹，疮疡肿毒。

【用法用量】0.1~0.5g，研末冲服，入丸散剂，不宜入煎剂。外用适量。

【使用注意】本品有毒，内服不可过量或持续服用，以免汞中毒。孕妇及肝肾功能不全者禁服。入药只宜生用，忌火煅。

【处方应付】写朱宝砂、镜面砂、辰砂、丹砂、贡朱砂、朱砂均付朱砂粉。

朱砂的毒性

朱砂主含硫化汞,有解毒防腐作用,外用可抑制或杀灭皮肤真菌和寄生虫。长期服用朱砂制剂可引起以神经衰弱综合征为主的慢性汞中毒、肝肾功能损害、性功能减退等。

龙骨 Longgu 《神农本草经》

为古代哺乳类动物象类、三趾马类、犀类、鹿类、牛类等骨骼的化石。又称白龙骨。呈骨骼状或不规则块状,表面白色、灰白色至淡棕色,断面不平坦,关节处膨大,断面有蜂窝状小孔。吸湿力强。无臭,无味。

【产地】 主产于山西、内蒙古、河南等地。

【性味归经】 甘、涩,平。归心、肝、肾、大肠经。

【功效与主治】 镇惊安神,敛汗固精,外用生肌敛疮。用于心悸易惊,失眠多梦;自汗盗汗,遗精,崩漏带下;溃疡久不收口,湿疮流水,阴囊湿痒等。

【用法用量】 15~30g,入汤剂宜先煎。外用适量。镇惊安神,敛汗固精多生用。生肌敛疮宜煅用。

【使用注意】 湿热积滞者不宜使用,本品宜置干燥容器内。

【处方应付】 写龙骨、五花龙骨、青花龙骨、土龙骨均付煅龙骨,写生龙骨付生龙骨。

▶ 课堂活动

朱砂和龙骨均属于重镇安神药,两者有何异同点?应用有哪些注意事项?

课堂活动 扫一扫,知答案

石决明 Shijueming 《名医别录》

为鲍科动物杂色鲍 *Haliotis diversicolor* Reeve、皱纹盘鲍 *Haliotis discus hannai* Ino、羊鲍 *Haliotis ovina* Gmelin、澳洲鲍 *Haliotis ruber*(Leach)、耳鲍 *Haliotis asinina* Linnaeus 或白鲍 *Haliotis Laevigata*(Donovan)的贝壳。表面有多数不规则的螺肋和细密生长线,内面光滑,具珍珠样彩色光泽。壳较厚,质坚硬,不易破碎。气微,味微咸。

【产地】 主产于安徽、广西、四川、浙江、广东等地。

【性味归经】 咸,寒。归肝经。

【功效与主治】 平肝潜阳,清肝明目。用于头痛眩晕;目赤翳障,视物昏花,青盲雀目。

【用法用量】 6~20g,先煎。

【处方应付】 写生石决明付生石决明;写石决明、煅石决明均付煅石决明;外用付煅石决明。

二、养心安神药

养心安神药多为植物的种子、种仁类药物,具有甘润滋养之性,故有滋养心肝,补血养阴,交通心肾等作用。主要用于阴血不足、心脾两虚、心肾不交等导致的心悸怔忡,虚烦不眠,健忘多梦等。

酸枣仁 Suanzaoren　《神农本草经》

为鼠李科植物酸枣 *Ziziphus jujuba* Mill. var. *spinosa*(Bunge)Hu ex H. F. Chou 的干燥成熟种子。呈扁圆形或扁椭圆形,表面紫红色或紫褐色,平滑有光泽,有的两面均呈圆隆状突起;有的一面较平坦,中间有 1 条隆起的纵线纹,另一面稍突起,富油性。气微,味淡。

【产地】主产于河北、陕西等地。

【性味归经】甘、酸,平。归肝、胆、心经。

【功效与主治】养心补肝,宁心安神,敛汗,生津。用于虚烦不眠,惊悸多梦为养心安神要药;体虚多汗;津伤口渴。

酸枣仁药材图

【用法用量】10~15g;研末吞服,每次 1.5~3g,睡前吞服。本品炒后质脆易碎,便于煎出有效成分,可增强疗效。

【处方应付】写枣仁、酸枣仁均付炒酸枣仁,写焦枣仁、焦酸枣仁均付焦酸枣仁,写生枣仁、生酸枣仁均付酸枣仁。

柏子仁 Baiziren　《神农本草经》

为柏科植物侧柏 *Platycladus orientalis*(L.)Franco 的干燥成熟种仁。呈长卵形或长椭圆形,表面黄白色或淡黄棕色,外包膜质内种皮,质软,富油性。气微香,味淡。

【产地】主产于全国大部分地区。

【性味归经】甘,平。归心、肾、大肠经。

【功效与主治】养心安神,润肠通便,止汗。用于阴血不足,虚烦失眠,心悸怔忡;肠燥便秘;阴虚盗汗。

柏子仁药材图

【用法用量】3~10g。大便溏者宜用柏子仁霜代替柏子仁。

【使用注意】便溏及多痰者慎用。

【处方应付】写柏子仁、柏仁均付柏子仁。

【鉴别用药】柏子仁、酸枣仁,二者均味甘性平,有养心安神之功,用治阴血不足、心神失养所致的心悸怔忡、失眠、健忘等症,常相须为用。但柏子仁质润多脂,能润肠通便而治肠燥便秘;酸枣仁安神作用较强,且味酸收敛止汗作用亦优,体虚自汗、盗汗较常选用。

其他安神药,见表 11-12。

表 11-12　其他安神药简表

分类	药名	性味	入药部位	功效	主治	用法用量
重镇安神药	磁石	咸,寒	矿石	镇惊安神,平肝潜阳,聪耳明目,纳气平喘	惊悸失眠;头晕目眩;视物昏花,耳鸣耳聋;肾虚气喘	9~30g,先煎
	琥珀	甘,平	树脂转化成的化石样物质	安神镇惊,活血散瘀,利尿通淋	心悸失眠,惊风癫痫;血瘀肿痛,经闭痛经,心腹刺痛,癥瘕积聚;热淋、石淋、血淋,癃闭等,尤其宜于血淋	1.5~3g。研末冲服,不入煎剂

续表

分类	药名	性味	入药部位	功效	主治	用法用量
养心安神药	远志	苦、辛，温	根	安神益智，交通心肾，祛痰，消肿	心肾不交引起的失眠多梦，健忘惊悸，神志恍惚；咳痰不爽；疮疡肿毒，乳房肿痛	3~10g
	合欢皮	甘，平	树皮	解郁安神，活血消肿	心神不安，忧郁失眠；肺痈，疮肿，跌仆伤痛	6~12g，外用适量，研末调敷

点滴积累 ∨

1. 安神药分类　安神药按其性能特点及功效主治分为重镇安神药与养心安神药。

2. 重镇安神药　朱砂专入心经，既可重镇安神，又能清心安神，为镇心、清火、安神定志之要药；龙骨既能安神，又能敛疮。

3. 养心安神药　酸枣仁养心阴，益肝血，为养心安神要药。

（王　菁）

第十四节　平肝息风药

凡具平息肝风或潜阳镇静功效，治疗肝阳上亢或肝风内动病证为主要作用的药物，称为平肝息风药。

本类药物皆入肝经，具有平肝潜阳、息风止痉之主要功效。主要用于治疗肝阳上亢、肝风内动的病证。部分药物又可用治心神不宁，目赤肿痛，呕吐，呃逆，喘息，血热出血以及风中经络之口眼㖞斜，痹痛等症。使用平肝息风药时，应根据引起肝阳上亢，肝风内动的病因、病机及兼证的不同，进行相应的配伍。

本类药物有性偏寒凉或性偏温燥之不同，故应注意使用。若脾虚慢惊者，不宜用寒凉之品；阴虚血亏者，忌温燥之品。

一、平肝潜阳药

凡以平抑肝阳为主要功效，治疗肝阳上亢证为主的药物，称为平肝潜阳药。本类药物多为质重之介类或矿石类药物，性偏寒凉，主入肝经。根据临床病证加以适当配伍。

牡蛎 Muli　《神农本草经》

为牡蛎科动物长牡蛎 *Ostrea gigas* Thunberg、大连湾牡蛎 *Ostrea talienwhanensis* Crosse 或近江牡蛎 *Ostrea rivularis* Gould 的贝壳。呈不规则片状、扁长圆形或扁卵形，外表面灰白色，层纹明显呈波状，断面层片状。气微，味微咸。

牡蛎药材图（1. 长牡蛎　2. 大连湾牡蛎　3. 近江牡蛎　4. 饮片）

【产地】主产于广东、辽宁、山东等地，我国沿海一带均有分布。

【性味归经】咸，微寒。归肝、胆、肾经。

【功效与主治】重镇安神，潜阳补阴，软坚散结。用于惊悸失眠；眩晕耳鸣；

瘰疬痰核,癥瘕痞块。煅牡蛎收敛固涩,制酸止痛。用于自汗盗汗,遗精滑精,崩漏带下;胃痛吞酸。

【用法用量】9~30g,宜先煎。收敛固涩宜煅用,其他宜生用。

【使用注意】虚寒证不宜服用。

【处方应付】写生牡蛎付生牡蛎,写牡蛎、煅牡蛎均付煅牡蛎。

赭石 Zheshi 《神农本草经》

为氧化物类矿物刚玉族赤铁矿,主含三氧化二铁(Fe_2O_3)。呈鲕状、豆状、肾状集合体,条痕樱红色或红棕色。一面多有圆形的突起,习称"钉头",另一面与突起相对应处有同样大小的凹窝。气微,味淡。

【产地】主产于山西、河北、河南、山东等地。

【性味归经】苦,寒。归肝、心、肺、胃经。

【功效与主治】平肝潜阳,重镇降逆,凉血止血。用于眩晕耳鸣;呕吐、噫气、呃逆、喘息;吐血、衄血、崩漏下血。

赭石药材图

【用法用量】9~30g,先煎。降逆、平肝宜生用,止血宜煅用。

【使用注意】孕妇慎用。

【处方应付】写赭石、代赭石、煅赭石均付煅赭石,写生赭石付赭石。

二、息风止痉药

凡以平息肝风为主要功效,治疗肝风内动、惊厥抽搐证为主的药物,称为息风止痉药。本类药物主入肝经。

羚羊角 Lingyangjiao 《神农本草经》

为牛科动物赛加羚羊 *Saiga tatarica* Linnaeus 的角,猎取后锯取其角,晒干。呈长圆锥形,类白色或黄白色,角的基部内有角柱,习称"骨塞"。除去骨塞后,角的下半段成空洞,全角呈半透明,对光透视,上半段中央有一条隐约可辨的细孔道直通角尖,习称"通天眼"。气微,味淡。

【产地】主产于新疆、青海、甘肃等地。

【性味归经】咸,寒。归肝、心经。

【功效与主治】平肝息风,清肝明目,散血解毒。用于肝风内动,惊痫抽搐,妊娠子痫,高热痉厥,癫痫发狂,为治惊痫抽搐之要药,尤宜于热极生风所致者;头痛眩晕,目赤翳障;温毒发斑,痈肿疮毒。

羚羊角药材图

【用法用量】1~3g,宜另煎2小时以上;磨汁或研粉服,每次0.3~0.6g。

知识链接

羚羊角及其伪劣品鉴别

我国羚羊角一直依赖进口,价格昂贵,远远不能满足临床需要,常常有伪品出现。伪品为山羊角刨片,呈不规则长方形薄皮,多曲折,淡黄白色,略透明,表明具有刨痕,一拉易断。隔汤炖汤蒸汁具有角腥味,味淡。尚有在角内灌铅粒、加入铁钉等,以增加重量,可检查骨塞是否松动,或用X光机检查。

牛黄 Niuhuang　《神农本草经》

本品为牛科动物牛 *Bos tuurus domesticus* Gmelin 的干燥胆结石。呈卵形、类球形、三角形,表面黄红色至棕黄色,有的表面挂有一层黑色光亮的薄膜,习称"乌金衣",断面金黄色,可见细密的同心层纹。气清香,味苦而后甘,有清凉感,嚼之易碎,不黏牙。

【产地】　主产于西北、华北、东北、西南等地区。

【性味归经】　甘,凉。归心、肝经。

【功效与主治】　清心,豁痰,开窍,凉肝,息风,解毒。用于热病神昏;中风痰迷;惊痫抽搐;癫痫发狂;咽喉肿痛,口舌生疮,痈肿疔疮。本品为清热、止痉、解毒要药。

牛黄药材图(1. 个子药材　2. 断面)

【用法用量】　0.15~0.35g,多入丸散用。外用适量,研末敷患处。

【使用注意】　孕妇慎用。

知识链接

牛黄及牛黄代用品

牛黄作为药物使用,在中国已有 2000 多年的历史。《神农本草经》中把它列为"上品"之药。 牛黄的珍贵,在于它来之不易。 牛黄是病牛体内的一种结石,牛得了这种结石症后,便会出现枯瘦、吃草少、喝水多、行走无力、眼睛发红失神等症状,最终会病死。 所以,一枚牛黄的获得,往往是以牺牲一头牛的生命为代价的。

著名的"中医三宝"安宫牛黄丸、紫雪丹、至宝丹,以及六神丸、牛黄上清丸、牛黄解毒丸等,都是以牛黄为主要成分的。 我国药典中以牛黄为原料的中成药品种多达 600 多种。 但是,由于我国天然牛黄资源匮乏,难以满足临床用药的需要,国家药品监督管理部门自 1972 年陆续批准了 3 个牛黄代用品,即人工牛黄、培植牛黄和体外培育牛黄,并对牛黄代用品的使用做出了相关规定。 现代人是通过在牛的胆囊植入异物(埋核)的手术方法,培育出"牛黄"的。

钩藤 Gouteng　《名医别录》

为茜草科植物钩藤 *Uncaria rhynchophylla* (Miq.) Miq. ex Havil. 、大叶钩藤 *Uncaria macrophylla* Wall. 、毛钩藤 *Uncaria hirsuta* Havil. 、华钩藤 *Uncaria sinensis* (Oliv.) Havil. 或无柄果钩藤 *Uncaria sessilifructus* Roxb. 的干燥带钩茎枝。呈圆柱形或类方柱形,表面红棕色至紫红色,多数枝节上对生两个向下弯曲的钩(不育花序梗),或仅一侧有钩,另一侧为突起的瘢痕。气微,味淡。

【产地】　主产于广西、广东、湖北、湖南等地区。

【性味归经】　甘,凉。归肝、心包经。

【功效与主治】　息风定惊,清热平肝。用于肝风内动,惊痫抽搐,高热惊厥,感冒夹惊,小儿惊啼,本品轻清透达,尤适应于小儿急惊风之证;妊娠子痫,头痛眩晕。

钩藤原植物及药材图

【用法用量】　3~12g,宜后下。

【处方应付】 写钩藤、双钩藤、嫩钩藤均付钩藤。

天麻 Tianma 《神农本草经》

为兰科植物天麻 *Gastrodia elata* Bl. 的干燥块茎。椭圆形或长条形,表面黄白色至黄棕色,顶端有红棕色至深棕色鹦嘴状的芽或残留茎基;另端有圆脐形瘢痕,断面角质样。气微,味甘。

【产地】 主产于四川、云南、贵州等省,东北及华北各地亦产。

【性味归经】 甘,平。归肝经。

天麻药材图
(1. 个子药材 2. 饮片)

【功效与主治】 息风止痉,平抑肝阳,祛风通络。用于小儿惊风,癫痫抽搐,破伤风,为治肝风内动常用之药,凡肝风内动、惊痫抽搐,不论寒热虚实,皆可配伍应用;头痛眩晕,手足不遂;肢体麻木,风湿痹痛。

【用法用量】 3~10g。

【处方应付】 写天麻、明天麻均付天麻。

知识链接

天麻的植物特点

天麻属食菌性草本植物,与菌共生,无根又无叶,全株不含叶绿素,不能进行光合作用,它靠食菌来维持生命。 天麻细胞中含有一种特殊的溶菌酶,可以把钻到体内的菌丝当食物消化、吸收,靠菌类把自己喂养长大。 天麻已被世界自然保护联盟评为易危物种,并被列入《濒危野生动植物物种国际贸易公约》的附录Ⅱ中,同时也被列入中国《国家重点保护野生植物名录(第二批)》中,为Ⅱ级保护植物。

地龙 Dilong 《神农本草经》

为钜蚓科动物参环毛蚓 *Pheretima aspergillum*(E. Perrier)、通俗环毛蚓 *Pheretima vulgaris* Chen、威廉环毛蚓 *Pheretima guillelmi*(Miehaelsen)或栉盲环毛蚓 *Pheretima pectinifera* Michaelsen 的干燥体。前一种习称"广地龙",后三种习称"沪地龙"。广地龙呈长条状薄片,背部棕褐色至紫灰色,第14~16环节为生殖带,习称"白颈"。气腥,味微咸。沪地龙背部棕褐色至黄褐色。

【产地】 主产于广东、广西、福建等地。

【性味归经】 咸,寒。归肝、脾、膀胱经。

【功效与主治】 清热定惊,通络,平喘,利尿。用于高热神昏,惊痫抽搐,本品性善走窜,有良好的息风止痉之效,为治痉挛抽搐之要药;关节痹痛,肢体麻木,半身不遂;肺热喘咳;水肿尿少。

【用法用量】 5~10g。

【处方应付】 写地龙、沪地龙、广地龙、土地龙、酒炒地龙、炙地龙、炒地龙均付制地龙,写生地龙付地龙。

全蝎 Quanxie 《蜀本草》

为钳蝎科动物东亚钳蝎 *Buthus martensii* Karsch 的干燥体。头胸部与前腹部呈扁长椭圆型,后腹部呈尾状,头胸部呈绿褐色,背面绿褐色,后腹部棕黄色,节上均有纵沟,末节有锐钩状毒刺,毒刺下方无距,气微腥,味咸。

【性味归经】 辛,平;有毒。归肝经。

【功效与主治】 息风镇痉,通络止痛,攻毒散结。用于肝风内动,痉挛抽搐,小儿惊风,中风口喝,半身不遂,破伤风,本品性善走窜,有良好的息风止痉之效,为治痉挛抽搐之要药;风湿顽痹,偏正头痛;疮疡,瘰疬。

【用法用量】 3~6g。

【使用注意】 孕妇禁用。

【处方应付】 写全虫、淡全蝎、全蝎均付全蝎。

知识链接

如何降低蝎毒的毒性?

蝎子产生的毒素称蝎毒,是一种类似蛇毒神经毒的蛋白质,能使呼吸麻痹,而经炮制后,可使毒蛋白凝固变性,从而达到降低毒性之目的。蝎毒具有广泛的药理学性质,具有抗肿瘤、抗炎、镇痛、抗癫痫、纤溶、抑制心率等药理作用。蝎毒的应用研究在我国发展很快,已经制成蝎毒注射粉剂、蝎毒口服胶囊和蝎毒药膏等多种制剂应用于临床。

中毒症状为:头痛、头晕、血压升高、溶血现象,严重时表现为血压下降,呼吸困难,紫绀,昏迷,呼吸麻痹而死亡。全蝎中毒救治方法:静滴10%葡萄糖酸钙10ml;10%水合氯醛保留灌肠;肌注阿托品1~2mg;静滴可的松100ml,同时注入抗组胺药物,防治低血压、肺水肿;亦可注入抗蝎毒血清,可迅速缓解中毒症状。中医治疗:金银花30g,半边莲9g,土茯苓、绿豆各15g,甘草9g,水煎服。

其他平肝息风药,见表11-13。

表 11-13 其他平肝息风药简表

分类	药名	入药部位	性味	功效	主治	用量
平肝潜阳药	蒺藜	成熟果实	辛、苦,微温;有小毒	平肝解郁,活血祛风,明目,止痒	胸胁胀痛,乳闭乳痈;头痛眩晕;目赤翳障;风疹瘙痒	6~10g
	珍珠母	贝壳	咸,寒	平肝潜阳,安神定惊,明目退翳	头痛眩晕,惊悸失眠,目赤翳障,视物昏花	10~25g,先煎
息风止痉药	蜈蚣	全体	辛,温;有毒	息风镇痉,通络止痛,攻毒散结	肝风内动,痉挛抽搐,小儿惊风,中风口喝,半身不遂,破伤风;风湿顽痹,偏正头痛;疮疡,瘰疬,蛇虫咬伤	3~5g
	僵蚕	全体	咸、辛,平	息风止痉,祛风止痛,化痰散结	肝风夹痰,惊痫抽搐,小儿急惊,破伤风,中风口喝;风热头痛,目赤咽痛,风疹瘙痒,发颐疔腮	5~10g

点滴积累 V

1. 平肝息风药 多具有寒凉之性，都归肝、心经，适用于肝阳上亢、头目眩晕，以及肝风内动、惊痫抽搐等症。

2. 平肝息风药使用注意 因药性偏于寒凉，脾虚慢惊者不宜使用，矿石介壳类质坚沉重，用量宜大，生用时应先煎，钩藤有效成分易被破坏，入汤剂应后下；全蝎为有毒之品，用量不宜过大。

3. 平肝息风药功效比较 羚羊角为治惊痫抽搐之要药，尤宜于热极生风所致者。牛黄为清热、止痉、解毒要药。钩藤轻清透达，尤适应于小儿急惊风之证。天麻为治肝风内动常用之药，凡肝风内动、惊痫抽搐，不论寒热虚实，皆可配伍应用。地龙、全蝎性善走窜，有良好的息风止痉之效，为治痉挛抽搐之要药。

（金晓艳）

第十五节 开窍药

凡具辛香走窜之性，有开窍醒神功效，治疗神昏窍闭病证为主要作用的药物，称为开窍药，又名芳香开窍药。

主要用治温病热陷心包、痰浊蒙蔽清窍之神昏谵语以及惊风、癫痫、中风等猝然昏厥、痉挛抽搐等。又可用治湿浊中阻、胸脘冷痛满闷；血瘀、气滞疼痛、经闭癥瘕；湿阻中焦、食少腹胀及目赤咽肿、痈疽疔疮等。

开窍药辛香走窜，为救急、治标之品，且能耗伤正气，故只宜暂服，不可久用；因本类药物性质辛香，其有效成分易于挥发，内服多不宜入煎剂，只入丸剂、散剂服用。

麝香 Shexiang 《神农本草经》

为鹿科动物林麝 *Moschus berezovskii* Flerov、马麝 *Moschus sifanicus* Przewalski 或原麝 *Moschus moschiferus* Linnaeus 的成熟雄体香囊中的干燥分泌物。割取香囊，阴干，习称"毛壳麝香"；剖开香囊，除去囊壳，习称"麝香仁"。毛壳麝香为扁圆形或类椭圆形的囊状体，内含颗粒状、粉末状的麝香仁和少量细毛及脱落的内层皮膜（习称"银皮"）。麝香仁野生者质软，油润，疏松；其中不规则圆球形或颗粒状者习称"当门子"。气香浓烈而特异，味微辣、微苦带咸。

【产地】主产于四川、西藏、云南等地。

【性味归经】辛，温。归心、脾经。

【功效与主治】开窍醒神，活血通经，消肿止痛。用于热病神昏，中风痰厥，气郁暴厥，中恶昏迷，本品走窜之性甚烈，有很强的开窍通闭、辟秽化浊作用，为醒神回苏之要药；经闭，癥瘕，难产死胎；胸痹心痛，心腹暴痛，跌打伤痛，痹痛麻木，痈肿瘰疬，咽喉肿痛。

麝香药材图
（A. 林麝 B. 马麝 C. 原麝）

【用法用量】0.03~0.1g，多入丸散用。外用适量。

【使用注意】孕妇禁用。

【处方应付】写麝香、寸香、元寸香、当门子均付麝香。

知识链接

麝香——"诸香之冠"

从香道上来讲，麝香属于中国古代四大香之一，中国四香为：沉香、檀香、龙涎香和麝香，都属于名贵香料。从医学上讲，麝香是雄麝的一种分泌物，干燥后呈颗粒状或块状，有特殊的香气，可以制成香料，也可以入药。麝香最大的特点在于强烈而持久的"香气"。"麝香"一词就取自它香气四射的特点，正如李时珍所说："麝之香气远射，故谓之麝"。

麝香不仅是名贵的中药材，也是天然高级香料。麝香不仅芳香宜人，而且香味持久，其扩散性和诱发力极强，具有特殊的柔和而优雅的香气，良好的提香作用和极佳的定香能力。而麝香是所有香料中最强烈、最耐久的一种，有"香之极"之称，被誉为"诸香之冠"。

石菖蒲 Shichangpu 《神农本草经》

为天南星科植物石菖蒲 *Acorus tatarinowii* Schott 的干燥根茎。呈扁圆柱形，表面棕褐色或灰棕色，有疏密不匀的环节，质硬，断面纤维性，类白色或微红色。气芳香，味苦、微辛。

【产地】主产于四川、浙江、江苏等地，秋冬二季采挖。

【性味归经】辛、苦，温。归心、胃经。

【功效与主治】开窍豁痰，醒神益智，化湿开胃。用于神昏癫痫，本品芳香走窜，不但有开窍醒神之功，且兼具化湿、豁痰、辟秽之效，擅治痰湿秽浊之邪蒙蔽清窍所致神志昏乱；健忘失眠，耳鸣耳聋；脘痞不饥，噤口下痢。

【用法用量】3~10g。

【处方应付】写菖蒲、石菖蒲、干菖蒲均付石菖蒲。

石菖蒲药材图
（1.个子药材
2.饮片）

▶▶ 课堂活动

石菖蒲、九节菖蒲、水菖蒲的异同点？

课堂活动 扫一扫，知答案

冰片 Bingpian （合成龙脑）《新修本草》

本品为无色透明或白色半透明的片状松脆结晶。气清香，味辛、凉；在水中几乎不溶，具挥发性，点燃发生浓烟，并有带光的火焰。

【产地】主产于广东、广西、云南、贵州等地。

【性味归经】辛、苦，微寒。归心、脾、肺经。

【功效与主治】开窍醒神，清热止痛。用于热病神昏、惊厥，中风痰厥，气郁暴厥，中恶昏迷；胸痹心痛，目赤，口疮，咽喉肿痛，耳道流脓。

冰片药材图

【用法用量】0.15~0.3g，入丸散用。外用研粉点敷患处。

【使用注意】孕妇慎用。

【处方应付】 写冰片付冰片。

课堂活动 扫一扫,知答案

▶ 课题活动

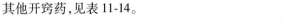

　　天然冰片、艾片和机制冰片的区别?

　　其他开窍药,见表 11-14。

表 11-14　其他开窍药简表

药名	入药部位	性味	功效	主治	用法用量
苏合香	香树脂	辛,温	开窍,辟秽,止痛	中风痰厥,猝然昏倒;胸痹心痛,胸腹冷痛;惊痫	0.3~1g,宜入丸散服
安息香	树脂	辛,苦,平	开窍醒神,行气活血,止痛	中风痰厥,气郁暴厥,中恶昏迷;心腹疼痛,产后血晕,小儿惊风	0.6~1.5g,宜入丸散用

点滴积累 ∨

1. 开窍药　以开窍醒神为主要作用,可用于寒、热、痰浊内闭心窍所致的神志昏迷,属于急救药品。

2. 开窍药功效比较　开窍醒神作用,以麝香、苏合香为最强,冰片、安息香次之,石菖蒲最弱。

3. 开窍药使用注意　开窍药是治标之品,对于各种病因,须选相应药物进行治疗,只可暂用,不宜久服,久服易伤元气。

（金晓艳）

第十六节　补虚药

　　凡具补益正气,增强体质,提高抗病能力功效,治疗虚证为主要作用的药物,称为补虚药,亦称补养药或补益药。

　　补虚药能够补益人体气血阴阳的不足,增强机体的活动功能。根据其功效及适应证的不同,分为补气药、补阳药、补血药、补阴药四类。补虚药主治虚证。配伍祛邪药,可用于邪盛正衰或正气虚弱而病邪未尽的证候,以起到"扶正祛邪"的作用,达到邪去正复的目的。

　　虚证一般病程较长,补虚药宜作蜜丸、煎膏(膏滋)、片剂、口服液、颗粒剂或酒剂等,以便保存和服用。应用补虚药忌"误补益疾"或"闭门留寇"。对极虚病人宜渐补而不宜骤补。

一、补气药

　　具有补气功效,用以治疗气虚证的药物,称为补气药,或称益气药。

　　补气药以补益脾、肺之气为主要功效,可用于脾气虚之神疲乏力,食欲不振,脘腹虚胀或便溏,浮肿,脏器下垂等;肺气虚之少气懒言,声音低微及喘咳,虚汗等。又因补气药尚有补元气,益气生血,益气生津,益气摄血,扶正祛邪等作用,因此分别还可用于气虚欲脱,血虚,失血,津亏阴伤诸证。

使用补气药应注意的是:不可乱用于邪气实而正不虚者,以免"误补益疾"。对不同的气虚证,应准确选用相适宜的补气药。又因补气药多为味甘壅中、助湿、碍气之品,湿盛中满者应慎用,必要时当辅以理气除湿之药。

人参 Renshen 《神农本草经》

为五加科植物人参*Panax ginseng* C. A. Mey. 的干燥根和根茎。栽培品习称"园参";播种在山林野生状态下自然生长的称"林下山参",习称"仔海"。野生品习称"山参"。鲜人参加工成不同规格的商品,主要有生晒参、红参、白参(糖参)。生晒参主根纺锤形或圆柱形,表面灰黄色,上部有断续环纹及明显纵皱纹,质较硬,断面淡黄白色,形成层环棕黄色,皮部有棕色点状树脂道和放射状裂隙。香气特异,味微苦、甘。

【产地】主产于吉林、辽宁、黑龙江等省。

【性味归经】甘、微苦,微温。归脾、肺、心、肾经。

人参药材图
(1. 生晒参
2. 红参
3. 鲜园参
4. 生晒参饮片
5. 林下参)

【功效与主治】大补元气,复脉固脱,补脾益肺,生津养血,安神益智。用于体虚欲脱,本品重在大补元气,以壮生命之本,为治虚劳内伤第一要药;肢冷脉微;脾虚食少,肺虚喘咳;津伤口渴,内热消渴,气血亏虚,久病虚羸;惊悸失眠,阳痿宫冷。

【用法用量】3~9g,另煎兑服;也可研粉吞服,一次2g,一日2次。

【使用注意】实证、热证而正气不虚者忌服。反藜芦,畏五灵脂。服人参时不宜吃萝卜或喝茶,否则会影响其补气之力。

【处方应付】写人参、生晒参均付人参,写红参付红参,写糖参付糖参,写野山参付生晒山参。

知识链接

人参的常见伪品

人参作为一味贵重药材,以假乱真的现象很多,常见的伪品有:茄科植物华山参的根,呈棕褐色,顶端有一至数个根茎,质硬脆,断面有细密的放射状纹理,味微苦,稍有麻舌感,有毒性,服用后常常引起中毒;豆科植物豇豆的根,呈纺锤状,少分支,略扁曲,无芦碗,表面呈棕褐色,有横向浅色皮孔和纹沟,外表剥离后呈现纤维性,横断面略呈1~2层棕色环,味略有豆腥气;商陆科植物商陆的根,呈圆柱形,少分支,较饱满肥大,红棕色,上端残留圆柱形茎,中空,横断面有多层明显淡棕色同心环纹,味微甜后苦,久嚼麻舌,生用有毒。

党参 Dangshen 《增订本草备要》

为桔梗科植物党参 *Codonopsis pilosula*(Franch.)Nannf.、素花党参 *Codonopsis pilosula* Nannf. var. *modesta*(Nannf.)L. T. Shen、川党参 *Codonopsis tangshen* Oliv. 的干燥根。呈长圆柱形,表面灰黄色、黄棕色至灰棕色,根头部有多数疣状突起的茎痕及芽,习称"狮子盘头",支根断落处

常有黑褐色胶状物,断面皮部淡黄白色或淡棕色,木质部淡黄色呈"菊花心"状。有特殊香气,味微甜。

【产地】 主产于山西、陕西、甘肃、四川等省及东北各地。

【性味归经】 甘、平,归脾、肺经。

党参药材图

【功效与主治】 健脾益肺,养血生津。用于脾肺气虚,食少便溏,咳嗽虚喘,食少倦怠;气血不足,面色萎黄,心悸气短,伤津口渴,内热消渴。

【用法用量】 9~30g。

【使用注意】 不宜与藜芦同用。

【处方应付】 写党参、潞党参、台党、文元党均付党参,写炒党参付炒党参。

课堂活动 扫一扫,知答案

▶ 课堂活动

　　人参、党参与太子参均能补脾益肺,生津止渴,有何区别?

黄芪 Huangqi 《神农本草经》

为豆科多年生草本植物蒙古黄芪 *Astragalus membranaceus*(Fisch.)Bge. var. *mongholicus*(Bge.)Hsiao 和膜荚黄芪 *Astragalus membranaceus*(Fisch.)Bge. 的干燥根。呈圆柱形,表面淡棕黄色或淡棕褐色,质硬而韧,不易折断,断面纤维性强,有菊花心。气微,味微甜,嚼之微有豆腥味。

【产地】 产于内蒙古、山西、甘肃、黑龙江等地。

【性味归经】 甘,微温。归肺、脾经。

黄芪药材图(1. 个子药材 2. 饮片)

【功效与主治】 补气升阳,固表止汗,利水消肿,生津养血,行滞通痹,托毒排脓,敛疮生肌。用于气虚乏力,食少便溏,中气下陷,久泻脱肛,便血崩漏;表虚自汗;气虚水肿;内热消渴,血虚萎黄;半身不遂,痹痛麻木;痈疽难溃,久溃不敛。

【用法用量】 9~30g。炙黄芪长于补益中气,故补气升阳炙用,固表、利水等当生用。

【使用注意】 表实邪盛,内有积滞,阴虚阳亢,疮疡阳证实证,均不宜用。

【处方应付】 写黄芪、黄耆、绵黄芪、绵芪均付黄芪,写炙黄芪、蜜黄芪均付炙黄芪。

课堂活动 扫一扫,知答案

▶ 课堂活动

　　黄芪与连翘均被称为"疮家要药",有何区别?

白术 Baizhu 《神农本草经》

为菊科植物白术 *Atractylodes macrocephala* Koidz. 的干燥根茎。呈不规则的肥厚团块,表面灰黄色或灰棕色,生晒术断面外圈皮部黄白色,中间木部淡黄色或淡棕色;烘术断面较深,角质,气清香,味甜、微辛,嚼之略带黏性。

【产地】 主产于浙江、安徽、湖北等省。

【性味归经】 苦、甘,温,归脾、胃经。

白术原植物及药材图

【功效与主治】补气健脾,燥湿利水,止汗,安胎。用于脾虚食少,为补气健脾第一要药;腹胀久泻,痰饮眩悸,水肿;自汗;胎动不安,为补气安胎的要药。

【用法用量】6~12g。白术燥湿利水宜生用,补气健脾宜炒用,健脾止泻宜炒焦用。

【处方应付】写白术、于术、冬术、炒白术、焦白术均付麸炒白术,写生白术付生白术,写土炒白术付土炒白术。

▶▶ 课堂活动

白术、苍术来源接近,均为脾胃要药而理脾祛湿,有何区别?

课堂活动 扫一扫,知答案

山药 Shanyao 《神农本草经》

为薯蓣科植物薯蓣 *Dioscorea opposita* Thunb. 的干燥根茎。有"毛山药"和"光山药"两种不同规格。毛山药略呈圆柱形,表面黄白色或棕黄色,两头不整齐,断面白色,颗粒状,粉性。气微,味淡,微酸,嚼之发黏。光山药,呈圆柱形,两端平齐,表面光滑,白色或黄白色。

【产地】主要分布于河南、河北、广西等地。

【性味归经】甘,平。归脾、肺、肾经。

【功效与主治】补脾养胃,生津益肺,补肾涩精。用于脾虚食少,久泻不止;肺虚咳喘;肾虚遗精;带下,尿频,虚热消渴。麸炒山药补脾健胃,用于脾虚食少,白带过多。

【用法用量】15~30g。生山药长于养阴,炒山药长于止泻,故补阴生津用生品,脾虚腹泻炒用。

【处方应付】写山药、生山药、光山药、淮山药、薯蓣均付山药,写炒山药、麸炒山药均付麸炒山药,写土炒山药付土炒山药。

甘草 Gancao 《神农本草经》

为豆科植物甘草 *Glycyrrhiza uralensis* Fisch.、胀果甘草 *Glycyrrhiza inflata* Bat.、光果甘草 *Glycyrrhiza glabra* L. 的干燥根及根茎。根呈圆柱形,表面红棕色或灰棕色,断面具明显的放射状射线("菊花心")。根茎断面中央有髓。气微,味甜而特殊。

【产地】主产于内蒙古、甘肃、新疆等地。

【性味归经】甘,平。归心、肺、脾、胃经。

甘草药材图(A.甘草饮片 B.炙甘草)

【功效与主治】补脾益气,清热解毒,祛痰止咳,缓急止痛,调和诸药。用于脾胃虚弱,倦怠乏力,心悸气短;咳嗽痰多;痈肿疮毒;脘腹、四肢挛急疼痛;缓解药物毒性和烈性。

【用法用量】2~10g。

【使用注意】湿盛胀满、水肿者不宜用。不宜与海藻、京大戟、红大戟、甘遂、芫花同用。久服较大剂量的生甘草,可引起水肿等症。

【处方应付】写甘草、粉甘草、生甘草均付甘草,写炙甘草、蜜甘草、蜜炙甘草均付炙甘草。

二、补阳药

具有温补人体阳气，用于治疗阳虚诸证，尤以治疗肾阳虚衰为主要功效的药物，叫做补阳药。以温补肾阳为主要功效。

主要适用于肾阳不足的畏寒肢冷，腰膝酸软，性欲淡漠，阳痿早泄，宫冷不孕，尿频遗尿；肾阳虚而不能纳气的呼多吸少，咳嗽喘促；肾阳衰微，火不生土，脾失温运的腹中冷痛，黎明泄泻；肾阳虚而精髓亦虚的眩晕耳鸣，须发早白，筋骨痿软，小儿发育不良，囟门不合，齿迟行迟；肾阳虚而气化不利的水泛浮肿，下元虚冷，冲任失调，崩漏不止，带下清稀；心肾阳虚的心悸，脉微等。

因补阳药性多温燥，易助火伤阴，故阴虚火旺者不宜使用。

鹿茸 Lurong 《神农本草经》

为鹿科动物梅花鹿 *Cervus nippon* Temminck 或马鹿 *Cervus elaphus* Linnaeus 的雄鹿未骨化密生茸毛的幼角。前者习称"花鹿茸"，后者习称"马鹿茸"。花鹿茸呈圆柱状分枝，具一个分枝者习称"二杠"，主枝习称"大挺"，侧枝习称"门庄"。外皮红棕色或棕色，多光润，表面密生红黄色或棕黄色细茸毛，上端较密，下端较疏。具二个分枝者，习称"三岔"。体轻。气微腥，味微咸。马鹿茸较花鹿茸粗大，分枝较多，侧枝一个者习称"单门"，二个者习称"莲花"，三个者习称"三岔"，四个者习称"四岔"或更多。

【产地】梅花鹿、马鹿是我国主要的茸用鹿。梅花鹿主产于吉林、辽宁；马鹿主产于黑龙江、吉林、青海、新疆、四川等省区。

【性味归经】甘、咸，温。归肾、肝经。

【功效与主治】壮肾阳，益精血，强筋骨，调冲任，托疮毒。用于肾阳不足，为肾阳不足，精血亏虚所致诸证之要药，滋补强壮之佳品；精血亏虚；阳痿滑精，宫寒不孕，羸瘦，神疲，畏寒，眩晕，耳鸣，耳聋，腰脊冷痛，筋骨痿软，崩漏带下；阴疽不敛。

鹿茸药材图(1. 一棵葱　2. 二杠茸　3. 砍茸　4. 三叉茸　5～7. 鹿茸片)

【用法用量】1～2g，研末冲服，或入丸散，随方配制。

【使用注意】宜从小量开始，缓缓增加，取"大虚缓补"之义。如骤用大量，易致阳升风动、头晕目赤,或助火动血,而致鼻衄。凡阴虚阳亢、血分有热、胃火炽盛或肺有痰热以及外感热病者,均应忌服。

【处方应付】 写鹿茸片、血片均付鹿茸片,写鹿角、鹿角片均付鹿角,写鹿角胶付鹿角胶,写鹿角霜付鹿角霜。

【附药】 鹿角:为已成长骨化的角。补肾助阳的作用与鹿茸相似而药力薄弱,可以作为鹿茸的代用品。兼能活血散瘀消肿。

鹿角胶:为鹿角经水煎熬浓缩而成的固体胶。效似鹿茸而温壮肾阳之力较逊,善于益精血,止血,多用于肾阳虚弱,精血不足,虚劳羸瘦及吐血,衄血,崩漏,尿血等属于虚寒者。亦可用于阴疽。

鹿角霜:为鹿角熬膏后所存残渣。温补之力均较弱,且兼涩性,故多用于崩漏带下,尿频失禁及肾阳虚而不耐峻补者;外用能止血敛疮,可用于创伤出血,疮疡久不愈合之证。

补骨脂 Buguzhi 《药性论》

为豆科植物补骨脂 *Psoralea corylifolia* L. 的干燥成熟果实。呈肾形,表面黑色、黑褐色或灰褐色,具细微网状皱纹。气香,味辛、微苦。

【产地】 产于云南(西双版纳)、四川金沙江河谷。

【性味归经】 辛、苦,温。归肾、脾经。

【功效与主治】 温肾助阳,纳气平喘,温脾止泻;外用消风祛斑。用于肾阳不足,阳痿遗精,遗尿尿频,腰膝冷痛;肾虚作喘;五更泄泻。外用还可治白癜风,斑秃。

【用法用量】 6~10g。外用研末用酒浸制成 20%~30%酊剂涂局部。

【使用注意】 阴虚火旺及大便秘结者忌服。

【处方应付】 写补骨脂、破故纸、故纸、炒补骨脂均付盐补骨脂;写生补骨脂付补骨脂。

淫羊藿 Yinyanghuo 《神农本草经》

为小檗科植物淫羊藿 *Epimedium brevicornu* Maxim. 、箭叶淫羊藿 *Epimedium sagittatum* (Sieb. et Zucc.) Maxim. 、柔毛淫羊藿 *Epimedium pubescens* Maxim. 、朝鲜淫羊藿 *Epimedium koreanum* Nakai 的干燥叶。药材为三出复叶,以色青绿、无枝梗、叶完整不碎者为佳。

【产地】 中国陕西、甘肃、山西、河南、青海、湖北、四川等地区均有栽培。

【性味归经】 辛、甘,温,归肝、肾经。

【功效与主治】 补肾阳,强筋骨,祛风湿。用于肾阳虚的阳衰,阳痿遗精,为肾虚阳痿、风湿痹痛要药;筋骨痿软;风湿痹痛,麻木拘挛。

【用法用量】 6~10g。

【使用注意】 阴虚火旺者不宜服。

【处方应付】 写淫羊藿、仙灵脾均付淫羊藿,写炙淫羊藿、炙仙灵脾均付炙淫羊藿。

续断 Xuduan 《神农本草经》

为川续断科植物川续断 *Dipsacus asper* Wall. ex Henry 的干燥根。呈长圆柱形,外表灰褐色或棕褐色,全体有明显扭曲的纵皱及沟纹,断面不平坦,皮部外缘呈褐色,内呈黑绿色或棕色,木部黄色呈放射状花纹。气微香,味苦、微甜而后涩。

【产地】产于江西、湖北、湖南、广西、四川、贵州、云南、西藏、湖北等地区。

【性味归经】苦、甘、辛,微温。归肝、肾经。

【功效与主治】补肝肾,强筋骨,续折伤,止崩漏。用于肝肾不足,因善治血脉伤损,接续筋骨断折而名续断,为通气血,强筋骨的要药;腰痛脚弱;风湿痹痛及跌仆损伤,筋伤骨折。盐续断多用于腰膝酸软。

【用法用量】9~15g。

【使用注意】服药发生过敏性红斑的患者应立即停药。风湿热痹者忌服。

【处方应付】写川断、川续断、续断均付续断,写盐续断、盐川断均付盐续断。

杜仲 Duzhong 《神农本草经》

为杜仲科植物杜仲 *Eucommia ulmoides* Oliv. 的干燥树皮。呈板片状或两边稍向内卷,外表面淡棕色或灰褐色,内表面暗紫色,质脆,易折断,断面有细密、银白色、富弹性的橡胶丝相连。气微,味稍苦。

【产地】主产于湖北、四川、贵州、云南、陕西等省。

【性味归经】甘,温。归肝、肾经。

杜仲原植物图

【功效与主治】补肝肾,强筋骨,安胎。用于肝肾不足;腰膝酸,筋骨无力,为治肝肾不足,腰膝酸软的要药;头晕目眩,妊娠漏血,胎动不安。

【用法用量】6~10g。

【处方应付】写杜仲、川杜仲、盐杜仲、炒杜仲均付盐杜仲,写生杜仲付生杜仲。

菟丝子 Tusizi 《神农本草经》

为旋花科植物南方菟丝子 *Cuscuta australis* R. Br 或菟丝子 *Cuscuta chinensis* Lam. 的干燥成熟种子。呈类球形,表面灰棕色至棕褐色,质坚实,不易以指甲压碎。气微,味淡。用开水浸泡,表面有黏性,加热煮至种皮破裂时露出白色卷旋状的胚,形如吐丝。

【产地】分布于中国华北、华东、中南、西北及西南各省区。

【性味归经】辛、甘,平。归肝、肾、脾经。

【功效与主治】补益肝肾,固精缩尿,安胎,明目,止泻;外用消风祛斑。用于肝肾不足;腰膝酸软,阳痿遗精,遗尿尿频;肾虚胎漏,胎动不安,目昏耳鸣,脾肾虚泻。浸酒外搽治疗白癜风。

【用法用量】6~12g。多用盐水炙用,取咸能入肾。外用适量。

【使用注意】阴虚火旺、大便秘结、小便短赤者不宜应用。

【处方应付】写菟丝子、吐丝子均付菟丝子,写盐菟丝子付盐菟丝子。

三、补血药

凡具补肝养心或益脾,滋生血液功效,治疗血虚证为主要作用的药物,称为补血药。适用于心肝血虚所致的面色萎黄,唇爪苍白,眩晕耳鸣,心悸怔忡,失眠健忘或月经愆期、量少色淡,甚至经闭,脉细弱等。本类药物多滋腻黏滞,妨碍运化。故凡湿滞脾胃,脘腹胀满,食少便溏者应慎用。必要时,可配伍健脾消食药,以助运化。

当归 Danggui 《神农本草经》

为伞形科植物当归 *Angelica sinensis* (Oliv.) Diels 的干燥根。略呈圆柱形,根头称"归头",主根称"归身",支根称"归尾"。表面浅棕色至棕褐色,有纵皱纹及横长皮孔,质柔韧,断面皮部有多数棕色点状分泌腔。有浓郁的香气,味甘、辛、微苦。柴性大、干枯无油或断面呈绿褐色者不可供药用。

【产地】 主产于甘肃岷县、武都、漳县等。

【性味归经】 甘、辛,温。归肝、心、脾经。

【功效与主治】 补血活血,调经止血,润肠通便。用于血虚面色萎黄,眩晕心悸,为补血要药,妇科要药,有"血中圣药"之称;月经不调,经闭痛经,虚寒腹痛,风湿痹痛,跌仆损伤;痈疽疮疡,肠燥便秘。酒当归活血通经,用于经闭痛经,风湿痹痛,跌仆损伤。

当归药材图
(1. 个子药材
2. 饮片)

【用法用量】 6~12g。为加强活血作用则酒炒用。通常补血用当归身,活血用当归尾,和血(补血活血)用全当归。

【使用注意】 湿盛中满,大便溏泄者忌服。

【处方应付】 写当归、西当归、全当归均付全当归,写当归身付当归身,写当归尾付当归尾,写酒当归付酒炒当归,写当归炭付当归炭。

熟地黄 Shudihuang 《本草拾遗》

为玄参科植物地黄 *Rehmannia glutinosa* Libosch. 的块根经加黄酒拌蒸至内外色黑、油润,或直接蒸至黑润而成。表面乌黑发亮,质滋润而柔软,易黏连。味甜,或微有酒气。

【产地】 主产于河南省温县、博爱、武陟等县。

【性味归经】 甘,微温。归肝、肾经。

【功效与主治】 补血滋阴,益精填髓。用于血虚面色萎黄,心悸怔忡,月经不调,崩漏下血;肝肾阴虚,腰膝酸软,骨蒸潮热,盗汗遗精,内热消渴,眩晕耳鸣,须发早白。为温补精血之要药。

熟地黄药材图

【用法用量】 9~15g。

【使用注意】 质黏腻,易阻碍气机,凡气滞痰多,脘腹胀满,食少便溏等忌服。

【处方应付】 写熟地黄、熟地、酒熟地黄均付熟地黄,写熟地炭、熟地黄炭均付熟地黄炭。

▶▶ 课堂活动

鲜地黄、生地黄、熟地黄的来源是什么?比较生地黄和熟地黄的功效应用异同点。

课堂活动 扫一扫,知答案

白芍 Baishao 《神农本草经》

为毛茛科植物芍药 *Paeonia lactiflora* Pall. 的干燥根。呈圆柱形,两端平截。表面类白色或淡红棕色,质坚实,不易折断,断面类白色或微带红棕色,角质样,形成层环明显。气微,味微苦、酸。

【**产地**】产于湖南、广西、贵州、云南、四川和西藏等省区。

【**性味归经**】苦、酸,微寒。归肝、脾经。

【**功效与主治**】养血调经,敛阴止汗,柔肝止痛,平抑肝阳。用于血虚面色萎黄,月经不调;自汗,盗汗;胁痛,腹痛,四肢挛痛,为平肝柔肝的要药;头晕目眩。

【**用法用量**】6~15g。

白芍药材图
(1. 个子药材
2. 饮片)

【**使用注意**】不宜与藜芦同用。

【**处方应付**】写白芍、杭白芍、亳芍、白芍药、炒芍药、炒白芍均付炒白芍,写麸炒白芍付麸炒白芍,写酒白芍付酒白芍,写生白芍、生芍药均付生白芍。

▶▶ **课堂活动**

赤芍和白芍功效上有何异同?

课堂活动 扫一
扫,知答案

何首乌 Heshouwu 《日华子本草》

为蓼科植物何首乌 *Polygonum multiflorum* Thunb. 的干燥块根。呈团块状或不规则纺锤形,表面红棕色,体重质坚实,不易折断,断面浅黄棕色或浅红棕色,显粉性,皮部有 4~11 个类圆形异形维管束环列,形成云锦状花纹。气微,味微苦而甘涩。

【**产地**】我国大部分地区有出产。

【**性味归经**】生何首乌苦、甘、涩,微温。归肝、心、肾经。制何首乌苦、甘、涩,微温。归肝、心、肾经。

【**功效与主治**】生何首乌解毒,消痈,截疟,润肠通便。用于疮痈;瘰疬,风疹瘙痒;久疟体虚;肠燥便秘。制何首乌补肝肾,益精血,乌须发,强筋骨,化浊降脂。用于血虚面色萎黄,眩晕耳鸣,须发早白,腰膝酸软,肢体麻木,崩漏带下,高脂血症。

【**用法用量**】生何首乌 3~6g;制何首乌 6~12g。

【**使用注意**】大便溏泄及痰湿较重者不宜用。

【**处方应付**】写首乌、制何首乌、何首乌、制首乌均付制何首乌,写生首乌、生何首乌均付生何首乌。

四、补阴药

凡能补阴、滋液、润燥,用于治疗阴液亏虚证为主的药物,称为补阴药。

本类药物以治疗阴虚证为主要功效,分别适用于最常见的肺、胃及肝、肾阴虚。通常肺阴虚多见干咳少痰,咳血,口燥咽干等;胃阴虚多见舌红少苔,津少口渴或见呕哕嘈杂,大便燥结等;肝阴虚多见眩晕目涩,少寐多梦或有震颤等;肾阴虚多见腰膝酸软,手足心热,眩晕耳鸣,遗精或潮热盗汗等。

补阴药甘寒滋腻,凡脾胃虚弱,痰湿内阻,腹满便溏者不宜用。

北沙参 Beishashen 《本草汇言》

为伞形科植物珊瑚菜 *Glehnia littoralis* Fr. Schmidt ex Miq. 的干燥根。呈细长圆柱形,表面淡黄白色,质坚硬而脆,易折断,断面皮部浅黄白色,木部黄色。气特异,味微甘。

【产地】主产于山东、河北、辽宁、内蒙古等地。

【性味归经】甘、微苦，微寒。归肺、胃经。

【功效与主治】养阴清肺，益胃生津。用于肺热咳嗽，劳咳痰血；胃阴不足，热病伤津，咽干口渴。为养阴清热的要药。

【用法用量】5~12g。

【使用注意】不宜与藜芦同用。

【处方应付】写沙参、北沙参、莱阳参、北条参、细条参、银条参均付北沙参。

北沙参药材图
（1. 个子药材
2. 饮片）

▶▶ 课堂活动

北沙参和南沙参的异同点？

课堂活动 扫一扫,知答案

百合 Baihe 《神农本草经》

为百合科植物卷丹 *Lilium lancifolium* Thunb. 、百合 *Lilium brownii* F. E. Brown var. *viridulum* Baker 或细叶百合 *Lilium pumilum* DC. 的干燥肉质鳞叶。呈长椭圆形鳞片，边缘薄，微向内弯曲。表面黄白色至淡棕黄色，角质样，半透明，质硬而脆。气微，味微苦。

【产地】全国各地均产。

【性味归经】甘，寒。归心、肺经。

【功效与主治】养阴润肺，清心安神。用于阴虚燥嗽，劳嗽咳血；虚烦惊悸，失眠多梦，精神恍惚。

【用法用量】6~12g。百合清心宜生用，润肺蜜炙用。

【使用注意】风寒咳嗽，中寒便溏者忌服。

【处方应付】写百合、川百合均付百合，写炙百合、蜜百合均付蜜炙百合。

麦冬 Maidong 《神农本草经》

为百合科植物麦冬 *Ophiopogon japonicus*（L. f）Ker-Gawl. 的干燥块根。呈纺锤形，两端略尖，表面淡黄色或灰黄色，质柔韧，断面黄白色，半透明，中柱细小。气微香，味甘、微苦。

【产地】主产于四川、浙江、江苏等地。

【性味归经】甘、微苦，微寒。归心、肺、胃经。

【功效与主治】养阴生津，润肺清心。用于肺燥干咳，阴虚劳嗽，喉痹咽痛，津伤口渴，内热消渴，为治阴虚有热，热病伤阴的要药；心烦失眠，肠燥便秘。

麦冬药材图

【用法用量】6~12g。

【使用注意】风寒咳嗽，虚寒便溏者忌用。

【处方应付】写杭寸冬、麦门冬、寸冬、川麦冬、麦冬均付麦冬，写朱麦冬付朱砂拌麦冬。

【鉴别用药】麦冬、天冬，二者均能滋阴清肺，润燥生津，用治肺热阴虚的燥咳、干咳少痰或劳嗽咳血、咽干音哑；热病伤阴津、舌干口渴或津亏消渴；阴虚津亏、肠燥便秘等证。麦冬寒润之力较弱，滋腻性小，偏于养胃生津、润肺与清心除烦。天冬寒润之力强于麦冬，滋腻性大，长于滋肾阴而清降虚火。

枸杞子 Gouqizi 《神农本草经》

为茄科植物宁夏枸杞 *Lycium barbarum* L. 的干燥成熟果实。呈纺锤形或椭圆形,表面红色或暗红色,顶端有小凸起状花柱痕迹,基部有白色的果梗痕。质柔软而滋润。气微,味甜。

【产地】 主产于宁夏、内蒙古、新疆、陕西、甘肃等地,以宁夏中卫、中宁所产为著名道地药材。

【性味归经】 甘,平。归肝、肾经。

【功效与主治】 滋补肝肾,益精明目。用于虚劳津亏,腰膝酸痛,眩晕耳鸣;阳痿遗精,内热消渴,面色萎黄,目昏不明。

【用法用量】 6~12g。

【使用注意】 脾虚有湿及便溏者忌用。

【处方应付】 写枸杞子、甘枸杞、枸杞果、甘杞子均付枸杞子。

枸杞子药材图

龟甲 Guijia 《神农本草经》

为龟科动物乌龟 *Chinemys reevesii* (Gray)的背甲及腹甲。腹甲呈板片状,外表面淡黄棕色至棕色,内表面黄白色至灰白色,有的略带血迹或残肉,称"血板",背甲及腹甲由甲桥相连,背甲稍长于腹甲。气微腥,味微咸。

【产地】 主要分布于江苏、上海、浙江、安徽、湖北、广西等地。

【性味归经】 甘、咸、微寒。归肝、肾、心经。

【功效与主治】 滋阴潜阳,益肾健骨,养血补心,固精止崩。用于阴虚潮热,骨蒸盗汗,头晕目眩,虚风内动,为治阴虚阳亢的要药;筋骨痿软;心虚健忘;崩漏经多。

龟甲药材图(1. 背甲 2. 腹甲 3. 饮片)

【用法用量】 先煎,9~24g。

【处方应付】 写龟板、炙龟板、龟甲、炙龟甲、制龟板均付醋龟甲;写生龟甲付龟甲。

鳖甲 Biejia 《神农本草经》

为鳖科动物鳖 *Trionyx sinensis* Wiegmann 的背甲。呈椭圆形或卵圆形,外表面灰褐色或黑绿色,密布网状细皱纹,内表面类白色,中部有突起的脊椎骨,质坚硬,易自骨板衔接缝断裂。气微腥,味淡。

【产地】 主产于湖北、安徽、江苏、河南、湖南、浙江、江西等地。

【性味归经】 咸、微寒。归肝、肾经。

【功效与主治】 滋阴潜阳,退热除蒸,软坚散结。用于阴虚发热,阴虚阳亢,头晕目眩,虚风内动,为治阴虚发热的要药;癥瘕积聚,久疟疟母等。

鳖甲药材图(1. 个子 2. 饮片 3. 醋鳖甲)

【用法用量】 先煎,9~24g。滋阴生用,软坚醋淬。

【处方应付】 写鳖甲、炙鳖甲、制鳖甲、醋鳖甲均付醋鳖甲,写生鳖甲付鳖甲。

【鉴别用药】 龟甲、鳖甲,二者均能滋阴潜阳,退虚热,常相须为用。但龟甲滋阴力强,又能益肾健骨,养血补心,固经止血,可用治肾虚腰膝痿软、筋骨不健、小儿囟门不合、齿迟、行迟;心虚惊悸、失眠、健忘;阴虚血热,冲任不固的崩漏、月经过多等证。鳖甲清虚热力强,为治阴虚发热的要药,又长于软坚散结,常用治经闭,癥瘕积聚,久疟疟母,肝脾肿大等证。

其他补虚药,见表11-15。

表 11-15 其他补虚药简表

分类	药名	入药部位	性味	功效	主治	用法用量
补气药	西洋参	根	甘、微苦,凉	补气养阴,清热生津	气虚阴亏,虚热烦倦,咳喘痰血;内热消渴,口燥咽干	3~6g,另煎兑服
	太子参	块根	甘、微苦,平	益气健脾,生津润肺	脾虚体倦,食欲不振,病后虚弱,气阴不足;自汗口渴,肺燥干咳	9~30g
	白扁豆	成熟种子	甘,微温	健脾化湿,和中消暑	脾胃虚弱,食欲不振,大便溏泻,白带过多;暑湿吐泻,胸闷腹胀。炒白扁豆健脾化湿。用于脾虚泄泻,白带过多	9~15g
	大枣	成熟果实	甘,温	补中益气,养血安神	脾虚食少,乏力便溏;妇人脏躁	6~15g
补阳药	巴戟天	根	甘、辛,微温	补肾阳,强筋骨,祛风湿	阳痿遗精,宫冷不孕,月经不调,少腹冷痛;风湿痹痛;筋骨痿软	3~10g
	益智	成熟果实	辛,温	暖肾固精缩尿,温脾止泻,摄唾涎	肾虚遗尿,小便频数,遗精白浊;脾寒泄泻,腹中冷痛,口多唾涎	3~10g
	蛤蚧	全体	咸,平	补肺益肾,纳气定喘,助阳益精	肺虚不足;虚喘气促,劳嗽咳血;阳痿遗精	3~9g,多入丸散或酒剂
	肉苁蓉	带鳞叶的肉质茎	甘、咸,温	补肾阳,益精血,润肠通便	肾阳不足,精血亏虚,阳痿不孕,腰膝酸软,筋骨无力;肠燥便秘	6~10g
	沙苑子	成熟种子	甘,温	补肾助阳,固精缩尿,养肝明目	肾虚腰痛,遗精早泄;遗尿尿频,白浊带下;眩晕,目暗昏花	9~15g
	冬虫夏草	子座及幼虫尸体的复合体	甘,平	补肺益肾,止血化痰	肾虚精亏,阳痿遗精,腰膝酸痛;久咳虚喘,劳嗽咳血	3~9g

续表

分类	药名	入药部位	性味	功效	主治	用法用量
补血药	阿胶	皮经煎煮、浓缩制成的固体胶	甘,平	补血滋阴,润燥,止血	面色萎黄,眩晕心悸,肌痿无力,心烦不眠,虚风内动;肺燥咳嗽;劳嗽咳血,吐血尿血,便血崩漏,妊娠胎漏	3~9g,烊化兑服
	龙眼肉	假种皮	甘,温	补益心脾,养血安神	气血不足,心悸怔忡;健忘失眠,面色萎黄	9~15g
补阴药	南沙参	根	甘,微寒	养阴清肺,化痰,益气	燥热咳嗽,热病后气血不足或脾胃虚弱	9~15g,不宜与藜芦同用
	天冬	块根	甘,苦,寒	养阴润燥,清肺生津	肺燥干咳,顿咳痰黏,腰膝酸痛,骨蒸潮热;内热消渴,热病津伤,咽干口渴,肠燥便秘	6~12g
	石斛	茎	甘,微寒	益胃生津,滋阴清热	热病津伤,口干烦渴,胃阴不足,食少干呕;病后虚热不退,阴火虚旺,骨蒸劳热,目暗不明,筋骨痿软	6~12g,鲜品15~30g
	玉竹	根茎	甘,微寒	养阴润燥,生津止渴	肺胃阴伤,燥热咳嗽;咽干口渴,内热消渴	6~12g
	黄精	根茎	甘,平	补气养阴,健脾,润肺,益肾	脾胃虚弱,体倦乏力,胃阴不足,口干食少;肺虚燥咳,劳嗽咳血;精血不足,腰膝酸软,须发早白,内热消渴	9~15g
	墨旱莲	地上部分	甘、酸,寒	滋补肝肾,凉血止血	肝肾阴虚,牙齿松动,须发早白,眩晕耳鸣,腰膝酸软;阴虚血热吐血、衄血、尿血,血痢,崩漏下血,外伤出血	6~12g
	女贞子	成熟果实	甘,苦,凉	滋补肝肾,明目乌发	肝肾阴虚,眩晕耳鸣,腰膝酸软;须发早白,目暗不明,内热消渴,骨蒸潮热	6~12g

1. 补气药　多具有甘味和温性,归肺和脾胃经,补气作用以人参最强,黄芪、党参、白术次之。

2. 补阳药　多具有甘味和温性,归肝肾经,补阳作用以鹿茸、杜仲、淫羊藿最强,菟丝子、冬虫夏草次之。

3. 补血药　多具有甘味,温性或平性,归心、肝经。 补血药中以当归、熟地、阿胶作用最强。

4. 补阴药　多具有甘味和寒味,归肺、胃、肝、肾经,补阴药中以北沙参、麦冬、石斛作用最强。

（金晓艳）

第十七节　收涩药

凡具收敛固涩功效,治疗各种滑脱不禁病证为主要作用的药物,称为收涩药。本类药物大多是酸涩之品,有敛肺、敛汗、止泻、固精、缩尿、止带、止血等作用,适用于体虚正气不固所致的久咳虚喘、久泻久痢、自汗盗汗、遗精滑精、遗尿尿频及崩带不止等滑脱不禁的证候。

在运用收涩药时,须与补虚药配合。因滑脱病证本是正气虚弱,收涩药只是治病之标,敛其耗散,以防正气衰竭,变生他证。

收涩药有敛邪之弊,凡表邪未解,内有湿滞以及郁热未清,均不宜用。

五味子 Wuweizi 《神农本草经》

为木兰科植物五味子 *Schisandra chineisis*（Turcz.）Baill. 的干燥成熟果实。习称"北五味子"。呈不规则球形或扁球形,表面红色、紫红色或暗红色,皱缩,显油润,果肉柔软,表面棕黄色,有光泽,果肉气微,味酸;种子破碎后有香气,味辛、微苦。

【产地】主产于东北、河北和山西等地,前者称为"北五味子",后者称为"南五味子"。

【性味归经】酸、甘,温。归肺、心、肾经。

【功效与主治】收敛固涩,益气生津,补肾宁心。用于久咳虚喘,梦遗滑精,遗尿尿频,久泻不止,为治疗久咳虚喘之要药;自汗盗汗、津伤口渴,内热消渴;心悸失眠。

五味子药材图
（1. 原植物 2. 药材）

【用法用量】2~6g。

【使用注意】凡表邪未解,内有实热,咳嗽初起,麻疹初期,均不宜用。

【处方应付】写五味子、北五味子、醋五味子均付醋五味子。

南 五 味 子

为木兰科植物华中五味子 *Schisandra sphenanthera* Rehd. et Wils. 的干燥成熟果实。主产于西南及长江流域以南各省。呈球形或扁球形,直径4~6mm。表面棕红色至暗棕色,干瘪,皱缩,果肉常紧贴于种子上。种子1~2,肾形,表面棕黄色,有光泽,种皮薄而脆,果肉气微,味微酸。性味归经、功效主治、用法用量与五味子同。

乌梅 Wumei 《神农本草经》

为蔷薇科植物梅 *Prunus mume*(Sieb.)Sieb. et Zucc. 的干燥近成熟果实。呈类球形或扁球形,表面乌黑色或棕黑色,皱缩不平,果核坚硬,椭圆形,棕黄色,表面有凹点。气微,味极酸。

乌梅药材图

【产地】 主产于浙江、四川、福建、云南等地。

【性味归经】 酸、涩,平。归肝、脾、肺、大肠经。

【功效与主治】 敛肺,涩肠,生津,安蛔。用于肺虚久咳;久泻久痢;虚热消渴;蛔厥呕吐腹痛,为安蛔之良药。

【用法用量】 6~12g。

【使用注意】 外有表邪或内有实热积滞者均不宜服。

【处方应付】 写乌梅、酸梅、酸乌梅、制乌梅均付醋乌梅,写乌梅炭、炒乌梅、炭乌梅均付乌梅炭。

【鉴别用药】 五味子、乌梅,二者均能敛肺止咳、涩肠止泻、生津止渴,用治肺虚久咳、久泻久痢、津伤口渴或消渴等证。但五味子滋补收敛之功兼备,还可用治遗精滑精、自汗盗汗等滑脱证,可收标本同治之效;又能宁心安神,治阴血不足之心悸失眠等证。而乌梅酸涩性平,虽无补益之功,但长于生津止渴,又能安蛔止痛,为治虚热消渴、蛔厥腹痛的常用药。

酸梅汤的由来

用乌梅制成的酸梅汤是夏季消暑和解渴的佳品,它历史悠久,单是作为京城传统饮品就至少有二百年以上的历史。商周时期,我们的祖先就已经知道用梅子提取酸味作为饮料。清朝时,酸梅膏风行于宫闱,其中特别受到乾隆皇帝的喜爱。当时御茶坊的酸梅膏由去油解腻的乌梅,化痰散瘀的桂花,清热解毒、滋养肌肤的甘草,降脂降压的山楂,益气润肺的冰糖一并熬制。后来酸梅膏的配方流出宫中,才为广大平民百姓所熟知和喜爱。时至今日,酸梅汤的饮品已经有瓶装的酸梅汤、用于冲泡的速溶酸梅晶、稀释后饮用的酸梅膏等。

山茱萸 Shanzhuyu 《神农本草经》

为山茱萸科植物山茱萸 *Cornus officinalis* Sieb. et Zucc. 的干燥成熟果肉。呈不规则的片状或囊状,表面紫红色至紫黑色,皱缩,有光泽,质柔软。气微,味酸、涩、微苦。

【产地】 主产于浙江、安徽、河南、山西等地。

【性味归经】 酸、涩,微温。归肝、肾经。

山茱萸药材图

【功效与主治】 补益肝肾,收涩固脱。用于眩晕耳鸣,腰膝酸痛,阳痿遗精,遗尿尿频,崩漏带下,大汗虚脱,内热消渴。本品为平补阴阳、固精止遗之要药,亦为防止元气虚脱的要药。

【用法用量】 6~12g。

【使用注意】 素有湿热而致小便淋涩者,不宜应用。

课堂活动 扫一扫,知答案

【处方应付】 写山茱萸、酒炙山茱萸、山萸肉均付山茱萸(去核)。

▶ 课堂活动

　山茱萸与吴茱萸在应用上有何区别?

莲子 Lianzi 《神农本草经》

为睡莲科植物莲 *Nelumbo nucifera* Gaertn. 的成熟种子。习称"脾果"。略呈椭圆形或类球形,表面红棕色,一端中心呈乳头状突起,质硬,种皮薄,不易剥离,子叶中有空隙,具绿色莲子心。气微,味甘、微涩;莲子心味苦。

【产地】 主产于湖南、江苏、福建等地。

【性味归经】 甘、涩,平。归脾、肾、心经。

【功效与主治】 补脾止泻,止带,益肾涩精,养心安神。用于脾虚泄泻,带下,遗精,心悸失眠。

【用法用量】 6~15g,去心打碎用。

【处方应付】 写莲子、莲子肉、莲子白、建莲肉、莲实均付莲子肉。

知识链接

莲浑身都是宝

莲须:为莲的干燥雄蕊。味甘、涩,性平。功能固肾涩精。主治遗精、滑精、带下、尿频。煎服,3~5g。

莲房:为莲的干燥成熟花托。味苦、涩,性温。功能化瘀止血。主治崩漏、尿血、痔疮出血、产后瘀阻、恶露不尽。炒炭用。煎服,5~10g。

莲子心:为莲的成熟种子中的干燥幼叶及胚根。味苦,性寒。功能清心安神,交通心肾,涩精止血。主治热入心包,神昏谵语;心肾不交,失眠遗精;血热吐血。煎服,2~5g。

荷叶:为莲的干燥叶片。味苦,性平。功能清暑化湿,升发清阳,凉血止血。主治暑热烦渴,暑湿泄泻,脾虚泄泻,血热吐衄,便血崩漏。荷叶炭收敛化瘀止血。用于出血证和产后血晕。煎服,3~10g;荷叶炭3~6g。

荷梗:为莲的干燥叶柄及花柄。味苦,性平。功能通气宽胸,和胃安胎。主治外感暑湿、胸闷不畅、妊娠呕吐、胎动不安。煎服,10~15g。

其他收涩药,见表11-16。

表 11-16 其他收涩药简表

药名	入药部位	性味	功效	主治	用法用量
麻黄根	根和根茎	甘,平	固表止汗	自汗,盗汗	3～9g。外用适量,研磨撒扑
肉豆蔻	种仁	辛,温	温中行气,涩肠止泻	脾胃虚寒,久泻不止,脘腹胀痛,食少呕吐	3～10g
五倍子	虫瘿	酸、涩,寒	敛肺降火,涩肠止泻,敛汗,止血,收湿敛疮	肺虚久咳,肺热痰嗽;久泻久痢,自汗盗汗,消渴;便血痔血,外伤出血;痈肿疮毒,皮肤湿烂	3～6g. 外用适量
覆盆子	果实	甘、酸,温	益肾固精缩尿,养肝明目	遗精滑精,遗尿尿频,阳痿早泄;目暗昏花	6～12g
桑螵蛸	卵鞘	甘、咸,平	固精缩尿,补肾助阳	遗精滑精,遗尿尿频,小便白浊	5～10g
海螵蛸	内壳	咸、涩,温	收敛止血,涩精止带,制酸止痛,收湿敛疮	吐血衄血,崩漏便血;遗精滑精,赤白带下;胃痛吞酸;外治损伤出血,湿疹湿疮,溃疡不敛	5～10g。外用适量,研末敷患处
金樱子	成熟果实	酸、甘、涩,平	固精缩尿,固崩止带,涩肠止泻	遗精滑精,遗尿尿频;崩漏带下,久泻久痢	6～12g
芡实	成熟种仁	甘、涩,平	益肾固精,补脾止泻,祛湿止带	梦遗滑精,遗尿尿频;脾虚久泻;白浊,带下	9～15g
诃子	成熟果实	苦、酸、涩,平	涩肠止泻,敛肺止咳,降火利咽	久泻久痢,便血脱肛;肺虚喘咳,久咳不止;咽痛音哑	3～10g
罂粟壳	成熟果壳	酸、涩,平;有毒	敛肺,涩肠,止痛	久咳;久泻,脱肛;脘腹疼痛	3～6g
赤石脂	矿物	甘、酸、涩,温	涩肠,止血,生肌敛疮	久泻久痢;大便出血,崩漏带下;外伤治疗疮疡久溃不敛,湿疮脓水浸淫	9～12g。不宜与肉桂同用

点滴积累 ∨

1. 收涩药 味多酸而涩,酸能收涩,涩可固脱,分别具有涩肠止泻、固肾涩精、敛肺止咳等功效,主治久病体虚、正气不固导致的自汗盗汗、久虚咳喘、久泻久利、遗精、遗尿和崩带不止病证。

2. 收涩药分类 根据作用特点分为:止汗药、止泻药、固精缩尿止带药,其中止汗作用较强的为麻黄根和浮小麦;止泻作用较强的为罂粟壳和五倍子;固精缩尿止带作用较强的为山茱萸、莲子、芡实。

3. 收涩药使用注意 五味子宜捣破入煎剂,入咳药生用,入补药熟用;罂粟壳止血止痛宜醋炒,止咳用可蜜炙。

(金晓艳)

第十八节 外用药

凡具有攻毒疗疮,杀虫止痒功效,治疗热毒疮疡、痈肿疔疮等病证,以外用为主要作用的药物,称为外用药。

本类药物有解毒消肿,杀虫止痒,化腐排脓,敛疮生肌等功效,适用于痈疽疮疡,疥癣,外伤,蛇虫咬伤及五官疾患等。根据疾病发生的不同部位及表现,有不同的用药形式和方法,如膏贴、涂擦、熏洗、点眼、吹喉等。有些药物还可酌情内服。

外用药多有不同程度的毒性,当慎重使用。内服一般入丸、散。外用剂量不能太大,不宜长期使用,亦不可大面积使用,以防中毒(表 11-17)。

表 11-17 外用药简表

药名	入药部位	性味	功效	主治	用法用量
雄黄	矿石	辛,温;有毒	解毒杀虫,燥湿祛痰,截疟	痈肿疔疮,蛇虫咬伤,虫积腹痛;惊痫;疟疾	0.05~0.1g,入丸散用,熏涂患处。孕妇慎用。不可久用;孕妇禁用
白矾	矿石提炼品	酸、涩,寒	外用解毒杀虫,燥湿止痒;内服止血,止泻,祛除风痰	外治用于湿疹,疥癣,脱肛,痔疮,聤耳流脓;内服用于久泻不止;便血,崩漏;癫痫发狂	0.6~1.5g。外用适量,研末敷或化水洗患处
轻粉	升华物	辛,寒;有毒	外用杀虫,攻毒,敛疮;内服祛痰消积,逐水通便	外治用于疥疮,顽癣,臁疮,梅毒;疮疡,湿疹;内服用于痰涎积滞;水肿膨胀,二便不利	外用适量,研末掺敷患处。内服每次 0.1~0.2g,一日 1~2 次,多入丸剂或装胶囊服,服后漱口。本品有毒,不可过量;内服慎用;孕妇禁服
斑蝥	全体	辛,热;有大毒	破血逐瘀,散结消癥,攻毒蚀疮	癥瘕,经闭;顽癣;瘰疬,赘疣,痈疽不溃,恶疮死肌	0.03~0.06g,炮制后多入丸散用。外用适量,研末或浸酒醋,或制油膏涂敷患处,不宜大面积用。本品有大毒,内服慎用,孕妇禁用
硫黄	矿物	酸,温;有毒	外用解毒杀虫疗疮;内服补火助阳通便	外治用于疥癣,秃疮,阴疽恶疮;内服用于阳痿足冷,虚喘冷哮,虚寒便秘	外用适量,研末油调涂敷患处。内服 1.5~3g,炮制后入丸散服。孕妇慎用。不宜与芒硝、玄明粉同用
蛇床子	成熟果实	辛、苦,温;有小毒	燥湿祛风,杀虫止痒,温肾壮阳	阴痒带下;湿疹瘙痒;湿痹腰痛,肾虚阳痿,宫冷不孕	3~10g。外用适量,多煎汤熏洗,或研末调敷

续表

药名	入药部位	性味	功效	主治	用法用量
土荆皮	根皮或近根树皮	辛,温;有毒	杀虫,疗癣,止痒	疥癣瘙痒	外用适量,醋或酒浸涂擦,或研末调涂患处
大蒜	鳞茎	辛,温	解毒消肿,杀虫,止痢	痈肿疮疡,疥癣,肺痨,顿咳,泄泻,痢疾	9~15g
蟾酥	分泌物	辛,温;有毒	解毒,止痛,开窍醒神	痈疽疔疮;咽喉肿痛;中暑神昏,痧胀腹痛吐泻	0.015~0.03g,多入丸散用。外用适量。孕妇慎用
炉甘石	矿石	甘,平	解毒明目退翳,收湿止痒敛疮	目赤肿痛,睑弦赤烂,翳膜遮睛;溃疡不敛,脓水淋漓,湿疮瘙痒	外用适量

点滴积累 ∨

1. 外用药 凡以外用为主的药物,称外用药。 主要有雄黄、白矾、轻粉、斑蝥、硫黄、蛇床子、土荆皮、大蒜、蟾酥、炉甘石等。

2. 外用药功效 本类药物有解毒消肿、杀虫止痒、化腐排脓、敛疮生肌等功效,适用于痈疽疮疡、疥癣、外伤、蛇虫咬伤及五官疾患等。

3. 外用药使用注意 外用药多有不同程度的毒性,当慎重使用。

(金晓艳)

复习导图

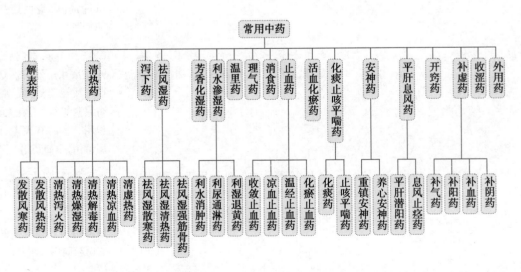

目标检测

一、选择题

（一）单项选择题

1. 肝气郁结，月经不调，胸胁疼痛常选用的药物是（　　）

    A. 柴胡　　　　　B. 葛根　　　　　C. 升麻　　　　　D. 桑叶　　　　　E. 菊花

2. 既能活血，又能补血的药物是（　　）

    A. 丹参　　　　　B. 鸡血藤　　　　C. 益母草　　　　D. 牛膝　　　　　E. 红花

3. 既能壮肾阳，益精血，又能托疮毒的药物是（　　）

    A. 巴戟天　　　　B. 鹿茸　　　　　C. 淫羊藿　　　　D. 续断　　　　　E. 补骨脂

4. 哪项**不是**当归的功效（　　）

    A. 补血　　　　　B. 活血　　　　　C. 调经　　　　　D. 敛阴　　　　　E. 润肠

5. 具有"云锦花纹"鉴别特征的是（　　）

    A. 大黄　　　　　B. 防风　　　　　C. 桔梗　　　　　D. 何首乌　　　　E. 肉苁蓉

6. 解表药入汤剂大多（　　）

    A. 宜先煎　　　　B. 不宜久煎　　　C. 宜包煎　　　　D. 宜另煎　　　　E. 宜烊化冲服

7. 善治脾阳不升，中气下陷，而见久泄脱肛，内脏下垂的药物是（　　）

    A. 黄芪　　　　　B. 党参　　　　　C. 白术　　　　　D. 山药　　　　　E. 白扁豆

8. 有祛痰止咳功效的药物是（　　）

    A. 人参　　　　　B. 党参　　　　　C. 甘草　　　　　D. 黄芪　　　　　E. 白术

9. 既能收敛止血，又能消肿生肌的药物为（　　）

    A. 仙鹤草　　　　B. 乳香　　　　　C. 没药　　　　　D. 白及　　　　　E. 棕榈炭

10. 能大补元气，复脉固脱的药物是（　　）

    A. 党参　　　　　B. 人参　　　　　C. 西洋参　　　　D. 太子参　　　　E. 黄芪

11. 补肾阳、通经脉，引火归元的要药是（　　）

    A. 附子　　　　　B. 干姜　　　　　C. 肉桂　　　　　D. 吴茱萸　　　　E. 炮姜

12. 既能调理脾胃之气而健脾，又能燥湿化痰，治疗寒痰、湿痰的药物是（　　）

    A. 青皮　　　　　B. 陈皮　　　　　C. 半夏　　　　　D. 干姜　　　　　E. 苍术

13. 既能消食健胃，又能行气散瘀的药物是（　　）

    A. 神曲　　　　　B. 山楂　　　　　C. 木香　　　　　D. 鸡内金　　　　E. 枳实

14. 有凉血止血散瘀之功，尤宜用于尿血的药物是（　　）

    A. 白茅根　　　　B. 小蓟　　　　　C. 血余炭　　　　D. 地榆　　　　　E. 茜草

15. 为"血中气药"，能"上行头目，下调经水，中开郁结，旁通络脉"的药物是（　　）

    A. 川芎　　　　　B. 延胡索　　　　C. 姜黄　　　　　D. 莪术　　　　　E. 郁金

16. 下列除哪项外，均是化痰药的主治病证（　　）

A. 惊厥   B. 癫痫   C. 丹毒   D. 瘿瘤瘰疬   E. 阴疽流注

17. 具有养心益肝,安神,敛汗功效的药物是(　　)

A. 酸枣仁   B. 莲子   C. 远志   D. 合欢皮   E. 夜交藤

18. 治疗热病高热,热极生风,惊痫抽搐的要药是(　　)

A. 地龙   B. 羚羊角   C. 钩藤   D. 天麻   E. 全蝎

19. 外用有清热止痛、消肿之功,为五官科常用药的是(　　)

A. 苏合香   B. 石菖蒲   C. 菊花   D. 冰片   E. 生石膏

20. 量大久服可引起浮肿的药物是(　　)

A. 黄芪   B. 白术   C. 白扁豆   D. 甘草   E. 山药

21. 可用于心悸、失眠、多梦的药物是(　　)

A. 山茱萸   B. 五味子   C. 金樱子   D. 覆盆子   E. 桑螵蛸

22. 患者,男,56岁。一般在阴雨季节常常出现上半身关节酸痛、重着,患处肿胀,痛有定处,手足沉重,活动不利,肌肤麻木不仁,苔白腻,脉濡滑。临床宜选用羌活治疗。羌活的主治病证**不包括**(　　)

A. 风寒头痛   B. 风寒湿痹   C. 风寒表证   D. 风疹瘙痒   E. 表证夹湿

23. 患者,女,35岁。久居湿热环境,患风湿热痹与脚气浮肿,宜选用的药是(　　)

A. 萆薢   B. 桑枝   C. 防己   D. 徐长卿   E. 海金沙

24. 患者,男,48岁。患脾胃气滞之脘腹胀痛,兼食少便溏,治当行气止痛,健脾消食,宜选用的药是(　　)

A. 月季花   B. 玫瑰花   C. 川芎   D. 木香   E. 化橘红

25. 患者,男,60岁。患热病气阴两伤之烦倦,治当补气养阴,清火生津,宜选用的药是(　　)

A. 白术   B. 大枣   C. 人参   D. 红景天   E. 西洋参

26. 患者,男,46岁。既患肾虚腰膝酸痛,阳痿,又患脾虚溏泄与阴阳两虚之渴,治当补阳益阴,止泻,生津,宜选用的药是(　　)

A. 女贞子   B. 车前子   C. 枸杞子   D. 覆盆子   E. 菟丝子

27. 患者,男,20岁。外感风寒,恶寒发热,无汗而喘,宜选用哪种药物(　　)

A. 麻黄   B. 桂枝   C. 薄荷   D. 桑叶   E. 菊花

28. 患者,女,38岁。半年前因生气后感胸胁,乳房胀痛,月经不调,痛经,其治疗首选的药物是(　　)

A. 乌药   B. 香附   C. 川楝子   D. 木香   E. 沉香

(二)多项选择题

1. 关于解表药的使用注意说法正确的是(　　)

A. 使用发汗力强的解表药应注意掌握用量,中病即止,不可过汗

B. 对久患疮痈、淋病及失血患者要加大服用剂量

C. 体虚多汗及热病后期津液亏耗者忌服

D. 外感表证均可使用

E. 入汤剂不宜久煎

2. 能固表止汗的药物有(　　)

A. 党参　　　　　B. 西洋参　　　　　C. 黄芪　　　　　D. 山药　　　　　E. 白术

3. 下列哪些病证**不宜使用**收涩药(　　)

A. 表邪未解　　　B. 郁热正盛　　　C. 湿滞内停　　　D. 血热出血　　　E. 咳喘初期

4. 功能祛风湿止痛的药物有(　　)

A. 川乌　　　　　B. 独活　　　　　C. 桃仁　　　　　D. 防己　　　　　E. 红花

5. 用治水肿、小便不利的药物有(　　)

A. 独活　　　　　B. 茯苓　　　　　C. 猪苓　　　　　D. 泽泻　　　　　E. 木瓜

二、简答题

1. 比较葛根、柴胡、升麻的功效与应用。

2. 何谓补虚药？补虚药分为几类？请各列举几味代表药。

3. 白术与苍术均能健脾燥湿,如何区别应用？

4. 麻黄、茯苓、车前子、黄芪皆可治疗水肿,其作用机理和适应证各是什么？

5. 比较地黄与熟地黄功效与主治异同点。

三、实例分析题

1. 乐某,男,45岁,感冒数日,症见寒热往来、胸胁苦满、饮食不振、心烦喜呕、口苦咽干,中医诊断为外感病邪犯少阳证,治当解表散热、疏肝和胃,予小柴胡汤,其药物组成为柴胡、黄芩、党参、大枣、生姜、姜半夏、甘草。

讨论:①处方调配复核,见有饮片具有如下特征:呈类圆形的厚片,外表皮灰黄色、黄棕色至灰棕色,可见根头部有多数疣状突起的茎痕和芽(狮子盘头)。切面皮部淡棕黄色至黄棕色,木部淡黄色至黄色,有裂隙或放射状纹理。有特殊香气,味微甜。该药物是什么？它的功效与主治分别是什么？

②处方中,属于发散风热药,具有明显退热作用的药物是什么？其处方应付是什么？

2. 李某,女,39岁,近三个月来时感胃脘攻撑胀痛,脘痛连胁,大便不畅,嗳气,每遇情志不舒时疼痛加重,舌淡,苔薄白,脉弦,中医诊断为胃痛,证属肝气犯胃。治以疏肝理气,以柴胡疏肝散为主方,其药物组成为陈皮、柴胡、枳壳、芍药、香附、川芎、青皮、木香、川楝子、甘草。

讨论:①处方中使用的行气类药物有哪些？各有何作用？

②若患者嗳气频繁发作,可酌情加入哪些药物？

3. 卜某,女,28岁。产后受寒,小腹冷痛,下身出血甚少,紫黑有块,舌质黯淡,脉细涩。中医诊断为产后腹痛,证属寒凝血瘀。治以温经活血,祛瘀止痛,予生化汤加减治疗。其药物组成为当归、川芎、桃仁、炮姜、炙甘草。

讨论:①处方调配复核,见有饮片具有如下特征:为不规则结节状拳形团块。表面黄褐色,粗糙皱缩,顶端有凹窝状茎痕,下侧及轮节上有多数小瘤状根痕。质坚实,不易折断,断面黄白色或灰黄色,散有黄棕色的油室,形成层呈波状环纹。气浓香,味苦、辛,稍有麻舌感,微回甜。该药物是什么? 其功效与主治分别是什么?

②若兼心烦易怒,胸胁胀痛,小腹胀甚而痛者,可酌情加入哪些药物?

4. 刘某,16 岁,近日以来,精神萎靡不振,两腿乏力,健忘,出现 3 次晕厥。表现为面色无华、苍白、冷汗出、神志模糊、心慌心烦、头昏欲倒、全身无力,静卧片刻后,症状逐渐消失,舌质淡尖红、苔白,脉弦细。中医诊断为血虚证:营血亏虚,血行不畅。治以补血调经。以四物汤为组方,其药物组成为:熟地黄,当归,川芎,白芍等。

讨论:①处方中的君药为哪些? 有何作用?

②处方中配以白芍的目的是什么? 白芍的功效主治有哪些?

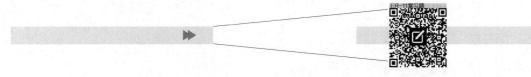

(曹桂萍 段启龙 王 菁 金晓艳)

第十二章

方剂基础知识

导学情景 V ···

情景描述：

　　方剂学的发展经历了两千多年的历史，据《全国中医图书联合目录》整理统计出的现存中医方书，仅晋、唐至今就多达 1950 种，而与方剂有关的医籍则不计其数，反映了方剂学不断发展的历史轨迹。

　　方剂是中药应用的基本形式。古代先民们在长期同疾病作斗争的实践中，经过反复不断的口尝身受、实际体验，逐步积累了一定的用药经验，以及对药物的选择、配合和调剂等方面的理性认识，便逐渐产生了方剂。早期的方剂十分简单，多数是单方，或仅由二、三味中药组成。这种按病情需要和药性特点，有目的地将两种或两种以上的药物组成复方加以应用，以提高疗效、扩大治疗范围，减轻不良反应和毒性的方法，无疑是古代医药学发展过程中的巨大进步。

学前导语：

　　方剂学中的君、臣、佐、使是古代医家假借当时封建王朝的君、臣、佐、使等级之间的相互关系，来说明每一方剂中各药彼此之间的组织配伍关系，使方剂具备"层次井然""有条不紊"的特点。这种"君、臣、佐、使"的处方法则，对后来方剂的创造和发展，起到了积极的指导和推动作用。

　　方剂是中医学"理、法、方、药"的重要组成部分，是在辨证立法的基础上通过合理的药物配伍组成，是中医临床治病的主要手段和形式。方剂学是研究方剂配伍规律及临床运用的一门学科，在中医学中起着沟通基础与临床的桥梁作用。**辨证论治是中医认识疾病和治疗疾病的基本原则。辨证是论治的前提和依据，论治是治疗疾病的手段和方法，而运用方剂或组方用药又是论治的主要环节。方剂的组成与运用正确与否，对疾病的转归至关重要。**

第一节　方剂组成原则及变化

　　方剂的组成既不是随意的药物堆砌，更不是简单的药效相加，而是在辨证审因确定治法之后，按照组方原则妥善配伍而成，蕴含着中医学整体观念、辨证论治的思想精髓。除极个别的方剂是用一味药物组成外，绝大多数方剂均是根据病情的需要和药物的性能，有目的、有序列地将两味或两味以上的药物配伍使用，其目的：一是增强原药效，控制方剂的主治方向，提高临床治疗效果；二是综合多药效,扩大治疗范围,适应复杂病情需要;三是制约药物毒性或烈性,消除或减缓毒烈药物对人体的不利因素。即所谓"药有个性之所长,方有合群之妙用"。

一、组成原则

药物是方剂的基础,方剂中的药物之间有着复杂的交互配伍关系,药物的作用只有在方剂中才能更好发挥。方剂是药物治病的进一步发展,方剂功效是方内药物共同作用于机体产生的综合效应,方剂只有有目的、有法度地运用药物才能更有效地防治疾病。因此,方剂在组织不同的药物,确定其各自的地位时,应遵照配伍组方的基本原则,即"君、臣、佐、使"的组方基本结构,做到主次分明,全面兼顾,扬长避短,提高疗效。现将君、臣、佐、使药的含义归纳论述如下:

君药:是针对主病或主证起主要治疗作用的药物。其药力居方中之首,用量较臣药、佐药大。在一首方剂中,君药是首要的、不可缺少的、对方剂的功用起决定作用的药物。

臣药:有两种意义。一是辅助君药加强治疗主病或主证的药物;二是针对兼病或兼证起主要治疗作用的药物。臣药一般药味较君药多,药力和药量较君药小,与君药多具有特定的增效配伍关系。

佐药:有三种意义。一是佐助药,即协助君臣药以加强治疗作用的药物,或直接治疗次要兼证的药物;二是佐制药,即用于消除或减缓君、臣药的毒性与烈性的药物;三是反佐药,即根据病情需要,在病重邪盛以及拒药不受的情况下,配用与君药性味相反而在治疗中起相成作用的药物,防止药病格拒。佐药的药力小于臣药,一般用量较轻;反佐药使用较少,应视病情治疗的需要和君、臣药物的性能而定。

使药:有两种意义。一是引经药,即能引方中诸药到达疾病所在位置的药物;二是调和药,即具有调和方中诸药的性能,协调方中诸药相互作用及矫味作用的药物。使药的药味较小,用量较轻。

> **知识链接**
>
> ### "君臣佐使"的不同含义
>
> "君臣佐使"应用于复方配伍,一般认为最早见于《黄帝内经》。《素问·至真要大论》中云:"主病之为君,佐君之为臣,应臣之为使"。 是中医进行复方配伍时遵循的一个重要原则,揭示了方剂中药物配伍主次从属的关系。
>
> "君臣佐使"亦见于《神农本草经》,《序录》中云:"上药一百二十种为君,主养命以应天;中药一百二十种为臣,主养性以应人;下药一百二十五种为佐使,主治病以应地"。 主要是根据药物性能和应用的不同对药物进行分类,即上品药为君,中品药为臣,下品药为佐使。
>
> 由此可见,"君臣佐使"的原始含义有制方理论和药性分类两个方面。

综上所述,方剂的组成包括君、臣、佐、使四个方面,但每一方剂的药味多少,君、臣、佐、使是否齐备,要根据病情与治法的需要,以及所选用药物的性能、功用而定。如病情简单,君药一味即可胜任,则无需加用其他药;君、臣药无毒,则无需再加佐制药;不需引经,则不必用引经的使药;若有的药物一味可兼二职,则其他亦可节省。力求用药精良,用量适宜,君、臣有序,切中病情。

案例分析

案例

桂枝汤由桂枝9g、芍药9g、甘草6g、生姜9g、大枣12枚组成。 主治外感风寒表虚证,症见头痛发热,汗出恶风,鼻鸣干呕,口不渴,舌苔薄白,脉浮缓或浮弱。 试对组方进行分析。

分析

本方证为风寒伤人肌表,腠理不固,卫气外泄,营阴不得内守,肺胃失和所致。 治疗以解肌发表、调和营卫为主。 方中桂枝为君药,辛甘散寒,解肌发表;芍药为臣药,酸寒益阴敛营。 桂、芍相合,一治"卫强",一治"营弱",合则调和营卫,散中有收,汗中寓补,相制相成。 生姜辛温,既助桂枝发汗解表,又能暖胃止呕。 大枣甘平,既能益气补中,又助白芍益阴和营以助汗源。 姜、枣相合,还可以升腾脾胃生发之气而调和营卫,故并为佐药。 炙甘草益气和中,调和诸药,为使药。 全方共奏解肌发表、调和营卫功效。

二、组成变化

临床在运用方剂治疗疾病时,必须在君、臣、佐、使的组方原则指导下,再根据患者病情的轻重缓急、病人的体质、年龄、性别以及四时气候和地域差异等因素,予以灵活加减变化。其组成变化大致可分为药味增减变化、药量增减变化、剂型更换变化等三种情况。

(一)药味增减变化

方剂药味增减变化是为了更好地适合病情的需要。其变化通常有两种情况:一种是方剂中主药、主证不变,根据兼有症状或兼夹证增减次要的药味,方剂的功效没有发生根本改变。如四君子汤主治脾胃气虚证,功在益气补脾,治疗面色萎黄、语声低微、气短乏力、食少便溏等,该方由人参、白术、茯苓、甘草组成,若又出现脘闷腹胀等兼有气滞之象时,可在四君子汤中加入佐药陈皮以行气消胀,仍主治脾胃气虚但兼有气滞之证。这类变化在临床上最为普遍,属于随证加减的运用。

另一种是臣药的改变,可改变方剂的配伍关系,进而改变方剂的主要功效。如麻黄汤主治外感风寒表实证,其主要功效在于发汗解表,方由麻黄、桂枝、杏仁、甘草组成。若将桂枝换为石膏,就成为麻杏甘石汤,其功效为发散风邪、清肺平喘,主治肺热咳喘证。两方仅一药之差,但因主要配伍关系的改变,就使发散风寒之方变为散风清肺之剂。所以临床在对成方进行加减时,应注意把握好方中药物的配伍关系。

(二)药量加减变化

方剂中的药味组成不变,仅通过药物剂量增减,从而改变方剂的功效,以适应病情需要。药量的加减对于方剂功效和主治的影响主要有两种情况:一是通过药量的增减而使原方的药力增强或减弱,但其功效和主治证的性质不变;二是由于药量的增减改变了方剂的主要配伍关系,从而使其功效和主治证的主要方面发生了变化。前者如四逆汤与通脉四逆汤均由生附子、干姜、炙甘草三味药组成，但四逆汤生附子和干姜用量较小，功效回阳救逆，主治阴盛阳衰之四肢厥逆、恶寒蜷卧、下利清谷、脉沉微细；通脉四逆汤生附子和干姜用量较大，温里回阳之力增强，有回阳通脉之功，主治阴盛格阳于外，症见四肢厥逆、身反不恶寒、面赤、下利清谷、脉微欲绝等病情更重者。后者如小承气汤与厚朴三物汤，两方均由大黄、枳实、厚朴三味药组成，但小承气汤中大黄用量较大，为君药；厚朴三物汤中厚朴用量较大，为君药。小承气汤是以大黄为君药，枳实为臣，厚朴为佐，主治阳明里实热结的潮热、谵语、大便秘结、脘腹胀满等；厚朴三物汤则以厚朴用量最大而为君药，枳实为臣药，大黄为佐药，长于行气导滞，主治气滞腹满、大便不通（表12-1）。由此可见，随着药量改变，方名、主药及主治病证也发生了改变。

表12-1 小承气汤与厚朴三物汤的药量比较

方剂名称	药物、用量与配伍				功效与主治
	君	臣	佐	使	
小承气汤	大黄四两	枳实三枚	厚朴二两		攻下热结。主治里实热结，潮热谵语，大便秘结，苔黄脉数
厚朴三物汤	厚朴八两	枳实五枚	大黄四两		行气消胀。主治气滞腹胀，便秘，身无热

（三）剂型更换变化

指同一方剂，组成药物和剂量完全相同，仅剂型改变，其方剂的作用强弱随之发生变化。一般来说，汤剂的作用快而力峻，丸剂的作用慢而力缓，前人有"汤荡而丸缓"之说，即指病情急重者，宜用易于显效的汤剂；而病情较轻缓者，宜用丸、散等剂型。如人参汤与理中丸，两方组成、用量完全相同，都由人参、干姜、白术、甘草组成；但人参汤主治中上焦虚寒之胸痹，症见心胸痞闷、气逆上冲等，病情较为急重者；理中丸则用于脘腹疼痛、纳差便溏等，病情较轻缓者（表12-2）。可见汤剂与丸、散、膏之间剂型的更换，主要取决于病情的缓急，这种变化临床亦很常见。

表12-2 理中丸与人参汤的鉴别

方剂名称	药物组成				主治病证	备注
	人参	干姜	白术	甘草		
理中丸	三两	三两	三两	三两	脾胃虚寒，呕吐腹痛，自利不渴，喜温喜按	蜜丸如鸡子黄大，取丸以缓治
人参汤	三两	三两	三两	三两	胸痹，心胸痞闷，气逆上冲	水煎分三次服，取汤以速治

总之，药味增损、用量加减都会改变方剂的君臣配伍关系，从而导致功用、主治之差异；剂型更换，也会引起药力和性能的改变。因此，临床处方对以上问题均须加以注意。

点滴积累 ∨

1. "君臣佐使"在复方中的应用 一般君药的药味宜少，但药力较强，用量较大；臣药的药力与药量较君药小，与君药多具有相须或相使的配伍关系；佐药一般用药味数稍多，但用量较小；使药通常用量最小，药味数量很少。

2. 成方的灵活应用 临床应用成方时，必须根据患者病情的轻重缓急、体质强弱、年龄大小、四时气候、地域环境的不同而灵活加减变化，切不可墨守成方。

第二节 方剂的分类与剂型

一、方剂的分类

在方剂的分类方法上，历代医家从不同的角度对众多的方剂进行归类，由此形成了不同的方剂分类法，如病证分类法、病因分类法、脏腑分类法、组成分类法、功用(治法)分类法等。自清代后，开创了综合分类法，将方剂分为补养、发表、涌吐、攻里、和解、理气、理血、祛风、祛寒、利湿、泻火、除痰、收涩、明目、经产等。综合分类法遵循"以法统方"的原则，既结合方剂功效和证治病因，又照顾到所有专科，是目前常采用的方剂分类法。

二、常用剂型

剂型指药物组成方剂之后，根据病证的需要，以及药物的性能特点、不同的给药途径，将药物制成一定的形态。临床治病，不但要求能做到正确组成方剂和选用成方，而且还要求能根据病情需要和药物特性去选择或制作适宜的剂型，这样才能保证药物更好地发挥疗效。

中药剂型种类很多。早在《黄帝内经》中就有汤、丸、散、膏、酒、丹等剂型，《本草纲目》所载剂型已达40余种。中华人民共和国成立以来，随着制药工业的发展，又研制出许多新的剂型，如片剂、颗粒剂、微丸、注射剂、免煎剂等。本书主要介绍临床常用的一些剂型。

(一)汤剂

汤剂又称为汤液，是将配好的药物饮片混合加水或酒浸泡后，再煎煮一定时间，去渣取汁，制成的液体剂型。主要供内服，如麻黄汤、小承气汤等。外用的多作洗浴、熏蒸及含漱。其优点是吸收快、能迅速发挥药效，特别是能根据病情的变化而随证加减，适用于病情较重或病情不稳定的患者。其缺点是服用量大，某些药的有效成分不易煎出或易挥发散失，不适宜于大生产，亦不便于携带。李杲说："汤者荡也，去大病用之"。

(二)散剂

散剂是将药物粉碎，混合均匀制成粉末状制剂，包括内服与外用两类。内服散剂一般是研成细粉，以温开水冲服，量小者亦可直接吞服，如七厘散；亦有制成粗末，以水煎取汁服的，称为煮散，如银翘散。外用散剂一般作为外敷，掺撒疮面或患病部位，如金黄散、生肌散；亦有作点眼、吹喉等，如冰硼散等。散剂的特点是制作简便,吸收较快,节省药材,便于服用与携带,不易变质,适用于各种病证。李杲说:"散者散也,去急病用之。"

(三)丸剂

丸剂是将药物研成细粉或药材提取物,加适宜的黏合剂制成球形的固体剂型。丸剂与汤剂相比,其特点是吸收较慢,药效持久,节省药材,便于携带与服用,适用于慢性、虚弱性疾病。如六味地黄丸等。李杲说:"丸者缓也,舒缓而治之也"。此外,一些芳香或剧毒药物,因不宜作汤剂煎服,也常制成丸剂内服,如安宫牛黄丸、抵当丸等。常用的丸剂有蜜丸、水丸、糊丸、浓缩丸、滴丸等。

1. 蜜丸 是将药物细粉用炼制的蜂蜜为黏合剂制成的丸剂,分为大蜜丸和小蜜丸两种。蜜丸性质柔润,作用缓和而持久,并有补益和矫味作用,常用于治疗慢性疾病和虚弱性疾病,需要长期服用,如人参归脾丸。

2. 水丸 俗称水泛丸。是将药物细粉用水(冷开水或蒸馏水)或酒、醋、蜜水、药汁等为黏合剂制成的小丸。水丸较蜜丸易于崩解溶散,吸收快,易于吞服,适用于多种疾病,如防风通圣丸。

3. 水蜜丸 是根据水泛丸制作的原理而创制的。即采用富有营养成分的蜂蜜,又加水为黏合剂。其制法简单,生产效率高,丸小而光滑圆整,易于吞服。因此,现代许多很多浓缩丸属于水蜜丸。

4. 糊丸 是将药物细粉用米糊、面糊、曲糊等为黏合赋型剂制成的小丸。糊丸黏合力强,质地坚硬,崩解、溶散迟缓,内服可延长药效,减轻毒剧药的不良反应和对胃肠的刺激,如舟车丸、黑锡丹。

5. 浓缩丸 是将药物或方中部分药物煎汁浓缩成膏,再与其他药物细粉混合干燥、粉碎,用水或蜂蜜或药汁制成丸剂。因其体积小,含量多,服用剂量少,所以发展很快,可用于治疗多种疾病。如六味地黄丸。

6. 滴丸 是将药材中提取的有效成分与水溶性或脂溶性基质的混悬液,滴入一种不相混合的液体冷却剂中冷凝而制成。滴丸的稳定性和生物利用度好,吸收快,但成本费用较高。

其他还有蜡丸、微丸等。

（四）膏剂

膏剂是将药物用水或植物油煎熬去渣而制成的剂型，有内服和外用两种。内服膏剂有流浸膏、浸膏、煎膏3种，具有服用方便、缓慢起效等特点。流浸膏与浸膏多用于调配其他制剂使用，如合剂、糖浆剂、颗粒剂等。外用膏剂分为软膏、硬膏两种，可直接用于病变部位，持久发挥疗效。

1. 煎膏 又称膏滋。是将药物加水反复煎煮，去渣浓缩后，加炼蜜或炼糖制成的半液体剂型。其特点是体积小、药效成分含量高、口味甜美、便于服用，有滋润补益作用，一般用于慢性虚弱病人，有利于较长时间用药，如鹿胎膏。

2. 软膏 又称药膏。是将药物细粉与适宜的基质（如凡士林）制成具有适当稠度的半固体外用制剂。其中用乳剂型基质的亦称乳膏剂。多用于皮肤、黏膜或创面。软膏具有一定的黏稠性，外涂后逐渐软化或溶化，使药物缓慢吸收，持久发挥疗效，适用于外科疮疡肿疖、烧烫伤等。

3. 硬膏 又称膏药。是以植物油将药物煎至一定程度，去渣，煎至滴水成珠，加入黄丹等搅匀、冷却制成的硬膏。用时加温摊涂在布或纸上，软化后贴于患处或穴位上，可治疗局部疾病和全身性疾病，如疮疡肿毒、跌打损伤、风湿痹证以及腰痛、腹痛等，常用的有狗皮膏。

（五）酒剂

酒剂又称药酒，是将药物用白酒或黄酒浸泡，或加温隔水炖煮，去渣取液供内服或外用。酒有活血通络，易于发散和助长药效的特性，故适用于祛风通络、补益、止痛消肿，如风湿药酒、参茸药酒等。

（六）茶剂

茶剂是指含茶叶或不含茶叶的药材或药材提取物制成的用沸水冲服、泡服或煎服用的制剂，不定时饮用。茶剂具有服用方便、疗效迅速等特点，多用于治疗感冒、食积、腹泻等。近年来许多健身、减肥的产品也多用茶剂，如午时茶、减肥茶。

（七）露剂

露剂亦称药露。是用新鲜含有挥发性成分的药物，用蒸馏法制成的具芳香气味的澄明水溶液，一般作为饮料及清凉解暑剂，常用的有金银花露。

（八）栓剂

栓剂是将药物细粉与基质混合制成一定形状的固体制剂，用于腔道并在其间融化或溶解而释放药物，有杀虫止痒、润滑、收敛等作用。栓剂可治疗局部病变，也用以治疗全身性疾病。全身作用的特点是通过直肠吸收，药物不经过肝脏而直接进入体循环，一方面可减少药物对肝脏的毒性，同时还可以避免胃肠对药物的影响及药物对胃黏膜的刺激作用。婴儿直肠给药尤为方便，常用的有小儿解热栓、消痔栓。

（九）颗粒剂

颗粒剂是将药材提取物加适量赋形剂或部分药物细粉制成的干燥颗粒状制剂，用时以开水冲服。颗粒剂具有作用迅速、体积较小、服用方便、味道可口等特点。常用颗粒剂有感冒清热颗粒、复方板蓝根颗粒。

（十）片剂

片剂是将药材细粉或药材提取物与辅料混合压制而成片状的剂型。片剂具有用量准确、体积小、口感适宜、便于服用等特点。片剂包上糖衣还有矫正药物苦味的作用，肠溶片则在肠道中崩解吸收。此外，尚有口含片、泡腾片。

（十一）口服液

口服液是将药物用水或其他溶剂提取，经精制而成的内服液体制剂。口服液具有剂量较少、吸收较快、服用方便、口感适宜等特点。保健与滋补性口服液较多，如人参蜂王浆口服液、六味地黄口服液。

（十二）注射剂

注射剂亦称针剂，是将药物经过提取、精制、配制等步骤而制成的灭菌溶液、无菌混悬液或供配制成液体的无菌粉末，供皮下、肌内、静脉注射的一种制剂。具有剂量准确、药效迅速、给药方便、药物不受消化液和食物的影响等特点。主要适用于急救，对于神志昏迷、难于口服用药的病人尤为适宜，如清开灵注射液、丹参注射液。

此外，尚有条剂、线剂、胶囊剂、灸剂、熨剂、灌肠剂、气雾剂等，临床中都在广泛应用，而且还在不断研制新剂型，以提高药效与便于临床使用。

点滴积累 ∨

1. 汤剂 吸收快，能迅速发挥药效，特别是能根据病情的变化而随证加减，适用于病情较重或病情不稳定的患者。

2. 丸剂 药效持久，节省药材，便于携带与服用，适用于慢性、虚弱性疾病。

3. 散剂 制作简便，吸收较快，节省药材，便于服用与携带，不易变质，适用于各种病证。

第三节 方剂的应用

由于社会的快速发展，人们生活节奏的加快，方剂的应用除传统的汤剂之外，中成药在临床中的应用越来越广泛，合理的使用中成药，正确地掌握中成药的使用方法，对提高疗效是十分重要的。

一、中成药的用法与用量

中成药是以中草药为原料，经制剂加工制成各种不同剂型的中药制品，是我国历代医药学家经过千百年医疗实践创造、总结的有效方剂的精华。即包括用中药传统制作方法制作的各种蜜丸、水丸、颗粒剂、糖浆、膏药等中成药，也包括现代制药方法制作的中药片剂、针剂、胶囊、口服液等中成药。中成药以疗效显著、应用广泛、副作用小而著称，是祖国医药遗产的重要组成部分。由于中成药品种繁多、配方各异、剂型复杂、疗效不同，若使用得当，可迅速奏效。反之，轻则浪费药品和贻误病情，严重者可危及生命。

中成药分内服和外用两种。内服中成药主要适用于脏腑气血异常所导致的各种疾患，一般在中药材的毒副作用方面要求比较严格。外用中成药主要适用于疮疡、外伤、皮肤及五官科的多种疾患，其中相当数量有不同程度的毒性，使用时应慎重，以防中毒。

（一）用法

中成药的用法主要包括给药途径和用药方法两个方面。

给药途径是影响药物疗效的因素之一。由于机体的不同组织对药物的敏感性和吸收性存在一定的差异，而药物在不同组织中的分布、消除情况也有所不同。因此，不同的给药途径，会影响药物的吸收数量、吸收速度和作用强度，甚至有的药物必须以某种特定的给药途径，才能发挥某种作用，如天花粉中期引产必须肌内注射给药，枳实升压必须静脉滴注，百部灭虱杀虫必须外用等。

中药成的传统给药途径，以口服和皮肤给药为主，还有经吸入、舌下、黏膜表面、皮下、肌内、穴位和静脉注射、直肠等多种给药途径。

临床决定给药途径时，一要考虑各种给药途径和剂型的特点，充分发挥其优势；二要注意病证与药物对给药途径的选择性，确定适合的剂型。

用药方法：临床应用中成药时，应当特别注意是内服还是外用，外用中成药一般避免内服；同时，还要注意用药时间、用药多少和用药途径。

（二）用量

中成药用量需根据患者年龄、体质、病程、病势轻重、药物配伍等进行调整，含有毒或作用峻猛以及某些名贵药物的中成药,均应严格掌握用量。

一般来说,无毒而安全性较高的中成药,其用量可稍大;有毒药应严格控制在安全用量范围内。同时,还要注意患者年龄、性别、体质、病程、病势及职业、生活习惯等的差异,如老人、儿童、女性月经期、体质虚弱者要适当地减少用量。

此外,配伍应用中成药时,若同一药物重复出现,要适当地减少用量。如附子理中丸与金匮肾气丸配合应用,因两种中成药均含有中药附子(主要成分为乌头碱),有可能引起毒副作用。

二、中成药的合理使用

中成药是以治疗人体疾病为主要目的,每种中成药都有特定的功效和适应证。因此,掌握中成药的功效和适应证,做到药证相符,是中成药合理应用的首要环节。

中成药说明书是指导用药最重要、最权威的信息,主要包括药品名称、成分(处方)、性状、功能主治、规格、用法用量、不良反应、禁忌、注意事项、药品相互作用、贮藏、包装、有效期、执行标准、批准文号、说明书修订日期、生产企业等项目内容,记录了药品的主要信息。因此,要合理应用中成药,就必须从仔细阅读理解说明书开始。

中成药的功能主治是使用中成药的核心依据。功能是中成药基本作用的概括,主治是中成药适应的治疗对象。辨证论治是中医治疗疾病的灵魂,中成药是在中医理论指导下组方制成的,因此在使用过程中也必须遵循辨证用药原则。如肺热咳嗽,应选用清肺化痰的鲜竹沥口服液等,肺阴虚燥咳当选用养阴清肺丸等。可见,医生只有针对病情,辨证使用中成药,才能做到药到病除。

中成药处方组成是中成药有效、安全的最基本、最核心内容。通过了解组方中有无毒药、剧毒药及它们的含量等信息,可以大致了解中成药的安全程度,以及作用的强弱、缓峻、补泻等。《有毒中草药大辞典》一书记载有毒性的中草药487种,其中致死量在1g以下的极毒药22种,治疗量与中毒量接近,超量使用可致严重后果的大毒药50种。1988年,国务院发布的《医疗用毒性药品管理办法》(国务院令第23号)确定的管制使用的中药有28种。2013年,国家食品药品监督管理总局又进一步强调,凡含有28种毒性药材的中成药,中药企业必须在处方中注明,且在相应位置增加警示语。临床研究表明,含蟾酥的中成药,使用不当会导致心脏损害和心律失常;含马钱子的中成药,使用过量会引起神经系统损害。

知识链接

《医疗用毒性药品管理办法》中28味有毒中药

国务院发布的《医疗用毒性药品管理办法》(国务院令第23号)中规定管制使用的28种中药有:砒石(红砒、白砒)、砒霜、水银、生马钱子、生川乌、生草乌、生白附子、生附子、生半夏、生南星、生巴豆、斑蝥、青娘虫、红娘虫、生甘遂、生狼毒、生藤黄、生千金子、生天仙子、闹阳花、雪上一枝蒿、红升丹、白降丹、蟾酥、洋金花、红粉、轻粉、雄黄。

中成药的服用禁忌,也是使用中成药时应该注意的问题,否则达不到相应的治疗效果。一般而言服药期间应忌食生冷、辛热、油腻、腥膻、有刺激性的食物。此外,根据病情的不同,饮食禁忌也有区别。热性病应忌食辛辣、油腻、煎炸类食物;寒性病应忌食生冷;胸痹患者应忌食肥肉、脂肪、动物内脏及烟、酒;肝阳上亢,头晕目眩、烦躁易怒等应忌食胡椒、辣椒、大蒜、白酒等辛热助阳之品;脾胃虚弱者应忌食油炸黏腻、寒冷固硬、不易消化的食物;疮疡、皮肤病患者,应忌食鱼、虾、蟹等腥膻发物及辛辣刺激性食品。此外,服中成药时不要喝浓茶和吃萝卜。因茶叶里含有鞣酸,浓茶里所含的鞣酸更多,与中药同服用会影响人体对中药中有效成分的吸收,降低疗效;而萝卜有消食、破气等功效,特别是服用人参等滋补类中药时,吃萝卜会降低补药的效果,使其失去补益作用,而达不到治疗目的,当然服理气化痰药除外。

中成药由于品种繁多,其相似药名也很多,但它们的主治及适应证却完全不同,在用药时应特别注意。如四神丸与四生丸,它们虽一字之差,功效主治截然不同。四神丸主治脾肾阳虚型五更泄,而四生丸则治疗血热妄行所致的吐血、衄血。所以,在使用中成药时不仅要看清药名,更应掌握其主治和适应证。同时,尤其还要注意中成药说明书中的特殊禁忌,如含麻黄的中成药,青光眼患者禁用,高血压、冠心病、前列腺肥大患者慎用;复方乌鸡胶囊规定"属湿热等实证者慎用"。

服用中成药还要注意"中病即止",不可长期服用,以免导致蓄积中毒;对含有毒中药的成药,更应该注意服用疗程或遵医嘱。

▶ **课堂活动**

服用中成药的饮食禁忌有哪些?

课堂活动 扫一扫,知答案

三、汤剂制备与服药法

(一)汤剂制备

正确煎煮中药,是保证汤剂质量和获得预期疗效的重要因素。这一环节中,应当注意煎药器具、煎药用水、加水多少、煎前浸泡、煎煮火候和时间、榨取药汁、煎煮次数及特殊药物的特殊煎法等。

1. 煎药器具 煎药器具以化学性质稳定,导热均匀,保暖性能好且价廉的砂锅、瓦罐为好,亦可用搪瓷或不锈钢器皿。忌用铁、铜、铝等金属器具,以免与药液中的某些中药成分发生化学反应,可能使疗效降低,甚至产生毒副作用。选用的煎药器皿要有盖子,且容量要稍大一些,有利于药物沸腾时不断翻滚,促进有效成分溶出,并可避免药液外溢耗损,煎药时要加盖煎煮,不宜频频打开盖子,防止水分蒸发过快。

2. 煎药用水 煎药用水一般以水质洁净为原则,可供人类饮用的水都可用来煎煮中药,如自来水、井水或蒸馏水等。根据药物的特点和疾病的性质,也有用酒或醋合煎的。用水量视药物质地、药量及煎药时间而定。中药饮片均为干品,一旦遇到水则药材细胞膨胀,会吸收大量的水分,因此,在煎煮时,一定要加足够量的水。一般用水量为将饮片浸泡后并适当按压,以液面高出饮片 2~3cm 为宜,二煎水则可略少。质地坚硬、黏稠或应久煎药物的加水量应适当多些;质地疏松或有效成分容易挥发,煎煮时间较短的药物,加水量则可适当少一些。

3. 煎药火候　煎药火候有文武之分。武火是指火势急、火候大;文火是指火势慢、火候小。一般煎煮药物宜先武后文,即用武火使其沸腾,沸后用文火保持微沸状态。解表剂、清热剂、泻下剂及其他以芳香药物为主组成的方剂,宜武火急煎,煎煮时间较短,加水量较少,即用大火迅速煮沸后,改用小火维持10~15分钟,以免有效成分遭到破坏;补益剂和有效成分不易煎出的矿物类、贝甲类、有毒药等,宜文火久煎,煎煮时间较长,加水量较多,即用小火煮沸后维持30~60分钟,以保证有效成分的充分煎出。如果不慎将药物煎煮焦煳,则应弃去不用。

4. 煎药方法　煎药前应先将药物放入容器中,多数药物宜用冷水浸泡,一般药物可浸泡20~30分钟,以种子、果实为主的药可浸泡1小时。浸泡以利于药物有效成分的煎出。1剂药可煎3次,最少应煎2次。每次煎得药汁100~200ml,去渣取汁。可将每次煎得药液混合后,再分次服用。

▶ **课堂活动**

为什么多数中药煎煮前要用冷水浸泡?

ER-12-2

课堂活动 扫一
扫,知答案

5. 特殊煎法　有部分药物因其性质、性能及临床用途不同,在煎煮时间和方法上有些特殊要求。对这些有特殊煎法的药物,应在处方中加以注明,并按规定的要求制备。

(1)先煎:如磁石、牡蛎等矿物、贝壳类药物,因其有效成分不易煎出,应先入煎30分钟左右再纳入其他药同煎;川乌、附子等药因其毒烈性经久煎可以降低,也宜先煎45~60分钟。制川乌、制附片也应先煎30分钟再入他药同煎,以确保用药安全。

某些含泥沙多的药物如灶心土、糯稻根等,以及质轻量大的植物药如白茅根、竹茹等,多先煎取汁澄清,然后以其药汁代水煎煮其他药物。

(2)后下:气味芳香和有效成分久煎易遭破坏的中药,宜在一般药物即将煎好前加入,同煎5分钟左右即可,以防有效成分散失而降低疗效。如薄荷、白豆蔻等药是以挥发性成分作为疗效作用,煎煮过久容易挥散;大黄、番泻叶等药因其有效成分煎煮时容易破坏而不耐煎煮。

(3)包煎:如蒲黄、海金沙等因药材质地过轻,煎煮时易漂浮在药液面上,或成糊状,不便于煎煮;车前子、葶苈子等药材较细,又含淀粉、黏液质较多的药,煎煮时容易粘锅、糊化、焦化;辛夷、旋覆花等药材有毛,对咽喉有刺激性,这几类药入药时宜用纱布包裹入煎。

(4)另炖或另煎:如某些贵重药物如人参、西洋参可切片,放入加盖碗内,隔水炖1小时左右,避免同时煎煮有效成分被其他药吸附。对于贵重而又难于煎出气味的羚羊角等,应切成薄片另煎2小时取汁合服,亦可磨汁或锉成细粉调服。

(5)烊化:如阿胶等胶类药,容易黏附于其他药渣及锅底,既浪费药材,又容易熬焦,用时应单独加温溶化,趁热与煎好的药液兑服。

(6)冲服:某些芳香或贵重药物不宜加热煎煮的,应研为细末,用药液或温开水冲服,如麝香、牛黄等;散剂、药物的粉末以及药物鲜品的自然汁液亦需冲服,如肉桂末、沉香粉、三七粉、芒硝、生藕汁、鲜竹沥等。

▶▶ **课堂活动**

1. 中药后下包括几种情况?

2. 中药包煎包括几种情况?

(二)服药方法

服药方法是根据病情和药性决定的,服药是否正确,对疗效有着直接的影响。服药方法主要包括服药时间、服药次数、服药冷热、服药食忌。

1. **服药时间** 应根据病情轻重、药物类型以及病证特点来决定药物服用的时间。一般来说,宜在饭前 1 小时服药,以利于药物尽快吸收,但对胃肠道有刺激的方药,宜饭后服用;急性重病不拘时间服用;慢性病应定时服用。补益剂与泻下剂宜空腹时服;安神剂宜临睡前 1 小时服用。

2. **服药次数** 服用汤剂一般一日 1 剂,将两次煎液合并,分 2~3 次温服。对病情急重者,可一次服完或一日数服或煎汤代茶频服,必要时可一日连服 2 剂,以保证药效的集中、持续。呕吐病人宜小量频服。发汗剂、泻下剂服药应中病即止。对于峻烈或毒性药品,宜先少量进服,而后逐渐增加,有效则止,以免中毒。

3. **服药冷热** 汤药一般多温服,特殊情况下,也可以冷服、热服。通常是治疗热证可寒药冷服,治疗寒证可热药热服,以辅助药力。但当病重邪深时还应寒药热服,热药冷服,以防邪药格拒。

4. **服药食忌** 服药食忌又称"忌口",是指服药期间要注意饮食禁忌。服药期间不适当的饮食可能会加重旧病或变生新病,或降低药效或诱发不良反应。因此,为了保证临床用药的安全有效,也要重视服药期间的饮食禁忌。

此外,对于服用汤药后有恶心呕吐者,可在药液中加入少量姜汁,或用鲜生姜擦舌,或嚼少许陈皮,然后再服汤药,或小量频频冷服。

四、方剂的审方、调配、复核、发药

中药调剂是医院药事管理工作的重要组成部分,是一项专业性、技术性及责任性很强的工作。中药处方调剂的正确与否,不仅会影响到医院医疗水平的好坏,更直接关系到患者的生命安危。因此,调剂人员不仅要对医师负责,更应对患者用药安全有效负责,绝不允许有错配、漏配、擅自改变处方的情况发生。

中药调配工作流程可分为审方、调配、复核、发药四个环节。

(一)审查处方

又称接方、收方,是中药调配工作中的首要环节。审方的目的是为了杜绝错误的处方进入调配程序。因此,调剂人员收到处方后,要从头到尾仔细阅读,将处方的全部内容彻底了解,然后着重审查以下项目:

1. **处方前记的审核** 包括患者姓名、年龄、性别、单位或住址、处方日期、费用类别(是否医保及医保类别)。

2. **处方正文的审核** 中药名称书写是否清楚正确,剂量是否超出正常量,对儿童及年老体弱者尤需注意。毒、麻药品处方是否符合规定;处方中药物是否有"十八反""十九畏"、妊娠禁忌等用药禁忌;需特殊处理的药物如先煎、后下等是否有脚注;处方中药物药房是否备全等。

属一般书写潦草情况,可与顾客当面沟通;如有剂量或配伍禁忌、妊娠用药禁忌的应拒绝调配,当做上记号,经原处方医师予以更正或重新签字;在一般处方配伍中有毒、麻中药应拒绝调配,并向顾客解释清楚,说明购用特殊药品的处方权限和相关证明,以及用法、用量的规定。有品种不全的药材应及时向顾客说明,同时还要注意"同物异名"导致的药味重复。

3. 审方人签名 审核合格的处方由审方人签名。审方中若发现问题,应立即与处方医师联系,问明原因,协商处理,予以修订。审方人员无权随意处理。

(二)调配处方

通过划价收费环节的处方可以调配,即是将处方中每一味药及所标示的剂量称准配齐的过程。

1. 配方前的准备工作 首先对上次调配结束后的药盘或容器、柜上台面、戥子等用具中残留的灰尘及黏附的物品清洁掉,保证无污染源,并对戥子的平衡度作核定;然后对处方所列药品逐一浏览,确认中药饮片名称、炮制规格、医嘱的相关脚注、剂量、药味数等均无疑问。

2. 配方操作的注意事项

(1)按照处方书写顺序称取摆放药味:称取药味的摆放不能相互覆盖堆叠成塔式,而应按照处方书写的顺序呈棋盘格式排列,否则容易发生错配、漏配情况,并影响复核校对。

(2)按中药饮片处方调剂给付规定进行调剂:调剂人员应熟练掌握地方规定的中药饮片处方应付,如遇临时缺药,调剂人员不能凭经验随意用替代品,需及时与医生联系处理。如处方中单写半夏者,应付姜半夏或法半夏等炮制品,而非生半夏;处方中单写石膏者,应付生石膏,而非煅石膏。

(3)有特殊要求的中药饮片应依法炮制:有些中药需在炮制品的基础上再作特殊的处理,才能发挥应有的疗效,这也是医嘱的重要内容,如杏仁、桃仁捣泥,五味子、香附打碎,川贝打粉吞服等,调配时必须严格遵照执行。

另外,要求特殊煎法的药物,一定要另包,并在药袋上注明先煎、后下、包煎、烊化等字样。

(4)核对签名:已完成的全方调配,应逐一核对后签名,转入复核校对环节。

(三)复核校对

复核校对是调剂操作过程的重要环节。为了确保交付给患者的药品全面符合处方要求,中药饮片质量符合炮制规范的要求,必须进行复核校对工作。此项工作要求由责任心强、对调剂业务熟练的人员负责,在复核中发现的问题应立即会同配方人员纠正。因此,复核过程也包括了对调配操作者工作质量的考核。

1. 对品种、品规的复核 将处方中书写的第一味至最后一味中药饮片名称与盘内实物逐一核对,如有品种、品规不符为错配,品种缺少为漏配,品种重复出现为多配;查品种、品规的质量是否符合处方炮制的要求,是否符合国家药品标准的规定,如有生品代替炮制品或炮制品规不符,或有生霉、生虫、变味等变质问题;查"另包"作特殊处理的饮片是否符合要求,杵、打、捣等处理是否到位。上述问题一旦发现,均应立即纠正。

2. 对量化指标的复核 查药剂数是否符合处方或计价收款的剂数,对配方所称取的药物作总量考核。一般情况只对有疑义的作全面考核,平常只对单剂重量作抽查。

3. 对配伍情况的复核　查有无配伍禁忌、妊娠禁忌等错误用药,小儿、高龄人群的用药中峻烈药是否过量。

4. 对毒性药的复核　特殊管理的毒性中药配方后的复核应由中药师以上人员负责。复核无误,复核人员应签章或签名负责。

（四）发药

发药是调剂的最后一关,绝不允许玩忽职守,发错对象和告知错误的服用方法,特别是在顾客多,工作繁忙的期间,更不允许有疏忽。

认真核实取药者与处方姓名或取药有关凭证是否相符,对处方调配的剂数和另包等附带药品应一次性清点齐全,当面交付。处方中的医嘱,为文字内容的,应向顾客交代清楚,正确告知煎药、服药方法、服用量、忌口等注意事项。发药交付完毕,应收存处方。

总之,中药调剂配方工作是一项烦琐复杂的工作,除计价收费的签字外,其他环节从审方到发药都应规范操作程序,确保用药安全。

点滴积累 ╲╱

1. 煎药前的冷水浸泡　多数中药煎煮前应冷水浸泡,以利于药物有效成分的煎出。 一般中药可浸泡 20~30 分钟, 种子、果实类中药可浸泡 1 小时左右。

2. 中成药的应用　应首先区分是内服还是外用, 外用药绝对不能内服。

3. 中药饮片的处方应付　严格按照规定的中药饮片处方应付调配中药, 调剂人员不能凭经验随意替代。

4. 有特殊煎法的药物　要求特殊煎法的药物一定要"另包", 并在药袋上注明先煎、后下、包煎、烊化等字样。

第四节　中成药稳定性

一、中成药的不稳定因素

中成药稳定性是评价中成药质量的基本要素之一。中成药从制备、运输、贮存、临床用药的每一环节中均有可能发生变化,从而降低疗效或丧失疗效,甚至产生有毒物质,发生毒副反应。中成药的不稳定因素主要可归纳为三个方面:

化学方面:在外界环境的影响下,有可能发生化学反应而导致中成药主药成分发生氧化、水解、还原、变色或聚合等变化,而影响质量。

物理方面:某些物理因素可使混悬液中的微粒粗化、沉淀和结块,使乳浊液发生乳析和破裂,使散剂吸潮、溶化,使芳香水剂中的挥发性成分挥发、逸散,使浸提制剂产生浑浊、沉淀,使片剂松散或崩解时间延长等均属物理性因素引起质量不稳定现象。

生物方面：由于微生物的滋生，引起药剂的发霉、腐败，使药剂的质量发生变化，一般不能再供药用。

虽然导致中成药不稳定的因素有很多，但影响中成药稳定性的主要因素是水分、温度、氧化反应、药物的酸碱度、金属离子、光线等。因为，水是药剂发生水解或其他反应的必要媒介，也是吸湿、潮解、微生物滋生繁殖的重要条件；温度升高，则化学反应加速，这是化学反应的基本规律；大气中的氧是引起药物变化的基本因素，许多微生物的生长、繁殖也必须要有氧气存在；药物 pH 过高或过低，都会加速药物的分解；金属离子则是某些药物自氧化反应的催化剂；光是催化各种化学反应的活化因子，可提供产生化学反应所必需的活化能，某些药剂应在避光条件下生产和储存。

▶▶ **课堂活动**

影响中成药稳定性的主要因素有哪些？为什么？

课堂活动 扫一扫，知答案

二、中成药的变质或失效

保管中成药时，要注意检查药品的批号和有效期。国产药品生产批号为 6 位数，生产日期也为 6 位数，前 2 位为年，中间 2 位为月，最后 2 位为日。如生产批号为"151012"，表示该药是 2015 年 10 月 12 日生产。自生产日算起，中成药的有效期有 2 年、3 年和 5 年，原则上超过有效期的中成药不能再用。如有效期至 2015 年 12 月，则该药品自 2016 年 1 月 1 日起不能再用。

有的中成药没有明确规定有效期和失效期，但由于包装各不相同，保证质量的差异很大。有些比较严密，如一些蜡丸，其中蜜丸可以较长时间保存不坏，有的地方至今还保存有清朝年代的药丸，质量完好，成为精品。而同样的蜜丸，如保存在简易的蜡封纸盒内，就比较容易发霉变质。

知识链接

如何判断中成药是否变质

1. 观其形　外形失去固定形状者，如原为粉末状或颗粒状，现粘成一团或潮解成糊状，或胶囊变扁、凹凸不平，手感潮湿粘手等都是变质的表现。

2. 查其色　片剂、胶囊、糖衣片、水剂、糖浆变色者均是变质的表现。

3. 嗅其气　中成药都有其特有的气味，若有酸败发霉的气味，就是变质的结果。

4. 尝其味　如糖浆变酸，丸剂、片剂有异味者，均属变质现象。

中成药一旦发生变质就不要再服用。

由于中成药稳定性受水分、温度、氧化反应、药物的酸碱度、金属离子、光线的影响，中成药要存放在阴凉、干燥、通风的地方，避免日光直射、高温、潮湿环境，已经启用的瓶装中成药应注意按瓶签说明保管应用。中成药常见的变质情况如下：

（一）霉变

中成药在温度、湿度的影响下，容易发生霉变。蜜丸发霉后，常带有灰绿或灰白色的斑点，只要认真检查，就很容易识别。糖浆发霉后，还可以见到白色的絮状物。发生霉变的中成药服用后常会引起腹泻，甚至危及生命。

（二）皱皮、干裂和硬结

大蜜丸常发生皱皮、干裂和硬结情况，这是由于包装不严，时间太久，温度过高，使水分散失而过于干燥所致。

（三）反砂

是含糖中药中的糖质结晶析出。水蜜丸也会析出点状结晶，这是由于水分过度蒸发所致。

（四）融化

阿胶等胶剂或膏药，因贮存温度过高，便会发生融化变软，使其变形。

（五）虫蛀、染色

水蜜丸、大蜜丸、水泛丸等，均可发生此种情况，系在贮存中受潮所致。虫蛀可形成蛀洞，甚至可见虫的排泄物。染色则出现绿色或白色小点，系受潮霉变所致。

（六）发酵

糖浆可因温度高，水分蒸发集中在表面，使局部糖浆稀释，而引起酵母菌在表层大量繁殖，甚至由于产生大量气体而引致爆炸。有的则因局部发酵而出现酸败的异味。

（七）气味改变

除因发酵所致的酸味外，含挥发油的中成药，因包装不严，挥发油散失后，则可出现异常气味。

（八）沉淀

除针剂因贮存时间过长，会出现沉淀外，某些酒剂因酒精挥发过多也会出现沉淀。

总之，在使用中成药时，一定要认真仔细地检查一下，看是否已经发霉变质或发生了其他异常情况。如有任何异常或变质现象，都不应服用，以免引起不良反应。

点滴积累 ▽

1. 中成药的贮藏　中成药要存放在阴凉、干燥、通风的地方，避免日光直射、高温、潮湿环境，已经启用的瓶装中成药应注意按瓶签说明保管应用。

2. 中成药的合理使用　掌握中成药的功效和适应证，做到药证相符，是中成药合理应用的首要环节。

复习导图

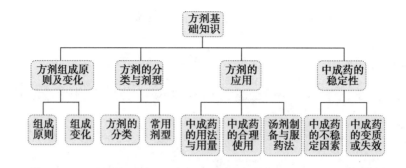

目标检测

一、选择题

（一）单项选择题

1. 中医传统方剂中，药味可以随着病情的变化而改变，但是其中不变的是（　　）

    A. 君药　　　　　　　　B. 使药　　　　　　　　C. 臣药

    D. 佐助药　　　　　　　E. 佐制药

2. 在方剂中直接治疗次要兼证的药物称为（　　）

    A. 君药　　　　　　　　B. 佐助药　　　　　　　C. 臣药

    D. 使药　　　　　　　　E. 佐制药

3. 慢性疾病的治疗一般宜选用（　　）

    A. 丸剂　　　　　　　　B. 散剂　　　　　　　　C. 汤剂

    D. 针剂　　　　　　　　E. 酒剂

4. 正确应用中成药，首先要做到是（　　）

    A. 用量准确　　　　　　B. 了解厂家　　　　　　C. 熟悉组成

    D. 药证相符　　　　　　E. 按时服药

5. 胸痹患者应忌食（　　）

    A. 葱、蒜、萝卜　　　　B. 鱼、虾、蟹　　　　　C. 动物内脏

    D. 胡椒、辣椒　　　　　E. 以上都是

6. 煎药用具宜首先选用（　　）

    A. 砂锅、瓦罐　　　　　B. 搪瓷器皿　　　　　　C. 铁铝等金属器具

    D. 不锈钢器皿　　　　　E. 玻璃容器

7. 蒲黄、海金沙包煎是因为（　　）

    A. 易粘锅　　　　　　　B. 易浮散　　　　　　　C. 有绒毛

    D. 易熬焦　　　　　　　E. 易挥发

8. 水蜜丸反砂形成的原因主要是（　　）

A. 受潮   B. 温度过高   C. 水分蒸发

D. 包装不严   E. 药材发酵

9. 君药的作用是( )

  A. 针对主病或主证起主要治疗作用

  B. 针对兼病或兼证起治疗作用

  C. 直接治疗次要兼证

  D. 消除或减缓方中他药的毒性与烈性

  E. 调和诸药

10. 反佐药的涵义为( )

  A. 药力居方中之首

  B. 根据病情需要,用与君药性味相反而又能在治疗中起相成作用的药物

  C. 引方中诸药以达药所的药物

  D. 调和诸药的药物

  E. 用以消除或减缓君、臣药的毒性与烈性

11. 能引领方中诸药直达病所的药物称为( )

  A. 调和药   B. 引经药   C. 反佐药

  D. 佐制药   E. 佐助药

12. 有一中药处方,由人参、大黄、薄荷、车前子、阿胶等多味中药组成。在煎煮时,为了保证汤剂质量和获得预期疗效,需要另炖或另煎的中药是( )

  A. 人参   B. 大黄   C. 薄荷

  D. 车前子   E. 阿胶

13. 有一中药处方,由人参、大黄、薄荷、车前子、阿胶等多味中药组成。在煎煮时,为了保证汤剂质量和获得预期疗效,需要烊化的中药是( )

  A. 人参   B. 大黄   C. 薄荷

  D. 车前子   E. 阿胶

14. 某孕妇不慎外感风寒,症见发热、恶寒、无汗、头身疼痛等症状,医生建议用药物治疗,为了避免药物对胎儿的影响,其用药时应注意( )

  A. 选择对胎儿无损害的中成药

  B. 尽量采取口服途径给药,应慎重使用中药注射剂

  C. 禁用导致流产的中药

  D. 禁用对胎儿有致畸作用的中药

  E. 以上答案全是

15. 某瓶装止咳糖浆,在贮藏过程中发生爆裂,并出现酸败的异味,这种变质现象属于( )

  A. 霉变   B. 发酵   C. 反砂

  D. 风化   E. 融化

（二）多项选择题

1. 属于佐药意义是（　　　）

    A. 直接治疗次要兼证　　　　B. 减缓君臣药毒性　　　　C. 防止药病格拒

    D. 引药到达病所　　　　　　E. 协调诸药作用

2. 汤剂的优点是（　　　）

    A. 吸收快　　　　　　　　　B. 迅速发挥药效　　　　　C. 可以随证加减

    D. 服用量大　　　　　　　　E. 不易变质

3. 入汤剂时,需后下的药物有（　　　）

    A. 大黄　　　　　　　　　　B. 薄荷　　　　　　　　　C. 番泻叶

    D. 白豆蔻　　　　　　　　　E. 车前子

4. 关于方剂组成变化的正确叙述有（　　　）

    A. 药味增减变化不包括君药的增减

    B. 药味增减变化包括君药的增减

    C. 药量增减变化

    D. 剂型更换变化

    E. 方剂中药味的增减,必然使方剂的功效发生变化

5. 影响中成药稳定性的主要因素有（　　　）

    A. 温度　　　　　　　　　　B. 湿度　　　　　　　　　C. 酸碱度

    D. 光线　　　　　　　　　　E. 氧化

二、简答题

1. 方剂的组成结构是什么? 其各自的作用是什么?

2. 简述方剂变化的主要形式。

3. 中成药常见的变质情况有哪些?

三、实例分析题

在制备汤剂时,对于方剂中含有海金沙、石膏、旋覆花、薄荷、钩藤、人参、羚羊角粉、麝香、阿胶、大黄、番泻叶、乌头、车前子、蒲黄药材时,应当如何特殊处理? 为什么?

（吴立明）

第十三章

常用中成药

导学情景 ∨

情景描述：

中药剂型的应用有着悠久的历史，早在商代就已经开始使用中药汤剂，东汉名医华佗在手术后使用的"神膏"乃今天的软膏剂。宋代起中药剂型有了系统化的发展，当时的政府成立了专门机构，将很多中药的验方统一起来，根据需要制成各种各样的剂型，这个机构就是有名的"太平惠民和剂局"，很多传统的验方和剂型都源于宋代的和剂局。目前我国的中成药品种繁多，而且随着市场要求的逐渐升高，越来越多种类的中成药处于开发之中。中成药因其疗效确切、使用方便、副作用小，临床上的使用率逐年上升，在防病治病中发挥着越来越重要的作用。

学前导语：

中成药来源于中药方剂，是处方、剂型固定的、具有一定质量标准的、可批量生产供应的中药方剂，因此中成药的分类方法大部分也都是沿用方剂的分类法。临床应用常是辨证与辨病相结合，突出中医药的优势和特色，使药效得到完全发挥，将不良反应降至最低，从而起到最佳的治疗效果。

中成药是以中医药理论为基础，以中药材为原料，按照法定的处方和工艺标准加工制成的具有一定质量规格的中药制剂成品。中医方剂是中成药制作的依据，中成药是方剂的主要体现，是我国历代医药学家创造、总结的有效方剂的精华，具有疗效好、携带使用方便等特点，受到广大临床医师和患者的喜爱。

第一节　解表中成药

凡以解表药为主组成的，具有发散表邪、解除表证作用，治疗外感表证的中成药，称为解表中成药。属于"八法"中的"汗法"。

解表中成药尚有止咳、平喘、缓和疼痛、透疹等作用。表证有寒热之分，患者体质有虚实之别，病邪有内外兼夹。因此，针对不同外感表证，解表中成药通常可分为辛温解表中成药、辛凉解表中成药、解表胜湿中成药、祛暑解表中成药、扶正解表中成药等，分别适用于风寒表证、风热表证、外感挟湿表证、外感暑热或暑湿表证及体虚外感表证等。

知识链接

普通感冒与流行性感冒

普通感冒,简称感冒,俗称"伤风",是急性上呼吸道病毒感染中最常见的病种,多发于初冬季节。导致感冒的主要病原体有鼻病毒,其次为副流感病毒、腺病毒、埃及病毒、柯萨奇病毒以及呼吸道合胞病毒,常易合并细菌感染。普通感冒起病较急,早期症状有咽部干痒或灼热感、喷嚏、鼻塞、流涕,开始为清水样鼻涕,2~3日后变稠,可伴有咽痛,一般无发热及全身症状,或仅有低热、头痛。普通感冒大多为散发性,不引起大范围流行,一般经5~7日痊愈。

流行性感冒,简称流感,是流感病毒引起的急性呼吸道感染,也是一种传染性强、传播速度快的疾病。其主要通过空气中的飞沫、人与人之间的接触或与被污染物品的接触传播。其特点是起病急、症状严重,突发高热恶寒,甚则寒战、周身酸痛、显著乏力和轻度呼吸道症状。一般秋冬季节为高发流行期,所引起的并发症和死亡现象非常严重。

感冒清热颗粒 《中国药典》

【处方】荆芥穗 200g 薄荷 60g 防风 100g 柴胡 100g 紫苏叶 60g 葛根 100g 桔梗 60g 苦杏仁 80g 白芷 60g 苦地丁 200g 芦根 160g

【剂型规格】颗粒剂,每袋 12g 或 6g(无糖型)或 3g(含乳糖)。《中国药典》还收载有感冒清热口服液、感冒清热咀嚼片、感冒清热胶囊,其处方、功效主治均同。

【功效与主治】疏风散寒,解表清热。用于风寒感冒,症见头痛发热,恶寒身痛,鼻流清涕,咳嗽咽干。

【组方分析】方中荆芥穗辛温香窜,善解表散风,为君药;防风、紫苏叶疏风散寒,薄荷、柴胡疏风散热,葛根解肌退热,升津止渴,共为臣药;桔梗、苦杏仁宣肃肺气而祛痰止咳,白芷解表散风、通窍止痛,地丁清热解毒,芦根清热生津止渴,共为佐药。全方共奏疏风散寒,解表清热功效。

【用法用量】温开水冲服。1次1袋,1日2次。

【使用注意】风热感冒及阴虚内热者不宜使用;严重肝肾功能不全者禁用。

正柴胡饮颗粒 《中国药典》

【处方】柴胡 100g 陈皮 100g 防风 80g 甘草 40g 赤芍 150g 生姜 70g

【剂型规格】颗粒剂,每袋 10g 或 3g(无蔗糖)。并有胶囊剂等。

【功效与主治】发散风寒,解热止痛。用于外感风寒,症见发热恶寒,无汗,头痛,鼻塞,喷嚏,咽痒咳嗽,四肢酸痛,流感初起、轻度上呼吸道感染见上述症状者。

【组方分析】方中柴胡解表退热,为君药;防风祛风解表止痛,生姜发汗解表,温肺止咳,共为臣药;赤芍清热凉血,散瘀止痛,陈皮燥湿化痰,理气健脾,共为佐药;甘草祛痰止咳,调和药性,为使药。全方共奏发散风寒,解热止痛功效。

【用法用量】温开水冲服。1次1袋,1日3次。小儿酌减或遵医嘱。

【使用注意】风热感冒及阴虚内热者不宜使用;严重肝肾功能不全者禁用。

银翘解毒丸　《中国药典》

【处方】金银花 200g　薄荷 120g　淡豆豉 100g　桔梗 120g　甘草 100g　连翘 200g　荆芥 80g　牛蒡子(炒)120g　淡竹叶 80g

【剂型规格】浓缩蜜丸,每丸重 3g。《中国药典》还收载有银翘解毒片、银翘解毒软胶囊、银翘解毒胶囊、银翘解毒颗粒,其处方、功效主治均同。

【功效与主治】疏风解表,清热解毒。用于风热感冒,症见发热头痛,口干,咳嗽,咽喉疼痛。

【组方分析】方中金银花、连翘疏散风热,清热解毒,为君药;薄荷、牛蒡子散风热,清头目,解毒利咽,荆芥穗、淡豆豉透散表邪,共为臣药;芦根、竹叶清热生津,桔梗开宣肺气而止咳利咽,同为佐药;甘草既调和药性,又合桔梗利咽止咳,为使药。全方共奏疏风解表,清热解毒功效。

【用法用量】用芦根汤或温开水送服。1 次 1 丸,1 日 2~3 次。

【使用注意】风寒感冒不宜使用;脾胃虚寒,脘腹冷痛,泄泻者慎用。

▶ 课堂活动

　　1. 风寒感冒与风热感冒如何辨证荐药?

　　2. 银翘解毒丸与桑菊感冒片均可治疗风热感冒,有何不同?

课堂活动 扫一扫,知答案

双黄连口服液　《中国药典》

【处方】金银花 375g　黄芩 375g　连翘 750g

【剂型规格】口服液,每支装 10ml 或 20ml。《中国药典》还收载有双黄连片、双黄连栓、双黄连胶囊、双黄连颗粒,其处方、功效主治均同。

【功效与主治】疏风解表,清热解毒。主治风热感冒,症见发热,咳嗽,咽喉疼痛。

【组方分析】方中金银花清热解毒,疏散风热,为君药;连翘清热解毒,善散上焦风热,黄芩善清肺火及上焦实热,共为臣药。全方共奏疏风解表,清热解毒功效。

【用法用量】口服。1 次 20ml,1 日 3 次;小儿酌减或遵医嘱。

【使用注意】风寒感冒不适用;脾胃虚寒,脘腹冷痛,泄泻者慎用。

藿香正气水　《中国药典》

【处方】苍术 160g　陈皮 160g　厚朴(姜制)160g　白芷 240g　茯苓 240g　大腹皮 240g　生半夏 160g　甘草浸膏 20g　广藿香油 1.6ml　紫苏叶油 0.8ml

【剂型规格】酊剂,每支 10ml。《中国药典》还收载有藿香正气口服液、藿香正气软胶囊、藿香正气滴丸,其处方、功效主治均同。

【功效与主治】解表化湿,理气和中。用于外感风寒、内伤湿滞或夏伤暑湿所致的感冒,症见头痛昏重,胸膈痞闷,脘腹胀痛,呕吐泄泻;胃肠型感冒见上述证候者。

【组方分析】方中广藿香油芳香化湿、理气和中兼能解表,为君药;紫苏叶油、白芷解表散寒兼化湿滞,半夏、陈皮燥湿和胃,降逆止呕,共为臣药;茯苓、苍术健脾化湿以助运化,厚朴、大腹皮行气化湿以消除胀满,共为佐药;甘草调和诸药而和中,为使药。全方共奏解表化湿,理气和中功效。

【用法用量】 口服。1 次 5~10ml,1 日 2 次,用时摇匀。

【使用注意】 风热感冒及阴虚火旺者不宜服用;小儿、妇女、老人以及不饮酒的患者慎服。忌生冷油腻食品;不宜在服药期间同时服用滋补性中成药。

知识链接

藿香正气系列产品及临床扩大应用

藿香正气方首见于宋代《太平惠民和剂局方》的藿香正气散,具有解表化湿、理气和中的功效,主治外感风寒、内伤湿滞或夏伤暑湿所致的感冒等,被历代医家誉为“湿证圣药”。目前,随着先进的制剂技术和分析水平的不断发展,科研人员开发出了更加安全有效并适合市场需求的藿香正气系列产品,主要有藿香正气散、藿香正气颗粒、藿香正气合剂、藿香正气胶囊、藿香正气丸、藿香正气口服液、藿香正气水、藿香正气软胶囊、藿香正气滴丸、藿香正气片等,成为居家必备的良药。

在临床应用上,除了治疗“暑湿”相关病患,如中暑、空调病、暑湿感冒等之外,藿香正气制剂还可用于泄泻、腹胀腹痛、痛经、晕车、晕船以及水土不服等多种病证的治疗,且疗效显著。藿香正气水外用擦拭患处,对白癜风、外阴瘙痒、外痔等也有较好的疗效。

午时茶颗粒 《中国药典》

【处方】 苍术 50g 柴胡 50g 羌活 50g 防风 50g 白芷 50g 川芎 50g 广藿香 50g 前胡 50g 连翘 50g 陈皮 50g 山楂 50g 枳实 50g 麦芽(炒)75g 甘草 50g 桔梗 75g 六神曲(炒)50g 紫苏叶 75g 厚朴 75g 红茶 1600g

【剂型规格】 颗粒剂,每袋 6g。《中国药典》还收载有午时茶胶囊,其处方、功效主治均同。

【功效与主治】 祛风解表,化湿和中。主治外感风寒、内伤食积,症见恶寒发热,头痛身楚,胸脘满闷,恶心呕吐,腹痛腹泻。

【组方分析】 方中紫苏叶、广藿香、柴胡、羌活、防风、白芷、川芎祛风散寒,除湿止痛;苍术、厚朴、陈皮、枳实燥湿健脾,理气除胀;山楂、麦芽、六神曲消食化积;连翘清解里热,桔梗、前胡宣肺化痰;红茶引诸药入脾胃,和中化滞;甘草调和诸药。全方共奏祛风解表,化湿和中之功。

【用法用量】 温开水冲服。1 次 1 袋,1 日 1~2 次。

【使用注意】 风热感冒及无饮食积滞者不宜服用。

案例分析

案例

患者李某,男,18 岁,恶寒发热头痛 2 天;伴鼻塞,喷嚏,咽痒,微咳等。因 2 日前淋雨后即感恶寒,次日体温升高(38.6℃),头痛,无汗出,鼻塞,流清涕,咽痒,微咳,无痰,周身酸痛,遂来就诊。甲医生用银翘解毒丸治疗 2 天,未见好转。试分析为什么?应如何诊治?

分析

主诉:恶寒发热头痛 2 日。

病因：淋雨外感寒邪。

辨证：恶寒发热，无汗出，鼻塞，流清涕，咽痒，苔薄白，脉浮等，属表证、寒证；病程短，正邪交争明显，属实证。故为外感风寒表实证。

治宜疏风散寒、解表清热，当辨证选用感冒清热颗粒等发散风寒中成药。

银翘解毒丸是治疗外感风热表证的中成药，甲医生用其治疗风寒表证，属寒上加寒，故未见好转。

其他解表中成药，见表 13-1。

表 13-1　其他解表中成药

药品名称	处方	剂型规格	功效主治	用法用量
桂枝合剂	桂枝,白芍,生姜,甘草,大枣	合剂,每支 10ml	解肌发表,调和营卫。用于外感风邪,症见头痛发热,鼻塞干呕,汗出恶风	口服。1 次 10 ~ 15ml,1 日 3 次
表实感冒颗粒	紫苏叶,葛根,白芷,麻黄,防风,桔梗,桂枝,甘草,陈皮,生姜,炒苦杏仁	颗粒剂,每袋装 10g 或 5g(无蔗糖)	发汗解表,祛风散寒。用于外感风寒表实证,症见恶寒重,发热轻,无汗,头项强痛,鼻流清涕,咳嗽,痰白清稀	温开水冲服。1 次 1~2 袋,1 日 3 次;儿童酌减
桑菊感冒片	桑叶,菊花,连翘,薄荷素油,苦杏仁,桔梗,甘草,芦根	薄膜衣片,每片重 0.62g	疏风清热,宣肺止咳。用于风热感冒初起,症见头痛,咳嗽,口干,咽痛	口服。1 次 4 ~ 8 片,1 日 2~3 次
羚羊感冒胶囊	羚羊角,牛蒡子,淡豆豉,金银花,荆芥,连翘,淡竹叶,桔梗,薄荷素油,甘草	胶囊剂,每粒装 0.42g	清热解表。用于流行性感冒,伤风咳嗽,头晕发热,咽喉肿痛	口服。1 次 2 粒,1 日 2~3 次
连花清瘟胶囊	连翘,金银花,炙麻黄,炒苦杏仁,石膏,板蓝根,绵马贯众,鱼腥草,广藿香,大黄,红景天,薄荷脑,甘草	胶囊剂,每粒装 0.35g	清瘟解毒,宣肺泄热。用于流行性感冒属热毒袭肺证,症见发热,恶寒,肌肉酸痛,鼻塞流涕,咳嗽,头痛,咽干咽痛	口服。1 次 4 粒,1 日 3 次
九味羌活丸	羌活,防风,苍术,细辛,川芎,白芷,黄芩,甘草,地黄	水丸,每袋装 9g	疏风解表,散寒除湿。用于外感风寒挟湿感冒,症见恶寒,发热,无汗,头重而痛,肢体酸痛	口服。1 次 3 ~ 4.5g,1 日 2 次。宜姜葱汤送服
荆防颗粒	荆芥,防风,羌活,独活,柴胡,前胡,川芎,枳壳,茯苓,桔梗,甘草	颗粒剂,每袋装 15g	发汗解表,散风祛湿。用于感冒风寒,症见头痛身痛,恶寒无汗,鼻塞流涕,咳嗽	温开水冲服。1 次 1 袋,1 日 3 次

续表

药品名称	处方	剂型规格	功效主治	用法用量
保济丸	钩藤,菊花,蒺藜,厚朴,木香,苍术,天花粉,广藿香,葛根,化橘红,白芷,薏苡仁,稻芽,薄荷,茯苓,广东神曲	水丸,每瓶装1.85g或3.7g	解表,祛湿,和中。用于暑湿感冒,症见发热头痛,腹痛腹泻,恶心呕吐,肠胃不适。亦可用于晕车、晕船	口服。1 次 1.85g或3.7g,1 日 3 次
参苏丸	党参,紫苏叶,葛根,前胡,茯苓,半夏(制),陈皮,枳壳(炒),桔梗,甘草,木香	水丸,每袋装6g	益气解表,疏风散寒,祛痰止咳。用于身体虚弱、感受风寒所致感冒,症见恶寒发热,头痛鼻塞,咳嗽痰多,胸闷呕逆,乏力气短	口服。1 次 6~9g,1 日 2~3 次

点滴积累 ∨

1. 问病要点 本节中成药主要用治外感表证,其问病要点是发热、恶寒同时出现。

2. 辨证选药 外感风寒表证,宜选用桂枝合剂、表实感冒颗粒、感冒清热颗粒、正柴胡饮颗粒、荆防颗粒等;外感风热表证,宜选用银翘解毒丸、桑菊感冒片、双黄连口服液、羚羊感冒胶囊、连花清瘟胶囊等;外感挟湿表证,宜选用九味羌活丸等;外感风寒,内伤湿滞或夏伤暑湿者,宜选用藿香正气水;外感风寒,内伤食积者,宜选用午时茶颗粒等;气虚外感者,宜选用参苏丸等。

3. 使用注意 表证未尽,又出现里证者,一般应先解表,后治里;表里俱重者,则应表里双解。

（吴立明）

第二节 泻下中成药

凡以泻下药为主组成的,具有通便、泻热、攻积、逐水等作用,治疗里实证的中成药,称为泻下中成药。属于"八法"中的"下法"。

泻下中成药为治疗里实证而设,由于里实证的病因不同,证候表现有热结、寒结、燥结、水结等区别,同时人体体质有虚实的差异,因此立法处方亦随之不同。

使用泻下中成药,要注意泻下而不伤正,得效即止,慎勿过剂。对孕妇、产妇、月经期、失血患者,以及年老、体弱或病后元气未复者,均应慎用或忌用,必要时应配伍补益扶正药,以攻补兼施。另外,服药期间应忌食油腻辛辣生冷及不消化的食物,以免重伤胃气。

麻仁胶囊 《新药转正标准》

【处方】火麻仁 苦杏仁 大黄 枳实(炒) 厚朴(姜制) 白芍(炒)

【剂型规格】胶囊剂,每粒装0.35g。《中国药典》还收载有麻仁丸(水蜜丸、小蜜丸和大蜜丸),

其处方、功效主治均同。

【功效与主治】 润肠通便。用于肠热津亏所致的便秘,症见大便干结难下,腹部胀满不舒;习惯性便秘见上述证候者。

【组方分析】 方中火麻仁富含油脂,润肠通便,为君药;杏仁入肺与大肠经以降肺润肠,白芍养阴敛津、柔肝理脾,共为臣药;大黄苦寒泻热、攻积通便,枳实下气破结,厚朴行气除满,共用以加强降泄通便之力,同为佐药。本方泻下药与润肠药并用,攻润结合,体现了润下之法。

【用法用量】 口服。每次 2~4 粒,早晚各 1 次,或睡前服用。5 天一疗程。

【使用注意】 孕妇忌用。体弱者、血少阴亏、大病初愈者慎用。年老体弱,血枯津燥之便秘不宜久服。

<h3 style="text-align:center">增液口服液 《新药转正标准》</h3>

【处方】 玄参 山麦冬 地黄

【剂型规格】 口服液。每支装 10ml。

【功效与主治】 养阴生津,增液润燥。用于高热后,阴津亏损之便秘,兼见口渴咽干,口唇干燥,小便短赤,舌红少津等。

【组方分析】 方中重用玄参,苦咸而凉,滋阴润燥,壮水制火,启肾水以滋肠燥,为君药;生地甘苦而寒,清热养阴,壮水生津,以增玄参滋阴润燥之力;又肺与大肠相表里,故用甘寒之麦冬,滋养肺胃阴津以润肠燥,共为臣药。三药合用,养阴增液,以补药之体为泻药之用,使肠燥得润,大便得下。

【用法用量】 口服。1 次 20ml,1 日 3 次。或遵医嘱。

【使用注意】 不适用于阳明里实热结所致的便秘。

▶▶ 课堂活动

　麻仁胶囊和增液口服液均治便秘,其功效主治有何不同?

课堂活动 扫一扫,知答案

其他泻下中成药,见表 13-2。

表 13-2 其他泻下中成药

药品名称	处方	剂型规格	功效主治	用法用量
通便宁片	番泻叶干膏粉,牵牛子,白豆蔻,砂仁	片剂,每片重 0.48g	宽中理气,泻下通便。用于实热便秘。症见腹痛拒按,腹胀纳呆,口干口苦,小便短赤	口服。1 次 4 片,1 日 1 次。如服药 8 小时后不排便再服 1 次,或遵医嘱
当归龙荟丸	当归(酒炒),龙胆(酒炒),芦荟,青黛,栀子,黄连(酒炒),黄芩(酒炒),黄柏(盐炒),大黄(酒炒),木香,麝香	水丸,每 500 粒重 31g,每袋 6g 或 18g	泻火通便。用于肝胆火旺,心烦不宁,头晕目眩,耳鸣耳聋,胁肋疼痛,脘腹胀痛,大便秘结	口服。1 次 6g,1 日 2 次

续表

药品名称	处方	剂型规格	功效主治	用法用量
九制大黄丸	大黄	水丸,每丸6g	通便润燥,消食化滞。用于胃肠积滞,口渴不休,停食停水,胸热心烦,大便燥结,小便赤黄	口服。1次6g,1日1次
通便灵胶囊	番泻叶,当归,肉苁蓉	胶囊剂,每粒装0.25g	泻热导滞,润肠通便。用于热结便秘;长期卧床便秘;一时性腹胀便秘;老年习惯性便秘	口服。1次5～6粒,1日1次
苁蓉通便口服液	肉苁蓉,何首乌,枳实(麸炒),蜂蜜	口服液,每支10ml	滋阴补肾,润肠通便。主治中老年人、病后产后等虚性便秘及习惯性便秘	口服。1次10～20ml,1日1次。睡前或清晨服用
舟车丸	牵牛子(炒),大黄,甘遂(醋制),红大戟(醋制),芫花(醋制),青皮(醋制),陈皮,木香,轻粉	水丸,每袋装3g	行气利水。用于蓄水腹胀,四肢浮肿,胸腹胀满,停饮喘急,大便秘结,小便短少	口服。1次3g(1袋),1日1次
尿毒清颗粒(无糖型)	大黄,黄芪,桑白皮,苦参,白术,茯苓,白芍,制何首乌,丹参,车前草等	颗粒剂(无糖型),每袋5g	通腑降浊,健脾利湿,活血化瘀。主要用于慢性肾功能衰竭,氮质血症期和尿毒症早期,中医辨证属脾虚湿浊证和脾虚血瘀证者	温开水冲服。每日4次,6:00、12:00、18:00各服1袋,22:00服2袋,每日最大量8袋,也可另订服药时间。但两次服药间隔勿超过8小时

点滴积累 ∨

1. 麻仁胶囊　以肠热津亏,大便干结难下,时间较久,病势较缓为辨证要点。

2. 增液口服液　以阴津亏损,便秘、口渴、咽干、舌红少津为辨证要点。

（吴立明）

第三节　和解中成药

凡具有和解少阳、调和肝脾、调和肠胃、表里双解等作用,治疗少阳证、肝脾不和、肠胃不和,以及表里同病的中成药,称为和解中成药。属于"八法"中的"和法"。

和解中成药组方配伍较为独特,常常祛邪与扶正、透表与清里、疏肝与调脾、温里与清热、解表与治里等法兼顾,全方无明显寒热补泻之偏,作用平和,照顾全面,体现出"和法"的组方思路。

和解中成药作用虽然平和,但仍以祛邪为主,凡邪在肌表,或已完全入里,或不属脏腑不和、表里同病者,均不宜使用。若误用,轻者贻误病情,迁延难愈,甚则引邪入里,或变生他证。因劳倦内伤,饮食失调,气血不足而致寒热往来者,也不宜使用和解中成药。

小柴胡颗粒 《中国药典》

【处方】 柴胡 150g 黄芩 56g 姜半夏 56g 党参 56g 生姜 56g 甘草 56g 大枣 56g

【剂型规格】 颗粒剂。①每袋装 10g;②每袋装 4g(无蔗糖);③每袋装 2.5g(无蔗糖)。《中国药典》还收载有小柴胡片剂、小柴胡胶囊剂、小柴胡泡腾剂,其处方、功效主治均同。

【功效与主治】 解表散热,疏肝和胃。用于外感病,邪犯少阳证,症见寒热往来,胸胁苦满,食欲不振,心烦喜呕,口苦咽干。

【组方分析】 方中柴胡气质轻清,味苦微寒,可疏利少阳气机,为君药;黄芩苦寒,气味较重,可清泄少阳胆热,为臣药;半夏、生姜调和胃气,降逆止呕,党参、大枣益气和中,扶正祛邪,共为佐药;炙甘草调和诸药,为使药。诸药合用,以和解少阳为主,兼和胃气,使邪气得解,枢机得利,胃气调和,故为和解良方。

【用法用量】 开水冲服。1 次 1~2 袋,1 日 3 次。

【使用注意】 风寒表证者不宜使用。

知识链接

小柴胡事件

20 世纪 70 年代,日本津村顺天堂捷足先登,把医圣张仲景的名方"小柴胡汤"制成了颗粒剂,成了风靡一时的治疗慢性肝炎的畅销药。日本汉方医有地滋还撰文,称用小柴胡颗粒治疗肝炎、肝硬化"非常安全,长期服用也没有问题"。厂家、专家和媒介的联手渲染,使得津村顺天堂几年内便发了大财。

对健康格外关注的日本人趋之若鹜,不仅用小柴胡颗粒治疗肝病,即便是感冒、肺炎、慢性胃肠炎等病,不论有无小柴胡汤适应证也都把它当做"百宝丹"来服用。结果到了 20 世纪 90 年代初,因为滥用小柴胡颗粒造成"间质性肺炎"的报道屡见不鲜,5 年间就发生了 188 例,其中 22 人死亡。于是,日本厚生省专门向医师、药剂师下发了疾病预警通告,津村顺天堂随即破产,社长津村昭还被判入狱3 年。

究其原因,中外学者一致认为,主要是误用误治的结果。同时也认识到小柴胡汤有伤阴作用,而慢性肝炎患者有邪热伤阴证时,不应用小柴胡汤治疗,更不能将小柴胡汤作为滋补剂使用。

逍遥丸 《中国药典》

【处方】 柴胡 100g 白芍 100g 茯苓 100g 当归 100g 炒白术 100g 炙甘草 80g

【剂型规格】 丸剂。①小蜜丸每 100 丸重 20g;②大蜜丸每丸重 9g。《中国药典》还收载有逍遥颗粒、逍遥胶囊、逍遥片、逍遥丸(浓缩丸、水丸),其处方、功效主治均同。

【功效与主治】 疏肝健脾,养血调经。用于肝郁脾虚所致的郁闷不舒,胸胁胀痛,头晕目眩,食欲减退,月经不调。

【组方分析】 方中柴胡疏肝解郁,使肝气条达,为君药;当归养血和血,白芍养血柔肝,共为臣药;白术、茯苓、甘草益气健脾,生化气血,共为佐药。诸药合用,可收肝脾并治,气血兼顾的效果。凡属肝郁血虚,脾胃不和者,皆可化裁应用。

【用法用量】 口服。小蜜丸1次9g;大蜜丸1次1丸。1日2次。

其他和解中成药,见表13-3。

表 13-3 其他和解中成药

药品名称	处方	剂型规格	功效主治	用法用量
加味逍遥丸	柴胡,当归,白芍,白术(麸炒),茯苓,甘草,牡丹皮,栀子(姜炙),薄荷,生姜	水丸。每100丸重6g	疏肝清热,健脾养血。用于肝郁血虚,内有郁热证。症见两胁胀痛,烦躁易怒,或自汗盗汗,或头痛目涩,或月经不调,少腹胀痛	口服。1次6g,1日2次

点滴积累 V

1. 小柴胡颗粒 常用于感冒、流行性感冒、疟疾、慢性肝炎、肝硬化、急慢性胆囊炎、胆石症等的治疗。

2. 逍遥丸 常用于慢性肝炎、肝硬化、胆石症、胃及十二指肠溃疡、经前期紧张症、乳房小叶增生、更年期综合征、盆腔炎、不孕症、子宫肌瘤等属肝郁血虚脾弱者。

3. 加味逍遥丸 常用于迁延型或慢性肝炎的肝区疼痛、转氨酶高、有热象的患者,亦可用于胆囊炎、胆石症、肝脓肿等肝胆系统疾患的善后调理。

(吴立明)

第四节 表里双解中成药

凡以解表药配合泻下、清热、温里药组成的,具有表里同治、内外分解的作用,治疗表里同病的中成药,称为表里双解中成药。

对于表证未除,里证又急者,如单用解表,则在里之邪难去;如仅治其里,则在表之邪不解,故须表里同治,使病邪得以分消。表里同病有表实里虚、表虚里实、表寒里热、表热里寒,以及表里俱虚、俱实、俱寒、俱热等。常用表里双解法有解表攻里、解表清里、解表温里。

应用表里双解中成药,必须是既有表证,又有里证;同时,还要辨清表寒、表热、里寒、里热、里虚、里实等,从而达到表里双解的治疗效果。

葛根芩连丸 《中国药典》

【处方】 葛根1000g 黄芩375g 黄连375g 炙甘草250g

【剂型规格】 水丸。每袋装1g。《中国药典》还收载有葛根芩连片,配方相同,功效主治略有不同。

【功效与主治】 解肌透表,清热解毒,利湿止泻。用于湿热蕴结所致的泄泻腹痛,便黄而黏,肛门灼热,及风热感冒所致的发热恶风,头痛身痛。

【组方分析】 方中葛根辛甘而凉,入脾胃经,既能解表退热,又能升脾胃清阳之气而治下利,为君药;黄连、黄芩清热燥湿,厚肠止利,为臣药;甘草甘缓和中,调和诸药,为佐使药。诸药合用,可发挥外疏内清,表里同治的疗效。

【用法用量】口服。1 次 3 袋;小儿 1 次 1 袋。1 日 3 次,或遵医嘱。

【使用注意】若虚寒下利者忌用。

防风通圣丸　《中国药典》

【处方】防风 50g　荆芥穗 25g　薄荷 50g　麻黄 50g　大黄 50g　芒硝 50g　栀子 25g　滑石 300g　桔梗 100g　石膏 100g　川芎 50g　当归 50g　白芍 50g　黄芩 100g　连翘 50g　甘草 200g　白术(炒)25g

【剂型规格】水丸,每 20 丸重 1g;大蜜丸,每丸重 9g;浓缩丸,每 8 丸相当于原药材 6g;颗粒剂每袋装 3g。《中国药典》还收载有防风通圣颗粒,其处方、功效主治均同。

【功效与主治】解表通里,清热解毒。用于外寒内热,表里俱实,恶寒壮热,头痛咽干,小便短赤,大便秘结,瘰疬初起,风疹湿疮。

【组方分析】方中麻黄、荆芥、防风、薄荷疏风解表,使外感风邪从汗而解,共为君药;大黄、芒硝泻热通便,滑石、栀子清热利湿,使里热从二便分消,石膏、黄芩、连翘、桔梗清热泻火解毒,以清肺胃之热,共为臣药;火热之邪灼血耗气,故用当归、白芍、川芎养血和血,白术健脾燥湿,共为佐药;甘草益气和中,调和诸药,为使药。全方汗、下、清、利四法俱备,上、中、下三焦并治,共奏解表通里,清热解毒之功。

【用法用量】口服,1 次 6g,1 日 2 次。

【使用注意】虚寒证不宜用;孕妇慎用。

其他表里双解中成药,见表 13-4。

表 13-4　其他表里双解中成药

药品名称	处方	剂型规格	功效主治	用法用量
双清口服液	大青叶,金银花,连翘,郁金,知母,广藿香,甘草,地黄,桔梗,石膏	口服液,每支装 10ml	清透表邪,清热解毒。适用于风温肺热,卫气同病。症见发热兼微恶风寒,口渴,咳嗽,痰黄,头痛,舌红苔黄或兼白,脉滑数或浮数。亦可用治急性支气管炎见上述症状者	口服。1 次 20ml,1 日 3 次

点滴积累 ∨

1. 葛根芩连丸　常用于治疗急性肠炎、细菌性痢疾、肠伤寒、胃肠型感冒等属表证未解、里热甚者。

2. 防风通圣丸　常用于治疗感冒、高血压、偏头痛、肥胖症、习惯性便秘、急性结膜炎、老年性皮肤瘙痒、面部蝴蝶斑、斑秃等证属风热壅盛、表里俱实者。

(吴立明)

第五节　清热中成药

凡以清热药为主组成的,具有清热、泻火、凉血、解毒等作用,治疗里热证的中成药,称为清热中成药。本类药是根据"热者寒之""温者清之"的原则而立法组方,属于"八法"中的"清法"。

清热中成药所用药物性多寒凉,具有清热、泻火、解毒、凉血、清虚热等功效,能治血热、湿热、热痢、痈肿、疮毒等里热证。清热中成药根据其性能、功效与适应证的不同可分为清热泻火、清热解毒、清营凉血、清脏腑热、清热祛暑、清退虚热六大类。

因苦寒之品易伤阳败胃、化燥伤阴,故要注意顾护脾胃,必要时可配伍健脾和胃之品。中病即止,不可久服。

龙胆泻肝丸 《中国药典》

【处方】龙胆 120g   柴胡 120g   黄芩 60g   栀子(炒)60g   泽泻 120g   木通 60g   盐车前子 60g   酒当归 60g   地黄 120g   炙甘草 60g

【剂型规格】①小蜜丸,每 100 丸重 20g;②大蜜丸,每丸重 6g。《中国药典》还收载有龙胆泻肝丸(水丸),其处方、功效主治均同。

【功效与主治】清肝胆,利湿热。用于肝胆湿热,头晕目赤,耳鸣耳聋,耳肿疼痛,胁痛口苦,尿赤涩痛,湿热带下。

【组方分析】方中龙胆上清肝胆实火,下泻肝胆湿热,为君药;黄芩、栀子苦寒,泻火解毒、燥湿清热,为臣药;车前子、木通、泽泻清湿热,利小便,当归养血滋阴,生地黄清热凉血,生津滋阴,五药合用祛邪而不伤正,共为佐药;柴胡疏畅肝胆,与归、芍相伍以疏肝、养肝、柔肝,甘草益气和中,调和诸药,二药共兼佐使之用。全方共奏清肝胆,利湿热功效。

【用法用量】口服。小蜜丸,1 次 6~12g(30~60 丸);大蜜丸,1 次 1~2 丸,1 日 2 次。

【使用注意】苦寒之性较强,易伤脾胃,应中病即止,不宜多服久服。孕妇及脾胃虚寒者慎用。

知识链接

龙胆泻肝丸事件

龙胆泻肝丸事件,又称关木通事件、马兜铃酸肾病事件。 在 2000 年前后,曾因其广泛的药物不良反应而震惊中外。

龙胆泻肝丸是个历史悠久的古方,有清肝胆、利湿热的功效,临床广泛用于肝胆实火、肝胆湿热所致的多种病证。 但因处方中使用了含马兜铃酸的"关木通",导致长期服用龙胆泻肝丸的众多患者出现肾损害,甚至肾衰竭、尿毒症。

该事件首次被公开披露是在 1993 年的比利时,当地一些妇女因服用含广防己的减肥丸后导致严重肾病;1999 年英国又报道了 2 名妇女因服含关木通的草药茶治疗湿疹导致晚期肾衰竭的事件。 因广防己、关木通等中药含有共同的致病成分马兜铃酸,对肾脏有较强的毒性,可以损害肾小管功能,导致肾功能衰竭。 从 2005 年版《中国药典》开始已不再收载含马兜铃酸的关木通、广防己、青木香三个品种;龙胆泻肝丸所用木通改为木通科的木通、三叶木通或白木通,均不含马兜铃酸。

黄连上清片 《中国药典》

【处方】黄连 10g   栀子(姜制)80g   连翘 80g   蔓荆子(炒)80g   防风 40g   荆芥穗 80g

白芷 80g　黄芩 80g　菊花 160g　薄荷 40g　大黄(酒炒)320g　黄柏(酒炒)40g　桔梗 80g　川芎 40g　石膏 40g　旋覆花 20g　甘草 40g

【剂型规格】①薄膜衣片每片重0.31g;②糖衣片(片心重0.3g)。《中国药典》还收载有黄连上清丸(水丸、水蜜丸、大蜜丸、小蜜丸)、黄连上清胶囊、黄连上清颗粒,其处方、功效主治均同。

【功效与主治】散风清热,泻火止痛。用于风热上攻,肺胃热盛所致的头晕目眩,暴发火眼,牙齿疼痛,口舌生疮,咽喉肿痛,耳痛耳鸣,大便秘结,小便短赤。

【组方分析】方中黄连、黄芩、黄柏、石膏清热泻火,栀子、大黄清利湿热,共为君药;连翘清热解毒,菊花、荆芥穗、白芷、蔓荆子、川芎、防风、薄荷疏散风热,共为臣药;旋覆花降逆和中,为佐药;桔梗宣肺、利咽,引药上行,甘草调和诸药,共为使药。诸药共奏散风清热,泻火止痛功效。

【用法用量】口服。1次6片,1日2次。

【使用注意】用药期间忌食辛辣食物;孕妇慎用;脾胃虚寒者禁用。

牛黄上清胶囊　《中国药典》

【处方】人工牛黄2.9g　薄荷44.1g　菊花58.8g　荆芥穗23.5g　白芷23.5g　川芎23.5g　栀子73.5g　黄连23.5g　黄柏14.7g　黄芩73.5g　大黄117.7g　连翘73.5g　赤芍23.5g　当归73.5g　地黄94.1g　桔梗23.5g　甘草14.7g　石膏117.7g　冰片14.7g

【剂型规格】胶囊剂,每粒装0.3g。《中国药典》还收载有牛黄上清软胶囊、牛黄上清片、牛黄上清丸(大蜜丸、小蜜丸、水丸、水蜜丸),其处方、功效主治均同。

【功效与主治】清热泻火,散风止痛。用于热毒内盛,风火上攻所致的头痛眩晕,目赤耳鸣,咽喉肿痛,口舌生疮,牙龈肿痛,大便燥结。

【组方分析】方中人工牛黄、黄连、黄芩、黄柏、石膏清泻心肺胃三脏之火,栀子清利湿热、泻三焦实火,大黄泻火通便,共为君药;连翘、冰片清热解毒,赤芍、地黄、当归清热凉血,活血消肿,共为臣药;薄荷、菊花、川芎、荆芥穗、白芷散风清热,共为佐药;桔梗引药上行,甘草调和诸药,共为使药。全方共奏清热泻火,散风止痛之效。

【用法用量】口服。1次3粒,1日2次。

【使用注意】孕妇、哺乳期妇女慎用;脾胃虚寒者慎用。

牛黄解毒胶囊　《中国药典》

【处方】人工牛黄5g　大黄200g　黄芩150g　石膏200g　冰片25g　雄黄50g　桔梗100g　甘草50g

【剂型规格】胶囊剂。①每粒相当于饮片0.78g:每粒装0.3g,每粒装0.4g,每粒装0.5g;②每粒相当于饮片0.52g:每粒装0.3g。《中国药典》还收载有牛黄解毒软胶囊、牛黄解毒片、牛黄解毒丸(大蜜丸、水蜜丸),其处方、功效主治均同。

【功效与主治】清热解毒。用于火热内盛,症见咽喉肿痛,牙龈肿痛,口舌生疮,目赤肿痛。

【组方分析】方中人工牛黄、大黄、黄芩、石膏清热解毒,泻火通便,共为君药;冰片、雄黄解毒散结,消肿止痛,共为臣药;桔梗清利咽喉,为佐药;甘草解毒,调和诸药,为使药。全方共奏清热解毒,散结消肿止痛之效。

【用法用量】口服。1 次 2 粒(规格①),或 1 次 3 粒(规格②)。1 日 2~3 次。

【使用注意】孕妇禁用;脾胃虚弱者慎用。

案例分析

案例

患者朱某,男,30 岁,1 周前出现头痛眩晕,咽喉肿痛,流"黄黏浊"鼻涕。 医生给他开了牛黄上清胶囊,两天后,上述症状消失。 适逢双休日,朱某便邀了几个朋友去吃"麻辣烫"火锅,非常痛快。第二天朱某出现了口腔溃疡,牙龈肿痛等症状,并且大便燥结不通,朱某怀疑自己同上次一样又"上火"了,就自行购买并服用牛黄上清胶囊,希望"降火",但连续吃了两天药,症状却没有缓解。 于是朱某去医院就医,医生给他开了牛黄解毒胶囊,两天后症状明显缓解。 朱某有些纳闷:牛黄上清胶囊和牛黄解毒胶囊同是"降火药",为何会有如此差别呢?

分析

牛黄上清胶囊含有疏风解表中药,对于风热、风火郁于上焦所致诸证效果较好;牛黄解毒胶囊长于清热解毒,对于火热内盛、热毒壅塞于上焦所出现的里实热证效果较好。

银黄颗粒　《中国药典》

【处方】金银花提取物 100g　黄芩提取物 40g

【剂型规格】颗粒剂。①每袋装 4g;②每袋装 8g;③每袋装 4g(无蔗糖);④每袋装 3g(无蔗糖);⑤每袋装 2g(无蔗糖);⑥每袋装 4g(无蔗糖)。《中国药典》还收载有银黄口服液、银黄片(糖衣片、薄膜衣片),其处方、功效主治均同。

【功效与主治】清热疏风,利咽解毒。用于外感风热,肺胃热盛所致的咽干,咽痛,喉核肿大,口渴,发热;急慢性扁桃体炎、急慢性咽炎、上呼吸道感染见上述证候者。

【组方分析】方中金银花清热解毒,疏散风热,为君药;黄芩善清上焦热毒,尤善清肺热,为臣药。两药合用,共奏清热疏风,利咽解毒功效。

【用法用量】开水冲服,1 次 1~2 袋(规格①、③、④、⑤)或 1 次 0.5~1 袋(规格②、⑥),1 日 2 次。

【使用注意】忌烟酒、辛辣、鱼腥食物;阴虚火旺者、脾气虚寒,大便溏泄者慎用;不宜在服药期间同时服用滋补性中药。

▶▶ **课堂活动**

双黄连口服液与银黄颗粒处方组成有何异同? 如何区别使用?

课堂活动 扫一扫,知答案

导赤丸　《中国药典》

【处方】连翘 120g　黄连 60g　栀子(姜炒)120g　木通 60g　玄参 120g　天花粉 120g　赤芍 60g　大黄 60g　黄芩 120g　滑石 120g

【剂型规格】①水蜜丸,每10粒重1g;②大蜜丸,每丸重3g。

【功能与主治】清热泻火,利尿通便。用于火热内盛所致的口舌生疮,咽喉疼痛,心胸烦热,小便短赤,大便秘结。

【组方分析】方中黄芩、黄连、栀子苦寒以清心肺之火热,共为君药;连翘清心宣散上焦之热,玄参、赤芍清热凉血解毒,木通上清心火,下利小肠,大黄清热解毒,泻下通便,共为臣药;滑石利水通淋,天花粉清热生津,共为佐药。诸药合用,共奏清热泻火,利尿通便之效。

【用法用量】口服。水蜜丸,1次2g;大蜜丸,1次1丸。1日2次;周岁以内小儿酌减。

板蓝根颗粒　《中国药典》

【处方】板蓝根1400g

【剂型规格】颗粒剂。①每袋装5g(相当于饮片7g);②每袋装10g(相当于饮片14g);③每袋装3g(无蔗糖,相当于饮片7g);④每袋装1g(无蔗糖,相当于饮片7g)。《中国药典》还收载有板蓝根茶,其处方、功效主治均同。

【功效与主治】清热解毒,凉血利咽。用于肺胃热盛所致的咽喉肿痛,口咽干燥,腮部肿胀;急性扁桃体炎、腮腺炎见上述证候者。

【用法用量】开水冲服。1次5~10g(规格①、②),或1次1~2袋(规格③、④)。1日3~4次。

六神丸　《中药成方制剂》

【处方】冰片　牛黄　珍珠　蟾酥　雄黄　麝香

【剂型规格】水丸,每1000粒重3.125g。

【功效与主治】清凉解毒,消炎止痛。用于烂喉丹痧,咽喉肿痛,喉风喉痈,单双乳蛾,小儿热疖,痈疡疔疮,乳痈发背,无名肿毒。

【组方分析】方中牛黄、麝香清热解毒,消肿散结,为君药;冰片清热解毒,化腐消肿,蟾酥解毒消肿止痛,为臣药;珍珠解毒化腐生肌,雄黄解毒散结,为佐药。诸药合用,共奏清热解毒,化腐消肿止痛之功。

【用法用量】口服,1日3次,温开水吞服;1岁每服1粒,2岁每服2粒,3岁每服3~4粒,4~8岁每服5~6粒,9~10岁每服8~9粒,成年每服10粒。另可外敷在皮肤红肿处,取丸10数粒,用冷开水或米醋少许,盛食匙中化散,敷搽4周,每日数次常保潮润,直至肿退为止。如红肿已将出脓或已穿烂,切勿再敷。

【使用注意】孕妇、心脏病患者忌服;不可久服,用药剂量应从严掌握。

西瓜霜润喉片　《中国药典》

【处方】西瓜霜　冰片　薄荷素油　薄荷脑

【剂型规格】含片。①每片重0.6g;②每片重0.6g(无蔗糖);③每片重1.2g。

【功效与主治】清音利咽,消肿止痛。用于防治咽喉肿痛,声音嘶哑,喉痹,喉痛,喉蛾,口糜,口舌生疮,牙痛,急性咽喉炎,慢性咽喉炎,急性扁桃体炎,口腔溃疡,口腔炎,牙龈肿痛等。

【组方分析】方中西瓜霜泻火解毒,消肿止痛,为君药;冰片清热散结,消肿止痛,为臣药。诸药合用,共奏清音利咽,消肿止痛功效。

【用法用量】含服。每小时含化 2~4 片(规格①、②)或每小时含化 1~2 片(规格③)。

其他清热中成药,见表 13-5。

表 13-5　其他清热中成药

药品名称	处方	剂型规格	功效主治	用法用量
一清颗粒	黄连,大黄,黄芩	颗粒剂。每袋装 7.5g	清热泻火解毒。用于火毒血热所致的身热烦躁,目赤口疮,咽喉、牙龈肿痛,大便秘结,以及咽炎、扁桃体炎、牙龈炎见上述症状者	开水冲服。1 次 7.5g,1 日 3~4 次
黛蛤散	青黛,蛤壳	散剂。每袋装 12g	清肝利肺,降逆除烦。用于肝肺实热,头晕耳鸣,咳嗽吐衄,肺痿肺痈,咽膈不利,口渴心烦	口服。1 次 6g,1 日 1 次。或随处方入煎剂
清胃黄连丸	黄连,石膏,桔梗,甘草,知母,玄参,地黄,牡丹皮,天花粉,连翘,栀子,黄柏,黄芩,赤芍	丸剂。大蜜丸每丸重 9g;水丸每袋装 9g	清胃泻火,解毒消肿。用于肺胃火盛所致的口舌生疮,齿龈、咽喉肿痛	口服。大蜜丸 1 次 1~2 丸,水丸 1 次 9g。1 日 2 次
牛黄至宝丸	连翘,大黄,栀子,芒硝,石膏,陈皮,青蒿,木香,广藿香,人工牛黄,冰片,雄黄	大蜜丸。每丸重 6g	清热解毒,泻火通便。用于胃肠积热所致的头痛眩晕,目赤耳鸣,口燥咽干,大便燥结	口服。1 次 1~2 丸,1 日 2 次
芩连片	黄芩,连翘,黄连,黄柏,赤芍,甘草	片剂。每片重 0.55g	清热解毒,消肿止痛。用于脏腑蕴热,头痛目赤,口鼻生疮,热痢腹痛,湿热带下,疮疖肿痛	口服。1 次 4 片,1 日 2~3 次
清热解毒口服液	石膏,金银花,玄参,地黄,连翘,栀子,甜地丁,黄芩,龙胆,板蓝根,知母,麦冬	口服液。每支装 10ml	清热解毒。用于热毒壅盛所致的发热面赤,烦躁口渴,咽喉肿痛;流感、上呼吸道感染见上述证候者	口服。1 次 10~20ml,1 日 3 次;儿童酌减,或遵医嘱

点滴积累 ∨ ┈┈

1. 龙胆泻肝丸　常用于高血压、甲状腺功能亢进、黄疸型传染性肝炎、泌尿系感染、睾丸炎、胆囊炎、阴囊湿疹等属于肝经实火、湿热者。

2. 牛黄上清胶囊　常用于急慢性咽炎、扁桃体炎及眼睑脓肿、重型急性卡他性结膜炎、急性虹膜睫状体炎等属于热毒炽盛者。

3. 牛黄解毒胶囊　常用于咽喉炎、扁桃体炎、原发性血小板增多症等属于热毒炽盛者。外擦可治疗带状疱疹。

4. 银黄颗粒　常用于急慢性扁桃体炎、急慢性咽炎、小儿腹泻、烧烫伤感染及病毒性、化脓性、炎症性眼病等属于热毒炽盛者。

5. 板蓝根颗粒　常用于急慢性咽炎、扁桃体炎等属热毒炽盛者。

6. 六神丸　常用于慢性咽炎、扁桃体炎、肺源心脏病合伴心衰、牙龈炎、中耳炎等属于热毒炽盛者。

7. 清热解毒口服液　常用于流感、上呼吸道感染属于热毒炽盛者。

8. 导赤丸　用于口腔炎、小儿夜啼属心经有热者；泌尿系感染属下焦湿热者。

（吴立明）

第六节　祛暑中成药

凡以祛暑药为主组成的,具有祛除暑热或暑湿作用,治疗暑热或暑湿病证的中成药,称为祛暑中成药。祛暑中成药分为祛暑解表、祛暑清热、祛暑利湿和清暑益气四类。临床以身热,面赤,心烦,小便短赤,舌红脉数或洪大为辨证要点。临床可用于治疗胃肠型感冒、急性胃肠炎、小儿腹泻等见上述症状者。因暑多挟湿,祛暑中成药中多配伍祛湿之品,但不能过于温燥,以免耗伤气津。

六一散　《中国药典》

【处方】滑石粉 600g　甘草 100g

【剂型规格】散剂。每袋装 9g。

【功效与主治】清暑利湿。用于感受暑湿所致的发热,身倦,口渴,泄泻,小便黄少;外用治痱子。

【组方分析】方中滑石甘淡性寒,体滑质重,可清解暑热,通利水道,以除暑湿所致的小便不利及泄泻,为君药;甘草甘平偏凉,能清热解毒,益气和中,为臣药。二药合用,清暑利湿,能使三焦暑湿之邪从下焦渗泄,则热、渴、淋、泻诸症可愈。

【用法用量】调服或包煎服。1 次 6~9g,1 日 1~2 次;外用,扑撒患处。

十滴水　《中国药典》

【处方】樟脑 25g　干姜 25g　大黄 20g　小茴香 10g　肉桂 10g　辣椒 5g　桉油 12.5ml

【剂型规格】酊剂。每瓶装 5ml。《中国药典》还收载有十滴水软胶囊,其处方、功效主治均同。

【功效与主治】健胃,祛暑。用于因中暑而引起的头晕,恶心,腹痛,胃肠不适。

【组方分析】方中樟脑通窍辟秽止痛;大黄清热泻火,降气通腑;肉桂、小茴香、干姜、辣椒温中散寒,和胃止呕止泻;桉油疏风解热,祛暑化湿。诸药配伍,共奏健胃疏风,清凉解暑之功。

【用法用量】口服。1 次 2~5ml;儿童酌减。

【使用注意】孕妇忌服;驾驶员和高空作业者慎用。

清暑益气丸　《中国药典》

【处方】人参 36g　炒白术 360g　麦冬 72g　醋五味子 36g　黄芪（蜜炙）150g　苍术（米泔炙）144g　泽泻 60g　当归 48g　黄柏 60g　醋青皮 72g　葛根 348g　陈皮 72g　六神曲（麸炒）84g　升麻 60g　甘草 120g

【剂型规格】大蜜丸。每丸重 9g。

【功效与主治】祛暑利湿,补气生津。用于中暑受热,气津两伤,症见头晕身热,四肢倦怠,自汗心烦,咽干口渴。

301

【组方分析】方中葛根辛凉解暑,清热生津,为君药;黄芪、人参益气健脾,麦冬、五味子、当归养阴润燥,生津止渴,共为臣药;苍术、白术燥湿健脾,青皮、陈皮理气和中,黄柏清热燥湿,泽泻清热利湿,六神曲健脾消食,升麻发散暑邪,共为佐药;甘草清热解毒,调和诸药,为使药。诸药合用,共奏祛暑利湿,补气生津之功。

【用法用量】姜汤或温开水送服。1次1丸,1日2次。

【使用注意】忌食辛辣油腻之品。

其他祛暑中成药,见表13-6。

表13-6 其他祛暑中成药

药品名称	处方	剂型规格	功效主治	用法用量
甘露消毒丸	滑石,茵陈,石菖蒲,木通,射干,豆蔻,连翘,黄芩,川贝母,藿香,薄荷	水丸。每瓶装30g	芳香化湿,清热解毒。用于暑湿蕴结,身热肢酸,胸闷腹胀,尿赤黄疸	口服。1次6~9g,1日2次
紫金锭	山慈菇,红大戟,千金子霜,五倍子,人工麝香,朱砂,雄黄	锭剂。18锭	化腐生肌,解毒止痛。用于热毒蕴结所致的溃疡,症见疮面疼痛、疮色鲜活、脓腐将尽	外用。摊于纱布上贴患处,每隔1~2换药1次
六合定中丸	广藿香,紫苏叶,香薷,木香,檀香,姜厚朴,枳壳(炒),陈皮,桔梗,甘草,茯苓,木瓜,炒白扁豆,炒山楂,六神曲(炒),麦芽,炒稻芽	丸剂。水丸,每袋装6g;大蜜丸,每丸重9g	祛暑除湿,和中消食。用于夏伤暑湿,宿食停滞,寒热头痛,胸闷恶心,吐泻腹痛	口服。水丸,1次3~6g,1日2~3次;大蜜丸,1次1丸,1日3次

点滴积累 V ·······

1. 六一散的现代应用 常用于治疗膀胱炎、尿道炎、急性肾盂肾炎、泌尿系结石等属暑湿或膀胱湿热者。

2. 藿香正气水与十滴水作用区别 藿香正气水有解表化湿,理气和中功效,主治因外感风寒、内伤湿滞所致的头痛昏重,脘腹胀痛、呕吐泄泻等;十滴水主要有健胃,驱风功效,主治因中暑所致的头晕恶心,胃肠不适,腹痛等。

(吴立明)

第七节 温里中成药

凡以温热药为主组成的,具有温里助阳、散寒通脉等作用,治疗里寒证的中成药,称为温里中成药。属于"八法"中的"温法"。

温里中成药为治疗里寒证而设。里寒证,是由寒邪在里所致的病证。其成因有因素体阳虚,寒从内生者;有因外寒直中三阴,深入脏腑者;有因表寒证治疗不当,寒邪乘虚入里者;有因服药寒凉太过或过食生冷损伤阳气者等。

本类方药多辛燥温热之品,用时必须注意"里寒"两字,对热证、真热假寒证、阴虚证等不宜使用。此外,尚应注意患者体质及季节气候等不同情况,对于夏季天气炎热或其人素体火旺,应从小量开始。总之,使用温里方药,须辨证准确,因人、因地、因时制宜,且中病即止,以免助火。

理中丸 《中国药典》

【处方】 党参 75g　炙甘草 75g　土白术 75g　炮姜 50g

【剂型规格】 大蜜丸,每丸重 9g。

【功效与主治】 温中散寒,健胃。用于脾胃虚寒,呕吐泄泻,胸满腹痛,消化不良。

【组方分析】 方中炮姜苦辛温散,微涩兼收,既善温中祛寒以治本,又能止泻、止痛以治标,故为君药;党参甘补性平,善补气健脾,培补后天之本,以助君药振奋脾阳而祛寒健胃,故为臣药;土炒白术甘温苦燥,善益气健脾,燥湿利水,可助君臣药燥脾湿,复脾运,升清阳,降浊阴,故为佐药;炙甘草甘平偏温,善补脾益气,缓急止痛,兼调和诸药,故为使药。全方共奏温中祛寒,健胃之功。

【用法用量】 口服。1 次 1 丸,1 日 2 次。小儿酌减。

【使用注意】 忌食生冷油腻,不宜消化的食物。

小建中合剂 《中国药典》

【处方】 饴糖 600g　桂枝 111g　白芍 222g　炙甘草 74g　生姜 111g　大枣 111g

【剂型规格】 合剂,每支 10ml。《中国药典》还收载有小建中片、小建中颗粒,其处方、功效主治均同。

【功效与主治】 温中补虚,缓急止痛。用于脾胃虚寒,脘腹疼痛,喜温喜按,嘈杂吞酸,食少;胃及十二指肠溃疡见上述证候者。

【组方分析】 方中重用甘温质润之饴糖,益脾气,温脾阳,为君药;桂枝助饴糖温中扶阳,芍药助饴糖滋阴养血,为臣药;炙甘草甘温益气,既合饴糖、桂枝辛甘化阳,益气温中,又合饴糖、芍药酸甘化阴,养肺滋脾,缓急止痛;生姜温胃,大枣补脾,合而升腾中焦生发之气而行津液,和营卫,共为佐药;炙甘草调和诸药,为使药。诸药合用,既可温中补虚,建立中焦营气,以治其本,又可缓急止痛,制心悸,除烦热,以治其标,故方名"建中"。

【用法用量】 口服,1 次 20~30ml,1 日 3 次,用时摇匀。

【使用注意】 阴虚火旺等有内热者不宜使用。

香砂养胃丸 《中国药典》

【处方】 木香 210g　砂仁 210g　白术 300g　陈皮 300g　茯苓 300g　半夏(制)300g　醋香附 210g　枳实(炒)210g　豆蔻(去壳)210g　姜厚朴 210g　广藿香 210g　甘草 90g　生姜 90g　大枣 150g

【剂型规格】 水丸,每袋 9g。《中国药典》还收载有香砂养胃丸(浓缩丸)、香砂养胃颗粒,其处方、功效主治均同。

【功效与主治】 温中和胃。用于胃阳不足,湿阻气滞所致的胃痛,痞满,症见胃痛隐隐,脘闷不舒,呕吐酸水,嘈杂不适,不思饮食,四肢倦怠。

【组方分析】 方中白术、茯苓益气健脾,渗湿利水,为君药;香附、砂仁、藿香行气和胃,温中燥湿,为臣药;半夏、陈皮和中降逆,温中止呕,木香、豆蔻、枳实、厚朴宽中散滞,行气止痛,为佐药;甘草健脾和中,调和诸药,为使药。诸药合用,共奏温中和胃,健脾消食之功。

【用法用量】口服,1次9g,1日2次。

【使用注意】忌食生冷油腻食物。

附子理中丸　《中国药典》

【处方】附子(制)100g　党参200g　白术(炒)150g　干姜100g　甘草100g

【剂型规格】水蜜丸或大蜜丸,水蜜丸每8丸相当于原生药3g,大蜜丸每丸重9g。《中国药典》还收载有附子理中片,其处方、功效主治均同。

【功效与主治】温中健脾。用于脾胃虚寒,脘腹冷痛,呕吐泄泻,手足不温。

【组方分析】方中干姜大辛大热,温中祛寒,扶阳抑阴,为君药;附子、干姜温助阳气,散寒止痛,党参甘温补中益气,共为臣药;白术温中燥湿,健脾止泻,为佐药;甘草补脾益气,调和诸药,为使药。诸药合用,共奏温中散寒,补气健脾之功。

【用法用量】口服,水蜜丸1次6g,大蜜丸1次1丸,1日2~3次。

【使用注意】孕妇慎用。

知识链接

附子生用与熟用

附子为扶阳救逆第一要药,明代张景岳将附子与人参、熟地、大黄列为"药中四维",火神派医家祝味菊则称附子"为百药之长"。但附子大热,药性峻烈,而且有毒。四逆汤原方为生附子,后世有人对此提出异议,认为生附子有毒,入药宜熟用而不宜生用。但多数人赞同仲景的观点,在四逆汤类方中应用生附子,一者生附子回阳之力更强;二者本方用汤剂,生附子久煎可减少毒性;三者生附子与干姜、甘草同煎,也可减少毒性。可见四逆汤中附子以生用为宜。

其他温里中成药,见表13-7。

表13-7　其他温里中成药

药品名称	处方	剂型规格	功效主治	用法用量
良附丸	高良姜,醋香附	水丸,每袋3~6g	温胃理气。用于寒凝气滞,脘痛吐酸,胸腹胀满	口服。1次3~6g,1日2次
香砂平胃丸	姜厚朴,木香,砂仁,甘草	水丸,每瓶装①6g;②60g	健胃,舒气,止痛。用于胃肠衰弱,消化不良,胸膈满闷,胃痛呕吐	口服。1次6g,1日1~2次
四逆汤	淡附片,干姜,炙甘草	口服液,每支装10ml	温中祛寒,回阳救逆。用于阳虚欲脱,冷汗自出,四肢厥逆,下利清谷,脉微欲绝	口服。1次1~20ml,1日3次;或遵医嘱

点滴积累 ∨

1. 辨证选药　里寒证，是由寒邪在里所致的病证。 临床上必须辨证选药。 如脾胃虚寒，可选用理中丸、附子理中丸；胃阳不足，湿阻气滞所致的胃痛，痞满，可选用香砂养胃丸。

2. 使用注意　温里中成药多由辛温燥热之品组成，只能适用于阳虚里寒证，绝非真热假寒证及虚热证等所宜。 为了防止病人服药即吐，可用反佐法，即加入少量寒凉药物或热药冷服等。

（刘想晴）

第八节　固涩中成药

凡以固涩药为主组成的，具有收敛固涩作用，治疗气、血、精、津液耗散滑脱之证的中成药，称为固涩中成药。属于"十剂"中的涩剂。

固涩中成药为气、血、精、津液耗散滑脱之证而设。根据气、血、精、津散失滑脱病因、病位不同，临床表现各异，常见自汗盗汗、久泻不止、遗精遗尿等，故固涩剂分为固表止汗、涩肠固脱、涩精止遗三类。

使用固涩中成药，应根据气、血、精、津偏衰的不同，配伍相应的补益药，补涩并用，标本兼顾。对于实邪所致的热病多汗、痰饮咳嗽、火扰遗精、伤食泻痢或实热崩漏带下等证，均不宜使用。若外邪未尽，不可过早使用，防止"闭门留寇"之弊。

玉屏风胶囊　《中国药典》

【处方】黄芪 3000g　防风 1000g　炒白术 1000g

【剂型规格】胶囊剂。每粒装 0.5g。《中国药典》还收载有玉屏风颗粒、玉屏风口服液，其处方、功效主治均同。

【功效与主治】益气，固表，止汗。用于表虚不固，自汗恶风，倦怠乏力，面白舌淡，或体虚易感风邪者。

【组方分析】方中重用黄芪以补脾肺之气，固表止汗为君，辅以白术健脾益气，以助黄芪益气固表之力为臣；佐以防风走表祛风邪，与黄芪相配则固表不留邪；防风得黄芪则祛邪不伤正，两者相畏相使。三药相配，以扶正为主，兼祛风邪，以奏益气，固表，止汗之功。

【用法用量】口服。1 次 2 粒，1 日 3 次。

【使用注意】避风寒，忌生冷、油腻饮食。

四神丸　《中国药典》

【处方】肉豆蔻（煨）200g　补骨脂（盐炒）400g　五味子（醋制）200g　吴茱萸（制）100g　大枣（去核）200g。

【剂型规格】水丸，每袋 3g、6g、9g 或 18g；每瓶装 60g 或 250g。《中国药典》还收载有四神片，其处方、功效主治均同。

【功效与主治】温肾散寒，涩肠止泻。主治肾阳不足所致的泄泻，症见肠鸣腹胀，五更溏泻，食

305

少不化,久泻不止,面黄肢冷。本品也常用于慢性肠炎、慢性结肠炎、肠结核、肠易激综合征等病属脾肾阳虚者。

【组方分析】方中重用补骨脂辛苦大温,补命门之火以温养脾土,为君药;肉豆蔻温脾暖胃,涩肠止泻,配合补骨脂温肾暖脾,固肠止泻,为臣药;五味子酸温固肾益气,涩精止泻,吴茱萸辛苦大热,温暖肝肾以散阴寒,共为佐药;生姜暖胃散寒,大枣补脾养胃,为使药。诸药合用,共奏温肾散寒,涩肠止泻功效。

【用法用量】口服,1次9g,1日1~2次。

【使用注意】湿热痢疾、湿热泄泻者忌用。忌食生冷、油腻食物。

知识链接

五 更 泄

即清晨五更时即泄。多因肾虚所致,又称肾泻。因黎明之前,阳气未振,阴寒内盛,火不暖土,脾阳不升而水谷下趋所致。待天明之后,阳气充盛,阴阳平衡,故而不泻。西医认为,五更泻只是老年慢性腹泻的一种症状,其本身并不是病因,可以由其他多种病因引起,如慢性结肠炎、肠结核、过敏性肠炎、肠功能紊乱等。

其他固涩中成药,见表13-8。

表13-8 其他固涩中成药

药品名称	处方	剂型规格	功效主治	用法用量
缩泉丸	山药,益智仁(盐炒),乌药	水丸。每粒0.3g	温肾祛寒,缩尿止遗。用于下元虚冷之小便频数及小儿遗尿	口服。成人1次6粒,五岁以上儿童1次3粒,1日3次
金锁固精丸	沙苑子(炒),芡实(蒸),莲须,龙骨(煅),牡蛎(煅)	包衣浓缩丸。每15丸相当于原药材3g	补肾涩精。用于肾虚失藏,精室不固之遗精证。症见遗精滑泄,神疲乏力,腰痛耳鸣,舌淡苔白,脉细弱	淡盐汤或开水送下,每日1~2次,每次9g
固本益肠片	党参,炒白术,补骨脂,麸炒山药,黄芪,炮姜,酒当归,炒白芍,醋延胡索,煨木香,地榆炭,煅石脂,儿茶,炙甘草	薄膜衣片。每片重① 0.62g(大片);② 0.60g(大片);③0.32g(小片)	健脾温肾,涩肠止泻。用于脾肾阳虚所致的泄泻,症见腹痛绵绵,大便清稀或有黏液及黏液血便,食少腹胀,腰酸乏力,形寒肢冷,舌淡苔白,脉虚;慢性肠炎见上述证候者	口服。1次小片8片,大片4片,1日3次

点滴积累 ∨

1. 辨证选药 表虚不固,自汗恶风,宜选用玉屏风胶囊;肾阳不足所致的泄泻,宜选用四神丸;下元虚冷之小便频数及小儿遗尿,宜选用缩泉丸;肾虚失藏,精室不固之遗精,宜选用金锁固精丸;脾肾阳虚所致的泄泻,宜选用固本益肠片。

2. 使用注意　固涩中成药所治之证,皆由正气亏虚而致,故多与补益药配伍同用,以标本兼顾;本节多用于本虚标实之证,实邪所致者均应禁用。

(刘想晴)

第九节　止咳平喘中成药

凡以止咳平喘药为主组成的,具有化痰止咳平喘作用,治疗各种咳嗽气喘病证的中成药,称为止咳平喘中成药。

止咳平喘中成药为治疗咳嗽气喘证而设。咳嗽是肺脏病变的典型症状,为外邪侵袭或者其他病变造成肺功能下降而导致的;喘证由风寒或者痰热等邪壅于肺,肺气郁闭不宣,气失宣降导致。按其功效与适用范围,止咳平喘中成药分为散寒止咳、润肺止咳、化饮平喘、化痰平喘、纳气平喘五类。

通宣理肺丸　《中国药典》

【处方】　紫苏叶 144g　前胡 96g　桔梗 96g　苦杏仁 72g　麻黄 96g　甘草 72g　陈皮 96g　半夏(制)72g　茯苓 96g　枳壳(炒)96g　黄芩 96g

【剂型规格】　水蜜丸,每 10 丸重 1g;大蜜丸,每丸重 6g。《中国药典》还收载有通宣理肺片、通宣理肺胶囊、通宣理肺颗粒,其处方、功效主治均同。

【功效与主治】　解表散寒,宣肺止嗽。用于风寒束表,肺气不宣所致的感冒咳嗽。症见恶寒发热,咳嗽,鼻塞流涕,头痛,无汗,肢体酸痛,舌苔薄白,脉浮。

【组方分析】　方中麻黄发汗解表,宣肺平喘,紫苏叶发表散寒,理气宽胸止咳,共为君药;前胡解表化痰,苦杏仁降气化痰,止咳平喘,共为臣药;桔梗、枳壳、陈皮、半夏理气宽中化痰,茯苓健脾渗湿以绝生痰之源,黄芩清泻肺热,既防外邪内郁而化热,又防麻黄、半夏温燥太过,均为佐药;甘草调和诸药,清利咽喉,为使药。诸药合用,共奏解表散寒,理肺化痰之功。

【用法用量】　口服。水蜜丸 1 次 7g,大蜜丸 1 次 2 丸,1 日 2~3 次。

【使用注意】　孕妇、风热或痰热咳嗽、阴虚干咳者慎用。服药期间,忌烟、酒及辛辣食物。因其含有麻黄,故心脏病、高血压病患者慎用。

蛇胆川贝散　《中国药典》

【处方】　蛇胆汁 100g　川贝母 600g

【剂型规格】　散剂,每瓶装 0.3g 或 0.6g。《中国药典》还收载有蛇胆川贝胶囊、蛇胆川贝软胶囊,其处方、功效主治均同。

【功效与主治】　清肺,止咳,除痰。用于肺热咳嗽、痰多。

【组方分析】　方中蛇胆汁、川贝母性味苦寒,均可清肺化痰。蛇胆汁可清热解毒,川贝母能清热散结,两者同用共奏清肺、止咳、祛痰之功。本品现代临床常用于感冒、急性支气管炎、肺炎等属痰热壅肺者。

【用法用量】　口服,1 次 0.3~0.6g,1 日 2~3 次。

【使用注意】　忌食辛辣、油腻食物。支气管扩张、肺脓疡、肺心病、肺结核患者应在医师指导下服用。

课堂活动 扫一扫，知答案

▶▶ 课堂活动

　　人参再造丸与蛇胆川贝散能否合用，为什么？

急支糖浆　《中国药典》

【处方】鱼腥草　金荞麦　四季青　麻黄　紫菀　前胡　枳壳　甘草

【剂型规格】糖浆剂,每瓶装 100ml 或 200ml。

【功效与主治】清热化痰,宣肺止咳。用于热邪壅肺之咳嗽,痰黄稠。现代临床也常用于治疗急性支气管炎、感冒后咳嗽、慢性支气管炎等属痰热郁肺者。

【组方分析】方中鱼腥草长于清肺解毒,为君药;金荞麦、四季青清热泻火,排脓解毒,加强君药清肺热之功,为臣药;麻黄宣肺降气,止咳平喘,前胡宣散风热,降气止咳化痰,紫菀化痰止咳,枳壳疏利气机,共为佐药;甘草化痰止咳,调和诸药,为使药。诸药合用,共奏清热化痰,宣肺止咳之功。

【用法用量】口服,1 次 20~30ml,1 日 3~4 次;小儿酌减。

【使用注意】服药期间忌食辛辣燥热之品,咳嗽属寒者忌服;孕妇禁用;糖尿病患者禁服。

强力枇杷露　《中药成方制剂》

【处方】枇杷叶 69g　罂粟壳 50g　百部 15g　白前 9g　桑白皮 6g　桔梗 6g　薄荷脑 0.15g

【剂型规格】露剂,每瓶装 100ml。

【功效与主治】养阴敛肺,镇咳祛痰。用于久咳劳嗽,支气管炎等。

【组方分析】方中枇杷叶主清降消痰,善清肺降气、化痰止咳,治痰热咳嗽,无论新久、外感内伤均宜,故为君药。百部润肺下气止咳;桑白皮清肺热,平咳喘;白前降气化痰,止咳;桔梗宣肺祛痰止咳。四药配伍,可助君药清泄肺热、化痰止咳,又润肺护金,使宣降而不伤肺,寒凉而不太过,故共为臣药。罂粟壳收敛肺气,强力止咳;薄荷脑祛风利咽,共为佐使药。全方配伍,共奏清热化痰,敛肺止咳之功。

【用法用量】口服,1 次 15ml,1 日 3 次,小儿酌减。

【使用注意】儿童、孕妇、哺乳期妇女禁用;糖尿病患者禁服。

蜜炼川贝枇杷膏　《中药成方制剂》

【处方】川贝母　枇杷叶　陈皮　半夏　北沙参　五味子　款冬花　杏仁　桔梗　薄荷脑

【剂型规格】煎膏剂。每瓶装 300ml 或 150ml。

【功效与主治】清热润肺,化痰止咳。用于痰热、肺燥咳嗽。症见痰黄而黏,胸闷,咽喉痛痒,声音沙哑,舌红苔薄黄,脉滑数。

【组方分析】方中川贝母清热化痰,润燥止咳,枇杷叶清肺化痰,降气止咳,共为君药;陈皮、半夏燥湿化痰,理气健脾,以助君药化痰止咳,俱为臣药;杏仁、款冬花、北沙参、五味子止咳平喘,清肺养阴,合为佐药;桔梗祛痰、利咽、止咳,引药上行,薄荷脑辛香凉散,善祛风利咽,共为使药。诸药合用,共奏清热润肺,化痰止咳之功。

【用法用量】口服。1次15ml,1日3次,小儿酌减。

【使用注意】外感风寒咳嗽者慎用。服药期间忌食辛辣食物。

知识链接

蜜炼川贝枇杷膏与急支糖浆功效主治的异同

蜜炼川贝枇杷膏与急支糖浆均为止咳平喘之中成药,有清热止咳之功,对于风热咳嗽都有一定的防治作用。急支糖浆还可以用于痰热咳嗽和肺痈,方中金荞麦、鱼腥草合用,有较强的清热解毒的作用;而蜜炼川贝枇杷膏一般只用于痰热、肺燥咳嗽,方中川贝母、枇杷叶合用有较强的清肺化痰的作用。

小青龙颗粒　《中国药典》

【处方】麻黄154g　桂枝154g　白芍154g　干姜154g　细辛77g　炙甘草154g　法半夏231g　五味子154g

【剂型规格】颗粒剂,①每袋装6g(无糖型);②每袋装13g。《中国药典》还收载有小青龙合剂,其处方、功效主治均同。

【功效与主治】解表化饮,止咳平喘。用于风寒水饮,恶寒发热,无汗,喘咳痰稀。

【组方分析】方中麻黄、桂枝发汗散寒以解表,且麻黄又能宣肺平喘,桂枝化气行水,二者相须为用,共为君药;干姜、细辛温肺化饮,兼助麻、桂解表祛邪,为臣药;五味子敛肺止咳,芍药养血和营,半夏燥湿化痰,降逆和胃,共为佐药;炙甘草既可益气和中,又调和诸药,为使药。诸药合用,使风寒解,水饮去,则诸症自平。

【用法用量】开水冲服,1次1袋,1日3次。

【使用注意】风热咳喘及正气不足的虚喘不宜使用,阴虚干咳无痰者禁用。

知识链接

小青龙颗粒与小青龙汤

小青龙颗粒处方来源于《伤寒论》小青龙汤,《中国药典》收载。本品为内科咳嗽类非处方药,有含糖型和无糖型。相关的剂型有糖浆剂、口服液、胶囊剂、合剂、颗粒剂等。现代研究表明,小青龙颗粒的大部分组成药物对离体豚鼠气管平滑肌有松弛作用。小青龙汤煎剂的豚鼠血清具有显著抗组胺引起的离体豚鼠气管平滑肌收缩作用。此外,本方具有抗过敏作用,可提高血浆皮质醇浓度,因此现代临床亦用之治疗过敏性鼻炎。

桂龙咳喘宁胶囊　《中国药典》

【处方】桂枝　龙骨　白芍　生姜　大枣　炙甘草　牡蛎　黄连　法半夏　瓜蒌皮　苦杏仁(炒)

【剂型规格】胶囊剂,每粒装0.5g(相当于饮片1.67g)。《中国药典》还收载有桂龙咳喘宁颗粒,其处方、功效主治均同。

【功效与主治】止咳化痰,降气平喘。用于外感风寒,痰湿阻肺引起的咳嗽,气喘,痰涎壅盛等症;急、慢性支气管炎见上述证候者。

【组方分析】方中桂枝散风寒以化痰饮,助阳通经络;龙骨益阴敛营,安心神,敛固外泄营阴;两药合用,既治卫强,又扶营弱,散中有收,汗中寓补,使风寒之表得解,营卫调和,共为君药;辅以生姜助桂枝温肺散风寒以化痰饮,白芍助龙骨益阴敛营,牡蛎软坚散结,并助龙骨安心神,益阴敛营,共为臣药;法半夏燥湿化痰,降逆和胃以止咳祛痰,瓜蒌皮清肺化痰,大枣益气补中,健脾生津,共为佐药;炙甘草和中止咳祛痰,调和诸药,为使药。诸药合用,共奏止咳化痰,降气平喘之功。

【用法用量】口服,1次3粒,1日3次。

【使用注意】服药期间忌烟、酒、猪肉及生冷食物。

其他止咳平喘中成药,见表13-9。

表13-9 其他止咳平喘中成药

药品名称	处方	剂型规格	功效主治	用法用量
杏苏止咳颗粒	苦杏仁,前胡,紫苏叶,陈皮,桔梗,甘草	颗粒剂,每袋装12g	宣肺散寒,止咳祛痰。用于风寒感冒咳嗽、气逆。症见咳嗽声重,气急,咳痰稀薄色白,常伴鼻塞,流清涕	开水冲服,1次12g,1日3次;小儿酌减
清肺抑火丸	黄芩,栀子,黄柏,浙贝母,桔梗,前胡,苦参,知母,天花粉,大黄	丸剂,水丸每袋装6g或12g,大蜜丸每丸重9g	清肺止咳,化痰通便。用于痰热阻肺所致的咳嗽,症见咳嗽,痰黄黏稠,口干咽痛,大便干燥	口服。水丸1次6g,大蜜丸1次1丸。1日2~3次
橘红丸	化橘红,陈皮,半夏(制),茯苓,甘草,桔梗,苦杏仁,紫苏子(炒),紫菀,款冬花,瓜蒌皮,浙贝母,地黄,麦冬,石膏	丸剂,水蜜丸每100丸重10g,大蜜丸每丸3g或6g	清肺,化痰,止咳。用于痰热咳嗽,痰多,色黄黏稠,胸闷口干	口服,水蜜丸1次7.2g,小蜜丸1次12g,大蜜丸1次2丸(每丸重6g)或1次4丸(每丸重3g),1日2次
川贝止咳露	川贝母,枇杷叶,前胡,百部,桔梗,桑白皮,薄荷脑	糖浆剂,①每瓶100ml;②每瓶120ml;③每瓶150ml	止嗽祛痰。用于风热咳嗽,痰多上气或燥咳	口服,1次15ml,1日3次;小儿酌减
养阴清肺膏	地黄,玄参,麦冬,川贝母,牡丹皮,白芍,薄荷,甘草	煎膏剂,每瓶100ml	养阴润燥,清肺利咽。用于阴虚肺燥,咽喉干痛,干咳少痰或痰中带血	口服。1次10~20ml,1日2~3次
二母宁嗽丸	川贝母,知母,石膏,炒栀子,黄芩,蜜炙桑白皮,茯苓,炒瓜蒌子,陈皮,麸炒枳实,甘草(蜜炙),五味子(蒸)	丸剂,①大蜜丸每丸重9g;②水蜜丸每100丸重10g	清肺润燥,化痰止咳。用于燥热蕴肺所致的咳嗽,痰黄而黏不易咳出,胸闷气促,久咳不止,声哑喉痛	口服。大蜜丸一次1丸,水蜜丸1次6g,1日2次

药品名称	处方	剂型规格	功效主治	用法用量
止嗽定喘口服液	麻黄,苦杏仁,甘草,石膏	口服液,每支10ml	辛凉宣泄,清肺平喘。用于表寒里热,身热口渴,咳嗽痰盛,喘促气逆,胸膈满闷,急性支气管炎见上述证候者	口服,1次10ml,1日2～3次,儿童酌减
降气定喘丸	麻黄,葶苈子,紫苏子,白皮,白芥子,陈皮	水丸,每袋7g	降气定喘,祛痰止咳。用于痰浊阻肺,肺气失司。症见咳嗽痰多,气逆喘促	口服。1次7g,1日2次
蠲哮片	葶苈子,黄荆子,青皮,陈皮,大黄,槟榔,生姜	片剂,每片重0.3g	泻肺除壅,涤痰祛瘀,利气平喘。用于支气管哮喘急性发作期痰瘀伏肺证。症见气粗痰涌,痰鸣如吼,咳呛阵作,痰黄稠厚,腹胀便秘,舌红苔黄腻,脉滑数	口服。1次8片(每片重0.3g),1日3次,饭后服用。7日为1个疗程
人参保肺丸	人参,五味子(醋炙),罂粟壳,川贝母,苦杏仁(去皮炒),麻黄,石膏,玄参,枳实,砂仁,陈皮,甘草	丸剂,每丸重6g	益气补肺,止嗽定喘。用于肺气亏虚,肺失宣降所致的虚劳久嗽、气短喘促	口服。1次2丸,1日2～3次
苏子降气丸	紫苏子(炒),厚朴,前胡,甘草,姜半夏,陈皮,沉香,当归	丸剂,每13粒重1g	降气化痰,温肾纳气。用于气逆痰壅,咳嗽喘息,胸膈痞塞	口服,1次6g,1日1～2次
固本咳喘片	党参,白术(麸炒),茯苓,盐补骨脂,麦冬,醋五味子,炙甘草	片剂,每片重0.4g	益气固表,健脾补肾。用于脾虚痰盛、肾气不固所致的咳嗽,痰多,喘息气促,动则喘剧;慢性支气管炎、肺气肿、支气管哮喘见上述证候者	口服。1次3片,1日3次
蛤蚧定喘丸	蛤蚧,瓜蒌子,紫菀,麻黄,鳖甲(醋制),黄芩,甘草,麦冬,黄连,百合,紫苏子(炒),石膏,苦杏仁(炒),石膏(煅)	小蜜丸每60丸重9g;大蜜丸每丸重9g	滋阴清肺,止咳定喘。用于虚劳久咳,年老哮喘,气短发热,胸满郁闷,自汗盗汗,不思饮食	口服,水蜜丸1次5～6g;小蜜丸1次9g;大蜜丸1次1丸,1日2次

点滴积累 ∨

1. 辨证选药　风寒束表,肺气不宣所致的感冒咳嗽,宜选用通宣理肺丸;风寒感冒所致头痛发热,恶寒身痛,鼻流清涕,咳嗽咽干,宜选用蛇胆川贝散、强力枇杷露;急性支气管炎、感冒后咳嗽、慢性支气管炎急性发作等呼吸系统疾病,宜选用急支糖浆;痰热、肺燥咳嗽宜选用蜜炼川贝枇杷膏;风寒水饮,恶寒发热,无汗,喘咳痰稀,宜选用小青龙汤;外感风寒、痰湿阻肺引起的咳嗽,气喘,痰涎壅盛等症,宜选用桂龙咳喘宁胶囊。

2. 使用注意　本类中成药所治咳嗽,喘促,有表里虚实之分,阴阳寒热之别,在肺在肾之异，治疗当区别对待，合理选用。

（刘想晴）

第十节　安神中成药

凡以安神药为主组成的，具有安神定志作用，治疗神志不安病证的中成药，称为安神中成药。

神志不安常表现为心悸怔忡，健忘失眠，烦躁惊狂等。心藏神、肝藏魂、肾藏志，故神志不安病证主要责之于心、肝、肾三脏之阴阳盛衰，或其相互功能失调。其病或由外受惊恐，神魂不安；或肝郁化火，内扰心神；或思虑太过，暗耗阴血，心失所养所致。神志不安证表现为惊狂善怒，烦躁不安者，多属实证，治宜重镇安神；表现为心悸健忘，虚烦失眠者，多属虚证，治宜养心安神。故安神中成药分为重镇安神和养心安神两类。

重镇安神中成药多含有有毒的金石、贝壳类药物，易伤胃气，不宜久服。脾胃虚弱者，宜配伍健脾和胃药。某些安神药，如朱砂具有一定的毒性，久服能引起慢性中毒或蓄积中毒，应当注意。神志方面的病证往往与精神因素有密切关系，在药物治疗的同时，还需配合心理治疗。

天王补心丸　《中国药典》

【处方】丹参 25g　当归 50g　石菖蒲 25g　党参 25g　茯苓 25g　五味子 50g　麦冬 50g　天冬 50g　地黄 200g　玄参 25g　远志（制）25g　酸枣仁（炒）50g　柏子仁 50g　桔梗 25g　甘草 25g　朱砂 10g

【剂型规格】丸剂，大蜜丸每丸 9g。《中国药典》还收载有浓缩丸。

【功效与主治】滋阴，养血，补心，安神。用于心阴不足，心悸健忘，失眠多梦，大便干燥。现代临床常用于神经衰弱、精神分裂症、心脏病、甲状腺功能亢进等病属心经阴亏血少者。

【组方分析】方中重用生地黄滋阴养血清热为君药；天冬、麦冬滋阴清热，酸枣仁、柏子仁养心安神，当归补血润燥，共为臣药；人参补气生血且宁心益智，五味子敛心气，安心神，茯苓、远志养心安神且交通心肾，玄参滋阴降火，丹参清心凉血活血，朱砂镇心安神，共为佐药；桔梗载药上行，使药力作用于胸膈之上，与丹参相伍，又可行气血，使诸药滋而不腻，补不留瘀，为使药。全方共奏滋阴养血，补心安神之效。

【用法用量】口服，水蜜丸 1 次 6g，小蜜丸 1 次 9g，大蜜丸 1 次 1 丸，1 日 2 次。

【使用注意】本方偏于寒凉滋腻，故脾胃虚弱者慎用。因含朱砂，不宜多服久服。

ER-13-5

▶ **课堂活动**

课堂活动 扫一扫，知答案

朱砂安神丸与天王补心丸功效主治有何异同？

柏子养心丸　《中国药典》

【处方】柏子仁 25g　党参 25g　炙黄芪 100g　川芎 100g　当归 100g　茯苓 200g　制远志 25g　酸枣仁 25g　肉桂 25g　醋五味子 25g　半夏曲 100g　炙甘草 10g　朱砂 30g

【剂型规格】丸剂,大蜜丸每丸 9g。《中国药典》还收载有柏子养心片,其处方、功效主治均同。

【功效与主治】补气,养血,安神。用于心气虚寒,心悸易惊,失眠多梦,健忘。现代临床常用于神经衰弱、围绝经期综合征、精神分裂症等病属心气虚寒者。

【组方分析】方中柏子仁养心安神,为君药;朱砂重镇安神,酸枣仁、远志、五味子宁心安神,共为臣药;党参、黄芪、茯苓益气健脾,川芎、当归养血和血,肉桂温通经脉,半夏燥湿和胃,共为佐药;甘草调和药性,为使药。诸药合用,共奏补气养血,养心安神之功。

【用法用量】口服,水蜜丸 1 次 6g,小蜜丸 1 次 9g,大蜜丸 1 次 1 丸,1 日 2 次。

【使用注意】肝阳上亢者不宜服用。

知识链接

朱砂中毒表现及解救

1. 中毒表现

(1) 消化系统表现为恶心呕吐、腹痛腹泻,口中有金属味,流涎,口腔黏膜充血,牙龈肿胀溃疡等。

(2) 泌尿系统表现为少尿、蛋白尿,严重者可发生急性肾衰竭。

(3) 神经系统及精神方面症状。

2. 解救

(1) 清除毒物。

(2) 纠正水液代谢和电解质紊乱,抗休克、肾透析等对症治疗。

(3) 甘草、绿豆煎汤饮,或以土茯苓煎汤饮,也可用二巯基丙醇磺酸钠类、硫代硫酸钠等解毒。

其他安神中成药,见表 13-10。

表 13-10 其他安神中成药

药品名称	处方	剂型规格	功效主治	用法用量
养血安神丸	仙鹤草,墨旱莲,鸡血藤,熟地黄,地黄,合欢皮,首乌藤	丸剂,每100 粒重12g	滋阴养血,宁心安神。用于阴虚血少所致的头眩心悸,失眠健忘	口服。水蜜丸 1 次6g,1 日 3 次
枣仁安神胶囊	炒酸枣仁,丹参,醋五味子	胶囊,每粒 0.45g	养血安神。用于心血不足所致的失眠,健忘,心烦,头晕	口服。1 次 5 粒,1日 1 次,临睡前服用
解郁安神颗粒	柴胡,郁金,龙齿,炒酸枣仁,制远志,百合,炒白术,茯苓,炒栀子,石菖蒲,胆南星,姜半夏,当归,炙甘草,大枣,浮小麦	颗粒剂,每袋 5g	疏肝解郁,安神定志。用于情志不畅、肝郁气滞所致的失眠,心烦,焦虑,健忘	开水冲服。1 次 1袋,1 日 2 次
朱砂安神丸	朱砂,黄连,地黄,当归,甘草	丸剂,大蜜丸每丸 9g	清心养血,镇惊安神。用于胸中烦热,心悸不宁,失眠多梦	口服,水蜜丸 1 次6g,小蜜丸 1 次9g,大蜜丸 1 次 1丸,1 日 1~2 次

点滴积累 ∨

1. 辨证用药　天王补心丸用于心阴不足，心悸健忘，失眠多梦，大便干燥；柏子养心丸用于心气虚寒，心悸易惊，失眠多梦，健忘。枣仁安神胶囊用于心血不足所致的失眠，健忘，心烦，头晕；解郁安神颗粒用于情志不畅、肝郁气滞所致的失眠，心烦，焦虑，健忘；朱砂安神丸用于胸中烦热，心悸不宁，失眠多梦。

2. 使用注意　重镇安神中成药多由金石、贝壳类药物组成，质重碍胃，不宜久服；朱砂有毒，久服易引起慢性中毒，用之宜慎。

（刘想晴）

第十一节　开窍中成药

凡以芳香开窍药为主组成的，具有开窍醒神作用，治疗神昏窍闭证的中成药，称为开窍中成药。

窍闭神昏证多由邪气壅盛，蒙蔽心窍，扰乱神明所致。闭证的临床表现，可分为热闭和寒闭两种。热闭多由温热邪毒内陷心包，痰热蒙蔽心窍所致，治宜清热开窍，简称凉开；寒闭多由寒湿痰浊之邪或秽浊之气蒙蔽心窍引起，治宜温通开窍，简称温开。因此，开窍中成药相应分为凉开和温开两类。

使用开窍剂时应注意辨别闭证和脱证，对于大汗淋漓，手足厥冷，呼吸气微，目合口开，手撒尿遗，脉象虚弱无力或脉微欲绝的脱证，即使神志昏迷也不宜使用。还应辨别闭证的寒热属性，正确选用。开窍药多气味芳香、辛散走窜，多用于救急，中病即止，不可久服。有的方剂中含有麝香等有碍胎元，孕妇慎用。开窍剂多含芳香挥发性成分，不宜加热煎煮，以免降低疗效。

▶▶ 课堂活动

凉开三宝指的是什么？各自的功用是什么？

ER-13-6

课堂活动 扫一扫，知答案

安宫牛黄丸　《中国药典》

【处方】牛黄 100g　水牛角浓缩粉 200g　麝香 25g　珍珠 50g　朱砂 100g　雄黄 100g　黄连 100g　黄芩 100g　栀子 100g　郁金 100g　冰片 25g

【剂型规格】大蜜丸，每丸 3g。《中国药典》还收载有安宫牛黄散，其处方、功效主治均同。

【功效与主治】清热解毒，镇惊开窍。主治邪热内陷心包证。症见高热烦躁，神昏谵语，口干舌燥，舌红或绛，脉数。亦治中风昏迷、小儿惊厥等属邪热内闭者。属中医急救药。本品也常用于流行性脑脊髓膜炎、流行性乙型脑炎、中毒性肺炎、中毒性菌痢、肝性脑病、脑血管意外、颅脑外伤、脑外伤后综合征、重型流行性出血热、小儿惊厥以及感染或中毒等属痰热内闭者。

【组方分析】方中牛黄苦凉，入心肝二经，善清心肝大热，能清热解毒，善辟秽开窍，息风定惊，一药而兼三法；麝香辛温，能通达十二经，为开窍之要药，两味相伍，清心开窍，共为君药。水牛角咸寒，清心凉血解毒；黄连、黄芩、山栀清热泻火解毒，助牛黄以清心包热；郁金、冰片芳香辟秽化浊通窍,以增麝香开窍醒神之功,以上共为臣药。佐以朱砂、珍珠镇心安神,以除烦躁不安;雄黄助牛黄以辟秽解毒。以炼蜜为丸,和胃调中为使药。诸药合用,共奏清热解毒,镇惊开窍功效。

【用法用量】 口服,1 次 1 丸,1 日 1 次;小儿 3 岁以内 1 次 1/4 丸,4~6 岁 1 次 1/2 丸,1 日 1 次;或遵医嘱。

【使用注意】 孕妇慎用。

清开灵口服液 《中国药典》

【处方】 胆酸 珍珠母 猪去氧胆酸 栀子 水牛角 板蓝根 黄芩苷 金银花

【剂型规格】 合剂,每支装 10ml。《中国药典》还收载有清开灵片、清开灵颗粒、清开灵胶囊、清开灵泡腾片,其处方、功效主治均同。

【功效与主治】 清热解毒,镇静安神。用于外感风热时毒,火毒内盛证。症见高热不退,烦躁不安,咽喉肿痛,舌质红绛,苔黄,脉数。

【组方分析】 方中胆酸、去氧胆酸清热解毒,化痰开窍,清肝息风,为君药。金银花、黄芩苷清热解毒,共为臣药。佐药水牛角、栀子、板蓝根,清热泻火,凉血解毒;珍珠母平肝潜阳,镇惊安神,俱为佐药。诸药合用,共奏清热解毒,化痰通络,醒神开窍之功。

【用法用量】 口服。1 次 20~30ml,1 日 2 次;儿童酌减。

【使用注意】 久病体弱者如果出现腹泻慎用,服药期间忌食辛辣刺激之物。

知识链接

清开灵制剂

清开灵制剂是在传统中成药“安宫牛黄丸”的基础上进行改良而成。 该方将药源稀少的牛黄用牛黄的有效成分牛胆酸和猪胆酸代之; 价格昂贵的犀角、珍珠分别用水牛角、珍珠母代之,减去朱砂、金箔,并加板蓝根以增强清热解毒之功,该方以清热解毒为主,配以醒神、化痰之品,以加强其“清开”之力,故名为清开灵。 因其多用于热病神昏之急证、重证,又将本方进行了剂型改革,研制成清开灵注射液,变口服为肌注或静脉滴注,它不仅保留了原方独到的疗效,更增加了临床的适应证,使作用迅速,疗效显著提高。 临床可用于中风病之痰热昏迷等病证。

其他开窍中成药,见表 13-11。

表 13-11 其他开窍中成药

药品名称	处方	剂型规格	功效主治	用法用量
紫雪散	黄金,寒水石,石膏,磁石,滑石,玄参,羚羊角(屑)150g,犀角(屑),升麻,沉香,丁香,青木香,甘草(炙)	散剂。每瓶 1.5g	清热开窍,息风止痉。用于邪热内陷心包及热盛动风证。症见高热烦躁,神昏谵语,痉厥,斑疹吐衄,口渴唇焦,尿赤便秘,舌红绛苔干黄,脉数有力或弦,以及小儿热盛惊厥	口服。每次 1.5~3g,每日 2 次;周岁小儿每次 0.3g,5 岁以内小儿每增 1 岁,递增 0.3g,每日 1 次;5 岁以上小儿酌情服用

续表

药品名称	处方	剂型规格	功效主治	用法用量
局方至宝散	水牛角,朱砂,雄黄,琥珀,生玳瑁,麝香,龙脑,牛黄,安息香	散剂,每瓶2g	化浊开窍,清热解毒。主治痰热内闭证。症见神昏谵语、身热烦躁、痰盛气粗、舌绛苔黄厚腻、脉滑数,亦治中风、中暑、小儿惊厥属于痰热内闭者	口服。1次2g,1日1次;小儿3岁以内1次0.5g,4~6岁1次1g
万氏牛黄清心丸	牛黄,朱砂,黄连,栀子,郁金,黄芩	大蜜丸,①每丸重1.5g;②每丸重3g	清热解毒,镇惊安神。用于热入心包、热盛动风证,症见高热烦躁、神昏谵语及小儿高热惊厥	口服。1次2丸(规格①)或1次1丸(规格②),1日2~3次
苏合香丸	苏合香,安息香,冰片,水牛角浓缩粉,麝香,檀香,沉香,丁香,香附,木香,乳香(制),荜茇,白术,诃子肉,朱砂	丸剂,大蜜丸每丸3g	芳香开窍,行气止痛。用于痰迷心窍所致的痰厥昏迷、中风偏瘫、肢体不利,以及中暑、心胃气痛	口服。1次1丸,1日1~2次

点滴积累 Ⅴ

1. 辨证用药　安宫牛黄丸主治邪热内陷心包证;清开灵口服液用于外感风热时毒,火毒内盛证。

2. 使用注意　本类中成药大多辛香,只宜暂用,不宜久服。临床多用于急救,中病即止。

(刘想晴)

第十二节　理气中成药

凡以理气药为主组成的,具有行气或降气作用,治疗气滞或者气逆病证的中成药,称为理气中成药。属八法中的"消法"。本类方药可分为行气和降气两大类。

本类方药多属芳香辛燥之品,易伤津耗气,应适可而止,慎勿过剂,尤其对年老体弱者或阴虚火旺者以及孕妇等,均当慎用。

> **知识链接**
>
> ### 理气中成药的主治与药理作用
>
> 理气中成药主治气病,气病多与内脏功能失调及炎症感染有关。现代研究表明,理气中成药具有镇痛、镇静、镇咳、抗溃疡、抑制胃液分泌及抗抑郁、抗焦虑等作用,主要用于消化系统、呼吸系统疾病及精神疾病。

柴胡疏肝丸 《中国药典》

【处方】柴胡75g　炒青皮50g　陈皮50g　防风50g　醋香附75g　麸炒枳壳50g　木香25g

乌药 50g　　姜半夏 75g　　茯苓 100g　　桔梗 50g　　姜厚朴 50g　　紫苏梗 75g　　豆蔻 40g　　甘草 50g　　炒山楂 50g　　炒槟榔 75g　　六神曲(炒)50g　　酒大黄 50g　　酒白芍 50g　　当归 50g　　醋三棱 50g　　醋莪术 50g　　黄芩 50g　　薄荷 50g

【剂型规格】小蜜丸或大蜜丸。①小蜜丸每 100 丸重 20g;②大蜜丸每丸重 10g。

【功效与主治】疏肝理气,消胀止痛。用于肝气不舒,症见胸胁痞闷,食滞不消,呕吐酸水。

【组方分析】方中柴胡疏肝解郁;炒青皮疏肝破气、消积;醋香附疏肝理气止痛;防风善"散肝舒脾"。四药合用,功能疏肝理气。陈皮理气调中;炒枳壳理气宽中消积;木香行气止痛,消食健脾;紫苏梗理气宽中;乌药行气散寒止痛。五药合用,能理气消积而消胀止痛。半夏燥湿,降逆止呕;茯苓健脾利湿;桔梗宣散肺气,以利"宽中理气";姜厚朴燥湿行气消积;豆蔻辛温化湿行气温中;甘草甘平,补脾益气。六药合用,功能健脾调中,行气消积,降逆止呕。醋三棱、醋莪术相须为用,行气活血,消积止痛。炒山楂消食化积;炒六神曲消食化积行气;炒槟榔下气消积,缓通大便;酒大黄泻下通便,攻积导滞。四药合用,功能消积导滞,通便除胀。当归补血活血,润肠;白芍养血敛阴,柔肝平肝,缓急止痛。二药相合,既养血柔肝,以助柴胡、香附等疏肝理气之功,又缓通大便,以助槟榔、大黄的攻积导滞之效。气郁日久则化热,故又选苦寒清泄之黄芩、辛凉清疏之薄荷,以清解郁热。此外,甘草还具调和诸药之能。全方共奏疏肝理气,消胀止痛功效。

【用法用量】口服。小蜜丸 1 次 10g,大蜜丸 1 次 1 丸,1 日 2 次。

【使用注意】本方芳香辛燥,易耗气伤阴,不宜久服。服药过程中如出现舌红少苔,口燥咽干,心烦失眠等阴虚证,则应停服。

胃苏颗粒　《中国药典》

【处方】香附 166.7g　　紫苏梗 166.7g　　陈皮 100g　　枳壳 166.7g　　槟榔 100g　　香橼 166.7g　　佛手 100g　　炒鸡内金 100g

【剂型规格】颗粒剂。①每袋装 15g;②每袋装 5g(无蔗糖)。

【功效与主治】理气消胀,和胃止痛。用于气滞型胃脘痛证。症见胃脘胀痛,窜及两胁,得暖气或矢气则舒,情绪郁怒则加重,胸闷食少,排便不畅,舌苔薄白,脉弦者。

【组方分析】方中香附入肝经,疏肝解郁,理气宽中止痛,为君药。紫苏梗理气宽中,止痛;陈皮理气和胃化湿;枳壳破气消积,利膈宽中;槟榔下气利水,行气消滞,调和脾胃,共为臣药。香橼、佛手疏肝和胃,理气止痛,且燥湿化痰;鸡内金消食健胃,俱为佐药。诸药合用,共奏疏肝理气,和胃止痛之功。

【用法用量】开水冲服。1 次 15g,1 日 3 次。15 天为 1 个疗程,可服 1~3 个疗程或遵医嘱。

【使用注意】脾胃阴虚或肝胃郁火胃痛者慎用。孕妇慎用。忌辛辣刺激性食物,戒烟酒。服药期间要保持情绪稳定,切勿恼怒。

木香顺气丸　《中国药典》

【处方】木香 100g　　砂仁 100g　　醋香附 100g　　槟榔 100g　　甘草 50g　　陈皮 100g　　厚朴 100g　　枳壳(炒)100g　　苍术(炒)100g　　青皮(炒)100g　　生姜 200g

【剂型规格】水丸。每 100 丸重 6g。

【功效与主治】行气化湿,健脾和胃。用于湿浊中阻,脾胃不和所致的胸膈痞闷,脘腹胀痛,呕吐恶心,嗳气纳呆。

【组方分析】方中木香调理三焦,善行脾胃之气滞,为行气止痛要药,又能健脾消食;砂仁芳香醒脾,化湿和胃,共为君药。槟榔行气利水消痞;厚朴下气除满,燥湿消痰,二药助君药行气化湿除满,共为臣药。苍术、陈皮燥湿健脾;香附、青皮、炒枳壳疏肝理气,消积化滞,共为佐药。使药甘草调和诸药。诸药相合,共奏行气化湿,健脾和胃之功。

【用法用量】口服。1次6~9g,1日2~3次。

【使用注意】孕妇慎用。

越鞠丸　《中国药典》

【处方】醋香附200g　川芎200g　炒栀子200g　苍术(炒)200g　六神曲(炒)200g

【剂型规格】水丸,每袋18g。

【功效与主治】理气解郁,宽中除满。用于胸脘痞闷,腹中胀满,饮食停滞,嗳气吞酸。

【组方分析】方中以香附行气解郁,以治气郁为君药。川芎为血中之气药,可活血化瘀,以解血郁,又助香附行气解郁之功,栀子清热泻火,以治火郁,苍术燥湿运脾,以治湿郁,神曲消食导滞,以治食滞,以上四味共为辅佐药。痰郁多由脾湿所生,亦与气、火、食有关,气机顺畅,诸郁得解,痰郁亦随之而解。各药合用,共起行气解郁,宽中除满之功。

【用法用量】口服,1次6~9g,1日2次。

【使用注意】虚证郁滞者不宜单用。

知识链接

越鞠丸与郁证

越鞠丸是主治气血痰火湿食"六郁"的代表方。所谓郁证,是由于情志不舒,气机郁滞所引起的一类病证。主要是肝、脾、心三脏受累及气血失调而成。其中气郁为先,而后湿、痰、热、血、食等诸郁才能形成。费伯雄《医方论》卷二:"凡郁病必先气病,气得流通,郁于何有?此方注云统治六郁,岂有一时而六郁并集者乎?须知古人立方,不过昭示大法。气郁者香附为君,湿郁者苍术为君,血郁者川芎为君,食郁者神曲为君,火郁者栀子为君。相其病在何处,酌量加减,方能得古人之意而不泥古人之方。读一切方书,皆当作如是观"。

其他理气中成药,见表13-12。

表13-12　其他理气中成药

药品名称	处方	剂型规格	功效主治	用法用量
四逆散	柴胡,白芍,枳壳(麸炒),甘草	散剂。每袋9g	透解郁热,疏肝理脾。用于肝气郁结所致的胁痛,痢疾,症见脘腹胁痛,热厥手足不温,泻痢下重	开水冲泡或炖服,1次9g,1日2次

续表

药品名称	处方	剂型规格	功效主治	用法用量
左金丸	黄连,吴茱萸	水丸。每瓶18g	泻火,疏肝,和胃,止痛。用于肝火犯胃,脘胁疼痛,口苦嘈杂,呕吐酸水,不喜热饮	口服。1次3~6g,1日2次
气滞胃痛颗粒	桑叶,菊花,柴胡,醋延胡索,枳壳,醋香附,白芍,炙甘草	颗粒剂。每袋5g	疏肝理气,和胃止痛。用于肝郁犯胃证。症见于胸痞胀满,胃脘疼痛情志不舒,舌淡红,苔白,脉弦者	开水冲服。1次1袋,1日3次

点滴积累 ∨ ···

1. 辨证用药 柴胡疏肝丸用于肝气不舒,症见胸胁痞闷、食滞不消、呕吐酸水;胃苏颗粒用于气滞型胃脘痛证;木香顺气丸用于湿浊中阻、脾胃不和所致的胸膈痞闷、脘腹胀痛、呕吐恶心、嗳气纳呆;越鞠丸用于胸脘痞闷、腹中胀满、饮食停滞、嗳气吞酸。

2. 使用注意 本类中成药多属于芳香辛燥之品,故不宜过久服用。阴虚气滞、阴虚火旺及孕妇不宜使用。

(刘想晴)

第十三节 活血中成药

凡以活血化瘀药为主组成的,具有活血化瘀作用,治疗瘀血病证的中成药,称为活血中成药。本类中成药主要具有活血化瘀之功,兼有行气、止痛、益气、补阴、化痰、息风等作用,适用于气滞、气虚、风痰兼夹等引发的瘀血病证。

按其功效与适用范围,本类中成药又分为活血化瘀、活血行气、益气活血、益气补阴活血、活血化痰息风五类。

复方丹参片 《中国药典》

【处方】丹参450g 三七141g 冰片8g

【剂型规格】片剂,每片重0.32g。《中国药典》还收载有复方丹参滴丸、复方丹参丸、复方丹参胶囊、复方丹参颗粒、复方丹参气雾剂,其处方、功效主治均同。

【功效与主治】活血化瘀,理气止痛。用于气滞血瘀所致的胸痹,症见胸闷,心前区刺痛;冠心病心绞痛见上述证候者。

【组方分析】方中丹参祛瘀止痛,活血养血,清心除烦为君药。辅以三七活血通脉,化瘀止痛。佐以冰片芳香通窍,行气止痛。诸药相配,共奏活血化瘀,芳香开窍,理气止痛之功。

【用法用量】口服,1次3片,1日3次。

【使用注意】孕妇慎用。长期服用复方丹参片可能引起血钾含量降低,产生低血钾症。因此,在老人服此药过程中应注意适当补钾,一般可经常吃些富钾食物,如黄豆、花生、蘑菇、土豆、白薯等。

当出现腹胀、乏力等缺钾表现时,可加服钾盐。

知识链接

复方丹参滴丸

复方丹参滴丸是在现代高科技条件下提取丹参、三七的有效成分再加入适量冰片而制成的新型纯中药滴丸剂,是中医的传统理论与现代药学新技术相结合的结晶。复方丹参滴丸,1997年成为我国也是全世界范围内第一例以药品身份进入 FDA(美国食品药品监督管理局),IND(新药临床研究审评)II期、III期临床试验的中药制剂,结束了我国中药只能以食品或保健品的身份进入发达国家的历史。填补了世界上用中药攻克心脑血管疾病方面的一个空白。

血塞通颗粒 《中药成方制剂》

【处方】三七总皂苷。

【剂型规格】颗粒剂。每袋3g,含三七总皂苷50mg。

【功效与主治】活血祛瘀,通脉活络。用于瘀血阻络所致的中风偏瘫,肢体活动不利,口眼㖞斜,胸痹心痛,胸闷气憋;中风后遗症、视网膜中央静脉阻塞见上述证候者。

【组方分析】三七苦泄温通,甘能补虚,走守兼备,泄中兼补,善活血化瘀,通经止痛,兼补气血。三七总皂苷是三七的提取物,功效与三七相似,有活血祛瘀,通脉活络作用,故善治瘀血阻络所致的中风偏瘫,肢体活动不利,口眼㖞斜,或胸痹心痛,胸闷气憋;亦可用于中风后遗症及冠心病心绞痛属上述证候者。

【用法用量】开水冲服,1次1~2袋,1日3次。

【使用注意】出血性中风急性期,人参、三七过敏者,酒精高度过敏者禁用;孕妇慎用,服药期间勿从事驾驶及高空作业等危险工作;不能与其他药物在同一容器中混合应用。

元胡止痛片 《中国药典》

【处方】延胡索(醋制)445g 白芷223g

【剂型规格】片剂,每片0.3g。《中国药典》还收载有元胡止痛胶囊、元胡止痛滴丸、元胡止痛颗粒、元胡止痛口服液、元胡止痛软胶囊,其处方、功效主治均同。

【功效与主治】理气,活血,止痛。用于气滞血瘀的胃痛,胁痛,头痛及月经痛等。

【组方分析】方中延胡索行气活血止痛为君药,辅以白芷发散风寒,理气止痛,以增强延胡索行气止痛之功。两药合用,共起理气活血止痛之功。

【用法用量】口服,1次4~6片,1日3次,或遵医嘱。

【使用注意】孕妇禁用,本方药性温燥,阴虚火旺者慎服。

速效救心丸 《中国药典》

【处方】川芎 冰片

【剂型规格】滴丸,每丸40mg。

【功效与主治】行气活血,祛瘀止痛,增加冠脉血流量,缓解心绞痛。用于气滞血瘀型冠心病、心绞痛。

【组方分析】方中川芎行气活血,祛瘀止痛为君药;辅以冰片芳香开窍,醒神止痛。两药合用,共奏行气活血,祛瘀止痛之功。全方主要具有增加冠脉血流量,改善心肌缺血的作用。

【用法用量】含服,1次4~6粒,1日3次;急性发作时,1次10~15丸。

【使用注意】孕妇禁用;过敏体质使用时应予注意。

知识链接

速效救心丸与复方丹参滴丸的鉴别

速效救心丸临床用于冠心病和胃腹疼痛。治疗冠心病与复方丹参滴丸在病因病机上有所不同。复方丹参滴丸所治之胸痹心痛,多为心脉瘀阻之证,疼痛剧烈,病人常感觉心痛欲死,而且伴有明显的舌质青紫、瘀斑,而速效救心丸所治之胸痹心痛为气滞血瘀之证,瘀血程度较轻,疼痛性质为闷痛。治疗胃腹疼痛与保和丸的区别在于保和丸是因食积内停而引起,常伴有脘腹胀满、嗳腐吞酸等症状,常见于西医之消化不良等疾病。速效救心丸所治胃腹疼痛,为气滞血瘀之证,其症可见腹痛兼胀闷不舒,常用于西医之急性胃肠痉挛性腹痛。

麝香保心丸 《中国药典》

【处方】人工麝香　人参提取物　肉桂　苏合香　蟾酥　人工牛黄　冰片

【剂型规格】微丸,每丸22.5mg。

【功效与主治】芳香温通,益气强心。用于气滞血瘀所致胸痹。症见心前区疼痛,固定不移;心肌缺血所致的心绞痛、心肌梗死见上述证候者。

【组方分析】方中人工麝香活血通经,开窍止痛,为活血止痛之佳品,为君药。人参提取物功似人参,大补元气,强心复脉;肉桂温补行散,温阳通脉,散寒止痛;蟾酥开窍止痛,强心;苏合香开窍温通止痛。四药合用,俱为臣药。人工牛黄开窍醒神;冰片开窍止痛,醒神化浊,并引药入心经,均为佐药。诸药合用,芳香温通,共奏开窍止痛,益气强心之功。

【用法用量】口服。1次1~2丸,1日3次;或症状发作时服用。

【使用注意】孕妇忌用。不宜与洋地黄类药物同用。心绞痛持续发作,服药后不能缓解时应加用硝酸甘油等药物。如出现剧烈心绞痛、心肌梗死,应及时救治。

人参再造丸 《中国药典》

【处方】人参100g　黄芪100g　白术(麸炒)50g　茯苓50g　制何首乌100g　当归50g　熟地黄100g　醋龟甲50g　豹骨(制)50g　桑寄生100g　骨碎补(炒)50g　天麻100g　胆南星50g　僵蚕(炒)50g　地龙25g　全蝎75g　天竺黄50g　三七25g　川芎100g　赤芍100g　片姜黄12.5g　乳香(醋制)50g　没药(醋制)50g　血竭15g　酒蕲蛇100g　白芷100g　羌活100g　威灵仙75g　麻黄100g　防风100g　葛根75g　粉萆薢100g　细辛50g　母丁香50g　乌药50g　青皮50g　沉香50g　醋香附50g　檀香50g　草豆蔻50g　豆蔻50g　橘红200g　广藿香100g　六神曲(麸炒)200g　附子(制)50g　肉桂100g　人工麝香5g　冰片5g　朱砂20g　琥珀35g

牛黄 5g　　水牛角浓缩粉 30g　　黄连 100g　　大黄 100g　　玄参 100g　　甘草 100g。

【剂型规格】大蜜丸。每丸重 3g。

【功效与主治】益气养血,祛风化痰,活血通络。用于气虚血瘀,风痰阻络所致的中风,症见口眼喎斜,半身不遂,手足麻木,疼痛,拘挛,言语不清。

【组方分析】方中人参、黄芪、炒白术、茯苓,善益气健脾;制何首乌、当归、熟地、龟甲,善滋养阴血;制豹骨、桑寄生、炒骨碎补,善补益肝肾,强筋壮骨。合而用之,善补气养血,强壮筋骨。天麻、胆南星、炒僵蚕、地龙、全蝎、天竺黄,善化痰息风,祛风通络;牛黄、水牛角浓缩粉、黄连、大黄、玄参,善清热泻火解毒,凉肝息风定惊;三七、川芎、赤芍、片姜黄、制乳香、制没药、血竭,善活血化瘀,通络止痛;麝香、冰片,善开窍醒神,活血通经,止痛;酒蕲蛇、白芷、羌活、威灵仙、麻黄、防风、细辛、葛根、粉草薢,善祛风除湿,舒筋活络,止痛;制附子、肉桂,善温阳通络。合而用之,能祛风化痰,活血通络。朱砂、琥珀,既重镇安神定惊,又活血化瘀。母丁香、乌药、青皮、沉香、香附、檀香辛温芳香,善温中理气止痛;草豆蔻、豆蔻、橘红、广藿香、炒六神曲辛香温散,善化湿醒脾,调中和胃。合而用之,既行滞气,散脾湿,以杜绝生痰之源;又健脾开胃,以顾护脾胃,防众药伤中。甘草甘平,既补气,又调和诸药。全方配伍,补虚祛邪两相兼,共奏益气养血,祛风化痰,活血通络功效。

【用法用量】口服。1 次 1 丸,1 日 2 次。

【使用注意】孕妇忌服。

其他活血中成药,见表 13-13。

表 13-13　其他活血中成药

药品名称	处方	剂型规格	功效主治	用法用量
消栓通络胶囊	川芎,丹参,黄芪,三七,桂枝,郁金,木香,泽泻,槐花,山楂,冰片	胶囊剂。每粒 0.37g	活血化瘀,温经通络。用于瘀血阻络所致的中风,症见神情呆滞,言语謇涩,手足发凉,肢体疼痛,缺血性中风及高脂血症见上述证候者	口服。1 次 6 粒,1 日 3 次;或遵医嘱
逐瘀通脉胶囊	水蛭,虻虫,桃仁,大黄	胶囊剂,每粒 0.2g	破血逐瘀,通经活络。用于血瘀所致的眩晕,症见头晕,头痛,耳鸣,舌质黯红,脉沉涩;高血压、脑梗死、脑动脉硬化等病见上述证候者	口服。1 次 2 粒,每日 3 次,4 周为 1 个疗程
血府逐瘀口服液	柴胡,地黄,红花,麸炒枳壳,川芎,桔梗,当归,赤芍,桃仁,甘草,牛膝	合剂,每支 10ml	活血祛瘀,行气止痛。用于气滞血瘀所致的胸痹,头痛日久,痛如针刺而有定处,内热烦闷,心悸失眠,急躁易怒	空腹服。1 次 20ml,1 日 3 次
冠心苏合丸	苏合香,冰片,乳香(制),檀香,青木香	大蜜丸,每丸 0.9g	理气宽胸,止痛。用于心绞痛,胸闷憋气	嚼碎服,1 次 1 丸,1 日 1~3 次或遵医嘱

续表

药品名称	处方	剂型规格	功效主治	用法用量
心可舒片	丹参,葛根,三七,山楂,木香	每片重①0.31g;②0.62g	活血化瘀,行气止痛。用于气滞血瘀引起的胸闷,心悸,头晕,头痛,颈项疼痛;冠心病心绞痛、高血脂、高血压、心律失常见上述证候者	口服,1次4片(规格①)或2片(规格②),1日3次,或遵医嘱
九气拈痛丸	醋香附,木香,高良姜,陈,郁金,醋莪术,醋延胡索,槟榔,甘草,五灵脂(醋炒)	水丸,每袋装6g	理气,活血,止痛,用于气滞血瘀导致的胸胁胀满疼痛,痛经	口服。1次6~9g,1日2次
丹七片	丹参,三七	片剂,①素片,每片重0.3g;②薄膜衣片,每片重0.32g;③糖衣片,片心重0.3g	活血化瘀,通脉止痛。用于瘀血闭阻所致的胸痹心痛,眩晕头痛,经期腹痛	口服,1次3~5片,1日3次
消栓口服液	黄芪,当归,赤芍,川芎,红花,桃仁,地龙	合剂,每支10ml	补气活血通络。用于心气虚乏、血瘀阻络所致冠心病心绞痛。症见胸部憋闷,刺痛,绞痛,固定不移,心悸自汗,气短乏力,舌质紫黯或有瘀斑,脉细涩或结代	口服。1次10ml,1日3次
通心络胶囊	人参,水蛭,土鳖虫,赤芍,乳香(制),降香,全蝎,蜈蚣,檀香,冰片,蝉蜕,酸枣仁(炒)	胶囊剂,每粒装0.26g	益气活血,通络止痛。用于冠心病心绞痛属心气虚乏、血瘀络阻证。症见胸部憋闷,刺痛,绞痛,固定不移,心悸自汗,气短乏力,舌质紫暗或有瘀斑,脉细涩或结代	口服,1次2~4粒,1日3次
诺迪康胶囊	圣地红景天	胶囊剂,每粒装0.28g	益气活血,通脉止痛。用于气虚血瘀所致胸痹,症见胸闷,刺痛或隐痛,心悸气短,神疲乏力,少气懒言,头晕目眩;冠心病心绞痛见上述证候者	口服,1次1~2粒,1日3次
稳心颗粒	党参,三七,黄精,琥珀,甘松	颗粒剂,①每袋装9g;②每袋装5g(无蔗糖)	益气养阴,活血化瘀。用于气阴两虚,心脉瘀阻所致的心悸不宁,气短乏力,胸闷胸痛;室性早搏、房性早搏见上述证候者	开水冲服。1次1袋,1日3次,或遵医嘱
参松养心胶囊	人参,麦冬,山茱萸,桑寄生,土鳖虫,赤芍,黄连,南五味子,龙骨	胶囊剂,每粒装0.4g	益气养阴,活血通络,清心安神。用于治疗冠心病室性早搏属气阴两虚,心络瘀阻证,症见心悸不安,气短乏力,动则加剧,胸部闷痛,失眠多梦,盗汗,神倦懒言	口服,1次2~4粒,1日3次

续表

药品名称	处方	剂型规格	功效主治	用法用量
益心舒胶囊	人参,麦冬,五味子,黄芪,丹参,川芎,山楂	胶囊剂,每粒装0.4g	益气复脉,活血化瘀,养阴生津。用于气阴两虚,瘀血阻脉所致的胸痹,症见胸痛胸闷,心悸气短,脉结代;冠心病心绞痛见上述证候者	口服,1次3粒,1日3次
华佗再造丸	川芎,吴茱萸,冰片等	水蜜丸,每瓶80g	活血化瘀,化痰通络,行气止痛。用于痰瘀阻络之中风恢复期和后遗症,症见半身不遂,拘挛麻木,口眼㖞斜,言语不清	口服。一次4~8g,1日2~3次;重症1次8~16g,或遵医嘱
抗栓再造丸	水蛭(烫),丹参,三七,地龙,穿山甲(烫),牛膝,大黄,桃仁,红花,土鳖虫,葛根,麝香,冰片,苏合香,牛黄,胆南星,全蝎,乌梢蛇,天麻,细辛,穿山龙,威灵仙,红参,黄芪,当归,何首乌,朱砂,草豆蔻,甘草	水丸,每袋装3g	活血化瘀,舒筋通络,息风镇痉。用于瘀血阻窍、脉络失养所致的中风,症见手足麻木,步履艰难,瘫痪,口眼㖞斜,言语不清;中风恢复期及后遗症见上述证候者	口服。1次1袋,1日3次

点滴积累 ∨

1. 辨证用药　复方丹参片用于气滞血瘀所致的胸痹;血塞通颗粒用于瘀血阻络所致的中风偏瘫、肢体活动不利、口眼㖞斜,胸痹心痛、胸闷气憋;元胡止痛片用于气滞血瘀的胃痛、胁痛、头痛及月经痛等;速效救心丸用于气滞血瘀型冠心病、心绞痛;麝香保心丸用于气滞血瘀所致胸痹;人参再造丸用于气虚血瘀、风痰阻络所致的中风。

2. 使用注意　本类中成药大多辛散温通,故月经过多、有出血倾向者慎用或忌用。

(刘想晴)

第十四节　止血中成药

凡以止血药为主组成的,具有止血作用,治疗各种出血病证的中成药,称为止血中成药。

本类中成药主要有止血之功,兼有清热凉血或活血化瘀作用,适用于各种原因引发的出血病证。按其功效与适用范围,本类中成药又可分为凉血止血剂与化瘀止血剂两类。

三七片　《中国药典》

【处方】 三七 500g

【剂型规格】 片剂,每片含三七:①0.25g(小片);②0.5g(大片)。

【功效与主治】 散瘀止血,消肿定痛。用于咯血,吐血,衄血,便血,崩漏,外伤出血,胸腹刺痛,跌打肿痛。

【组方分析】 本方用于瘀血所致出血诸证。三七味甘微苦性温,入肝经血分,功善止血,又能化瘀生新,有止血而不留瘀的特点,且能活血化瘀而消肿定痛,为伤科之要药,凡跌打损伤,或筋骨折伤,瘀血肿痛等,本品皆为首选。

【用法用量】 口服。小片:1 次 4~12 片,大片:1 次 2~6 片,1 日 3 次。

【使用注意】 孕妇及肝肾功能异常者禁用。

其他止血中成药,见表 13-14。

表 13-14　其他止血中成药

药品名称	处方	剂型规格	功效主治	用法用量
槐角丸	槐角(炒),地榆(炭),防风,黄芩,当归,枳壳(炒)	丸剂,大蜜丸每丸重 9g	清肠疏风,凉血止血。用于血热所致的肠风便血,痔疮肿痛,症见先血后便,血色鲜红,大便不畅,腹部胀痛,食少纳呆,舌红苔黄腻,脉濡数;痔疮、便秘、肛裂及其他肛门疾患或结、直肠炎等见上述证候者	口服,1 次 1 丸,1 日 2 次
止血定痛片	煅花蕊石,三七,海螵蛸,甘草	片剂,每片重 0.43g	散瘀,止血,止痛。用于十二指肠溃疡疼痛、出血,胃酸过多	口服,1 次 6 片,1 日 3 次

点滴积累 ▽

1. 辨证用药　三七片用于咯血、吐血、衄血、便血、崩漏、外伤出血、胸腹刺痛、跌打肿痛;槐角丸用于血热所致的肠风便血、痔疮肿痛;止血定痛片用于十二指肠溃疡疼痛、出血,胃酸过多。

2. 使用注意　出血量多而急迫者,不宜单用止血中成药,应采取综合急救措施。出血无瘀血者不宜使用化瘀止血药。

(刘想晴)

第十五节　祛风中成药

凡以辛散祛风或息风止痉药为主组成的,具有疏散外风或平息内风等作用,治疗风证的中成药,称为祛风中成药。

风邪多夹寒热湿燥痰诸邪,临证用方当灵活加减。此外需辨明外风是否引动内风,内风是否兼夹外风,用药应分清主次,内外兼治。疏风药多温燥,易伤津动火,对于津液不足或阴虚血少、阳亢有热者应慎用。因此,祛风中成药分为疏散外风和平息内风两类。

川芎茶调散 《中国药典》

【处方】川芎120g　白芷60g　羌活60g　细辛30g　防风45g　薄荷240g　荆芥120g　甘草60g

【剂型规格】散剂,每袋6g。并有丸剂、片剂、滴丸剂、口服液、颗粒剂等。

【功效与主治】疏风止痛。用于外感风邪所致的头痛或有恶寒,发热,鼻塞。

【组方分析】本方主用于外风头痛证。方中川芎辛温香窜,为血中气药,上行头目,为治诸经头痛之要药,善于祛风活血而止头痛,羌活、白芷疏风止痛,三药共为君药。荆芥、薄荷、防风升散上行,疏散上部风邪;细辛,祛风散寒止痛,配合荆芥、防风、薄荷,增强疏风止痛之效,共为臣药。甘草益气和中、调和诸药,为使。服时以清茶调下,取其苦凉轻清,清上降下,既可清利头目,又能制诸风药之过于温燥与升散,使升中有降,亦为佐药之用。本品常用于治疗感冒、流感、慢性鼻炎、过敏性鼻炎、血管神经性头痛等属于风邪所致者。

【用法用量】饭后清茶冲服,1次3~6g,1日2次。

【使用注意】气虚、血虚或肝肾阴虚、肝阳上亢、肝风内动等引起的头痛,均不宜使用。孕妇慎服。

正天丸 《中国药典》

【处方】钩藤　白芍　川芎　当归　地黄　白芷　防风　羌活　桃仁　红花　细辛　独活　麻黄　附片　鸡血藤

【剂型规格】水丸,每瓶60g或每袋6g。并有胶囊剂等。

【功效与主治】疏风活血,养血平肝,通络止痛。用于外感风邪、瘀血阻络、血虚失养、肝阳上亢引起的多种头痛,神经性头痛,颈椎病型头痛,经前头痛。

【组方分析】本方主用于外风头痛证。方中川芎疏风活血止痛为君药。辅以白芷、防风散经络中风邪,导邪外出而止痛;当归活血养血化瘀而止痛;钩藤平肝息风;白芍益阴养血柔肝。佐以羌活、细辛、麻黄、独活、附子祛风散寒而止痛;地黄滋阴柔肝;鸡血藤养血活血通络;桃仁、红花活血化瘀通络而止痛。各药合用,共奏疏风活血,养血平肝,通络止痛之功。

【用法用量】饭后服用,1次6g,1日2~3次,15天为1个疗程。

【使用注意】①孕妇禁用;②本品对肝阳上亢头痛和肾虚头痛疗效较差;③空腹服可能出现胃部不适,故宜饭后服用;④本品为中西药复方制剂,需要医师指导下应用。

其他祛风中成药,见表13-15。

表 13-15　其他祛风中成药

药品名称	处方	剂型规格	功效主治	用法用量
芎菊上清丸	川芎,菊花,连翘,薄荷,炒蔓荆子,黄芩,栀子,黄连,羌活,藁本,防风,白芷,荆芥穗,桔梗,甘草	丸剂,大蜜丸每丸重 9g,水丸每袋装 6g。其他剂型有片剂、颗粒剂	清热解毒,散风止痛。用于外感风邪所致的偏正头痛,症见偏正头痛,头晕目眩,恶风身热,鼻塞流涕,牙疼喉痛,咽干口渴,舌红,苔薄黄,脉浮数	口服。大蜜丸 1 次 1 丸,1日 2 次;水丸 1 次 6g,1 日 2 次
天麻钩藤颗粒	天麻,钩藤,石决明,栀子,黄芩,牛膝,盐杜仲,益母草,桑寄生,首乌藤,茯苓	颗粒剂,每袋 10g;每袋 5g(无蔗糖)	平肝息风,清热安神。用于肝阳上亢所引起的头痛,眩晕,耳鸣,眼花,震颤,失眠;高血压见上述证候者	开水冲服,1 次 1 袋,1 日 3次,或遵医嘱
脑立清丸	磁石,珍珠母,赭石,猪胆汁(或猪胆粉),冰片,薄荷脑,清半夏,牛膝,熟酒曲,酒曲	水丸,每 10 丸重 1.1g	平肝潜阳,醒脑安神。用于肝阳上亢所致的头晕目眩,耳鸣口苦,心烦难寐;高血压见上述证候者	口服,1 次 10丸,1 日 2 次

案例分析

案例

韩某,男,62 岁。头痛,眩晕,失眠多梦,口苦面红,舌红苔黄,脉弦数。试分析其证候类型及适宜选用的中成药。

分析

头痛,眩晕,失眠多梦可见于肝阳上亢,心神不宁;口苦面红,舌红苔黄,脉弦数,可见于肝阳上扰。天麻钩藤颗粒平肝息风,清热安神。用于肝阳上亢所引起的头痛,眩晕,耳鸣,眼花,震颤,失眠;高血压见上述证候者。方中以天麻、钩藤、石决明平肝息风;栀子、黄芩清泻肝火;杜仲、桑寄生补益肝肾;牛膝引血下行,兼有补肝肾之功;益母草活血;茯苓、夜交藤安神定志。诸药相合,共奏平肝降逆,清热安神之功。

点滴积累　∨

1. 问病要点　分清"外风"和"内风",祛风中成药根据功用分为疏散外风和平息内风两类。
2. 辨证选药　疏散外风类包括川芎茶调散、芎菊上清丸、正天丸,主要用于外感风邪引起的各类头痛等。平息内风类包括天麻钩藤颗粒、脑立清丸,主要用于高血压、脑血管疾病、脑卒中后遗症、破伤风等的治疗。

(王智星)

第十六节　祛湿中成药

凡以祛湿药物为主组成的,具有化湿行水、通淋泄浊作用,治疗水湿病证的中成药,称为祛湿中成药。属"八法"中的"消法"。

湿病范围广泛,可泛滥各处,表现为湿滞脾胃、小便不利、水肿、淋浊、痰饮等不同病证,又因体质不同,湿证可有兼寒兼热之不同。湿邪在上在外者,宜微汗以解之;湿邪滞于脾胃者,宜芳香化湿或健脾除湿;小便不利、水肿、淋浊诸证,宜利水渗湿法;湿兼热者,宜清热利湿法;兼寒者,宜温化水湿法。祛湿中成药多由芳香温燥或淡渗利湿之药组成,易于耗伤阴津,故素体阴虚津亏、病后体弱以及孕妇均应慎用。

八正合剂 《中国药典》

【处方】瞿麦 118g　车前子(炒)118g　萹蓄 118g　大黄 118g　滑石 118g　川木通 118g　栀子 118g　甘草 118g　灯心草 50g

【剂型规格】合剂,每瓶 100ml、120ml 或 200ml。并有片剂、胶囊剂等。

【功效与主治】清热,利尿,通淋。主治湿热淋证,症见尿频尿急,小便短赤,淋沥涩痛,口燥咽干,舌苔黄腻,脉滑数。

【组方分析】方中川木通苦寒清利,善清心火、利湿热、通经脉而利尿通淋;炒车前子甘寒滑利,善清热利尿通淋。两药相须为用,清热利尿通淋力强,共为君药。萹蓄、瞿麦苦寒清利,滑石甘寒滑利,均能清热利尿通淋。三药相须为用,共助君药清利通淋之力,故为臣药。大黄苦寒泄降行散,既泻热通肠,化瘀止痛,又兼利小便;栀子苦寒清凉滑利,既清热泻火凉血,又利尿滑肠;灯心草甘淡微寒,能清热利尿通淋。三药同用,既助君臣药利尿通淋,又通便化瘀止痛,故为佐药。甘草甘平偏凉,和药缓急,清热解毒,故为使药。诸药配伍,苦寒清泄通利,共奏清热,利尿,通淋之功,故善治湿热下注所致的热淋涩痛等。

【用法用量】口服,1 次 15~20ml,1 日 3 次,用时摇匀。

【使用注意】孕妇禁用。淋证属肝郁气滞或脾肾两虚者慎用。双肾结石或结石直径≥1.5cm,或结石嵌顿时间长的病例不宜使用。服药期间,忌烟酒、油腻食物,注意多饮水,避免劳累。久病体虚、儿童及老年人慎用。中病即止,不可过量或久用。

▶ 课堂活动

八正合剂系列产品有哪些?

课堂活动 扫一扫,知答案

案例分析

案例

刘某,男,65 岁。有肾结石病史,尿频尿急,小便短赤,淋沥涩痛,口燥咽干,舌苔黄腻,脉滑数。试分析其证候类型及适宜选用的中成药。

分析

尿频尿急,小便短赤,淋沥涩痛可见于湿热淋证;口燥咽干,舌苔黄腻,脉滑数可见于湿热煎熬津液。八正合剂功用清热,利尿,通淋,主治湿热淋证,症见尿频尿急,淋沥涩痛,口燥咽干,舌苔黄腻,脉滑数。

三金片　《中国药典》

【处方】 菝葜　金沙藤　金樱根　羊开口　积雪草

【剂型规格】 片剂,小片相当于饮片2.1g;大片相当于饮片3.5g。并有颗粒剂、胶囊剂等。

【功效与主治】 清热解毒,利湿通淋,益肾。用于下焦湿热所致的热淋,症见小便短赤,淋沥涩痛,尿急频数;急慢性肾盂肾炎、膀胱炎、尿路感染见上述证候者;慢性非细菌性前列腺炎肾虚湿热下注证。

【组方分析】 方中菝葜祛风湿,利小便,消肿痛,羊开口清热利尿为君药;积雪草、金沙藤清热利湿为臣药;金樱根固精涩肠为佐使。全方配伍,共奏利尿通淋,清热解毒之效。

【用法用量】 口服,①慢性非细菌性前列腺炎:1次3片,1日3次,疗程为4周。②其他适应证:1次3片,1日3~4次。

【使用注意】 用药期间请注意肝、肾功能的监测。

排石颗粒　《中国药典》

【处方】 连钱草　盐车前子　苘麻子　木通　石韦　瞿麦　滑石　徐长卿　忍冬藤　甘草

【剂型规格】 颗粒剂,每袋装20g,每袋装5g(无糖型)。并有膏剂等。

【功效与主治】 清热利水,通淋排石。下焦湿热所致的石淋,症见腰腹疼痛,排尿不畅或伴有血尿;泌尿系统结石见上述证候者。

【组方分析】 方中连钱草清热利湿,通淋排石,为君药。车前子、木通、石韦、瞿麦、滑石、苘麻子利水通淋,清利湿热而通淋,为臣药;忍冬藤清热解毒,通络止痛,徐长卿化湿止痛,为佐药;甘草清热利湿,缓急止痛,调和诸药,为使药。诸药合用,共奏清热利水,通淋排石之功。

【用法用量】 开水冲服,1次1袋,1日3次;或遵医嘱。

【使用注意】 脾虚便溏者以及孕妇慎用;服药期间应多饮水并适当活动。忌油腻食物。

茵栀黄口服液　《中国药典》

【处方】 茵陈提取物12g　栀子提取物6.4g　黄芩提取物(以黄芩苷计)40g　金银花提取物8g

【剂型规格】 合剂,每支装10ml(含黄芩苷0.4g)。并有片剂、胶囊剂、注射剂等。

【功效与主治】 清热解毒,利湿退黄。用于肝胆湿热所致的黄疸,症见面目悉黄,胸胁胀痛,恶心呕吐,小便黄赤;急、慢性肝炎见上述证候者。

【组方分析】 方中茵陈苦而微寒清利,芳香疏利,善清热祛湿,利胆退黄,为治黄疸之要药,为君药。栀子苦寒清泄滑利,善清三焦火邪,导湿热火毒从二便出而退黄;黄芩苦寒清泄解燥,善清热燥湿,泻火解毒,兼可利胆。二药可增君药清利湿热退黄之功,为臣药。金银花甘寒质轻清解,善清热解毒,增强君臣药清热解毒之力,为佐药。诸药合用,苦寒而清利肝胆,共奏清热解毒,利湿退黄之功。

【用法用量】 口服。1次10ml,1日3次。

【使用注意】 阴黄者不宜使用。服药期间,忌饮酒,忌食辛辣油腻食物。

香连丸　《中国药典》

【处方】 萸黄连800g　木香200g

【剂型规格】水丸,每6丸相当于原生药3g。并有片剂、胶囊剂等。

【功效与主治】清热化湿,行气止痛。大肠湿热所致的痢疾,症见大便脓血,里急后重,发热腹痛;肠炎、细菌性痢疾见上述证候者。

【组方分析】方中黄连清热燥湿,泻火解毒;木香辛行苦降,善行大肠之滞气,与黄连相伍加强行气止痛之功。

【用法用量】口服,1次3~6g,1日2~3次;小儿酌减。

【使用注意】孕妇慎用。忌食辛辣,油腻食物。按照用法用量服用,小儿、哺乳期妇女及年老体虚者应在医师指导下服用。

五苓散　《中国药典》

【处方】茯苓180g　泽泻300g　猪苓180g　肉桂120g　白术(炒)180g

【剂型规格】散剂,每袋6g或9g。并有片剂、胶囊剂等。

【功效与主治】温阳化气,利湿行水。用于小便不利,水肿腹胀,呕逆泄泻,渴不思饮。本方常用于急慢性肾炎水肿、肝硬化腹水、心源性水肿、急性肠炎、尿潴留、脑积水等属水湿内停者。

【组方分析】本方主用于蓄水、水湿内停证,适用于水湿内盛之水肿、小便不利等。方中泽泻利水渗湿,为君药。茯苓、猪苓增强其利水渗湿之力,为臣药。佐以白术,与茯苓相伍健脾以运化水湿。膀胱的气化有赖于阳气的蒸腾,故又佐以桂枝温化阳气以助利水,解表散邪以祛表邪。诸药相伍,甘淡渗利为主,佐以温阳化气,使水湿之邪从小便而去。

【用法用量】口服,1次6~9g,1日2次。

【使用注意】肾亏脾损小便已利者不用,温病高热伤津者慎用,属于阴虚津液不足者不用。

> **知识链接**
>
> 蓄　水　证
>
> 蓄水证是病名,指太阳邪热随经入府,膀胱气化不行,水热互结所致小便不利之症。《伤寒论·辨太阳病脉证并治》:"若脉浮,小便不利,微热消渴者,五苓散主之。"《伤寒论类方》:"小便不利而欲饮,此蓄水也,利水则愈。"主要证候有小便不利,少腹满微热,消渴,或水入则吐等。治宜通阳化气,利水解表,用五苓散。

其他祛湿中成药,见表13-16。

表13-16　其他祛湿中成药

药品名称	处方	剂型规格	功效主治	用法用量
肾炎四味片	细梗胡枝子,石韦,黄芩,黄芪	片剂,小片每片重0.36g,大片每片重0.70g,糖衣片片心重0.35g	清热利尿,补气健脾。用于湿热内蕴兼气虚所致的水肿,症见浮肿,腰痛,乏力,小便不利;慢性肾炎见上述证候者	口服。小片、糖衣片1次8片,大片1次4片,1日3次

续表

药品名称	处方	剂型规格	功效主治	用法用量
肾炎康复片	人参,西洋参,山药,黑豆,地黄,杜仲(炒),土茯苓,白花蛇舌草,泽泻,白茅根,丹参,益母草,桔梗	片剂,每片重0.3g	益气养阴,健脾补肾,清解余毒。用于气阴两虚,脾肾不足,水湿内停所致的体虚浮肿,症见神疲乏力,腰膝酸软,面目四肢浮肿,头晕耳鸣;慢性肾炎、蛋白尿、血尿见上述证候者	口服。每次8片,每日3次,小儿酌减或遵医嘱
癃闭舒胶囊	补骨脂,益母草,琥珀,金钱草,海金沙,山慈菇	胶囊剂,每粒装0.3g	益肾活血,清热通淋。用于肾气不足,湿热瘀阻所致的癃闭,症见腰膝酸软,尿频,尿急,尿痛,尿线细,伴小腹拘急疼痛;前列腺增生症见上述证候者	口服,1次3粒,1日2次
癃清片	泽泻,车前子,黄柏,黄连,败酱草,金银花,牡丹皮,白花蛇舌草,赤芍,仙鹤草	片剂,每片重0.6g	清热解毒,凉血通淋。下焦湿热所致的热淋,症见尿频,尿急,尿痛,腰痛,小腹坠胀。亦用于慢性前列腺炎之湿热蕴结兼瘀血证,症见小便频急,尿后余沥不尽,尿道灼热,会阴少腹腰骶部疼痛或不适等	口服,1次6片,1日2次;重症:1次8片,1日3次
茵陈五苓丸	茵陈,茯苓,白术(炒),泽泻,猪苓,肉桂	水丸,每20粒重1g	清湿热,利小便。用于肝胆湿热,湿重于热所致的黄疸,症见身目发黄,脘腹胀满,小便不利	口服。1次6g(1瓶),1日2次
香连化滞丸	黄连,黄芩,木香,枳实(麸炒),陈皮,青皮(醋炙),厚朴(姜炙),槟榔(炒),滑石,当归,白芍(炒),甘草	丸剂,每丸重6g	清热利湿,行血化滞。大肠湿热所致的痢疾,症见大便脓血,里急后重,发热腹痛	口服。1次2丸,1日2次
萆薢分清丸	粉萆薢,盐益智仁,乌药,石菖蒲,甘草	水丸,每20丸重1g	分清化浊,温肾利湿。肾不化气,清浊不分所致的白浊,小便频数	口服,一次6~9g,一日2次

点滴积累 V

1. 问病要点　祛湿中成药的使用必须联系脏腑辨证论治。 水湿为病,与肺、脾、肾三脏密切相关。 脾虚则生湿,肾虚则水泛,肺失宣降则水津不布,所以在治疗上健脾能化湿,使水有所制,温肾能化气,使水有所主,宣降肺气能使水道通调。 三焦、膀胱亦与水湿相关,三焦不利则决渎失权，膀胱气化失司则小便不利，因此通利三焦，助膀胱气化，均有利于祛除水湿。

2. 辨证选药　湿热淋证，宜选用八正合剂；下焦湿热所致的热淋，宜选用三金片；下焦湿热所致的石淋，宜选用排石颗粒；肝胆湿热所致的黄疸，宜选用茵栀黄口服液；大肠湿热所致的痢疾，宜选用香连丸；水湿内盛之水肿，宜选用五苓散。

3. 使用注意　祛湿中成药多由芳香温燥或淡渗利湿之药组成，易于耗伤阴津，故素体阴虚津亏、病后体弱以及孕妇均应慎用。

（王智星）

第十七节　蠲痹中成药

凡以祛风湿、止痹痛药为主组成的，具有祛风除湿、宣痹止痛等作用，治疗风湿痹证的中成药，称为蠲痹中成药。属于"八法"中的"消法"。

蠲痹中成药主要针对痹证。本病的发生为正气不足，卫外不固，外感风寒湿热之邪，或痰浊瘀血，闭阻肢体经络，导致气血运行不畅，不通则痛。其基本病机为邪气闭阻经络，筋脉关节失于濡养所致。

由于痹证是因风、寒、湿、热邪侵袭所致，根据其邪气的偏盛，临床表现的不同，可分为风寒湿痹、风湿热痹和痹病日久，伤及肝肾，气血亏虚或痰浊瘀血闭阻经络而形成"尪痹"。故治疗当以祛风、散寒、除湿、清热以及通经活络为其基本原则，后期还应适当配合补益之剂。

知识链接

"内痹"和"外痹"的区别

"痹"有闭阻不通之义。痹病有广义和狭义之分。广义的痹病泛指因经络闭阻，气血不行所致相关疾病的总称。有内痹（脏腑之痹，如胸痹）和外痹（肢体痹病）之分。狭义的痹病是由于风、寒、湿、热等邪气闭阻经络，影响气血运行，导致肢体筋骨、关节、肌肉等处发生疼痛，重着，酸楚，麻木，或关节屈伸不利，僵硬，肿大变形等症状的一种疾病。轻者病在四肢关节肌肉，重者可病及五脏。

小活络丸　《中国药典》

【处方】胆南星180g　制川乌180g　制草乌180g　地龙180g　乳香（制）66g　没药（制）66g

【剂型规格】大蜜丸，每丸3g；小蜜丸每100丸重20g。并有片剂。

【功效与主治】祛风散寒，化痰除湿，活血止痛。用于风寒湿邪闭阻、痰瘀阻络所致的痹病，症见肢体关节疼痛，或冷痛，或刺痛，或疼痛夜甚，关节屈伸不利，麻木拘挛。

【组方分析】方中制川乌、制草乌温经活络以散络中风寒湿邪为君药，胆南星活络以祛络中之痰，并能祛风为臣药，佐用乳香、没药行气活血，化络中瘀血并能止痛，使以地龙通经活络，黄酒送服以加强温通、辛散之力，并引药直达病所。

【用法用量】用黄酒或温开水送服，大蜜丸1次1丸，小蜜丸1次3g（15丸）1日2次。

【使用注意】所含制川乌、制草乌有大毒,故孕妇禁用,不可过量或久服。湿热瘀阻或阴虚有热者、脾胃虚弱者慎用。

独活寄生合剂 《中国药典》

【处方】独活 98g　桑寄生 65g　防风 65g　秦艽 65g　桂枝 65g　细辛 65g　川牛膝 65g　盐杜仲 65g　当归 65g　白芍 65g　熟地黄 65g　川芎 65g　党参 65g　茯苓 65g　甘草 65g

【剂型规格】合剂,每瓶 20ml 或 100ml。并有丸剂、颗粒剂等。

【功效与主治】养血舒筋,祛风除湿,补益肝肾。风寒湿闭阻、肝肾两亏、气血不足所致的痹病,症见腰膝冷痛,屈伸不利。

【组方分析】方中独活善祛下焦与筋骨间风寒湿邪而通痹止痛,故重用为君药。桑寄生祛风除湿;防风善祛风胜湿止痛;秦艽善祛风除湿,通络舒筋;桂枝善发汗解肌,温通经脉而止痛;细辛善祛风散寒,通窍止痛;牛膝善补肝肾,强腰膝,通经脉;盐杜仲善补肝肾,强腰膝;共为臣药。当归善补血活血止痛;川芎善活血行气止痛;白芍善敛阴养血,柔肝舒筋,缓急止痛;熟地黄善补血滋阴;党参善补气健脾,养血生津;茯苓善健脾,利水渗湿,皆为使药。诸药合用,共奏祛风湿,强筋骨,补肝肾,益气血之功。

【用法用量】口服。1 次 15～20ml,1 日 3 次。用时摇匀。

【使用注意】孕妇慎用。热痹忌用。

天麻丸 《中国药典》

【处方】天麻 60g　羌活 100g　独活 50g　粉萆薢 60g　盐杜仲 70g　牛膝 60g　附子(制) 10g　当归 100g　地黄 160g　玄参 60g

【剂型规格】大蜜丸:每丸重 9g;水蜜丸:每 30 粒重 6g。并有片剂。

【功效与主治】祛风除湿,通络止痛,补益肝肾。风湿痹阻、肝肾不足所致的痹病,症见肢体拘挛,手足麻木,腰腿酸痛。

【组方分析】方中天麻既善祛风通络止痛,又善平肝息风止痉,故为君药。羌活善祛风散寒,除湿止痛;独活善祛风湿,止痹痛;粉萆薢善祛风利湿除痹;盐杜仲善补肝肾,强腰膝;牛膝善补肝肾,强腰膝,通经脉;共为臣药。制附子善逐风寒湿,温经止痛;当归善补血活血,行滞止痛;地黄善清热养阴生津,"逐血痹,填骨髓";玄参善清热滋阴降火;皆为佐药。诸药合用,达祛风除湿,通络止痛,补益肝肾之效。

【用法用量】口服。水蜜丸 1 次 6g,大蜜丸 1 次 1 丸,1 日 2～3 次。

【使用注意】所含附子有毒,故孕妇慎用。湿热痹者慎用。服药期间,忌食生冷油腻食物。

尪痹颗粒 《中国药典》

【处方】熟地黄　地黄　续断　淫羊藿　骨碎补　狗脊(制)　羊骨　附片(黑顺片)　独活　桂枝　防风　伸筋草　威灵仙　红花　皂角刺　知母　白芍

【剂型规格】颗粒剂,每袋装 3g 或 6g。并有片剂。

【功效与主治】补肝肾,强筋骨,祛风湿,通经络。用于久痹体虚,关节疼痛,局部肿大、僵硬畸形,屈伸不利及类风湿关节炎见有上述证候者。

【组方分析】方中淫羊藿、续断、骨碎补、狗脊、羊骨补肝肾,益精血,强筋骨,祛风湿,通经络,止痹痛。附子补肾助阳,逐风散寒,除湿止痛。独活、桂枝、防风、威灵仙、伸筋草祛风散寒除湿,活血通络止痛。红花、皂角刺活血祛瘀,散结消肿,通络止痛。熟地黄、地黄、白芍、知母滋补肝肾,益精养血。诸药合用,共奏补肝肾,强筋骨,祛风湿,通经络之功效。

【用法用量】开水冲服,1 次 6g,1 日 3 次。

【使用注意】服药期间忌生冷、油腻食物;湿热实证慎用;孕妇慎用;高血压、心脏病、肝病、肾病等慢性病严重患者应在医师指导下服用。

壮腰健肾丸　《中药成方制剂》

【处方】狗脊　桑寄生　黑老虎　牛大力　菟丝子(盐制)　千斤拔　女贞子　金樱子　鸡血藤

【剂型规格】丸剂,每丸 5.6g。并有片剂、口服液。

【功效与主治】壮腰健肾,祛风活络。肾亏腰痛,风湿骨痛,症见膝软无力,小便频数。

【组方分析】方中以菟丝子、狗脊补肝肾,强筋骨,壮肾阳,治腰痛为君药,其中狗脊坚脊骨,通百脉,对脊骨痛尤为适宜。女贞子、桑寄生补肝肾,强筋骨,滋补肾阴;金樱子固精摄尿,使精关固而精髓内养,为臣药。肾虚则风湿之邪易于侵袭,血脉不利,故配鸡血藤、黑老虎养血活血,消瘀滞,舒筋通络;千斤拔、牛大力强筋骨,祛风湿以为佐使。诸药相伍,共奏补肾阳,滋肾阴,壮腰,养血通络,祛风湿之功,对腰痛之由于肾亏、风湿侵袭者极为合适。

【用法用量】口服,一次 1 丸,一日 2~3 次。

【使用注意】忌生冷食物,本品宜饭前服用。按照用法用量服用,年老体弱者、高血压、糖尿病患者应在医师指导下服用。

其他蠲痹中成药,见表 13-17。

表 13-17　其他蠲痹中成药

药品名称	处方	剂型规格	功效主治	用法用量
木瓜丸	制川乌,制草乌,白芷,海风藤,威灵仙,木瓜,鸡血藤,川芎,当归,人参,狗脊(制),牛膝	水丸,每 10 丸重 1.8g	祛风散寒,除湿通络。风寒湿闭阻所致的痹病,症见关节疼痛、肿胀,屈伸不利,局部恶风寒,肢体麻木,腰膝酸软	口服。1 次 30 丸,1 日 2 次
风湿骨痛胶囊	制川乌,制草乌,红花,甘草,木瓜,乌梅,麻黄	胶囊剂,每粒 0.3g	温经散寒,通络止痛。用于寒湿痹所致的手足四肢腰脊疼痛,风湿性关节炎见以上证候者	口服,每次 2~4 粒,每日 2 次
四妙丸	盐黄柏,苍术,薏苡仁,牛膝	水丸,每 15 粒重 1g	清热利湿。湿热下注所致的痹病,症见足膝红肿,筋骨疼痛	口服。1 次 6g,1 日 2 次
痛风定胶囊	秦艽,黄柏,川牛膝,延胡索,赤芍,泽泻,车前子,土茯苓	胶囊剂,每粒 0.4g	清热祛湿,活血通络定痛。湿热瘀阻所致的痹病,症见关节红肿热痛,伴有发热,汗出不解,口渴心烦,小便黄,舌红苔黄腻,脉滑数;痛风见上述证候者	口服,1 次 3~4 粒,1 日 3 次

续表

药品名称	处方	剂型规格	功效主治	用法用量
颈复康颗粒	羌活,川芎,葛根,秦艽,威灵仙,苍术,丹参,白芍,地龙(酒炙),红花,乳香(制),黄芪,党参,地黄,石决明,花蕊石(煅),黄柏,王不留行(炒),桃仁(去皮),没药(制),土鳖虫(酒炙)	颗粒剂,每袋装5g	活血通络,散风止痛。风湿瘀阻所致的颈椎病,症见头晕,颈项僵硬,肩背酸痛,手臂麻木	开水冲服。1次1~2袋,1日2次。饭后服用
仙灵骨葆胶囊	淫羊藿,续断,补骨脂,丹参,知母,地黄	胶囊剂,每粒装0.5g	滋补肝肾,活血通络,强筋壮骨。肝肾不足,瘀血阻络所致的骨质疏松症,症见腰脊疼痛,足膝酸软,乏力	口服,一次3粒,一日2次;4~6周为一个疗程;或遵医嘱

点滴积累 V

1. 问病要点　辨寒热,分清风寒湿痹与风湿热痹;辨虚实,痹病初起,风寒湿热之邪入侵,急性发作,以邪实为主。 新病多实,久病多虚,临床往往虚实夹杂,以邪实为主多见。

2. 辨证选药　风寒湿邪闭阻、痰瘀阻络所致的痹病,宜选用小活络丸;风寒湿闭阻、肝肾两亏、气血不足所致的痹病,宜选用独活寄生合剂;风湿痹阻、肝肾不足所致的痹病,宜选用天麻丸;久痹体虚,宜选用尪痹颗粒;肾亏腰痛,风湿骨痛,宜选用壮腰健肾丸。

3. 使用注意　蠲痹中成药当以祛风、散寒、除湿、清热以及通经活络为其基本原则,后期还应适当配合补益之剂。

（王智星）

第十八节　祛痰中成药

凡以化痰药为主组成的,具有祛痰或消痰的作用,治疗各种痰证的中成药,称为祛痰中成药。

痰的产生多由外感六淫、饮食所伤及内伤七情等,引起肺、脾、肾各脏气化功能失常所致。肺主治节,若肺失宣肃,津液不化,则可凝聚成痰;脾主运化,脾胃受伤,运化无权,水湿内停,则可凝聚成痰;肾司开合,肾阳不足,开合不利,水湿上泛,亦可聚而为痰。由于痰的生成原因不同,所以有寒痰、热痰、湿痰、风痰、郁痰、顽痰之异。痰热互结,则为热痰;寒痰互凝,则为寒痰;痰兼湿象,则为湿痰;痰兼燥象,则为燥痰。祛痰剂分为燥湿化痰、清热化痰、润燥化痰、温化寒痰、化痰息风五类。痰饮成因复杂,表现病证各异,治法、选方故不相同。应用本类制剂要注意辨证清楚,明确病证之寒热燥湿及外邪性质,选择适当的中成药。祛痰药常配伍健脾祛湿药或补肾药,以及理气药,软坚散结药以为辅佐。

二陈丸　《中国药典》

【处方】 陈皮 250g　半夏（制）250g　茯苓 150g　甘草 75g

【剂型规格】 水丸,每 100 粒重 6g。并有合剂。

【功效与主治】 燥湿化痰,理气和胃。用于痰湿停滞导致的咳嗽痰多,胸脘胀闷,恶心呕吐。本方常用于慢性支气管炎、慢性胃炎、神经性呕吐等属湿痰者。

【组方分析】 本方为治湿痰证的主方。方中半夏辛温性燥,可燥湿化痰,又和胃降逆止呕;陈皮既可理气和中,又可燥湿化痰,为臣药。君臣配伍加强祛痰和胃止呕的作用。茯苓健脾渗湿,渗湿以助化痰之力,健脾以杜生痰之源。甘草和中补脾,调和诸药。煎加生姜,既能制约半夏之毒,又可协助半夏化痰降逆,和胃止呕;用少许乌梅,收敛肺气,与半夏、陈皮相伍,防其燥散伤正。全方结构严谨,标本兼顾,共奏燥湿化痰,理气和中之功。方中半夏和陈皮皆以陈旧者为佳,故方名"二陈"。

【用法用量】 口服,1 次 9～15g,1 日 2 次。

【使用注意】 本方辛香温燥易伤阴,不宜久服。热痰、燥痰、阴虚、咯血、血虚者均忌用。

清气化痰丸　《中国药典》

【处方】 胆南星 150g　酒黄芩 100g　瓜蒌仁霜 100g　苦杏仁 100g　陈皮 100g　枳实 100g　茯苓 100g　半夏（制）150g

【剂型规格】 水丸,每瓶 60g。

【功效与主治】 清肺化痰。痰热阻肺所致的咳嗽痰多,痰黄黏稠,胸腹满闷。

【组方分析】 方中胆南星苦凉降泄,善清热化痰,治实痰实火之壅闭,故为君药。酒黄芩苦寒清泄,善能清泻肺火;瓜蒌仁霜甘寒质润,既善清肺化痰,又能宽胸散结。二者合用,泻肺火,化痰热,止咳喘,以助胆南星清热化痰之力,故共为臣药。陈皮苦降辛温,善理气宽中,燥湿化痰;枳实苦降辛散微寒,善破气化痰消痞;茯苓甘平淡渗,善健脾渗湿;苦杏仁苦降微温,善降气止咳平喘;制半夏辛散温燥,善燥湿化痰。五药合用,既除湿化痰,以消已生之痰;又健运脾湿,以绝生痰之源;且能理气,寓治痰当先理气之意,气行则有益于消痰,故为佐药。全方配伍,主以苦寒降泄,兼以辛燥,共奏清肺化痰之功,而热清火降,气顺痰消,故善治痰热阻肺所致的咳嗽痰多,痰黄黏稠,胸腹满闷等。

【用法用量】 口服,1 次 6～9g,1 日 2 次。

【使用注意】 儿童、孕妇、体质虚弱、脾胃虚寒及过敏体质者慎用。忌食辛辣、油腻食物。支气管扩张、肺脓疡、肺心病、肺结核患者应在医师指导下服用。

复方鲜竹沥液　《中国药典》

【处方】 鲜竹沥 400ml　鱼腥草 150g　生半夏 25g　生姜 25g　枇杷叶 150g　桔梗 75g　薄荷素油 1ml

【剂型规格】 合剂,每瓶装 10ml;20ml;30ml;100ml;120ml。

【功效与主治】 清热化痰,止咳。用于治疗痰热咳嗽,症见痰热咳嗽,痰黄黏稠。

【组方分析】 方中鲜竹沥甘寒滑利,善清肺降火,化痰止咳,故为君药。鱼腥草辛散微寒,善清热解毒,化痰止咳;枇杷叶苦微寒而泄降,善清热化痰,下气止咳。二者合用,可增君药清热化痰止咳之功,故为臣药。桔梗苦泄辛散性平,善宣肺利咽,祛痰止咳;生半夏辛温燥散,善燥湿化痰;生姜辛散微温,能燥湿而化痰;薄荷素油辛香凉散,善疏散风热,清利咽喉。四药相合,除增君臣药化痰止咳之力外,生姜又可制生半夏之毒性,薄荷又防半夏、生姜温燥太过,故共为佐药。全方配伍,苦寒清热降泄,共奏清热化痰,止咳之功,故善治痰热咳嗽,痰黄黏稠者。

【用法用量】 口服,1 次 20ml,1 日 2~3 次。

【使用注意】 阴虚久咳、气逆或咯血者忌用。在有效药期内,有少许沉淀并非变质,摇匀即服,疗效正常。

半夏天麻丸 《中国药典》

【处方】 法半夏 360g　　天麻 180g　　人参 30g　　炙黄芪 360g　　炒白术 80g　　苍术(米泔炙)36g　陈皮 360g　　茯苓 126g　　泽泻 36g　　六神曲(麸炒)69g　　炒麦芽 39g　　黄柏 54g

【剂型规格】 水丸,每 100 丸重 6g。

【功效与主治】 健脾祛湿,化痰息风。脾虚湿盛、风痰上扰所致的眩晕,头痛,如蒙如裹,胸脘满闷。

【组方分析】 方中法半夏辛温燥散,善燥湿化痰;天麻甘平质润,善平肝潜阳,息风止痉。二药配伍,功善燥湿化痰,息风定眩,故为君药。人参甘微苦微温善健脾益气;炙黄芪甘温,善补气利水;炒白术甘苦而温,善健脾益气燥湿;炙苍术芳香苦温,善燥湿健脾;陈皮辛香苦温,善理气燥湿化痰;茯苓甘淡性平,泽泻甘寒清利,善健脾渗湿,以消痰水。七药合用,功善益气健脾,燥渗痰湿。气旺脾健则痰湿不生,痰湿化除则晕眩不作。故共为臣药。炒六神曲甘辛温,炒麦芽甘平,善健胃消食,以利痰湿消除;黄柏苦寒清燥,既降火坚阴、燥湿,又防他药温性太过,故为佐药。全方共奏健脾祛湿,化痰息风之功。

【用法用量】 口服。1 次 6g(1 袋),1 日 2~3 次。

【使用注意】 肝肾阴虚,肝阳上亢所致的头痛、眩晕忌用。服药期间忌食生冷油腻及海鲜类食物。平素大便干燥者慎服。

其他祛痰中成药,见表 13-18。

表 13-18　其他祛痰中成药

药品名称	处方	剂型规格	功效主治	用法用量
橘贝半夏颗粒	橘红,半夏(制),川贝母,枇杷叶,桔梗,远志(制),紫菀,款冬花(炒),前胡,苦杏仁霜,麻黄,紫苏子(炒),木香,肉桂,天花粉,甘草	颗粒剂,每袋装 6g	化痰止咳,宽中下气。用于痰气阻肺证,症见咳嗽痰多,胸闷气急	口服,1 次 3~6g,1 日 2 次
礞石滚痰丸	金礞石(煅),黄芩,熟大黄,沉香	水丸,每袋(瓶)装 6g	逐痰降火。痰火扰心所致的癫狂惊悸,或喘咳痰稠,大便秘结	口服,1 次 6~12g,1 日 1 次
消瘿丸	昆布,海藻,蛤壳,浙贝母,夏枯草,陈皮,槟榔,桔梗	大蜜丸,每丸重 3g	散结消瘿。痰火郁结所致的瘿瘤初起;单纯型地方性甲状腺肿见上述证候者	口服,1 次 1 丸,1 日 3 次,饭前服用;小儿酌减

点滴积累　∨

1. 问病要点　祛痰中成药要注意辨证清楚，明确病证之寒热燥湿及外邪性质，选择适当的中成药。

2. 辨证选药　痰湿停滞导致的咳嗽痰多，宜选用二陈丸；痰热阻肺所致的咳嗽痰多，宜选用清气化痰丸；痰热咳嗽，宜选用复方鲜竹沥液；脾虚湿盛，风痰上扰所致的眩晕，宜选用半夏天麻丸。

3. 使用注意　"脾为生痰之源"，治疗痰证经常要配伍健脾祛湿的药，消除生痰之源。痰病咳嗽兼咯血者，不宜使用燥烈、刺激的祛痰剂，以免引起咯血不止。

（王智星）

第十九节　消食中成药

凡以消食药为主组成的，具有消食化积作用，治疗食积停滞证的中成药，称为消食中成药，属于"八法"中的"消法"。

消食中成药主治饮食内停所致的病证，因食积内停，气机失畅，致使脾胃升降功能失司，故临床常见脘腹胀满，恶食呕逆，泄泻等症。食积停滞，治宜消食化滞；食积内停，易伤脾胃，脾胃虚弱，运化无力，又可导致食积内停，脾虚食滞，治当健脾消食，消补兼施。因此，消食中成药分为消食化滞与健脾消食两类。

使用消食中成药应注意，若病势急重、非攻不去者，投以消导化积剂，则病重药轻，其疾难以治愈；若渐积而成、结聚为块者，妄用攻下剂，则易伤其正气，病情反而加重。

知识链接

"保和丸"名称的由来

本方为消食化积之轻剂，宜于食积不甚者。方中山楂善于消肉食之积；神曲尤长消酒食之积；莱菔子又能消面食之积。辅以行气化滞，健脾和中，清热散结之品，配伍恰当，功效平和，服之可使食滞得消，胃气得降，而能保脾胃安和无虞。正如张秉成云："此为食积痰凝，内瘀脾胃，正气未虚者而设也……此方虽纯用消导，毕竟是平和之剂"（《成方便读》），故名曰"保和丸"。

保和丸　《中国药典》

【处方】山楂 300g(炒焦)　六神曲(炒)100g　半夏(制)100g　茯苓 100g　陈皮 50g　连翘 50g　莱菔子(炒)50g　麦芽(炒)50g

【剂型规格】丸剂，水丸每袋 6g；大蜜丸每丸 9g；小蜜丸每 100 丸重 20g。并有口服液、颗粒剂等。

【功效与主治】消食，导滞，和胃。用于食积停滞，脘腹胀满，嗳腐吞酸，不欲饮食。现代临床常用于急慢性胃炎、急慢性肠炎、消化不良、婴幼儿腹泻等属食积内停者。

【组方分析】本方主用于食滞胃肠证。方中重用山楂酸甘性温,消一切饮食积滞,长于消肉食油腻之积,为君药。神曲甘辛性温,消食健胃,长于化酒食陈腐之积;莱菔子辛甘而平,下气消食除胀,长于消谷面之积,二药同用为臣,能消各种食物积滞;食积易于阻气、生湿、化热,故以半夏、陈皮辛温理气化湿、和胃止呕,茯苓甘淡、健脾利湿、和中止泻,连翘味苦微寒,既可散结以助消积,又可清解食积所生之热,均为佐药。诸药合用,使食化滞消,脾运健旺,热清结散,脾胃安和,故名"保和丸"。

【用法用量】口服,水丸 1 次 6~9g,大蜜丸 1 次 1~2 丸,小蜜丸 1 次 9~18g,1 日 2 次;小儿酌减。

【使用注意】本方属攻伐之剂,故不宜久服。

其他消食中成药,见表 13-19。

表 13-19 其他消食中成药

药品名称	处方	剂型规格	功效主治	用法用量
枳实导滞丸	枳实(炒),大黄,黄连(姜汁炙),黄芩,六神曲(炒),白术(炒),茯苓,泽泻	水丸,每袋6g	消积导滞,清利湿热。用于饮食积滞、湿热内阻所致的脘腹胀痛、不思饮食、大便秘结、痢疾里急后重	口服,1 次 6~9g,1 日 2 次
六味安消散	藏木香,大黄,山奈,北寒水石(煅),诃子,碱花	散剂,每袋装18g	和胃健脾,消积导滞,活血止痛。脾胃不和、积滞内停所致的胃痛胀满、消化不良、便秘、痛经	口服,1 次 1.5~3g,1 日 2~3 次
开胃健脾丸	白术,党参,茯苓,山药,炒六神曲,炒麦芽,山楂,木香,砂仁,陈皮,煨肉豆蔻,黄连,炙甘草	丸剂,每 10 丸重 1g	健脾和胃。脾胃虚弱、中气不和所致的泄泻、痞满,症见食欲不振、嗳气吞酸、腹胀泄泻;消化不良见上述证候者	口服。1 次 6~9g(约半盖),1 日 2 次

点滴积累 ∨

1. 问病要点 消食中成药以消食药物为主配伍组成,具有消食开胃,恢复脾胃运化功能,治疗食积证。

2. 辨证选药 以食积停滞,脘腹胀满,嗳腐吞酸,不欲饮食为辨证特点。

3. 使用注意 消食中成药虽功力较缓和,但终属攻伐之方,故不宜长期服用,而纯虚无实者更当禁用或慎用。

(王智星)

第二十节 补虚中成药

凡以补益药为主组成的,具有补养人体气、血、阴、阳等作用,治疗各种虚证的中成药,称为补虚中成药。属"八法"中的"补法"。

补虚中成药用于补充人体气血阴阳之亏损,而治各种虚证。补气和补阳类药大多药性甘温,能振奋衰弱的机能,改善或消除机体衰弱之形衰乏力,畏寒肢冷等症;补血和补阴类药药性甘温或甘寒不一,能补充人体阴血之不足及体内被耗损的物质,改善和消除精血津液不足的证候。所以,补虚中成药分为补气、补血、补阴、补阳、气血双补、阴阳双补六类。

补虚药除有补益的功能外,还可配伍祛邪药,用于邪盛正衰或正气虚弱而病邪未尽的证候,以起到"扶正祛邪"的作用,达到邪去正复的目的。凡身体健康无虚证者,不宜滥用,以免导致阴阳平衡失调,"误补益疾";邪实而正气不虚者,以祛邪为要,不宜乱用补虚药,以防"闭门留寇"。

▶▶ 课堂活动

　　虚证的现代医学解释是什么?

ER-13-8

课堂活动 扫
一 扫,知
答案

四君子丸　《中国药典》

【处方】党参200g　白术(炒)200g　茯苓200g　甘草(蜜炙)100g

【剂型规格】水丸,每瓶100g。并有合剂、袋泡剂、颗粒剂等。

【功效与主治】益气健脾。用于脾胃气虚,胃纳不佳,食少便溏。现代临床常用于慢性胃炎、胃及十二指肠溃疡、慢性低热属脾胃虚弱者。

【组方分析】方中党参甘温,补脾胃之气,又可补益肺气,为君药。白术苦温,健脾燥湿为臣药。佐以茯苓甘淡,健脾渗湿,苓、术相配,以增强健脾助运之功。炙甘草益气和中,调和诸药为使。诸药合用,益气健脾,资生气血,是为补气的基本方。参、术、草均为甘温壅滞之品,有碍于脾胃气机,得茯苓之健脾利湿,则补中有利,补而不滞。诸药合用能使脾气足而气血生化有源,脾健运而湿气得消。

【用法用量】口服,1次3~6g,1日3次。

【使用注意】阴虚血热者慎用。

知识链接

"四君子汤"名称的由来

四君子汤出自《太平惠民和剂局方》。本方由人参、白术、茯苓、炙甘草四味药物组成。用于脾胃气虚,运化无力所致诸症。有益气补中,健脾养胃之功。"君子",古时泛称才德出众之人。张璐云:"气虚者,补之以甘,参、术、苓、草,甘温益胃,有健运之功,具冲和之德,故为君子"。(《张氏医通》)王晋三曰:"汤以君子名,功专健脾和胃,以受水谷之精气,而输布于四脏,一如君子有成人之德也。"(《古方选注》)本方为治疗脾胃虚弱的基础方。方中四味药物皆平和之品,不偏不盛,不热不燥,补而不峻,益而无害,有"君子致中和"之义,故名"四君子汤"。

补中益气丸　《中国药典》

【处方】炙黄芪200g　党参60g　炙甘草100g　白术(炒)60g　当归60g　升麻60g　柴胡60g　陈皮60g

【剂型规格】丸剂,水丸每瓶60g,大蜜丸每丸9g。并有片剂、合剂、膏剂、口服液、颗粒剂等。

【功效与主治】补中益气,升阳举陷。用于脾胃虚弱,中气下陷证引起的体倦乏力,食少腹胀,久泻,脱肛,子宫脱垂。

【组方分析】方中重用黄芪,味甘微温,入脾肺经,补中益气,升阳固表,为君药。配伍人参、炙甘草、白术补气健脾为臣,与黄芪合用,以增强其补中益气之功。当归养血和营以协助人参、黄芪补气养血;陈皮理气和胃,使诸药补而不滞,共为佐药。并以少量升麻、柴胡升阳举陷,协助君药以升提下陷之中气,为佐使。炙甘草调和诸药。

【用法用量】口服,水丸 1 次 6g,小蜜丸 1 次 9g,大蜜丸 1 次 1 丸,1 日 2~3 次。

【使用注意】本品可用于气虚发热证,症见身热自汗,气短乏力,渴喜热饮,舌淡,脉虚大无力;凡阴虚发热及内热炽盛者忌服。

参苓白术散 《中国药典》

【处方】人参 100g 茯苓 100g 白术(炒)100g 山药 100g 白扁豆(炒)75g 莲子 50g 薏苡仁(炒)50g 砂仁 50g 桔梗 50g 甘草 100g

【剂型规格】散剂,每袋 12g。并有片剂、胶囊剂、口服液、颗粒剂等。

【功效与主治】益气健脾,渗湿止泻。主治脾虚湿盛证。症见饮食不化,胸脘痞闷,肠鸣泄泻,四肢乏力,形体消瘦,面色萎黄,舌淡苔白腻,脉虚缓。现代临床常用于慢性胃肠炎、贫血、肺结核、慢性支气管炎、慢性肾炎以及其他慢性消耗性疾病等脾虚湿盛者。

【组方分析】本方主用于脾胃气虚夹湿证。方中人参、白术、茯苓益气健脾渗湿为君药。臣以山药、莲子助人参健脾益气,兼能止泻;白扁豆、薏苡仁助白术、茯苓健脾渗湿。佐以砂仁醒脾和胃,行气化滞。桔梗开宣肺气,入肺经以通调水道以利湿;又可借肺之布津而养全身,并引药以补肺。甘草益气和中,调和诸药为使。

【用法用量】口服,1 次 6~9g,1 日 2~3 次。

【使用注意】本品稍偏温燥,阴虚火旺者慎用;高血压及热证者、孕妇忌用。

六君子丸 《中国药典》

【处方】党参 200g 麸炒白术 200g 茯苓 200g 姜半夏 200g 陈皮 100g 炙甘草 100g

【剂型规格】水丸,每袋重 9g。

【功效与主治】补脾益气,燥湿化痰。脾胃虚弱,食量不多,气虚痰多,腹胀便溏。

【组方分析】方中党参甘补性平,入脾、肺经,善补中气、益肺气,故为君药。炒白术甘补苦温,善补脾气,燥脾湿;茯苓甘淡渗利而平,能健脾运,利脾湿。二药合用,既增君药补脾之力,又祛湿以复脾运、止溏泻,故为臣药。制半夏辛温而燥,善祛脾胃湿痰,降逆止呕;陈皮辛温苦燥,善燥湿化痰,理气调中。二药相合,善燥湿化痰,理气开胃,进而健脾,故为佐药。炙甘草甘补偏温,既补中益气,又调和诸药,故为使药。全方配伍,标本兼顾,共奏补脾益气,燥湿化痰之功。

【用法用量】口服,1 次 9g,1 日 2 次。

【使用注意】忌食生冷油腻不易消化食物。不适用于脾胃阴虚,主要表现为口干,舌红少津,大便干。

桂附地黄丸　《中国药典》

【处方】肉桂 20g　附子(制)20g　熟地黄 160g　酒萸肉 80g　山药 80g　茯苓 60g　泽泻 60g　牡丹皮 60g

【剂型规格】大蜜丸,每丸重 9g。并有片剂、口服液、颗粒剂等。

【功效与主治】温补肾阳。肾阳不足,腰膝酸冷,肢体浮肿,小便不利或反多,痰饮喘咳,消渴。

【组方分析】方中肉桂辛、甘,大热,制附子辛,大热,有毒,均善补火助阳。二药相须为用,药力更强,恰中肾阳亏虚之病,故为君药。熟地黄甘润微温,善滋阴填精益髓;酒萸肉甘微温,既温补肝肾,又收敛固涩;山药甘补涩敛性平,既养阴益气、补脾肺肾,又固精缩尿。三药合用,肝脾肾三阴并补,又配桂附,以阴中求阳,收阴生阳长之效,故共为臣药。茯苓甘补淡渗性平,善健脾渗湿;泽泻甘淡渗利性寒,善泄热渗湿;牡丹皮辛散苦泄微寒,善清泻肝火。三药渗利寒清,与君药相反相成,使补而不腻滞、不温燥,故为佐药。全方配伍,补中寓泻,共奏温补肾阳之功。

【用法用量】口服,水蜜丸 1 次 6g,小蜜丸 1 次 9g,大蜜丸 1 次 1 丸,1 日 2 次。

【使用注意】忌不易消化食物。感冒发热病人不宜服用。治疗期间,宜节制房事。阴虚内热者不适用。

右归丸　《中国药典》

【处方】熟地黄 240g　附子(炮附片)60g　肉桂 60g　山药 120g　山茱萸(酒炙)90g　菟丝子 120g　鹿角胶 120g　枸杞子 120g　当归 90g　杜仲(盐炒)120g

【剂型规格】大蜜丸,每丸 9g。

【功效与主治】温补肾阳,填精止遗。用于肾阳不足,命门火衰,腰膝酸冷,精神不振,怯寒畏冷,阳痿遗精,大便溏薄,尿频而清。现代临床常用于肾病综合征、老年骨质疏松症、精少不育症以及贫血、白细胞减少症等属肾阳不足者。

【组方分析】本方主用于肾阳不足,命门火衰证。方中附子、肉桂、鹿角胶培补肾阳,温里祛寒,为君药。熟地黄、山萸肉、山药、枸杞子滋补肾阴,养肝补脾,填精益髓,取“阴中求阳”之义,为臣药。菟丝子、杜仲补肝肾,强腰膝,配以当归养血和血,共补肝肾精血为佐药。本方系由《金匮要略》肾气丸减去“三泻”泽泻、丹皮、茯苓,加鹿角胶、菟丝子、杜仲、枸杞子、当归而成,增强补阳作用,不用泻法,使药效专于温补。

【用法用量】口服,1 次 1 丸,1 日 3 次。

【使用注意】阴虚火旺者忌服。忌食生冷。

当归补血口服液　《中国药典》

【处方】当归 132g　黄芪 330g

【剂型规格】口服液,每支装 10ml。

【功效与主治】补养气血。用于气血两虚证,症见头晕目眩,少气懒言,乏力自汗,舌淡苔白,脉细弱。

【组方分析】方中黄芪甘温补升,善补气生血行滞,故重用为君药。当归甘补辛散温通,善补血活血、补而不滞,为补血要药,故为臣药。二药相伍,气旺血生,共奏补养气血之功,故善治血虚、气血两虚之证。

【用法用量】口服。1次10ml,1日2次。

【使用注意】忌油腻食物。高血压患者慎用。本品宜饭前服用。月经提前量多,色深红或经前、经期腹痛拒按,乳房胀痛者不宜服用。

四物合剂 《中国药典》

【处方】熟地黄12g　当归9g　白芍9g　川芎6g

【剂型规格】合剂,每支10ml,每瓶100ml。

【功效与主治】补血和血。主治营血虚滞证。症见头晕目眩,心悸失眠,面色无华,妇人月经不调,量少或经闭不行,脐腹作痛,舌淡,脉细弦或细涩。现代临床常用于月经不调、胎产疾病、子宫肌瘤、功能性子宫出血、卵巢囊肿、荨麻疹、骨伤科疾病、过敏性紫癜、神经性头痛等病属营血虚滞者。

【组方分析】方中熟地黄甘温,质润而腻,长于滋阴补血为君。当归补血养肝,和血调经,为补血良品,为臣。白芍养血柔肝和营,川芎为血中之气药,长于活血行气,二者共为佐药。方中地、芍阴柔,养血敛阴;归、芎温通,补中有行,则补血而不滞血,和血而不伤血,补中有散,散中有收,诚为补血调血之良剂。

【用法用量】口服,每次10~15ml,1日3次。

【使用注意】血虚血热、肝火旺盛所致的月经过多,崩中漏下,胎动漏红等症不适用;少女青春期功能性子宫出血时,可做辅药。

▶ 课堂活动

　　请阐述四物合剂的沿革。

ER-13-8

课堂活动 扫一扫,知答案

六味地黄丸 《中国药典》

【处方】熟地黄160g　山茱萸(制)80g　山药80g　泽泻60g　牡丹皮60g　茯苓60g

【剂型规格】丸剂,水蜜丸每瓶120g,大蜜丸每丸9g。

【功效与主治】滋阴补肾。主治肾阴亏虚证。症见腰膝酸软,头晕耳鸣,骨蒸潮热,盗汗,遗精,消渴。现代临床常用于慢性肾炎、高血压病、糖尿病、肺结核、肾结核、甲状腺功能亢进、中心性视网膜炎及无排卵性功能性子宫出血、更年期综合征等属肾阴虚为主者。

【组方分析】本方主用于肾阴虚证。方中重用熟地黄滋阴补肾、填精益髓,为君药。山茱萸补养肝肾,并能涩精;山药补益脾阴,亦能固肾,共为臣药。三药配合,肾肝脾三阴并补,是为"三补",但熟地黄用量是山茱萸与山药之和,故仍以补肾为主。泽泻利湿而泄肾浊,并能减熟地黄之滋腻;茯苓淡渗脾湿,并助山药之健运,与泽泻共泄肾浊;丹皮清泄虚热,并制山茱萸之温涩。三药称为"三泻",均为佐药。六味合用,三补三泻,其中补药用量重于"泻药",是以补为主;肝、脾、肾三阴并补,以补肾为主,这是本方的配伍特点。

【用法用量】口服,水蜜丸1次6g,大蜜丸1次1丸,1日2次。

【使用注意】脾虚泄泻者慎用。不宜同时服用葱、蒜、萝卜。

▶ 课堂活动

六味地黄丸的加减应用有哪些?

课堂活动 扫一扫,知答案

左归丸 《中药成方制剂》

【处方】熟地黄240g 山药120g 枸杞120g 山茱萸120g 川牛膝90g 鹿角胶120g 龟甲胶120g 菟丝子120g

【剂型规格】水丸,每袋9g。

【功效与主治】滋阴补肾,填精益髓。主治真阴不足证。症见头晕目眩,腰酸腿软,遗精滑泄,自汗盗汗,口干舌燥,舌红少苔。现代临床常用于老年性痴呆、更年期综合征、老年骨质疏松症、闭经、月经量少等属于肾阴不足、精髓亏虚者。

【组方分析】本方主用于真阴不足证。方中熟地黄滋肾填精,大补真阴,为君药。山茱萸养肝滋肾,涩精敛汗;山药补脾阴,滋肾固精;枸杞子补肾益精,养肝明目;龟、鹿二胶,峻补精髓,龟甲胶偏于补阴,鹿角胶偏于补阳,均为臣药。菟丝子、川牛膝益肝肾,强腰膝,健筋骨,俱为佐药。诸药合用,共奏滋阴补肾,填精益髓之功。

【用法用量】口服,1次9g,1日2~3次。

【使用注意】久服常服,易滞脾碍胃,故脾虚泄泻者慎用。不宜同时服葱、蒜、萝卜。

八珍颗粒 《中国药典》

【处方】党参60g 炒白术60g 茯苓60g 炙甘草30g 当归90g 炒白芍60g 川芎45g 熟地黄90g

【剂型规格】颗粒剂,每袋装8g;每袋装3.5g(无蔗糖)。

【功效与主治】补气益血。气血两虚,面色萎黄,食欲不振,四肢乏力,月经过多。

【组方分析】方中熟地黄甘补微温,善滋阴养血,为补血要药;党参味甘平补,善益气养血。二药合用,气血双补,故共为君药。当归甘补辛行而温,善补血活血,为补血要药;炒白芍酸甘微寒补虚,善养血和营;炒白术甘温苦燥,善益气健脾燥湿;茯苓淡渗甘补性平,既利水渗湿,又能健脾。四药合用,助君药补气益血,故共为臣药。川芎辛散温通,入气走血,能行气活血,使诸药补而不滞,故为佐药。炙甘草甘平偏温,既补中气,又调和诸药,故为使药。全方配伍,专于温补,共奏补益气血之功。

【用法用量】开水冲服。1次1袋,1日2次。

【使用注意】孕妇慎用。不宜和感冒类药同时服用。服本药时不宜同时服用藜芦或其制剂。腹胀便溏者忌服。

归脾丸 《中国药典》

【处方】党参80g 白术(炒)160g 黄芪(蜜炙)80g 甘草(蜜炙)40g 茯苓160g 远志(制)160g 酸枣仁(炒)80g 龙眼肉160g 当归160g 木香40g 大枣(去核)40g

【剂型规格】丸剂,大蜜丸每丸9g。

【功效与主治】 益气健脾,养血安神。用于心脾两虚,气短心悸,失眠多梦,头昏头晕,肢倦乏力,食欲不振,崩漏便血。

【组方分析】 本方主要用于心脾两虚证或脾不统血证。方中以黄芪、龙眼肉补脾气、养心血,共为君药。党参、白术助黄芪补气,当归助龙眼肉养血,为臣药。茯苓、酸枣仁、远志宁心安神,木香理气醒脾,并令补益品补而不滞,均为佐药。炙甘草和中调药为使。诸药相合,共奏益气健脾,养血安神之功。

【用法用量】 温开水或生姜汤送服,水蜜丸 1 次 6g,小蜜丸 1 次 9g,大蜜丸 1 次 1 丸,1 日 3 次。

【使用注意】 热邪内伏、阴虚脉数者忌服;服药者忌思虑过度及过劳、忌生冷食物。

十全大补丸 《中国药典》

【处方】 党参 80g　白术(炒)80g　茯苓 80g　甘草(蜜炙)40g　当归 120g　川芎 40g　白芍(酒炒)80g　熟地黄 120g　黄芪(蜜炙)80g　肉桂 20g

【剂型规格】 丸剂,大蜜丸每丸 9g。

【功效与主治】 温补气血。用于气血两虚,面色苍白,气短心悸,头晕自汗,体倦乏力,四肢不温,月经量多。

【组方分析】 本方主用于气血两虚证。本方系将八珍汤加黄芪、肉桂组成。方中四君(参、苓、术、草)与四物(地、芍、归、芎)配合组成"八珍",再加黄芪、肉桂组成"十全大补"。治气虚以四君,治血虚以四物,加入黄芪增强益气作用,加入肉桂补火助阳,鼓舞气血生长,全方共奏温补气血之功。

【用法用量】 口服,水蜜丸 1 次 6g,大蜜丸 1 次 1 丸,1 日 2~3 次。

【使用注意】 外感发热、内有实热者不宜服用。感冒病人暂停使用。

课堂活动 扫一扫,知答案

▶▶ 课堂活动

　　八珍丸与十全大补丸如何辨证使用?

案例分析

案例

张某,女,44 岁。 平素体虚,一月来,面色苍白,气短心悸,头晕自汗,体倦乏力,四肢不温,月经量多。 试分析其证候类型及适宜选用的中成药。

分析

面色苍白可见于血虚;气短心悸,头晕自汗,体倦乏力可见于气虚;四肢不温可见于气虚不能温煦肌表;月经量多可见于气不能摄血。 十全大补丸功用温补气血,主治气血两虚证。 本方由四君(参、苓、术、草)与四物(地、芍、归、芎)配合组成。 治气虚以四君,治血虚以四物,此为"八珍";加入黄芪增强益气的作用;加入肉桂温阳活血,以助养血行血,所以,本方用于气血两虚而有温补之力。

生脉饮 《中国药典》

【处方】 人参 100g　麦冬 200g　五味子 100g

【剂型规格】口服液,每支 10ml。

【功效与主治】益气复脉,养阴生津。用于气阴两亏,心悸气短,脉微自汗。

【组方分析】方中人参益气生津以补肺,肺气旺则四脏之气皆旺为君药。辅以麦冬清热,润肺生津。五味子敛肺止汗,生津止渴为佐药。三药合用,一补一润一敛,共奏益气养阴,生津止渴,敛阴止汗之功效。

【用法用量】口服,1 次 10ml,1 日 3 次。

【使用注意】本品为主治气阴两虚证的方剂,对外邪未解、暑病热盛或久咳肺虚、气阴未伤者均不宜用。

消渴丸　《中国药典》

【处方】葛根　地黄　黄芪　天花粉　玉米须　南五味子　山药　格列本脲

【剂型规格】丸剂,每 10 丸重 2.5g(含格列本脲 2.5mg)。

【功效与主治】滋肾养阴,益气生津。用于气阴两虚所致的消渴病,症见多饮,多尿,多食,消瘦,体倦乏力,眠差,腰痛;2 型糖尿病见上述证候者。

【组方分析】方中以地黄为君,滋肾养阴,清热生津。臣以黄芪、葛根、天花粉、南五味子、山药益气养阴,生津止渴。佐以玉米须利尿泄热。诸药合用,共奏滋肾养阴,益气生津之功。

【用法用量】口服,1 次 5~10 丸,1 日 2~3 次。饭前用温开水送服。

【使用注意】本品含格列本脲,严格按处方药使用,并注意监测血糖。对严重肾衰竭,1 型糖尿病,糖尿病酮症酸中毒,妊娠期糖尿病,糖尿病昏迷等患者不宜使用;肝炎患者慎服;个别患者偶见格列本脲所致不良反应,请在医师指导下用药。

其他补虚中成药,见表 13-20。

表 13-20　其他补虚中成药

药品名称	处方	剂型规格	功效主治	用法用量
香砂六君丸	党参,炒白术,茯苓,陈皮,木香,砂仁,姜半夏,炙甘草	丸剂,每 8 丸相当于原生药 3g	益气健脾,和胃。脾虚气滞,消化不良,嗳气食少,脘腹胀满,大便溏泄	口服。1 次 12 丸,1 日 3 次
启脾丸	人参,炒白术,茯苓,山药,莲子(炒),陈皮,炒山楂,六神曲(炒),炒麦芽,泽泻,甘草	丸剂,每丸重 3g	健脾和胃。脾胃虚弱,消化不良,腹胀便溏	口服。1 次 1 丸,1 日 2~3 次;3 岁以内小儿酌减
薯蓣丸	山药,人参,地黄,白术(麸炒),茯苓,甘草,大枣(去核),当归,白芍,阿胶,麦冬,川芎,六神曲(麸炒),干姜,苦杏仁(去皮,炒),桔梗,桂枝,柴胡,防风,白蔹,大豆黄卷	丸剂,每丸重 3g	调理脾胃,益气和营。气血两虚,脾肺不足所致的虚劳,胃脘痛,痹病,闭经,月经不调	口服。1 次 2 丸,1 日 2 次

药品名称	处方	剂型规格	功效主治	用法用量
五子衍宗丸	枸杞子,菟丝子(炒),覆盆子,五味子(蒸),车前子(盐炒)	丸剂,大蜜丸每丸9g	补肾益精。主治肾虚精亏所致的阳痿不育,遗精早泄,腰痛,尿后余沥	口服,水蜜丸1次6g,小蜜丸1次9g,大蜜丸1次1丸,1日2次
济生肾气丸	肉桂,附子(制),牛膝,熟地黄,山茱萸(制),山药,茯苓,泽泻,车前子,牡丹皮	丸剂,大蜜丸每丸重9g	温肾化气,利水消肿。肾阳不足、水湿内停所致的肾虚水肿,腰膝酸重,小便不利,痰饮咳喘	口服,大蜜丸1次1丸,水蜜丸1次6g,小蜜丸1次9g,1日2~3次
青娥丸	盐杜仲,盐补骨脂,核桃仁(炒),大蒜	丸剂,大蜜丸每丸重9g	补肾强腰。肾虚腰痛,起坐不利,膝软乏力	口服。水蜜丸1次6~9g,大蜜丸1次1丸,1日2~3次
大补阴丸	熟地黄,知母(盐炒),黄柏(盐炒),龟甲(醋炙),猪脊髓	丸剂,大蜜丸每丸9g	滋阴降火。主治阴虚火旺证。症见潮热盗汗,咳嗽咯血,耳鸣遗精。亦用于甲状腺功能亢进、肾结核、肺结核、糖尿病等属阴虚火旺症状者	口服。水蜜丸1次6g,1日2~3次;大蜜丸1次1丸,1日2次
麦味地黄丸	熟地黄,酒萸肉,山药,麦冬,牡丹皮,茯苓,泽泻,五味子	丸剂,大蜜丸每丸重9g	滋肾养肺。肺肾阴亏,潮热盗汗,咽干咳血,眩晕耳鸣,腰膝酸软,消渴	口服。水蜜丸1次6g,小蜜丸1次9g,大蜜丸1次1丸,1日2次
知柏地黄丸	熟地黄,山茱萸(制),山药,知母,黄柏,茯苓,泽泻,牡丹皮	丸剂,每8丸相当于原生药3g	滋阴降火。阴虚火旺,潮热盗汗,口干咽痛,耳鸣遗精,小便短赤	口服。1次8丸,1日3次
玉泉丸	葛根,天花粉,地黄,麦冬,五味子,甘草	丸剂,每10丸重1.5g	清热养阴,生津止渴。阴虚内热所致的消渴,症见多饮,多食,多尿;2型糖尿病见上述证候者	口服。1次6g,1日4次;7岁以上小儿1次3g,3~7岁小儿1次2g
杞菊地黄丸	熟地黄,酒萸肉,山药,枸杞子,菊花,茯苓,泽泻,牡丹皮	丸剂,大蜜丸每丸重9g	滋肾养肝。肝肾阴亏,眩晕耳鸣,羞明畏光,迎风流泪,视物昏花	口服。1次1丸,1日2次
人参养荣丸	人参,白术(土炒),茯苓,甘草(蜜炙),当归,熟地黄,白芍(麸炒),黄芪(蜜炙),陈皮,远志(制),肉桂,五味子(酒蒸)	丸剂,大蜜丸每丸9g	温补气血。用于心脾不足,气血两亏,形瘦神疲,食少便溏,病后虚弱	口服。1次1丸,1日1~2次
健脾生血颗粒	党参,黄芪,茯苓,炒白术,山药,醋南五味子,山麦冬,醋龟甲,大枣,炒鸡内金,龙骨,煅牡蛎,甘草,硫酸亚铁	颗粒剂,每袋装5g	健脾和胃,养血安神。脾胃虚弱及心脾两虚所致的血虚证,症见面色萎黄或苍白,食少纳呆,脘腹胀闷,大便不调,烦躁多汗,倦怠乏力,舌胖色淡,苔薄白,脉细弱。缺铁性贫血见上述证候者	饭后用开水冲服。1岁以内1次2.5g(半袋),1~3岁1次5g(1袋);3~5岁1次7.5g(1.5袋);5~12岁1次10g(2袋);成人1次15g(3袋);1日3次或遵医嘱。4周为1疗程

续表

药品名称	处方	剂型规格	功效主治	用法用量
人参固本丸	人参,熟地黄,地黄,山茱萸(酒炙),山药,麦冬,天冬,泽泻,牡丹皮,茯苓	丸剂,每丸重9g	滋阴益气,固本培元。阴虚气弱,虚劳咳嗽,心悸气短,骨蒸潮热,腰酸耳鸣,遗精盗汗,大便干燥	口服,1次1丸,1日2次
参芪降糖胶囊	人参茎叶皂苷,黄芪,山药,麦冬,五味子,枸杞子,覆盆子,地黄,天花粉,茯苓,泽泻	胶囊剂,每粒装0.35g	益气养阴,健脾补肾。气阴两虚所致的消渴病,症见咽干口燥,倦怠乏力,口渴多饮,多食多尿,消瘦;2型糖尿病见上述证候者	口服,1次3粒,1日3次,1个月为1疗程。治疗前症状较重者,每次用量可达8粒,1日3次
养胃舒胶囊	黄精(蒸),党参,白术(炒),山药,菟丝子,北沙参,玄参,乌梅,陈皮,山楂,干姜	胶囊剂,每粒装0.4g	益气养阴,健脾和胃,行气导滞。脾胃气阴两虚所致的胃痛,症见胃脘灼热疼痛,痞胀不适,口干口苦,纳少消瘦,手足心热;慢性胃炎见上述证候者	口服,1次3粒,1日2次
龟鹿二仙膏	龟甲,鹿角,党参,枸杞子	膏剂,每瓶装200g	温肾补精,补气养血。肾虚精亏所致的腰膝酸软,遗精,阳痿	口服。1次15~20g,1日3次
七宝美髯丸	制何首乌,枸杞子(酒蒸),菟丝子(炒),补骨脂(黑芝麻炒),当归,牛膝(酒蒸),茯苓	丸剂,每100粒重10g	滋补肝肾。肝肾不足所致的须发早白,遗精早泄,头眩耳鸣,腰酸背痛	淡盐汤或温开水送服。1次6g,1日2次

点滴积累 ∨

1. 问病要点　补虚中成药适用于各种虚证,而虚证有气虚、阳虚、血虚、阴虚之别,补气和补阳类药大多药性甘温,能振奋衰弱的机能,改善或消除机体衰弱之形衰乏力、畏寒肢冷等症;补血和补阴类药药性甘温或甘寒不一,能补充人体阴血之不足及体内被耗损的物质,改善和消除精血津液不足的证候。

2. 辨证选药　一是要辨清虚证的具体部位,应分清气血阴阳的偏衰,再结合脏腑相互资生关系,予以补益。二是要辨别虚实真假。《景岳全书》曾说:"至虚之病,反见盛势;大实之病,反有羸状。"前者是指真虚假实,若误用攻伐之剂,则虚者更虚;后者是指真实假虚,若误用补益之剂,则实者更实。

3. 使用注意　补虚中成药对虚证而不受补的患者,宜先调理脾胃,可适当配合健脾和胃,理气消导之品,以资运化,使之补而不滞。

(王智星)

第二十一节　外用中成药

凡在体表或某些黏膜部位应用,具有杀虫止痒、消肿散结、化腐排脓、生肌收口、收敛止血的中成药,称为外用中成药。

外用中成药中,一些刺激性较强的药物,不宜在头面、五官、黏膜、会阴等处应用,以免发生不良反应或其他损害;在外用过程中亦需注意使用方法,以防局部吸收过量而致中毒。对因过敏而致使皮肤出现丘疹、水疱、潮红、渗液、瘙痒等表现时,应立即停止使用,必要时应做相应的治疗。

知识链接

疖、疔、痈

疖是一种生于皮肤浅表的急性化脓性疾患,随处可生,小儿、青年多见,患部疖肿肿势局限,色红,热痛轻微,根基浅在,脓出即愈,皆因热毒蕴结,相当于西医的单个毛囊及其皮脂腺或汗腺的急性化脓性炎症。 疔是指形小如粟,顶白根硬,麻木痒痛,多属疫毒蕴结,多见于颜面和手足等处,相当于西医的急性感染性疾病。 痈是指患部漫肿无头,皮色不变,疼痛不已的疾病,相当于西医的体表浅表脓肿、急性化脓性淋巴结炎。

马应龙麝香痔疮膏　《中国药典》

【处方】人工麝香　人工牛黄　珍珠　炉甘石粉(煅)　硼砂　冰片　琥珀

【剂型规格】软膏剂,每支 10g、20g 或者 2.5g。

【功效与主治】清热燥湿,活血消肿,去腐生肌。用于湿热瘀阻所致的各类痔疮、肛裂,症见大便出血,或疼痛、有下坠感;亦用于肛周湿疹。

【组方分析】本方主用于湿热瘀阻证之痔疮。方中麝香清热解毒消肿消痈,活血散瘀止痛,开窍通闭,软化缩回痔核;牛黄清热解毒,开窍散结。两药合用,清热解毒,活血化瘀,开窍通闭为君药。辅以珍珠清热解毒,去腐生肌而安神;琥珀活血化瘀,安神利湿。佐以炉甘石解毒,敛疮生肌,收湿止痒;硼砂清热解毒祛腐;冰片清热解毒,消肿止痛,并能开窍醒神。诸药合用,共奏清热解毒,活血化瘀,去腐生肌之功。

【用法用量】外用,取适量涂搽患处。

【使用注意】孕妇慎用或遵医嘱。

七厘散　《中国药典》

【处方】血竭 500g　乳香(制)75g　没药(制)75g　红花 75g　儿茶 120g　冰片 6g　人工麝香 6g　朱砂 60g

【剂型规格】散剂,每瓶 1.5g 或 3g。

【功效与主治】化瘀消肿,止痛止血。用于跌仆损伤,血瘀疼痛,外伤出血。本品用于某些内科、妇科、儿科、五官科等瘀血阻滞疾病。

【组方分析】本方为伤科常用内服药、外用药。方用血竭、红花活血祛瘀;乳香、没药祛瘀行气,消肿止痛;麝香、冰片通经络,行气活血,散瘀止痛;当归调血;朱砂镇心安神;儿茶清热止血,诸药合用以奏功效。

【用法用量】口服,1 次 1~1.5g,1 日 1~3 次。外用,以白酒调敷患处,或用干粉撒布伤口。

【使用注意】孕妇禁用。

风油精　《中药成方制剂》

【处方】薄荷脑 320g　水杨酸甲酯 260g　樟脑 30g　桉油 30g　丁香酚 30g

【剂型规格】搽剂,每瓶 3ml、6ml 或 9ml。

【功效与主治】清凉,止痛,祛风,止痒。用于蚊虫叮咬及伤风感冒引起的头痛,头晕,晕车不适。

【组方分析】本方主用于伤风感冒引起的头痛、头晕以及由关节痛、牙痛等引起的不适。方中薄荷脑为芳香祛风药,有疏散风热,清利头目,利咽止痛之功;局部应用有促进血液循环,止痒止痛,减轻水肿等作用,为君药。水杨酸甲酯外用为发赤剂,可促进局部血液循环,减轻风湿性疾患的肌肉疼痛、关节痛及神经痛。樟脑散瘀止痛,开窍辟秽,涂于皮肤有温和的刺激及防腐作用,可清凉止痛、止痒;内服刺激胃部有温暖、舒适感,可作祛风剂。丁香酚为丁香油的主要成分,有温散止痛之功,涂擦脘腹及脐部,可治胃痛、呃逆;用于蛀牙孔内,能止龋齿疼痛。桉油祛风散寒,防腐止痒。诸药合用,共奏清凉,止痛,祛风,止痒之功。

【用法用量】外用,涂擦于患处;口服,1 次 4~6 滴,小儿酌减或遵医嘱。

【使用注意】孕妇和 3 岁以下儿童禁用。皮肤有烫伤、损伤及溃疡者禁用。

梅花点舌丸　《中国药典》

【处方】牛黄 60g　珍珠 90g　人工麝香 60g　蟾酥(制)60g　熊胆粉 30g　雄黄 30g　朱砂 60g　硼砂 30g　葶苈子 30g　乳香(制)30g　没药(制)30g　血竭 30g　沉香 30g　冰片 30g

【剂型规格】水丸,每 10 丸重 1g。

【功效与主治】清热解毒,消肿止痛。用于火毒内盛所致的疔疮痈肿初起,咽喉牙龈肿痛,口舌生疮。

【组方分析】本方主用于热毒内盛证之疮疡痈肿初起。方中牛黄、珍珠清热解毒为君药。辅以麝香辟瘟解毒,活血消痈,散瘀消肿止痛,又能开窍通闭;蟾酥解毒消肿,止痛开窍;熊胆清热解毒,消肿止痛;朱砂清热解毒,又能重镇安神。佐以雄黄辟瘟解毒杀虫;硼砂清热解毒化腐;葶苈子清热行水消肿;乳香、没药散瘀活血,消肿止痛,调气消痈;血竭散瘀止痛,且能芳香开窍。诸药合用,共奏清热解毒,消肿止痛之功。

【用法用量】口服,1 次 3 丸,1 日 1~2 次;外用,用醋化开,敷于患处。

【使用注意】正虚体弱者慎服,孕妇禁服;按定量服用,不可多服。

知识链接

正骨水与七厘散在应用上的区别

正骨水与七厘散均为治疗跌打损伤的常用方剂。但正骨水所治之跌打损伤并不单为瘀血阻滞之证，而是兼夹有风湿阻络的因素，故其用于跌打损伤及各种骨折日久者，症见关节和受伤处疼痛且有痛处不移、遇风冷加重的特点。而七厘散常用于跌打损伤急性期气血悖逆、瘀阻经络且正气未伤者，可见伤处青红紫斑、痛如针刺等瘀血之象。

跌打万花油　《中药成方制剂》

【处方】野菊花　乌药　水翁花　徐长卿　大蒜　马齿苋　葱　金银花叶　黑老虎　威灵仙　木棉皮　土细辛　葛花　声色草　伸筋藤　蛇床子　铁包金　倒扣草　苏木　大黄　山白芷　朱砂根　过塘蛇　九节茶　地耳草　一点红　两面针　泽兰　红花　谷精草　土田七　木棉花　鸭脚艾　防风　侧柏叶　马钱子　大风艾　腊梅花　墨旱莲　九层塔　柳枝　栀子　蓖麻子　三棱（制）　辣蓼　莪术（制）　大风子（仁）　荷叶　卷柏　蔓荆子　皂角　白芷　骨碎补　桃仁　牡丹皮　川芎（制）　化橘红　青皮　陈皮　白及　黄连　赤芍　蒲黄　苍耳子　生天南星　紫草茸　白胡椒　香附（制）　肉豆蔻　砂仁　紫草　羌活　草豆蔻　独活　干姜　荜茇　白胶香　冰片　薄荷油　松节油　水杨酸甲酯　樟脑油　桉油　丁香罗勒油　茴香油　桂皮油

【剂型规格】搽剂，每瓶 25ml。

【功效与主治】消肿散瘀，舒筋活络止痛。用于治疗跌打损伤、扭伤、轻度水火烫伤。

【组方分析】本方主用于寒湿瘀阻证之跌打损伤，由 86 种中草药组成。诸药合用，有舒筋活络，祛风除湿，消肿止痛，清热解毒，止血生肌的作用。

【用法用量】外擦（或外敷）患处。鼻出血者可取浸有跌打万花油的脱脂棉塞入出血的鼻孔。

【使用注意】忌口服，孕妇禁用。

京万红软膏　《中国药典》

【处方】地榆　地黄　当归　桃仁　黄连　木鳖子　罂粟壳　血余炭　棕榈　半边莲　土鳖虫　穿山甲　白蔹　黄柏　紫草　金银花　红花　大黄　苦参　五倍子　槐米　木瓜　苍术　白芷　赤芍　黄芩　胡黄连　川芎　栀子　乌梅　冰片　血竭　乳香　没药（辅料为麻油、蜂蜡）

【剂型规格】软膏剂，每支 20g。

【功效与主治】活血解毒，消肿止痛，去腐生肌。用于轻度水、火烫伤、疮疡肿痛，创面溃烂。

【组方分析】方中地榆、地黄、血余炭、棕榈、白蔹、紫草、槐米清热凉血、止血；当归、桃仁、土鳖虫、穿山甲、红花、赤芍、川芎、乳香、没药、血竭活血化瘀、去腐生肌；木鳖子、冰片、罂粟壳、苍术、白芷消肿止痛；黄连、半边莲、黄柏、金银花、大黄、苦参、黄芩、胡黄连、栀子清热解毒；木瓜、乌梅、五倍子收湿敛疮。全方合用，共奏活血解毒，消肿止痛，去腐生肌之效。

【用法用量】用生理盐水清理创面，涂敷本品或将本品涂于消毒纱布上，敷盖创面，用消毒纱布包扎，每日换药 1 次。

【使用注意】 不可内服,孕妇慎用;对本品过敏者禁用,过敏体质者慎用。

案例分析

案例

张某,女,44岁。倒水时,水瓶炸裂,被烫伤,未做及时处理,二日后,创面溃烂,红、肿、痒、痛。试分析其证候类型及适宜选用的中成药。

分析

烫伤创面溃烂,红、肿、痒、痛,多见于轻度水、火烫伤的疮疡肿痛和创面溃烂。京万红软膏活血解毒,消肿止痛,去腐生肌。用于轻度水、火烫伤、疮疡肿痛,创面溃烂。用生理盐水清理创面,涂敷本品或将本品涂于消毒纱布上,敷盖创面,用消毒纱布包扎,每日换药1次。

其他外用中成药,见表13-21。

表13-21 其他外用中成药

药品名称	处方	剂型规格	功效主治	用法用量
狗皮膏	生川乌,生草乌,羌活,独活,青风藤,香加皮,防风,铁丝威灵仙,苍术,蛇床子,麻黄,高良姜,小茴香,官桂,当归,赤芍,木瓜,苏木,大黄,油松节,续断,川芎,白芷,乳香,没药,冰片,樟脑,丁香,肉桂	膏剂,每张净重12g、15g、24g或30g	祛风散寒,活血止痛。用于风寒湿邪、气血瘀滞所致的痹病,症见四肢麻木,腰腿疼痛,筋脉拘挛,或跌打损伤,闪腰岔气,局部肿痛;或寒湿瘀滞所致的脘腹冷痛,行经腹痛,寒湿带下,积聚痞块	外用。用生姜擦净患处皮肤,将膏药加温软化,贴于患处或穴位
清凉油	薄荷脑,薄荷油,樟脑油,樟脑,桉油,丁香油,桂皮油,氨水	软膏剂,每盒3g或10g	清凉散热,醒脑提神,止痒止痛。用于感冒头痛,中暑,晕车,蚊虫叮咬等	外用,需要时涂于太阳穴或患处,1日2~3次
九分散	马钱子粉,麻黄,乳香(制),没药(制)	散剂,每袋2.5g	活血散瘀,消肿止痛。用于跌打损伤,瘀血肿痛	口服,1次2.5g,1日1次,饭后服;外用,以酒调敷,用于创伤青肿未破者
正骨水	九龙川,木香,海风藤,土鳖虫,豆豉姜,猪牙皂,香加皮,莪术,买麻藤,过江龙,香樟,徐长卿,降香,两面针,碎骨木,羊耳菊,虎杖,五味藤,千斤拔,朱砂根,横经席,穿壁风,鹰不扑,草乌,薄荷脑,樟脑(辅料:乙醇)	酊剂,每瓶12ml、30ml、45ml或88ml	活血祛瘀,舒筋活络,消肿止痛。用于跌打扭伤、骨折脱位以及体育运动前后消除疲劳	用药棉蘸药液轻搽患处;重症者用药液湿透药棉敷患处1小时,1日2~3次

点滴积累 ⋁

1. 问病要点　外用中成药适应范围较广，凡外伤科、眼科、耳鼻喉科、皮肤科均可应用。

2. 辨证选药　常见的外用中成药有马应龙麝香痔疮膏、狗皮膏、七厘散、风油精、清凉油、梅花点舌丸、九分散、正骨水、跌打万花油、京万红软膏等，有膏、丹、水、酒、散、药线（药丁）等剂型，对患部直接用药。

3. 使用注意　外用中成药的剂型有很多种，常用的有散剂、膏剂、酒剂及敷贴剂等多种剂型。临床应用，同样需要辨证论治，选方施用。用法包括膏贴、涂、敷、掺、熏、洗、浸、浴、点眼、灌耳、滴鼻、吹喉及药丁插入瘘管等。

（王智星）

复习导图

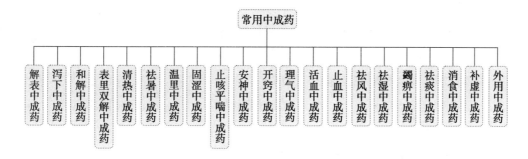

目标检测

一、选择题

（一）单项选择题

1. 治疗恶寒发热，无汗，头重而痛，肢体酸痛的中成药是(　　　)

    A. 银翘解毒丸　　　　　　　B. 桂枝合剂　　　　　　　C. 表实感冒颗粒

    D. 九味羌活丸　　　　　　　E. 感冒清热颗粒

2. 治疗外感风寒、内伤食积的中成药是(　　　)

    A. 藿香正气水　　　　　　　B. 感冒清热颗粒　　　　　C. 正柴胡饮颗粒

    D. 午时茶颗粒　　　　　　　E. 荆防颗粒

3. 具有清瘟解毒、宣肺泄热功效的中成药是(　　　)

    A. 藿香正气水　　　　　　　B. 感冒清热颗粒　　　　　C. 正柴胡饮颗粒

    D. 连花清瘟胶囊　　　　　　E. 荆防颗粒

4. 具有疏风清热、宣肺止咳功效的中成药是(　　　)

    A. 藿香正气水　　　　　　　B. 桑菊感冒片　　　　　　C. 正柴胡饮颗粒

    D. 连花清瘟胶囊　　　　　　E. 荆防颗粒

5. 具有发散风寒、解热止痛功效的中成药是(　　　)

　　A. 藿香正气水　　　　　　　B. 桑菊感冒片　　　　　　C. 正柴胡饮颗粒

　　D. 连花清瘟胶囊　　　　　　E. 保济丸

6. 具有益气解表、疏风散寒、祛痰止咳功效的中成药是(　　)

　　A. 藿香正气水　　　　　　　B. 桑菊感冒片　　　　　　C. 参苏丸

　　D. 连花清瘟胶囊　　　　　　E. 保济丸

7. 具有解肌发表、调和营卫功效的中成药是(　　)

　　A. 银翘解毒丸　　　　　　　B. 桂枝合剂　　　　　　　C. 表实感冒颗粒

　　D. 九味羌活丸　　　　　　　E. 感冒清热颗粒

8. 具有解表化湿、理气和中功效的中成药是(　　)

　　A. 藿香正气水　　　　　　　B. 桑菊感冒片　　　　　　C. 正柴胡饮颗粒

　　D. 连花清瘟胶囊　　　　　　E. 荆防颗粒

9. 具有疏风解表、清热解毒功效的中成药是(　　)

　　A. 藿香正气水　　　　　　　B. 桑菊感冒片　　　　　　C. 正柴胡饮颗粒

　　D. 双黄连口服液　　　　　　E. 荆防颗粒

10. 具有疏风散寒、解表清热功效的中成药是(　　)

　　A. 藿香正气水　　　　　　　B. 感冒清热颗粒　　　　　C. 正柴胡饮颗粒

　　D. 连花清瘟胶囊　　　　　　E. 荆防颗粒

11. 具有疏肝健脾、养血调经功效的中成药是(　　)

　　A. 小柴胡颗粒　　　　　　　B. 逍遥丸　　　　　　　　C. 加味逍遥丸

　　D. 藿香正气水　　　　　　　E. 葛根芩连丸

12. 具有疏肝清热,健脾养血功效的中成药是(　　)

　　A. 小柴胡颗粒　　　　　　　B. 逍遥丸　　　　　　　　C. 加味逍遥丸

　　D. 藿香正气水　　　　　　　E. 葛根芩连丸

13. 具有润肠通便功效,主治肠热津亏便秘的中成药是(　　)

　　A. 九制大黄丸　　　　　　　B. 麻仁胶囊　　　　　　　C. 增液口服液

　　D. 尿毒清颗粒　　　　　　　E. 舟车丸

14. 具有养阴生津、增液润燥功效,主治阴津亏损便秘证的中成药是(　　)

　　A. 九制大黄丸　　　　　　　B. 麻仁胶囊　　　　　　　C. 增液口服液

　　D. 尿毒清颗粒　　　　　　　E. 舟车丸

15. 具有解肌透表、清热解毒、利湿止泻功效,主治湿热蕴结所致的泄泻腹痛、肛门灼热等证的
　　中成药是(　　)

　　A. 葛根芩连丸　　　　　　　B. 芩连片　　　　　　　　C. 增液口服液

　　D. 双清口服液　　　　　　　E. 防风通圣丸

16. 治疗脾胃虚寒,呕吐泄泻,胸满腹痛,消化不良的中成药是(　　)

　　A. 理中丸　　　　　　　　　B. 小建中合剂　　　　　　C. 香砂养胃丸

D. 良附丸　　　　　　　　　　　E. 香砂平胃丸

17. 具有温中补虚,缓急止痛功效的中成药是(　　　)

　　A. 四逆散　　　　　　　　B. 小建中合剂　　　　　C. 香砂养胃丸

　　D. 良附丸　　　　　　　　E. 香砂平胃丸

18. 治疗胃阳不足、湿阻气滞所致的胃痛、痞满,症见胃痛隐隐、脘闷不舒、呕吐酸水、嘈杂不适、
　　不思饮食、四肢倦怠的中成药是(　　　)

　　A. 良附丸　　　　　　　　B. 香砂平胃丸　　　　　C. 香砂养胃丸

　　D. 四逆散　　　　　　　　E. 小建中合剂

19. 具有益气,固表,止汗功效的中成药是(　　　)

　　A. 四神丸　　　　　　　　B. 缩泉丸　　　　　　　C. 固本益肠片

　　D. 玉屏风胶囊　　　　　　E. 金锁固精丸

20. 治疗肠鸣腹胀、五更溏泻、食少不化、久泻不止、面黄肢冷的中成药是(　　　)

　　A. 四神丸　　　　　　　　B. 固本益肠片　　　　　C. 缩泉丸

　　D. 玉屏风胶囊　　　　　　E. 金锁固精丸

21. 具有解表散寒,宣肺止嗽功效的中成药是(　　　)

　　A. 强力枇杷露　　　　　　B. 蜜炼川贝枇杷膏　　　C. 蛇胆川贝散

　　D. 通宣理肺丸　　　　　　E. 人参再造丸

22. 治疗支气管炎、感冒后咳嗽、慢性支气管炎急性发作等呼吸系统疾病的中成药是(　　　)

　　A. 强力枇杷露　　　　　　B. 蜜炼川贝枇杷膏　　　C. 急支糖浆

　　D. 通宣理肺丸　　　　　　E. 人参再造丸

23. 具有解表化饮,止咳平喘功效的中成药是(　　　)

　　A. 强力枇杷露　　　　　　B. 蜜炼川贝枇杷膏　　　C. 蛇胆川贝散

　　D. 小青龙颗粒　　　　　　E. 人参再造丸

24. 具有治疗滋阴,养血,补心安神功效的中成药是(　　　)

　　A. 朱砂安神丸　　　　　　B. 养血安神丸　　　　　C. 解郁安神颗粒

　　D. 柏子养心丸　　　　　　E. 天王补心丸

25. 治疗心阴不足、心悸健忘、失眠多梦、大便干燥的中成药是(　　　)

　　A. 解郁安神颗粒　　　　　B. 养血安神丸　　　　　C. 柏子养心丸

　　D. 天王补心丸　　　　　　E. 朱砂安神丸

26. 具有清热解毒,镇惊开窍功效的中成药是(　　　)

　　A. 安宫牛黄丸　　　　　　B. 紫雪散　　　　　　　C. 清开灵口服液

　　D. 局方至宝散　　　　　　E. 万氏牛黄清心丸

27. 具有清热解毒,镇静安神功效的中成药是(　　　)

　　A. 苏合香丸　　　　　　　B. 局方至宝散　　　　　C. 安宫牛黄丸

　　D. 柏子养心丸　　　　　　E. 清开灵口服液

28. 治疗胸胁痞闷、食滞不消、呕吐酸水的中成药是（　　）

    A. 柴胡疏肝丸　　　　　　B. 木香顺气丸　　　　　　C. 越鞠丸

    D. 四逆散　　　　　　　　E. 左金丸

29. 具有理气消胀,和胃止痛功效的中成药是（　　）

    A. 木香顺气丸　　　　　　B. 胃苏颗粒　　　　　　　C. 四逆散

    D. 越鞠丸　　　　　　　　E. 左金丸

30. 治疗湿浊中阻、脾胃不和所致的胸膈痞闷、脘腹胀痛、呕吐恶心、嗳气纳呆的中成药是（　　）

    A. 木香顺气丸　　　　　　B. 左金丸　　　　　　　　C. 柴胡疏肝丸

    D. 越鞠丸　　　　　　　　E. 四逆散

31. 湿热下注所致的淋证宜选用（　　）

    A. 肾炎四味片　　　　　　B. 八正合剂　　　　　　　C. 癃闭舒胶囊

    D. 九气拈痛丸　　　　　　E. 三金片

32. 黄疸属寒湿阴黄者**不宜使用**的药物是（　　）

    A. 茵栀黄口服液　　　　　B. 茵陈五苓丸　　　　　　C. 四逆散

    D. 香连丸　　　　　　　　E. 木香顺气丸

33. 下列**不属于**利尿通淋剂的是（　　）

    A. 癃闭舒胶囊　　　　　　B. 八正合剂　　　　　　　C. 三金片

    D. 茵栀黄口服液　　　　　E. 萆薢分清丸

34. 用于治疗前列腺增生的中成药是（　　）

    A. 八正合剂　　　　　　　B. 三金片　　　　　　　　C. 排石颗粒

    D. 癃闭舒胶囊　　　　　　E. 癃清片

35. 属于祛风寒湿痹证的是（　　）

    A. 小活络丸　　　　　　　B. 独活寄生合剂　　　　　C. 颈康复颗粒

    D. 四妙丸　　　　　　　　E. 香连丸

36. 下列**不属于**祛痰剂的是（　　）

    A. 二陈丸　　　　　　　　B. 橘贝半夏颗粒　　　　　C. 半夏天麻丸

    D. 消瘿丸　　　　　　　　E. 荆防颗粒

37. 食积停滞,脘腹胀满,嗳腐吞酸应选用（　　）

    A. 保和丸　　　　　　　　B. 枳实导滞丸　　　　　　C. 血府逐瘀口服液

    D. 六味安消散　　　　　　E. 抗栓再造丸

38. 饮食积滞,湿热内阻,见脘腹胀痛,不思饮食,不便秘结,痢疾里急后重,宜选（　　）

    A. 六味安消散　　　　　　B. 开胃健脾丸　　　　　　C. 藿香正气水

    D. 枳实导滞丸　　　　　　E. 保和丸

39. 肝阳上亢所致的头痛宜用（　　）

    A. 脑立清丸　　　　　　　B. 天麻钩藤颗粒　　　　　C. 川芎茶调散

D. 芎菊上清丸　　　　　　　　E. 正天丸

40. 孕妇慎用的常用中成药是(　　)

　　A. 小活络丸　　　　　　　B. 木瓜丸　　　　　　　C. 风湿骨痛丸

　　D. 颈复康颗粒　　　　　　E. 四妙丸

41. 既能治疗风寒湿痹,又能扶正祛邪的中成药是(　　)

　　A. 小活络丸　　　　　　　B. 追风活络丸　　　　　C. 舒筋活络酒

　　D. 独活寄生合剂　　　　　E. 香连丸

42. 具有祛风湿,止痹痛,益肝肾,补气血功用的方药是(　　)

　　A. 独活寄生合剂　　　　　B. 天麻丸　　　　　　　C. 羌活胜湿汤

　　D. 风湿骨痛胶囊　　　　　E. 二妙丸

43. 治疗痰浊上蒙之眩晕的方药是(　　)

　　A. 二陈汤　　　　　　　　B. 半夏白术天麻汤　　　C. 天麻钩藤颗粒

　　D. 参苓白术丸　　　　　　E. 全天麻胶囊

44. 具有益气补血,健脾养心功用的方药是(　　)

　　A. 左归丸　　　　　　　　B. 归脾丸　　　　　　　C. 全天麻胶囊

　　D. 杞菊地黄丸　　　　　　E. 四物汤

45. 对六味地黄丸描述错误的是(　　)

　　A. 具有滋阴补肾之功　　　B. 以熟地黄为君药　　　C. 脾虚泄泻者慎用

　　D. 全方三阴并补,以补肾为主　　E. 主治阴虚火旺证

46. 患者,男,25 岁。外感风寒,症见头痛发热,恶寒身痛,鼻流清涕,咳嗽咽干,宜选用的中成药是(　　)

　　A. 藿香正气水　　　　　　B. 感冒清热颗粒　　　　C. 正柴胡饮颗粒

　　D. 连花清瘟胶囊　　　　　E. 荆防颗粒

47. 患者,男,35 岁。外感风寒,症见发热恶寒,无汗,头痛,鼻塞,喷嚏,咽痒咳嗽,四肢酸痛,宜选用的中成药是(　　)

　　A. 藿香正气水　　　　　　B. 感冒清热颗粒　　　　C. 正柴胡饮颗粒

　　D. 连花清瘟胶囊　　　　　E. 荆防颗粒

48. 患者,女,20 岁。外感风热,症见发热头痛,口干,咳嗽,咽喉疼痛,宜选用的中成药是(　　)

　　A. 藿香正气水　　　　　　B. 感冒清热颗粒　　　　C. 正柴胡饮颗粒

　　D. 银翘解毒丸　　　　　　E. 荆防颗粒

49. 患者,男,50 岁。自述恶寒发热,头痛昏重,胸膈痞闷,脘腹胀痛,呕吐泄泻,医生诊断为外感风寒,内伤湿滞,治疗应首选(　　)

　　A. 藿香正气水　　　　　　B. 感冒清热颗粒　　　　C. 正柴胡饮颗粒

　　D. 银翘解毒丸　　　　　　E. 黄连上清丸

50. 患者,女,50 岁。平素身体虚弱,近又感受风寒,症见恶寒发热,头痛鼻塞,咳嗽痰多,胸闷呕

逆,乏力气短,治疗应选用(　　)

 A. 藿香正气水   B. 参苏丸   C. 正柴胡饮颗粒

 D. 连花清瘟胶囊   E. 荆防颗粒

51. 患者,女,36 岁。自述近半年来因家庭琐事,导致心情闷闷不乐,且胸腹胀痛,食欲不振,月经周期先后不定,并时有头晕目眩,医生诊断为肝郁脾虚证,宜选用的药物是(　　)

 A. 逍遥丸   B. 加味逍遥丸   C. 小柴胡颗粒

 D. 龙胆泻肝丸   E. 藿香正气水

52. 患者,男,25 岁。恶寒发热,咳嗽,鼻塞流涕,头痛,无汗,肢体酸痛,宜选用的中成药是(　　)

 A. 通宣理肺丸   B. 蛇胆川贝散   C. 正柴胡饮颗粒

 D. 连花清瘟胶囊   E. 荆防颗粒

53. 患者,男,78 岁。伤寒病愈后,身体逐渐恢复,但体质较弱,现症见自汗恶风,面白舌淡,宜选用的中成药是(　　)

 A. 四神丸   B. 固本益肠片   C. 金锁固精丸

 D. 玉屏风胶囊   E. 缩泉丸

54. 患者,女,45 岁。神疲乏力,心悸怔忡,虚烦失眠,健忘多梦,手足心热,大便干燥,舌红少苔,宜选用的中成药是(　　)

 A. 解郁安神颗粒   B. 养血安神丸   C. 柏子养心丸

 D. 天王补心丸   E. 朱砂安神丸

55. 患者,男,67 岁。脘腹胁痛,热厥手足不温,泻痢下重,舌苔薄黄,脉沉涩,微弦,宜选用的中成药是(　　)

 A. 木香顺气丸   B. 左金丸   C. 越鞠丸

 D. 柴胡疏肝丸   E. 四逆散

56. 患者,男,16 岁。昨天因受寒凉,刻见恶寒发热,头痛昏重,脘腹胀痛,呕吐泄泻,宜首选(　　)

 A. 平胃散   B. 保和丸   C. 二妙丸

 D. 藿香正气水   E. 左金丸

57. 患者,男,45 岁。胁肋疼痛,寒热往来,嗳气太息,腹胀,脉弦,宜选用(　　)

 A. 柴胡疏肝丸   B. 半夏厚朴汤   C. 木香顺气丸

 D. 沉香化气丸   E. 左金丸

58. 患者,女,63 岁。症见头痛,或偏或正,或巅顶作痛,微恶风发热,鼻塞,治疗首选(　　)

 A. 桂枝汤   B. 川芎茶调散   C. 天麻钩藤颗粒

 D. 九味羌活丸   E. 天麻丸

59. 患者,女,23 岁。症见饮食不化,胸脘痞闷,肠鸣泄泻,四肢乏力,形体消瘦,面色萎黄,舌淡苔白腻,脉虚缓,治疗首选(　　)

A. 补中益气丸   B. 参苓白术散   C. 四君子丸

D. 六君子丸   E. 香砂六君子丸

60. 患者，男，70 岁。症见尿频尿急，小便短赤，淋沥涩痛，口燥咽干，舌苔黄腻，脉滑数，治疗首选（ ）

A. 八正合剂   B. 肾炎四味片   C. 肾炎康复片

D. 癃闭舒胶囊   E. 癃清片

（二）多项选择题

1. 治疗风寒表证的中成药有（ ）

A. 桂枝合剂   B. 感冒清热颗粒   C. 正柴胡饮颗粒

D. 连花清瘟胶囊   E. 荆防颗粒

2. 治疗风热表证的中成药有（ ）

A. 银翘解毒丸   B. 桑菊感冒片   C. 双黄连口服液

D. 羚羊感冒胶囊   E. 连花清瘟胶囊

3. 具有祛暑解表功效的中成药有（ ）

A. 藿香正气水   B. 保济丸   C. 正柴胡饮颗粒

D. 连花清瘟胶囊   E. 荆防颗粒

4. 藿香正气的剂型有（ ）

A. 酊剂   B. 片剂   C. 水剂

D. 胶囊   E. 滴丸

5. 组方中含有金银花、连翘的中成药有（ ）

A. 银翘解毒丸   B. 桑菊感冒片   C. 双黄连口服液

D. 羚羊感冒胶囊   E. 连花清瘟胶囊

6. 治疗脾胃虚寒的中成药有（ ）

A. 小建中合剂   B. 理中丸   C. 附子理中丸

D. 四逆散   E. 玉屏风胶囊

7. 组方中**不含有**附子的中成药是（ ）

A. 小建中合剂   B. 理中丸   C. 附子理中丸

D. 四逆散   E. 香砂平胃丸

8. 下列是玉屏风胶囊功效的是（ ）

A. 益气   B. 固表   C. 止汗

D. 散寒   E. 止泻

9. 中成药小青龙颗粒的功效是（ ）

A. 解表化饮   B. 止咳平喘   C. 止咳化痰

D. 降气平喘   E. 清肺止咳

10. 组方中含有朱砂的中成药有（ ）

A. 天王补心丸   B. 柏子养心丸   C. 养血安神丸

D. 枣仁安神胶囊   E. 朱砂安神丸

11. 下列属于平肝息风中成药的是（   ）

A. 川芎茶调散   B. 芎菊上清丸   C. 松龄血康胶囊

D. 天麻钩藤颗粒   E. 脑立清丸

12. 下列属于祛除外风中成药的是（   ）

A. 川芎茶调散   B. 芎菊上清丸   C. 松龄血康胶囊

D. 天麻钩藤颗粒   E. 脑立清丸

13. 清热燥湿止泻中成药包括（   ）

A. 香连丸   B. 香连化滞丸   C. 茵陈五苓丸

D. 茵栀黄口服液   E. 五苓散

14. 下列关于加味逍遥丸的说法**错误**的是（   ）

A. 适用于肝郁血虚、肝脾不和者

B. 适用于脾胃虚寒、脘腹冷痛者

C. 适用于肝郁气滞证

D. 适用于脾胃虚寒、大便溏薄者

E. 具有疏肝清热,健脾养血的作用

15. 下列关于小柴胡颗粒功能正确的是（   ）

A. 疏肝健脾   B. 养血调经   C. 解表散热

D. 疏肝和胃   E. 健脾养血

二、简答题

1. 感冒清热颗粒的功效、主治各是什么?

2. 双黄连口服液、羚羊感冒胶囊、连花清瘟胶囊的问病要点是什么?

3. 临床如何区别使用银翘解毒丸与桑菊感冒片?

4. 麻仁胶囊的功效主治是什么? 临床使用应注意什么?

5. 比较黄连上清片与牛黄上清胶囊的功效主治异同点。

6. 比较逍遥丸与加味逍遥丸的处方、功效主治异同点。

7. 四神丸证的主要症状为泄泻,为何以补骨脂为君药?

8. 柏子养心丸与天王补心丹均为滋养安神剂,二者有何不同?

9. 朱砂安神丸中朱砂配伍黄连的意义是什么?

10. 简述天麻钩藤颗粒的功效主治及使用注意事项。

11. 请列举几个健脾祛湿中成药的代表方,并阐述其功效特点。

12. 六味地黄丸配伍特点是什么? 其功能与主治特点是什么?

13. 简述归脾丸的主治证及配伍特点。

三、实例分析题

1. 患者,男,22岁。不慎着凉,出现恶寒、发热(37.6℃)、头痛,继而出现腹泻。在6小时内,大便3次,呈水样便,伴有腹胀、微痛、恶心欲吐,查舌苔薄白稍腻,脉浮。甲医生认为外感风寒挟湿,用九味羌活丸治疗,但效果不佳。乙医生认为外感风寒,体内有湿,用藿香正气水治疗。试分析应如何诊治?

2. 患者,女,42岁。平素神疲体弱,气短懒言,前天外出不慎感寒,恶寒较甚,发热(36.8℃),无汗,头痛身楚,咳嗽,痰白;咯痰无力,舌淡苔白,脉浮而无力。试分析应如何诊治?

3. 患者,女,41岁。自述3年前患上了胃溃疡,经常胃疼。她吃了不少西药,病情却时轻时重,控制得不甚理想,想改用中药治疗。医生询问病史后,让她服用逍遥丸,每次约9g,1日3次,30天为1个疗程,服至痊愈。结果她连续服用3个疗程后,胃痛就没有再犯了。试分析原因。

4. 患者,女,30岁,近来脘腹疼痛,得温或轻按疼痛减轻,呕吐,大便稀溏,脘腹胀满,食欲下降,四肢不温,畏寒,消化不良,脉沉迟。根据所学知识,为病人推荐常用中成药,并作简要分析。

5. 患者,男,42岁。患者平素饮食不规律,嗜食辛辣,昨晚与朋友豪饮聚餐,一周前见:脘腹胀满、嗳腐吞酸、不欲饮食。请根据患者病情,推荐合适的中成药,并说明理由。

6. 患者,女,62岁,平时易出汗,畏风寒。一周前患感冒,四肢倦怠,乏力,轻微发热,鼻流清涕,食欲不振,舌体胖大,舌边有齿痕。药店人员推荐使用九味羌活丸。请分析以上案例中店员推荐的中成药是否合理?并根据所学知识为该患者推荐合理的中成药。

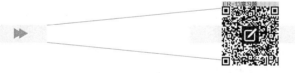

（吴立明　刘想晴　王智星）

实训

实训一 中医体质测试

【实训目的】

1. 根据中国中华中医药学会的评判标准,计算每个人的体质。

2. 对照评分标准,为自己和同伴作一次体质测试。

3. 根据测试结果,为自己和同伴制定调整体质的方案。

【实训材料】

1. **表格** 中国中华中医药学会的体质的评判标准表。

2. **物品** 诊疗桌、方凳、治疗床、屏风。

3. **器械** 指甲剪、压舌板、手电筒。

【实训方法】

1. **小组划分** 2人一小组,发放中华中医药学会的体质测试表格,讲解测试表的内容,指导填写表格。

2. **操作准备** 操作者着装整洁,修剪指甲,洗手。

【实训内容】

1. 评估、解释、嘱受试者准备。

2. 根据表格内容进行问诊,必要时检查,且如实填写表格。

3. 根据表格填写的内容,进行计算,正确判断测试者的体质。

4. 最终根据体质测试结果,制定调整和改善体质的方案。

【实训报告】

1. 本次测试对象属于何种体质类型?其总体特征是什么?

2. 根据该体质,请制定相应的养生保健方案。

【实训体会】

(徐 婧)

实训二 识别常用根及根茎类中药

【实训目的】

1. 学会运用眼看、手摸、鼻闻、口尝等中药性状鉴定技能,依据中药材的形状、大小、颜色、表面特征、质地、断面、气和味等性状特点,识别常用根及根茎类中药。

2. 通过对药材的感官认识,加深对其性味、功效、主治的理解和记忆。

【实训材料】

防风、羌活、柴胡、葛根、知母、黄芩、黄连、龙胆、生地黄、熟地黄、玄参、大黄、独活、威灵仙、秦艽、防己、苍术、附子、干姜、木香、三七、白及、川芎、延胡索、郁金、丹参、牛膝、半夏、川贝母、浙贝母、桔梗、天麻、石菖蒲、人参、党参、黄芪、白术、山药、甘草、续断、当归、白芍、何首乌、北沙参、麦冬、白芷、细辛、藁本、升麻、天花粉、苦参、板蓝根、山豆根、赤芍、紫草、银柴胡、胡黄连、京大戟、川乌、狗脊、泽泻、乌药、骨碎补、三棱、莪术、姜黄、天南星、白附子、白前、前胡、紫菀、远志、太子参、巴戟天、天冬、石斛、玉竹、南沙参、黄精等原药材及饮片。

【实训内容】

1. 仔细观察实训药材的形态、大小、颜色、表面、质地、断面及气味等自然性状,找出药材性状的典型特征,作为中药性状鉴别的主要依据。

2. 把中药性状特点与中药性能特点相联系,探寻中药性状与性能之间的关联性,增强对中药功用的理解和记忆。

【实训结果】

1. 按表实训-1 格式,正确填写 10 味中药的名称、性状典型特征及主要功效。

表实训-1 中药性状鉴别特征与主要功效

序号	药名	性状典型特征	主要功效
1	防风		
2	狗脊		
……	……		

2. 按功效对中药进行分类,并按要求填写表实训-2。

表实训-2 中药功效分类

分类	药名	性味	功效	主治
发散	麻黄			
风寒	荆芥			
药	……			
……	……			

【实训思考】

1. 中药的性状特点与药性功效有无关联性？举例说明。

2. 中药性状中的"味"与药性中的"味"含义有何不同？

【实训体会】

（吴立明）

实训三　识别常用全草、茎叶及皮类中药

【实训目的】

1. 学会运用眼看、手摸、鼻闻、口尝等中药性状鉴定技能，依据中药材的形状、大小、颜色、表面特征、质地、断面、气和味等性状特点，识别常用全草、茎叶及皮类中药。

2. 通过对药材的感官认识，加深对其性味、功效及主治证的理解和记忆。

【实训材料】

麻黄、荆芥、桑叶、桂枝、薄荷、广藿香、佩兰、茵陈、小蓟、艾叶、钩藤、紫苏叶、竹叶、夏枯草、淫羊藿、益母草、黄柏、鱼腥草、厚朴、肉桂、杜仲、秦皮、蒲公英、紫花地丁、青蒿、穿心莲、大青叶、香薷、败酱草、马齿苋、白花蛇舌草、番泻叶、豨莶草、桑寄生、五加皮、桑枝、金钱草、川木通、萹蓄、瞿麦、通草、石韦、鸡血藤、大蓟、侧柏叶、仙鹤草、石斛、枇杷叶、合欢皮、墨旱莲等原药材及饮片。

【实训内容】

1. 仔细观察实训药材的形态、大小、颜色、表面、质地、断面及气味等自然性状，找出药材性状的典型特征，作为中药性状鉴别的主要依据。

2. 把中药性状特点与中药性能特点相联系，探寻中药性状与性能之间的关联性，增强对中药功用的理解和记忆。

【实训结果】

1. 按表实训-3 格式，正确填写 10 味中药的名称、性状典型特征及主要功效

表实训-3　中药性状鉴别特征与主要功效

序号	药名	性状典型特征	主要功效
1	麻黄		
2	荆芥		
……	……		

2. 按功效对中药进行分类,并按要求填写表实训-4

表实训-4　中药功效分类

分类	药名	性味	功效	主治
发散	麻黄			
风寒	荆芥			
药	……			
……	……			

【实训思考】

1. 中药药性中的"味"与其功效有无关联性? 举例说明。

2. 全草、茎叶及皮类中药在描述性状时有哪些特征术语? 举例说明。

【实训体会】

(吴立明)

实训四　识别常用花、果实及种子类中药

【实训目的】

1. 学会运用眼看、手摸、鼻闻、口尝等中药性状鉴定技能,依据中药材的形状、大小、颜色、表面特征、质地、断面、气和味等性状特点,识别常用花、果实及种子类中药。

2. 通过对药材的感官认识,加深对其性味、功效及主治证的理解和记忆。

【实训材料】

牛蒡子、栀子、连翘、砂仁、车前子、陈皮、青皮、枳实、川楝子、山楂、莱菔子、薏苡仁、桃仁、苦杏仁、苏子、葶苈子、瓜蒌、酸枣仁、柏子仁、蔓荆子、枸杞子、菟丝子、五味子、乌梅、山茱萸、莲子、补骨脂、白芥子、决明子、菊花、金银花、红花、苍耳子、辛夷、淡豆豉、郁李仁、牵牛子、巴豆、火麻仁、吴茱萸、小茴香、丁香、佛手、白果、木瓜、草豆蔻、白豆蔻、地肤子、芫花、花椒、荔枝核、王不留行、槐花、麦芽、马钱子、益智、女贞子、覆盆子、金樱子、芡实、款冬花、白扁豆、旋覆花、胖大海、马兜铃、沙苑子、刺蒺藜、罂粟壳、肉豆蔻、浮小麦、蛇床子、诃子等原药材及饮片。

【实训内容】

1. 仔细观察实训药材的形态、大小、颜色、表面、质地、断面及气味等自然性状,找出药材性状的典型特征,作为中药性状鉴别的主要依据。

2. 把中药性状特点与中药性能特点相联系,探寻中药性状与性能之间的关联性,增强对中药功用的理解和记忆。

【实训结果】

1. 按表实训-5 格式,正确填写 10 味中药的名称、性状典型特征及主要功效。

表实训-5　中药性状鉴别特征与主要功效

序号	药名	性状典型特征	主要功效
1	牛蒡子		
2	栀子		
……	……		

2. 按功效对中药进行分类,并按要求填写表实训-6。

表实训-6　中药功效分类

分类	药名	性味	功效	主治
理气药	陈皮			
	青皮			
	……			
……	……			

【实训思考】

1. 花、果实及种子类中药的性状特点与药性功效有无关联性？举例说明。

2. 花、果实及种子类中药在描述性状时有哪些特征术语？举例说明。

【实训体会】

（吴立明）

实训五　中药汤剂的制备

【实训目的】

1. 掌握汤剂制备方法及操作要点。

2. 熟悉特殊处理药材的煎煮方法。

3. 了解中医处方的一般书写格式。

【实训材料】

1. 仪器、用品　砂锅（或搪瓷锅）、煤气灶（或电磁炉）、量杯、玻璃棒、纱布等。

2. 材料、试剂　中医处方、中药饮片;饮用水或自来水等。

【实训内容】

1. 小儿上感汤的制备　大青叶 20g　金银花 20g　陈皮 10g　荆芥 10g　百部 15g　石膏 20g　甘草 5g。

2. 银翘散汤的制备　连翘 15g　金银花 15g　苦桔梗 10g　薄荷 6g　竹叶 5g　生甘草 6g　荆芥穗 6g　淡豆豉 5g　牛蒡子 6g。

3. 麻黄汤的制备　麻黄 9g　桂枝 6g　杏仁 9g　甘草 3g。

4. 归脾汤的制备　人参 6g　白术 9g　黄芪 12g　当归 9g　炙甘草 3g　茯神 9g　远志 6g　木香 6g　龙眼肉 12g　炒酸枣仁 12g　生姜 3 片　大枣 5 枚。

（注：以上处方根据需要可自行选用）

【实训方法】

1. 煎药前的准备　①预备好实验所需的处方及中药饮片；②将处方中药放入砂锅（或搪瓷锅）中，加水至高出药面 2~3cm，浸泡 30 分钟。

2. 中药的煎煮　①将浸泡好的中药置于燃气灶（或电磁炉）上，武火至沸腾；②将燃气灶（或电磁炉）调至文火，保持微沸状态，持续时间根据药性而定（提示：解表药及其他芳香性药物，一般用武火迅速煮沸，改用文火维持 10~15 分钟左右即可。有效成分不易煎出的矿物类、贝壳类及补益药，一般宜文火久煎，使有效成分充分溶出）；③滤出药液，为第一煎；④再加水浸没药材，煎煮，滤出药液，为第二煎；⑤将第一煎与第二煎合并，混匀，即成；⑥分两次服用。

3. 完成实训报告　将煎药过程填入中药汤剂制备流程表。

【实训结果】

中药汤剂制备流程表

日期		操作人签名	
方剂名称			
处方用药			
服药方法		内服□　　外用□　　其他□	
煎煮方法		高压锅□　　常压锅□　　砂锅或搪瓷锅□	
加水量（ml）	第一煎		
	第二煎		
浸泡时间		时　分至　时　分	
特殊煎法		先煎□　后下□　另煎□　　包煎□　冲服□　烊化□	
煎煮时间	第一煎	时　分至　时　分	
	第二煎	时　分至　时　分	
煎煮液（ml）	第一煎		
	第二煎		
备注			

【实训思考】

1. 制备汤剂时,煎煮前为什么要用冷水浸泡药材?

2. 煎药过程中有哪些注意事项?

3. 处方中含矿石类、贝壳类药材时,应如何处理?

4. 处方中有荆芥、陈皮等含挥发性有效成分的药材时,应如何处理?

5. 处方中含人参等名贵药材时,应如何处理?

【实训体会】

（吴立明）

实训六　问病荐药技能训练

【实训目的】

1. **掌握**　问病荐药技巧,增强学生中成药知识及指导合理使用中成药的服务能力。

2. **熟悉**　常见疾病感冒、咳嗽、胃痛、泄泻、失眠、头痛、便秘、痛经、乳蛾、鼻渊的问病要点、辨证分型,推荐符合治疗的中成药。

3. **了解**　中成药的用药方法、不良反应及注意事项。

【实训材料】

1. **模拟药店**　配备常用的各种剂型中成药品(或中成药品盒)。

2. **问病荐药案例**　感冒、咳嗽、胃痛、泄泻、头痛、便秘等病证的辨证分型、治疗原则、推荐药品的案例。

【实训方法】

1. **组建小组**　以班级为单位,预先划分好若干小组,组长负责制。

2. **角色扮演**　随机抽取每组学生 2 名,一名扮药店店员,一名扮顾客(患者)。

3. **抽取案例**　扮演顾客(患者)的学生到模拟药店门外,从问病荐药案例中随机抽取案例。

4. **模拟药店情境**　抽签后扮演顾客(患者)的学生从模拟药店门外走进相应药架前,扮药店店员的学生主动热情接待,进行问病荐药的情境对话。

5. **问病后辨证分型,推荐使用药物**　扮药店店员的学生详细介绍药品功效主治、用药方法等,指导合理用药。

【实训内容】

1. **问病荐药过程**　根据顾客(患者)的主诉和临床表现进行诊断、辨证,然后推荐合适的中成药并介绍其功效主治、用药方法、不良反应及一些注意事项。

2. **问病荐药内容**

（1）病因及诱因：询问起病的环境与时间，是否有明显的起病原因或诱因。

（2）主要症状及持续时间：问病人现在最痛苦的症状、体征及持续时间。

（3）伴随症状：问病人是否有其他伴随症状。

（4）诊治经过：起病后是否有过就医？是否服用何药治疗，用药效果如何？有无不良反应等。

（5）发病过程：饮食、二便、睡眠、精神状况如何？有无改变？

（6）既往史：既往健康状况和既往患病情况。

（7）药物过敏史：是否对某些药品有过敏史。

（8）个人生活史：社会经历、职业及工作条件、生活起居、饮食嗜好，婚姻生育等。

（9）家族史：直系亲属及配偶的健康和患病情况，有无传染病史或与遗传有关的疾病等。

（10）妇女：问月经史和婚产史。

根据以上询问，了解患者病情，进行综合分析，辨证分型，为患者推荐合适的中成药，并指导其合理用药。

【实训检测】

1. **态度目标**　模拟过程中店员问病态度要和蔼可亲，语言要通俗易懂，顾客态度要严肃认真密切配合，老师可根据学生的模拟情境作出评价。

2. **能力目标**　将问病要点是否清晰全面、辨证分型是否准确、推荐药品是否正确、指导合理用药是否清楚全面等技能，作为能力目标进行综合评价。

【实训评价】

问病荐药技能训练考核表

专业班级		姓名		日期	
实训项目		实训成绩		老师签名	
考核内容	评分依据			分值	得分
态度目标	仪表、礼貌用语、沟通能力			20分	
技能目标	问病过程表述清晰简洁，语言流畅			20分	
	辨证分型、诊断正确			20分	
	推荐使用药物正确及药品介绍			20分	
	指导合理用药，包括服法、不良反应、注意事项			15分	
	药品价格			5分	
合计				100分	

（王智星）

实训七　常用中成药剂型的社会调查

【实训目的】

1. 通过实地调查药品零售药店或医院中成药房等药品经营岗位，掌握常用中成药及剂型特点；

熟悉中成药包装特点和说明书应撰写的内容;了解中成药新剂型状况和常用中成药的价格、市场销售情况等。

2. 通过与药学服务岗位的直接接触,了解药学服务的对象和服务内容,初步掌握向患者合理推荐中成药的专业能力和交流沟通技巧,为今后从事药学服务和药品营销工作奠定基础。

【实训内容】

1. **实地调查**　分别到医药连锁零售药店或医疗单位中成药药房等药品经营岗位,实地调查常用中成药的品种、剂型、价格,常用剂型的包装特点、内外包装、说明书内容、销售情况等,以及注射剂、滴丸、软胶囊等中成药新剂型的市场前景。

2. **整理资料**　汇总调查资料,撰写《常用中成药剂型的社会调查报告》。

【实训方法】

1. **组建调查小组,明确调查任务**　以3~5人为小组,分别到医药连锁零售药店或医疗单位中成药药房,按上述实训内容开展实地调查,做好调查记录。

2. **整理调查资料,分析调查数据**　对调查所得的各种原始资料进行审查,整理汇总,填写《常用中成药剂型调查汇总表》。

3. **撰写《常用中成药剂型的社会调查报告》**　认真分析中成药的市场现状和存在的问题,提出改进意见和措施。

【实训结果】

1. **填写《常用中成药剂型调查汇总表》。**

常用中成药剂型调查汇总表

序号	药品名称	剂型规格	包装	说明书内容	生产企业	价格（元）	销售情况
1							
2							
……							

2. 撰写《常用中成药剂型的社会调查报告》。

【实训体会】

(刘想晴)

附录

中医体质分类与判定自测表
（中华中医药学会标准）

1. **判定方法**　回答《中医体质分类与判定表》中的全部问题,每一问题按 5 级评分,计算原始分和转化分,依标准判定体质类型。

原始分=各个条目的分值相加。

转化分数=[（原始分-条目数）/（条目数×4）]×100

2. **判定标准**　平和质为正常体质,其他 8 种体质为偏颇体质。判定标准见下表。

平和质与偏颇体质判定标准表

体质类型	条件	判定结果
平和质	转化分≥60 分	是
	其他 8 种体质转化分均 < 30	
	转化分≥60 分	基本是
	其他 8 种体质转化分均 < 40	
	不满足上述条件者	否
偏颇体质	转化分 40 分	是
	转化分 30~39 分	倾向是
	转化分<30 分	否

3. **示例**

示例 1:某人各种体质类型转化分如下:平和质 75 分,气虚质 56 分,阳虚质 27 分,阴虚质 25 分,痰湿质 12 分,湿热质 15 分,血瘀质 20 分,气郁质 18 分,特禀质 10 分。根据判定标准,虽然平和质转化分≥60 分,但其他 8 种体质转化分并未全部<40 分,其中气虚质转化分≥40 分,故此人不能判定为平和质,应判定为气虚质。

示例 2:某人各种体质类型转化分如下:平和质 75 分,气虚质 16 分,阳虚质 27 分,阴虚质 25 分,痰湿质 32 分,湿热质 25 分,血瘀质 10 分,气郁质 18 分,特禀质 10 分。根据判定标准,平和质转化分≥60 分,且其他 8 种体质转化分均<40 分,可判定为基本是平和质,同时,痰湿质转化分 30~39 分之间,可判定为痰湿质倾向,故此人最终体质判定结果基本是平和质,有痰湿质倾向。

4. 表格

平和质（A型）

请根据最近一年的体验和感觉，回答下列问题	没有（根本不）	很少（有一点）	有时（有些）	经常（相当）	总是（非常）
(1)您精力充沛吗？	1	2	3	4	5
(2)您容易疲劳吗？*	1	2	3	4	5
(3)您说话声音低弱无力吗？*	1	2	3	4	5
(4)您闷闷不乐、情绪低落吗？*	1	2	3	4	5
(5)您比一般人耐受不了寒冷(冬天的寒冷,夏天的冷空调、电扇等)吗？*	1	2	3	4	5
(6)您能适应外界自然和社会环境的变化吗？	1	2	3	4	5
(7)您容易失眠吗？*	1	2	3	4	5
(8)您容易忘事(健忘)吗？*	1	2	3	4	5
判定结果:□是　　　　□倾向是　　　　□否					

(注:标有*的条目需逆向计分,即1→5,2→4,3→3,4→2,5→1,再用公式转化分)

气虚质（B型）

请根据最近一年的体验和感觉，回答下列问题	没有（根本不）	很少（有一点）	有时（有些）	经常（相当）	总是（非常）
(1)您容易疲劳吗？	1	2	3	4	5
(2)您容易气短(呼吸短促,接不上气)吗？	1	2	3	4	5
(3)您容易心慌吗？	1	2	3	4	5
(4)您容易头晕或者站起来晕眩吗？	1	2	3	4	5
(5)您比别人容易患感冒吗？	1	2	3	4	5
(6)您喜欢安静、懒得说话吗？	1	2	3	4	5
(7)您说话声音低弱无力吗？	1	2	3	4	5
(8)您活动量稍大就容易出虚汗吗？	1	2	3	4	5
判定结果:□是　　　　□倾向是　　　　□否					

阳虚质（C型）

请根据最近一年的体验和感觉，回答下列问题	没有（根本不）	很少（有一点）	有时（有些）	经常（相当）	总是（非常）
(1)您手脚发凉吗？	1	2	3	4	5
(2)您胃脘部、背部或腰膝部怕冷吗？	1	2	3	4	5
(3)您感到怕冷、衣服比别人穿得多吗？	1	2	3	4	5
(4)您比一般人耐受不了寒冷(冬天的寒冷,夏天的冷空调、电扇等)吗？	1	2	3	4	5
(5)您比别人容易感冒吗？	1	2	3	4	5

续表

请根据最近一年的体验和感觉，回答下列问题	没有（根本不）	很少（有一点）	有时（有些）	经常（相当）	总是（非常）
（6）您吃（喝）凉的东西会感到不舒服或者怕吃（喝）凉的东西吗？	1	2	3	4	5
（7）您受凉或吃（喝）凉的东西后，容易腹泻（拉肚子）吗？	1	2	3	4	5
判定结果：□是　　　□倾向是　　　□否					

阴虚质（D型）

请根据最近一年的体验和感觉，回答下列问题	没有（根本不）	很少（有一点）	有时（有些）	经常（相当）	总是（非常）
（1）您感到手脚心发热吗？	1	2	3	4	5
（2）您感觉身体、脸上发热吗？	1	2	3	4	5
（3）您皮肤或口唇干吗？	1	2	3	4	5
（4）您口唇的颜色比一般人红吗？	1	2	3	4	5
（5）您容易便秘或大便干燥吗？	1	2	3	4	5
（6）您面部两颧潮红或偏红吗？	1	2	3	4	5
（7）您眼睛干涩吗？	1	2	3	4	5
（8）您感到口干、咽燥、总想喝水吗？	1	2	3	4	5
判定结果：□是　　　□倾向是　　　□否					

痰湿质（E型）

请根据最近一年的体验和感觉，回答下列问题	没有（根本不）	很少（有一点）	有时（有些）	经常（相当）	总是（非常）
（1）您感到胸闷或腹部胀满吗？	1	2	3	4	5
（2）您感到身体沉重不轻松或不爽快吗？	1	2	3	4	5
（3）您腹部肥满松软吗？	1	2	3	4	5
（4）您有额部油脂分泌多的现象吗？	1	2	3	4	5
（5）您上眼睑比别人肿（上眼睑有轻微隆起的现象）吗？	1	2	3	4	5
（6）您嘴里有黏黏的感觉吗？	1	2	3	4	5
（7）您嘴里痰多，特别是咽喉部总感觉到有痰堵着吗？	1	2	3	4	5
（8）您舌苔厚腻或者舌苔厚厚的感觉吗？	1	2	3	4	5
判定结果：□是　　　□倾向是　　　□否					

湿热质（F型）

请根据最近一年的体验和感觉，回答下列问题	没有（根本不）	很少（有一点）	有时（有些）	经常（相当）	总是（非常）
(1)您面部或鼻部有油腻感或者油光发亮吗？	1	2	3	4	5
(2)您容易生痤疮或疮疖吗？	1	2	3	4	5
(3)您感到口苦或者嘴里有异味吗？	1	2	3	4	5
(4)您大便黏滞不爽、有解不尽的感觉吗？	1	2	3	4	5
(5)您小便时尿道有发热感、尿色浓（深）吗？	1	2	3	4	5
(6)您带下色黄（白带颜色发黄）吗？（限女性回答）	1	2	3	4	5
(7)您阴囊部位潮湿吗？（限男性回答）	1	2	3	4	5
判定结果：□是　　□倾向是　　　　□否					

血瘀质（G型）

请根据最近一年的体验和感觉，回答下列问题	没有（根本不）	很少（有一点）	有时（有些）	经常（相当）	总是（非常）
(1)您的皮肤在不知不觉中会出现青紫瘀斑（皮下出血）吗？	1	2	3	4	5
(2)您两颧部有细微红血丝吗？	1	2	3	4	5
(3)您身体有哪里疼痛吗？	1	2	3	4	5
(4)您面色晦黯或者容易出现褐斑吗？	1	2	3	4	5
(5)您容易有黑眼圈吗？	1	2	3	4	5
(6)您容易忘事（健忘）吗？	1	2	3	4	5
(7)您口唇颜色偏暗吗？	1	2	3	4	5
判定结果：□是　　□倾向是　　　　□否					

气郁质（H型）

请根据最近一年的体验和感觉，回答下列问题	没有（根本不）	很少（有一点）	有时（有些）	经常（相当）	总是（非常）
(1)您感到闷闷不乐、情绪低落吗？	1	2	3	4	5
(2)您容易精神紧张、焦虑不安吗？	1	2	3	4	5
(3)您多愁善感、感情脆弱吗？	1	2	3	4	5
(4)您容易害怕或受到惊吓吗？	1	2	3	4	5
(5)您肋部或乳房胀痛吗？	1	2	3	4	5
(6)您无缘无故叹气吗？	1	2	3	4	5
(7)您咽喉部有异物感，且吐之不出、咽之不下吗？	1	2	3	4	5
判定结果：□是　　□倾向是　　　　□否					

特禀质（Ⅰ型）

请根据最近一年的体验和感觉，回答下列问题	没有（根本不）	很少（有一点）	有时（有些）	经常（相当）	总是（非常）
（1）您没感冒也会打喷嚏吗？	1	2	3	4	5
（2）您没感冒也会鼻塞、流鼻涕吗？	1	2	3	4	5
（3）您有因季节变化、温度变化或异味等原因而咳喘的现象吗？	1	2	3	4	5
（4）您容易过敏（对药物、食物、气味、花粉或在季节交替、气候变化时）吗？	1	2	3	4	5
（5）您的皮肤容易起荨麻疹（风团、风疹块、风疙瘩）吗？	1	2	3	4	5
（6）您的皮肤有因过敏出现过紫癜（紫红色瘀点、瘀斑）吗？	1	2	3	4	5
（7）您的皮肤一抓就红，并出现抓痕吗？	1	2	3	4	5
判定结果：□是　　　　□倾向是　　　　□否					

参考文献

[1]许兆亮,王明军.中医药学概论.2 版[M].北京:人民卫生出版社,2013.

[2]潘年松,温茂兴.中医学.5 版[M].北京:人民卫生出版社,2014.

[3]周少林,宋诚挚.中医学基础.2 版[M].北京:中国医药科技出版社,2017.

[4]吕文亮,徐宜宾.中医基础理论.3 版[M].北京:人民卫生出版社,2014.

[5]王琦.中医藏象学.3 版.[M].北京:人民卫生出版社,2012.

[6]高思华,王健.中医基础理论.2 版[M].北京:人民卫生出版社,2012.

[7]孙广仁,郑洪新.中医基础理论.9 版.[M].北京:中国中医药出版社,2012.

[8]高鹏翔.中医学.8 版[M].北京:人民卫生出版社,2013.

[9]严世芸,李其忠.中医藏象辨证论治学[M].北京:人民卫生出版社,2011.

[10]唐荣伟,章涵.中医学[M].北京:人民卫生出版社,2016.

[11]廖福义.中医诊断学.2 版[M].北京:人民卫生出版社,2010.

[12]陈家旭,邹小娟.中医诊断学.3 版[M].北京:人民卫生出版社,2016.

[13]窦昌贵.中药学[M].南京:东南大学出版社,2008.

[14]段国峰.中药方剂学基础.2 版[M].北京:科学出版社,2009.

[15]张冰,吴庆广,钱三旗.应用中药学.2 版[M].北京:科学出版社,2011.

[16]陈信云,黄丽平.中药学.3 版[M].北京:中国医药科技出版社,2017.

[17]张钦德.中药鉴定技术.3 版[M].北京:人民卫生出版社,2014.

[18]吴立明.药品经营与管理专业实验(训)教程[M].北京:化学工业出版社,2017.

[19]国家药典委员会.中华人民共和国药典(2015 年版)一部[S].北京:中国医药科技出版社,2015.

目标检测参考答案

第一章 绪 论

一、选择题

（一）单项选择题

1. A 2. D 3. B 4. E 5. A 6. C 7. D 8. D 9. E 10. A

11. C 12. C 13. C 14. E 15. B

（二）多项选择题

1. ACDE 2. ABC 3. ACE 4. BC 5. ABDE

二、简答题（略）

三、实例分析题

1. 病名:泄泻。证候:寒湿困脾。症状:胃中不适,脘腹胀闷疼痛,泛恶欲吐,口淡不渴,不思饮食,头身困重,大便溏泻。舌体胖苔白腻,脉濡缓。

2. 前者为胃下垂,后者为脱肛,两者均属于中气下陷证。均采用补中益气升提之法治疗,体现了中医学的异病同治的治则。

第二章 阴 阳 五 行

一、选择题

（一）单项选择题

1. E 2. D 3. C 4. A 5. A 6. C 7. B 8. D 9. E 10. B

11. B 12. A 13. A 14. E 15. B

（二）多项选择题

1. ABCD 2. ABCDE 3. ACD 4. AB 5. BCDE

二、简答题（略）

三、实例分析题

1. 阴证。本案辨证为肾阳虚证,所见症状均为阳不制阴所致阴证表现。

2. 母病及子。金水相生法。

第三章　藏　象

一、选择题

（一）单项选择题

1. A　　2. A　　3. C　　4. C　　5. C　　6. B　　7. B　　8. D　　9. A　　10. C

11. C　　12. C　　13. D　　14. C　　15. B　　16. D　　17. D　　18. D　　19. B　　20. A

（二）多项选择题

1. ABCDE　2. ABCDE　3. BCE　4. ABD　5. AD

二、简答题（略）

三、实例分析题

1. 病在心脾，属于虚证。

2. 病在膀胱（膀胱湿热），属于实证、热证。

第四章　气血津液

一、选择题

（一）单项选择题

1. C　　2. C　　3. E　　4. A　　5. D　　6. B　　7. B　　8. E　　9. E　　10. A

11. A　　12. D　　13. B　　14. C　　15. C

（二）多项选择题

1. ADE　2. ABCD　3. ABCD　4. ABCDE　5. ABC

二、简答题（略）

三、实例分析题

1. 患者生气后，气不往下，反往上走，出现头胀，继而晕厥，为气逆证。

2. 患者为津亏肠燥证。患者症见口苦口干，五心烦热，夜眠少寐，舌质淡红、苔少无津，脉弦细数等津亏阴虚之象。津液不足，大肠干涩发为便秘。

第五章　体　质

一、选择题

（一）单项选择题

1. E　　2. B　　3. C　　4. B　　5. D　　6. B　　7. A　　8. D　　9. D　　10. D

11. C　　12. A　　13. B

（二）多项选择题

1. CDE 2. ABC 3. CD 4. ACE 5. BDE

二、简答题(略)

三、实例分析题

1. 特禀质。特禀质(过敏体质)者易患哮喘、荨麻疹、花粉症及药物过敏等；遗传性疾病如血友病、唐氏综合征(先天愚型)等；胎传性疾病如五迟(立迟、行迟、发迟、齿迟和语迟)、五软(头软、项软、手足软、肌肉软、口软)、解颅、胎惊等。

2. 气虚质。体质具有可变性、可调性，合理运用适宜的药食调摄、心理调摄、体育锻炼等可以有效地纠正某些体质的偏颇。患者通过药物、饮食、起居等干预措施，使得体质调整到一个相对平和的状态。

第六章 病 因 病 机

一、选择题

（一）单项选择题

1. C 2. B 3. B 4. E 5. B 6. C 7. D 8. E 9. B 10. B

11. D 12. E 13. E 14. C 15. D 16. E 17. B 18. B 19. D 20. B

（二）多项选择题

1. ACE 2. AC 3. BDE 4. ABCDE 5. ABDE

二、简答题(略)

三、实例分析题

1. 患者腹部胀满，为实象；纳食减少，疲乏无力，舌胖嫩而苔润，脉细弱而无力为虚象。此患者为脾虚患者，脾虚则运化无力，故患者纳食减少、腹部胀满、脉细弱而无力，为脾虚证。

2. 素有高血压病史，现症见眩晕耳鸣、面红头胀，为肝阳上亢；面红头胀，腰膝酸软，失眠多梦，时有遗精或性欲亢进，舌红，脉沉弦细，为肾阴亏虚之证。阴虚为本，阳亢为标。

3. 阴盛格阳，简称格阳。指体内阴寒过胜，阳气被拒于外，出现内真寒而外假热的证候。临床常见某些寒证因阴寒过盛于内，反而外见浮热、口渴、烦热不宁、脉洪大等假热症状。但患者身虽热，却反而喜盖衣被；口虽渴而饮水不多，喜热饮或漱水而不欲饮；脉虽洪大，但按之无力。患者久病，病属虚寒，突然出现面色泛红、烦热不宁等阳热证，为阴盛格阳证。

第七章 诊   法

一、选择题

（一）单项选择题

1. D 2. D 3. E 4. C 5. A 6. B 7. D 8. B 9. B 10. A

11. C   12. E   13. A   14. C   15. B

（二）多项选择题

1. BD   2. AC   3. ABCD   4. ABDE   5. BD

二、简答题（略）

三、实例分析题

1. 为外感表证，外感风寒。

2. 为里证，肾阳虚证。

第八章　辨　　证

一、选择题

（一）单项选择题

1. C   2. A   3. A   4. B   5. C   6. D   7. B   8. C   9. E   10. B

11. D   12. E   13. B   14. A   15. D

（二）多项选择题

1. AC   2. ABCD   3. ABCE   4. ACD   5. ABCDE

二、简答题（略）

三、实例分析题

1. 辨证为：心肾不交证。

2. 辨证为：亡阳证。

第九章　养生与防治

一、选择题

（一）单项选择题

1. E   2. A   3. A   4. D   5. D   6. A   7. E   8. A   9. A   10. A

11. D   12. E   13. A   14. D   15. B

（二）多项选择题

1. ABC   2. ABCDE   3. AD   4. CE   5. BCDE

二、简答题（略）

三、实例分析题

1. 标为咳嗽，本为阴虚。中医治疗疾病的总原则是治病求本。

2. 湿热体质。参照湿热体质的养生。

第十章　中药基础知识

一、选择题

（一）单项选择题

1. A　2. C　3. B　4. D　5. C　6. A　7. B　8. A　9. E　10. C

11. D　12. C　13. E　14. B　15. D

（二）多项选择题

1. ABCDE　2. ACD　3. ABDE　4. ABD　5. AB

二、简答题（略）

三、实例分析题

1. ①辛："能散、能行"，具有发散、行气、行血等作用；②用生姜汁来炮制半夏能增强半夏的止呕作用，并能缓和药物对咽喉的刺激性。

2. ①寒凉，因为本病的病因是火毒血热，治当清热泻火，凉血解毒，药性寒凉药物具有这些功效；②苦，因为苦能泄，能清热泻火，泻下通便。

第十一章　常用中药

一、选择题

（一）单项选择题

1. A　2. B　3. B　4. D　5. D　6. B　7. A　8. C　9. D　10. B

11. C　12. B　13. B　14. B　15. A　16. C　17. A　18. B　19. D　20. D

21. B　22. D　23. C　24. D　25. E　26. E　27. A　28. B

（二）多项选择题

1. ACE　2. CE　3. ABCDE　4. ABD　5. BCD

二、简答题（略）

三、实例分析题

1. ①党参（狮子盘头），功效与主治：健脾益肺，养血生津。用于脾肺气虚，食少倦怠，咳嗽虚喘，气血不足，面色萎黄，心悸气短，津伤口渴，内热消渴。

②柴胡，处方应付：写柴胡付柴胡；写醋柴胡、炒柴胡均付醋柴胡；写鳖血柴胡付鳖血柴胡。

2. ①处方中使用的行气类药物有：陈皮、枳壳、香附、青皮、木香、川楝子。方中以香附疏肝解郁而止痛；陈皮、枳壳理气行滞；用青皮、木香加强理气解郁作用；用川楝子加强理气止痛作用。

②若患者嗳气频繁发作，可酌情加入沉香、旋覆花以顺气降逆。

3. ①此药物为川芎。功效：活血行气，祛风止痛。主治：用于胸痹心痛，胸胁刺痛，跌仆肿痛；月经不调，经闭痛经，癥瘕腹痛；头痛，风湿痹痛。

②可酌加郁金、香附以疏肝理气,行滞止痛。

4. ①处方中的君药为熟地黄,其长于滋阴养血,补肾填精,为补血的要药。

②处方中白芍的作用为养血柔肝。白芍的功效主治为:养血调经,敛阴止汗,柔肝止痛,平抑肝阳。用于血虚萎黄,月经不调;自汗,盗汗;胁痛,腹痛,四肢挛痛,为平肝柔肝的要药;头晕目眩。

第十二章 方剂基础知识

一、选择题

（一）单项选择题

1. A   2. B   3. A   4. D   5. C   6. A   7. B   8. C   9. A   10. B

11. B   12. A   13. E   14. E   15. B

（二）多项选择题

1. ABC   2. ABC   3. ABCD   4. ACD   5. ABCDE

二、简答题（略）

三、实例分析题

蒲黄、海金沙、车前子、旋覆花:包煎。因蒲黄、海金沙药材质地过轻,煎煮时易漂浮在药液面上,不便于煎煮;车前子药材较细,又含淀粉、黏液质较多,煎煮时容易粘锅、糊化、焦化;旋覆花药材有毛,对咽喉有刺激性。故上述药应包煎。

石膏、乌头:久煎。石膏因其有效成分不易煎出,应打碎先入煎30分钟左右再纳入其他药同煎;乌头因其毒烈性经久煎可以降低,应先煎45~60分钟,再入他药同煎,以确保用药安全。

薄荷、钩藤、大黄、番泻叶:后下。因薄荷中的挥发油煎煮时容易挥散;钩藤、大黄、番泻叶中的有效成分容易被破坏而不耐煎煮。一般待他药将煎好前投入,同煎5分钟左右即可。大黄、番泻叶甚至可以直接用开水泡服。

人参:另炖。可切片后,放入加盖碗内,隔水炖1小时左右,避免同时煎煮有效成分被其他药吸附。

羚羊角粉:另煎。因贵重而又难于煎出气味,应切成薄片另煎2小时取汁合服,亦可磨汁或锉成细粉调服。

麝香:冲服。因属贵重药材,且含芳香成分不宜加热煎煮,应研为细末,用药液或温开水冲服。

阿胶:烊化。为胶类药材,容易黏附于其他药渣及锅底,既浪费药材,又容易熬焦,用时应单独加温溶化,趁热与煎好的药液兑服。

第十三章 常用中成药

一、选择题

（一）单项选择题

1. D   2. D   3. D   4. B   5. C   6. C   7. B   8. A   9. D   10. B

11. B	12. C	13. B	14. C	15. A	16. A	17. B	18. C	19. D	20. A
21. D	22. C	23. D	24. E	25. D	26. A	27. E	28. A	29. B	30. A
31. B	32. A	33. D	34. D	35. A	36. E	37. A	38. D	39. B	40. E
41. D	42. A	43. B	44. B	45. E	46. B	47. C	48. D	49. A	50. B
51. A	52. A	53. D	54. D	55. E	56. D	57. A	58. B	59. B	60. A

（二）多项选择题

1. ABCE　2. ABCDE　3. AB　4. ABCDE　5. ACDE　6. ABC　7. ABDE　8. ABC　9. ABC
10. ABE　11. CDE　12. AB　13. AB　14. BCD　15. CD

二、简答题（略）

三、实例分析题

1. 患者恶寒、发热、头痛、苔薄白、脉浮，属表证、寒证；腹泻呈水样便、腹胀、微痛、恶心欲吐、苔稍腻，属里证、寒证、湿证；病程短，正邪交争明显，属实证。故辨证为外感风寒、内有寒湿的表里俱实证。治宜解表散寒、理气和中化湿，可以选用藿香正气水。因此，乙医生用药正确。

2. 患者恶寒发热、无汗、头痛身楚、咳嗽痰白、脉浮，属表证、寒证、实证；神疲体弱、气短懒言、咯痰无力、舌淡、脉无力，属气虚证。故辨证为外感风寒、内有气虚的表实里虚证，即气虚外感风寒。治宜疏风散寒，祛痰止咳，兼以益气补虚。可以选用参苏丸等扶正祛邪中成药。

3. 逍遥丸中的生姜、白术可促进消化液分泌，增进食欲；茯苓对溃疡病有一定预防效果，柴胡及芍药可以镇痛，芍药、甘草还可解除痉挛。诸药配合，具有疏肝解郁、缓急止痛之功效，故对胃及十二指肠溃疡有效。

4. 辨证：脾胃虚寒证。

治法：温中祛寒，健脾益气。

处方：理中丸。干姜 15g　人参 10g　白术 10g　炙甘草 6g。

丸剂。小蜜丸一次 9g，大蜜丸一次 1 丸，一日 2 次。

解析：本方证治为脾胃虚寒，运化无力，升降失常所致。脾胃虚寒，中阳不足，寒从内生，阳虚失温，寒性凝滞，故畏寒肢凉，脘腹绵绵疼痛，喜温喜按。脾胃虚寒，纳运升降失常，故饮食减少，呕吐下利。脾阳亏虚，脾不统血，则见崩漏、便血等出血症；涎为脾之液，脾气虚寒，不能摄津，则多涎唾；脾胃虚寒，土不荣木，则小儿慢惊。舌淡苔白，口不渴，脉沉细或沉迟皆为虚寒之象。故选用理中丸。

5. 保和丸消食，导滞，和胃，主用于食滞胃肠证，症见脘腹胀满、嗳腐吞酸、不欲饮食，属于食积停滞。使食化滞消，脾运健旺，热清结散，脾胃安和，故名"保和丸"。本方常用于急慢性胃炎、急慢性肠炎、消化不良、婴幼儿腹泻等属食积内停者。

6. 患者平时易出汗，畏风寒。表虚不固的表现。一周前患感冒，四肢倦怠，乏力，轻微发热，鼻流清涕，食欲不振，可判定为气虚型感冒。九味羌活丸具有解表，散寒，除湿的功效，用于外感风寒挟湿导致的恶寒发热无汗，头痛且重，肢体酸痛的感冒或痹证。因此九味羌活丸不对证，不合理。根据患者的表现可采用扶正祛邪的方法及扶正解表的中成药，如：参苏丸、人参败毒散等。

中医药学概论课程标准

（供药学、药物制剂技术、化学制药技术、中药制药技术、生物制药技术、药品经营与管理、药品服务与管理专业用）

ER-课程标准

中药药名索引

中成药药名索引